基层儿科
实用培训教程

主　编　于广军

副主编　黄　敏　李　嫔　张　婷

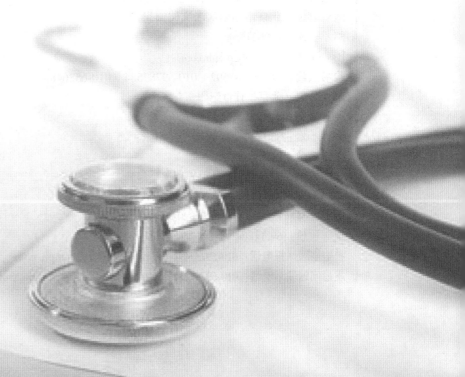

人民卫生出版社
·北京·

图书在版编目（CIP）数据

基层儿科实用培训教程 / 于广军主编. —北京：
人民卫生出版社，2021. 11
ISBN 978-7-117-32057-3

Ⅰ. ①基… Ⅱ. ①于… Ⅲ. ①小儿疾病–诊疗–教材
Ⅳ. ①R72

中国版本图书馆 CIP 数据核字（2021）第 189738 号

人卫智网	www.ipmph.com	医学教育、学术、考试、健康，
		购书智慧智能综合服务平台
人卫官网	www.pmph.com	人卫官方资讯发布平台

基层儿科实用培训教程

Jiceng Erke Shiyong Peixun Jiaocheng

主　　编：于广军
出版发行：人民卫生出版社（中继线 010-59780011）
地　　址：北京市朝阳区潘家园南里 19 号
邮　　编：100021
E - mail：pmph @ pmph.com
购书热线：010-59787592　　010-59787584　　010-65264830
印　　刷：北京顶佳世纪印刷有限公司
经　　销：新华书店
开　　本：850×1168　1/16　　印张：25
字　　数：810 千字
版　　次：2021 年 11 月第 1 版
印　　次：2021 年 12 月第 1 次印刷
标准书号：ISBN 978-7-117-32057-3
定　　价：69.00 元

打击盗版举报电话：010-59787491　E-mail：WQ @ pmph.com
质量问题联系电话：010-59787234　E-mail：zhiliang @ pmph.com

编 者 （按姓氏笔画排序）

丁　颖　上海市儿童医院
丁国栋　上海市儿童医院
王　健　上海市静安区妇幼保健所
王　瑜　上海市儿童医院
王　臻　上海市儿童医院
王建设　复旦大学附属儿科医院
王莎莎　上海市儿童医院
车大钿　上海市儿童医院
田　园　上海市儿童医院
冯　一　上海交通大学医学院附属上海儿童医学中心
匡新宇　上海市儿童医院
吕志宝　上海市儿童医院
吕拥芬　上海市儿童医院
乔　彤　上海市儿童医院
刘江勤　上海市第一妇婴保健院
刘红花　东营市人民医院
刘玲玲　华中科技大学同济医学院附属同济医院
刘剑刚　上海市儿童医院
池美珠　温州医科大学附属第一医院
许丽雅　上海市儿童医院
许春娣　上海交通大学医学院附属瑞金医院
孙华君　上海市儿童医院
孙利文　上海市儿童医院
李　华　上海市儿童医院
李　妍　上海市儿童医院
李　筠　上海市儿童医院
李晓艳　上海市儿童医院
李晓溪　上海市儿童医院
杨　芸　上海市儿童医院
肖咏梅　上海市儿童医院
肖婷婷　上海市儿童医院
吴革菲　华中科技大学同济医学院附属武汉儿童医院
吴蓓蓉　上海市儿童医院

余　熠　上海交通大学医学院附属瑞金医院
余晓丹　上海交通大学医学院附属上海儿童医学中心
库尔班江·阿布都西库尔　复旦大学附属儿科医院
应　灏　上海市儿童医院
沈树红　上海交通大学医学院附属上海儿童医学中心
张　悦　中国疾病预防控制中心妇幼保健中心
张　晶　上海市妇幼保健中心
张元凤　上海市儿童医院
张国琴　上海市儿童医院
张育才　上海市儿童医院
张媛媛　上海市儿童医院
陆　敏　上海市儿童医院
陆群峰　上海市儿童医院
陈　正　浙江大学医学院附属儿童医院
陈冬梅　泉州市儿童医院
陈若平　上海交通大学医学院附属新华医院
陈育才　上海市儿童医院
陈津津　上海市儿童医院
邵　洁　浙江大学医学院附属儿童医院
邵静波　上海市儿童医院
苗　慧　复旦大学附属儿科医院
范文焱　上海市儿童医院
范巧玲　上海市儿童医院
罗晓娜　上海市儿童医院
金　蕾　上海市儿童医院
周莎莎　上海市儿童医院
周益平　上海市儿童医院
郑　策　上海交通大学医学院附属新华医院
宗艳芳　上海市儿童医院
赵利华　上海市儿童医院
赵艳君　上海市儿童医院
郝　胜　上海市儿童医院
胡　燕　重庆医科大学附属儿童医院

胡文婷　上海交通大学医学院附属上海儿童医学中心

钮小玲　上海市儿童医院

俞　蕙　复旦大学附属儿科医院

施丽萍　浙江大学医学院附属儿童医院

洪　霞　上海市儿童医院

袁　芳　上海市儿童医院

袁丹丹　上海市儿童医院

顾浩翔　上海市儿童医院

钱秋芳　上海市儿童医院

徐　通　中国人民解放军海军军医大学附属长征医院

徐　萌　上海市儿童医院

郭　盛　上海市儿童医院

唐　亮　上海市儿童医院

浦诗磊　上海市儿童医院

黄　敏　上海市儿童医院

黄文彦　上海市儿童医院

黄玉娟　上海市儿童医院

黄永建　华中科技大学同济医学院附属同济医院

盛庆丰　上海市儿童医院

康郁林　上海市儿童医院

梁　夔　上海市儿童医院

葛　品　福建省妇幼保健院

董　娜　上海市儿童医院

蒋　慧　上海市儿童医院

蒋丽蓉　上海交通大学医学院附属上海儿童医学中心

韩树萍　南京市妇幼保健院

程　茜　重庆医科大学附属儿童医院

舒赛男　华中科技大学同济医学院附属同济医院

谢利剑　上海市儿童医院

裴　刚　上海市儿童医院

廖　毅　华中科技大学同济医学院附属同济医院

翟晓文　复旦大学附属儿科医院

霍言言　上海市儿童医院

秘　书　任胜男　上海市儿童医院

序

加强儿童医疗卫生服务改革与发展,是健康中国建设和卫生事业发展的重要内容,对于保障和改善民生、提高全民健康素质具有重要意义。2016年3月22日,中央全面深化改革领导小组第二十二次会议审议通过了《关于加强儿童医疗卫生服务改革与发展的意见》,指出"加强儿童医疗卫生服务改革与发展,要紧紧围绕加强儿科医务人员培养和队伍建设、完善儿童医疗卫生服务体系、推进儿童医疗卫生服务领域改革、防治结合提高服务质量等关键问题,系统设计改革路径,切实缓解儿童医疗服务资源短缺问题"。我国儿科事业进入了一个快速发展的新历史阶段,而肩负"儿童健康守门人"重任的基层儿童医疗保健事业也面临着新的发展机遇。

为了加强基层儿科服务能力,国家卫生健康委员会要求,每个乡镇卫生院和社区卫生服务机构至少有1名全科医生提供规范的儿童基本医疗服务。但是,根据调查,我国社区卫生服务中心和乡镇卫生院能提供儿科医疗服务的机构数仅分别占其机构总数的25.6%和50.8%,儿科床位数分别占其床位总数的2.7%和7.4%,儿科执业(助理)医师分别占其执业(助理)医师总数的1.32%和1.47%。当前我国基层儿科医疗服务能力总体不足,服务范围有限,专业人员严重缺乏。因此,通过继续教育、转岗培训等方式,提升基层全科医生和普通儿科医生对儿童疾病诊疗和预防保健服务能力,有助于儿童疾病的分级诊疗,是解决儿童基层医疗保健服务困境的重要途径。

本书的编写和出版,将为基层儿科医生专业培训及继续教育提供高质量的实用教材,也可以作为全科医生和普通儿科医生的专业参考书。本书的主编和编者都有很高的儿科学造诣、丰富的临床实践经验、长期从事医学教育的经历,也熟悉基层医疗卫生工作的特点。因此,本书也是主编和编者学业和经验的总结和分享。

强地方、强基层是我国儿科事业进一步发展所面临的挑战之一,随着国家的重视和支持,全国儿科同道和基层医生共同努力,我国基层儿科事业一定会更快地发展。本书的出版,将为此添砖加瓦,发挥重要的作用。

在本书编写过程中,编写团队对全书的结构和内容设置投入了巨大的心血,脚踏实地地提高了教材质量,以通俗易懂的语言,深入浅出地介绍了儿科各个系统常见疾病的基本知识、诊断治疗和预防保健的适宜技术,内容系统完整,简明扼要。本书对夯实基层医生的儿科理论知识、提高业务能力和诊治水平具有重要参考价值,希望有助于激发基层医生的阅读兴趣和深入思考,使其学有所获,学有所得。

最后,谨以此序与为基层儿科事业奋斗的各位同仁共勉,并希冀得到更多人士对基层儿科医生的关注与支持。

朱宗涵

2021年4月

前　言

儿童健康事关家庭幸福和民族未来,儿童健康是健康中国的重要目标之一。呵护儿童健康是儿科医生义不容辞的重要责任。本书的缘起是2016年儿科医生短缺、儿科就医难成为社会热点。中央和各级政府部门高度重视,同年5月18日国家卫生和计划生育委员会发布《关于加强儿童医疗卫生服务改革与发展的意见》,出台了一系列政策措施,其主要目标之一是加强儿科医务人员建设,每千名儿童拥有儿科执业(助理)医师数量达到0.69名,每个乡镇卫生院和社区卫生服务机构至少有1名全科医生提供规范的儿童基本医疗服务,基本满足儿童医疗卫生需求。同时,在推动形成儿童医疗服务网络中指出,结合推进分级诊疗制度建设,明确各级医疗卫生机构服务功能定位,儿童医院和三级综合医院重点收治重大专科疾病和疑难复杂疾病患者,基层医疗卫生机构主要负责儿童疾病预防保健、基本医疗服务等。因此,"提升基层医疗卫生机构儿童服务能力,加强全科医生儿科专业技能培训"成为加强儿童服务能力的必然举措。

2016年底,为提高社区卫生服务中心全科医生儿科临床理论与技能,同时也为有效开展全上海市社区卫生服务中心全科(儿科)门诊工作奠定基础,在上海市卫生和计划生育委员会的支持和指导下,上海市儿童医院(上海交通大学附属儿童医院)与上海市社区卫生协会合作启动"社区全科医生儿科业务培训项目",在2017~2020年期间完成上海市2 800名社区全科医生儿科的临床理论与技能培训。2017~2019年已经完成了三批全科医生培训班,并组织了医院的现场见习。2019年又选拔了基础较好的一批医生开设能力提高班。在培训过程中,迫切需要一本适合基层医疗机构使用的儿科教材。

为了把这一教学成果更好地推广并能为全国基层儿科医生提供帮助,2019年,上海市儿童医院组织国内儿科专家编写了《基层儿科实用培训教程》。本书从基层儿科医生的实际需求出发,覆盖儿内科各系统、儿外科、儿童皮肤科、儿童五官科等常见病的诊疗和儿童保健、中医儿科、儿童用药、儿童康复、儿童护理等内容,旨在培养基层儿科医生儿科常见疾病的临床诊治能力和儿童保健的服务能力。本教材符合基层儿科医生的特点,突出三"性":一是基础性,考虑基层的需求,侧重儿科基础知识与常见疾病;二是实用性,考虑基层的资源供给条件,在诊治技术方面强调可操作性;三是科学性,提供成熟的、明确的医疗知识,适度介绍科技前沿医学知识。在这三年的培训中,师资精心准备了讲义,并不断完善。

本书在编写过程中借鉴了美国和澳大利亚等国家对家庭医生儿科的培训经验。本书的编写以中青年学者为主,汇集了上海市儿童医院、复旦大学附属儿科医院、上海交通大学医学院附属上海儿童医学中心、上海交通大学医学院附属瑞金医院、上海市第一妇婴保健院、上海交通大学医学院附属新华医院、上海市妇幼保健中心、中国人民解放军海军军医大学附属长征医院、上海市静安区妇幼保健所、中国疾病预防控制中心妇幼保健中心、浙江大学医学院附属儿童医院、重庆医科大学附属儿童医院、华中科技大学同济医学院附属同济医院、华中科技大学同济医学院附属武汉儿童医院、福建省妇幼保健院、温州医科大学附属第一医院、南京市妇幼保健院、泉州市儿童医院等多家医院的儿科专家,他们将理论知识与临床实践有机结合,呈现出了精彩的篇章。考虑到本书的阅读对象,在内容安排与编写体例上与以往的儿科学书籍都有很多不同,编委们在编写过程中付出了巨大努力,在此向他们表示诚挚的谢意。本书的编写得到了上海市卫生健康委、上海社区卫生协会的大力支持,一并表示感谢!

由于是第一次组织编写面向基层儿科的教材,在内容与编写形式方面难免有不妥之处,欢迎专家和读者批评指正,以便继续完善。

于广军

2021 年 4 月

目 录

第一章

儿童保健

第一节　小儿生长发育规律及发育评价

生长发育是儿童最基本的特点,也是儿科学的基础,它不仅反映从受精卵到成人的成熟过程中一般健康状况,同时也反映营养及情感等环境因素的影响。生长(growth)是指各器官、系统、身体的长大,表示量的变化,有相应的测量值;发育(development)是指细胞、组织、器官功能上的分化与成熟,是机体质的变化,包括情感、心理的发育成熟过程,不能用数量指标来衡量。生长和发育密不可分,生长过程伴有发育成熟,两者共同表示机体的动态变化。

临床工作中的许多问题可能就是一个生长发育的问题,异常的生长可能是一些疾病最明显或唯一的临床表现。因此,掌握正常生长发育的知识可以帮助儿科医生及早发现异常情况并及时作出相应处理,促进儿童的健康成长。

一、生长发育的一般规律

受诸多因素影响,儿童生长发育模式各不相同,但仍存在一定的规律。认识生长发育的总规律有助于正确评价儿童的生长发育过程。

(一)生长发育的连续性和阶段性

生长发育在整个儿童期不断进行,呈连续性。在这一连续过程中,体格生长及行为发育速度并不完全相同,呈非匀速性生长,因而形成不同的阶段。如出生后的第一年是体格生长的第一个高峰,第二年后生长速度趋于稳定,青春期生长速度又加快,形成第二个生长高峰。不仅如此,不同年龄需要达到的发育里程碑,如运动发育中的抬头、坐、站、走等,也反映出生长发育过程中的阶段性。

(二)生长发育的程序性

个体儿童的生长发育程度并不完全一致,但却具有相同的程序性。体格生长的程序性表现在身体各部分形态发育程序为:躯干先于四肢,下肢先于上肢,肢体近端先于远端。而发育的程序性则体现在行为发展由上至下、由近至远、由粗至细、由简单至复杂、由低级至高级。

(三)各器官系统发育不平衡

儿童时期各系统器官的发育先后、快慢不一。如神经系统发育较早,生后两年内发育最快。儿童早期淋巴系统生长迅速,青春期前达顶峰,以后逐渐退化至成人水平。生殖系统直到青春期才迅速发育。其他系统,如呼吸、循环、消化、泌尿、肌肉及脂肪的发育与体格生长平行。

(四)个体差异

生长发育虽然按一定的规律发展,但在一定范围内受遗传与环境的影响。故儿童体格生长及行为发育均存在相当大的个体差异。如父母身材较矮的儿童,其身高可能低于父母身材较高的儿童,但也属于正常生长范围,故通过连续性观察获得个体儿童"生长轨道"更重要。此外,每个儿童的发育程度也存在较大变化,如某些儿童运动发育较早,而另一些儿童则语言发育更迅速。因此,在制定儿童生长发育的正常值时,

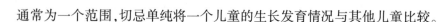

通常为一个范围,切忌单纯将一个儿童的生长发育情况与其他儿童比较。

二、生长发育特点

生长发育是儿童特有的重要生理特点。生长是指儿童身体各器官和系统大小、形状的增长过程,可有相应的测量值,最常用的指标有体重、身长/身高、头围、胸围等;发育是指机体生理和神经心理功能的成熟过程。

(一)体格生长特点

1. 体格生长的一般规律

(1)生长的连续性和阶段性:体格生长是一个连续的过程,但不同年龄阶段生长速度不同,婴儿期和青春期是体格生长和发育的两个高峰期。

(2)身体各部分生长比例因年龄而不同:胎儿期和婴幼儿期头颅发育快,出生时头大身体小,四肢短,婴儿头部占总身长的1/4,以后四肢发育速度快于躯干,胸围增加速度快于头围,至成人期头部仅占总身高的1/8。

(3)各系统生长发育的不平衡:神经系统在生后前两年生长发育速度最快,而生殖系统在青春期前处于稳定状态,青春期快速发育。

(4)生长发育的个体差异:每个儿童因受基因和环境的影响,形成自己的生长轨迹,在正常范围内有一定的个体差异。

2. 体格生长的常用指标和特点

(1)体重:为各组织、器官和体液的总重量,可反映儿童生长与近期营养状况。体重过轻可能提示营养素及能量摄入不足、慢性疾病导致的营养吸收障碍;过重提示超重/肥胖,营养素摄入过多。出生体重与新生儿胎次、胎龄、性别和宫内营养有关,足月新生儿平均3kg。生后第1年是体重增长最快的时期,其中前3个月最快,3月龄时体重为出生时的2倍,至12月龄时,体重约为出生时的3倍,约为10kg;生后第2年体重增加2.0~2.5kg,至2岁时约为出生体重的4倍。2岁以后至青春前期体重增长稳定,平均每年增加2kg。青春发育期,体重再次快速增加,出现第2个生长高峰,年增加4.0~5.0kg。

(2)身长/身高:是指头部、脊柱、下肢长度的总和,在短期内不易波动,可反映儿童长期营养状况的指标。3岁内以仰卧位测量,称身长;3岁及以上立位测量,称身高。身长/身高增长速度过缓提示长期的、严重营养问题或器质性疾病。足月新生儿出生身长平均50cm,身长/身高增长规律与体重增长相似,婴儿期增长速度最快,生后第1年增加约25cm,其中前3个月增加约12cm,后9个月增加12~13cm,至12月龄时身长约为75cm,为出生时身长的1.5倍;生后第2年平均增加10~12cm,至2岁时约87cm;2岁以后至青春前期平均每年增加7cm。受内分泌影响,青春发育期年身高增加8~9cm,男童晚于女童2年进入增长高峰期,但青春期增长速度快于女童。

(3)冠-臀长/坐高:是指头顶至坐骨结节的长度,代表了脊柱和头的发育,间接反映下肢与躯干的比例。

(4)头围:增长代表脑和颅骨的发育,2周岁内测量最有价值。出生时头围约34cm,第1年头围增长最快,约12cm,其中前3个月头围增长约6cm,与后9个月增长相似,至12月龄时达46cm。生后第2年增长约2cm,至2岁时约48cm。2~15岁头围仅增加6~7cm。

(5)胸围:代表肺与胸廓的生长。出生时胸围比头围小1~2cm,约32cm,婴儿期胸围增长最快,至12月龄时胸围等于头围,约46cm,12月龄至青春期胸围应大于头围(约为头围+年龄−1cm)。胸围增长与儿童营养和胸廓的生长发育有关。

(6)皮下脂肪:皮下脂肪厚度(皮褶厚度),反映体内脂肪量。

(二)神经心理发育特点

神经心理发育包括感知觉、运动、语言和认知、社会交往和情绪等方面,遵循由上至下、由近到远、由粗大到精细、由不协调到协调、由简单到复杂、由低级到高级的发育原则[1]。

1. 神经系统 出生时新生儿神经细胞数已与成人接近,但树突和突触少而短,生后主要是神经细胞体积和树突增加,突触及神经髓鞘的形成和发育。新生儿期大脑低级中枢占优势,原始反射如拥抱反射、吸吮、握持反射存在,生后3~4个月内随大脑皮质发育而消失。

2. 感知觉

(1)视觉:新生儿出生后即有瞳孔对光反射,但看清物体的最佳距离约20cm;2月龄起可协调注视物体;3~4月龄时已能够看清眼前和室内他处的人物,12月龄时视觉调节能力基本完成;2岁时视力达到0.5,6岁左右视力发育接近完善。

(2)听觉:新生儿即有听觉反应,对人说话声音非常敏感,3月龄左右能将头转向声源,8~9月龄能区别不同的声音,能分辨肯定句与疑问句的语气,以及音素b与p、g与k等。

(3)嗅觉、味觉和触觉:新生儿已能区分多种气味并回避不愉快气味。生后1周左右的新生儿能辨别母亲和他人的气味。新生儿的味觉已发育完善并特别喜欢甜食,4~5月龄时婴儿对食物的任何改变都会出现敏锐的反应。新生儿已有感知疼痛的能力,在眼、前额、口周、手掌、足底等部位具有高度的触觉敏感性;婴儿多用嘴来感受周围环境。

3. 运动 包括大运动和精细运动发育。新生儿期有原始反射,如觅食、吸吮、握持、拥抱反射等。3月龄时能控制头部和抬胸,握持反射消失,开始抓握物体;4月龄时能翻身,开始在胸前摆弄及观看两手;6~7月龄时能独坐一会,独自摇晃小玩具,出现传递物品;8~9月龄时能用双上肢向前爬行,独坐稳,开始用手指取物;10~11月龄能拉站、扶物走,将手中的物体放下;12月龄可独走,捏起细小物体;15月龄开始翻书,用匙取物;2岁能双足跳,双脚交替上下楼梯,能乱涂乱画、堆叠积木;3岁会用筷子进食,并足跳远,自行完成吃饭、喝水、洗手、收拾玩具等日常活动。

4. 语言和认知

(1)语言:3~4月龄能模仿成人发单音节的元音,有互动性微笑和发音;6~8月龄能辨别言语的节奏和语调特征,如"不",能分辨名字叫唤;8~10月龄时开始出现姿势语言,即表现出能听懂一些词并作出相应的反应,如"再见"。12~15月龄开始有意识的词汇,如"妈妈",指认物体和五官,1.5~2岁开始出现两字词,词汇量快速增加;3岁左右开始用复杂的修饰语;4~5岁能说复杂句子。

(2)认知:8月龄后通过爬行,深度视知觉发展;8~9月龄后"客体永存"概念发展,能寻找隐藏的物体;18月龄时能区别不同的形状,如正方形、圆形、三角形;2~3岁后逐渐具备空间认知,分辨大小、多少,识别几种颜色,区分性别,理解因果性,并能应用工具。3~4岁的想象多为自由联想,内容较贫乏;5岁则以有意想象为主,内容更丰富,并更符合客观逻辑。学龄期儿童的记忆迅速发展,以有意识记忆、理解记忆为主,9~10岁以后的儿童组织记忆能力开始发展。该阶段儿童的想象目的性、创造性和逻辑性逐渐加强,内容更趋于现实。学龄儿童的思维从具体形象思维为主逐渐过渡为抽象思维为主。

5. 情绪、情感和社会化 2~7月龄婴儿即与养育人建立了情感互动,3~5月龄起形成母婴依恋关系,6月龄对陌生人脸和熟悉人脸有不同反应;8~9月龄出现共同关注和社会性参照,关注他人注意的事物,通过观察母亲确定自己的行为。18月龄后会主动引导他人的注意力来分享其关注的游戏;2~3岁开始有自我意识,称自己为"我",开始喜欢说"不",也开始发展出羞愧、内疚、自豪、不安等情绪。

学龄前儿童开始意识到规则的存在,并认为必须无条件地被遵守,但同时他们在游戏中又表现出明显的自我中心化特征,并能对行为责任作出一定的道德判断。学龄期儿童情绪的调控能力进一步增强,情绪趋于稳定,自我调节策略(包括适时的情感激发)更加多样和复杂;意志的自觉性、果断性、坚持性和自制力也开始发展。

三、生长发育的影响因素

儿童生长发育是一个复杂过程,受内在生物潜能、环境等多因素的影响[2]。

(一)遗传因素

在发育过程中遗传基因决定着各种遗传性状,表现在不同种族、家族中的个体体格发育差异,父母双方的遗传因素决定孩子生长发育的"轨道"或特征趋势。种族、家族的遗传作用亦深远,表现在孩子的皮肤和头发的颜色、面型特征、体形、身高生长速度、性成熟的早晚等方面。另外,一些严重影响生长发育的遗传代谢性疾病、内分泌疾病、染色体畸形等,更与遗传息息相关。

（二）营养因素

儿童的生长发育,包括宫内胎儿生长发育,需充足的营养素供给。营养素供给充足且比例恰当,加上适宜的生活环境,可使生长潜力得到充分的发挥。营养素是儿童生长发育的物质基础,年龄越小受营养的影响越大。孕期宫内营养不良可影响胎儿的体格及神经系统发育,出生后蛋白质、热量不足,可影响体重、身高和智能发育,所以妊娠期就应注意增加母体的营养,使胎儿在母体中获取良好的营养,为日后健康成长打下基础。如果母亲妊娠期患病,营养不良,或受了辐射,或吃了某些药物,胎儿在宫内的发育就会受到影响,可致胎儿宫内发育不良。儿童期需摄取各种营养素以满足生长发育所需,如果婴幼儿期严重偏食挑食,可导致营养素严重缺乏,引起儿童生长迟缓,并可持续至青少年期,甚至成人期。宫内或生后早期营养不良不仅影响体格生长,同时也可影响重要器官发育,增加发生慢性疾病的危险性。营养过剩所致超重/肥胖同样影响儿童生长发育。

（三）疾病因素

1. 孕期疾病　胎儿生长与母亲的生活环境、营养、疾病、情绪等密切相关。如果母亲妊娠期吸烟、酗酒、感染、服用药物等,则可致胎儿畸形或先天性疾病。母亲在胎儿早期器官形成期受到某些病毒感染是导致出生缺陷的主要生物因素之一。妊娠早期服用某些药物、接触射线、环境中毒物和精神创伤均可影响胎儿的发育。妊娠期严重营养不良可引起流产、早产和胎儿体格生长以及脑的发育迟缓。母亲患糖尿病、甲状腺功能亢进等,子代出现生长发育异常的概率比正常儿童高。高龄父母也是先天染色体畸形的一个重要因素。

2. 围生期疾病　胎儿出生时发生产伤、窒息、败血症等严重情况可影响儿童生长发育。早产或低出生体重儿生长潜能受限,也可能影响生长发育。

3. 生后疾病　疾病对儿童生长发育的影响颇大,尤其是生长激素、甲状腺激素、性激素、甲状旁腺激素等内分泌激素的分泌障碍可致儿童生长发育异常。急性感染可致体重减轻,长期慢性疾病则可使体重和身高的增长均受一定的影响。慢性疾病(如哮喘、先天性心脏病、严重肝肾疾病)、慢性感染性疾病(如结核、腹泻)、外伤等也是影响生长发育的重要因素。某些疾病治疗过程长期使用激素、细胞毒性药物等,亦可直接或间接地影响生长发育。

（四）睡眠因素

保证充足的睡眠有助于生长,尤其是晚上的睡眠更为重要。人体生长激素一般在夜间睡眠时分泌达到高峰,而白天的生长激素分泌量会很低。充分的睡眠可使体内生长激素和其他与生长发育有关的激素处于最佳的分泌和发挥功能的状态。因此,应从小培养孩子良好的睡眠习惯。

（五）运动因素

合理适度的运动可促进生长激素的分泌,有助于生长,尤其是弹跳运动,如跳绳、打篮球等,同时还可刺激骨骼增长。结合各个年龄段孩子不同的特点,可制订个体化多样化的活动方案,内容和形式避免单一,要增加趣味性,才能培养孩子养成良好的运动习惯。

（六）环境因素

社会、文化、家庭、情绪、经济水平、自然环境等环境因素,可影响儿童生长发育。环境对儿童生长发育的重要作用越来越受到关注。良好的环境配合良好的生活习惯、科学的护理、良好的教养、完善的医疗保健服务能减少疾病,促进儿童生长发育。反之,不良环境如环境污染、教养不良等均会对儿童的体格和心理发育带来负面影响,直接或间接阻碍儿童的生长发育。

综上所述,遗传潜力决定了儿童生长发育水平,而遗传潜力又受到一系列环境因素的共同调节,儿童生长发育是遗传与环境共同作用的结果。

四、生长发育测量与评价

儿童的体格发育评估是保健工作的重要组成内容之一,早期的儿童生长发育问题往往未被及时识别和确诊,常在儿童生长发育偏离正常后才得到儿保工作者的重视和监管。绝大多数儿童在定期健康体检时得到了常规测量和评估,但也有部分儿童可能从未定期进行生长发育检查。儿保工作者在为儿童进行体格发育状况评价时,应严格按照测量要求和标准进行,并对儿童家长耐心解释,提出适宜的建议和指导。当因测量方法不正确、测量工具不适当或评价失误时,会导致体格发育评价出现偏差而得出错误结论,对儿童施行不必要的干预,使儿童失去早期矫正机会。以下内容介绍了儿童生长发育评估的具体内容,旨在为临床评价儿童生长发育提供一定参考。

(一) 体格生长常用指标的测量

1. 体重

(1)体重(weight):计算公式如下。

$$1\sim6月龄体重(kg)=出生体重(kg)+月龄\times0.7(kg)$$

$$7\sim12月龄体重(kg)=出生体重(kg)+6\times0.7(kg)+(月龄-6)\times0.3(kg)$$

$$2\sim10岁体重(kg)=年龄(岁)\times2(kg)+8(kg)$$

(2)测量方法:

1)工具:3岁以下婴幼儿测量使用台式电子婴儿秤,最大载重20kg,误差不超过20g。3岁以上儿童使用电子立柱秤,最大载重300kg,误差不超过100g(图1-1)。

2)要求:测量时婴儿取卧位;0~3岁幼儿取卧位或坐位;3岁以上儿童取站立位,双手自然下垂放于大腿外侧。

3)记录:测量结果以千克(kg)为单位,记录至小数点后两位。如有疑问进行复测。

4)注意事项:室温调节在25~28℃,测量体重应该在空腹、排空大小便、裸体或穿单衣裤(冬季注意调节室温)的情况下进行。如果不能测量裸重,应扣除衣服、尿布的重量。测量前工作人员应检查秤的读数是否为"0";台式秤应放置在安全稳固的硬面桌(床)上,不宜离地太高,对于不配合的婴幼儿加强看护;测量时被测者身体不要接触任何其他物品,家长不可搀扶,以免影响准确性。

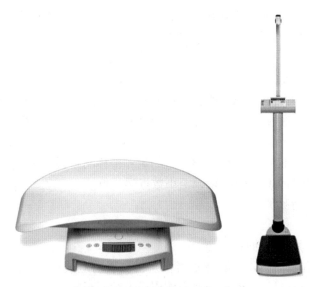

图1-1 电子婴儿秤和电子立柱秤

2. 身长/身高

(1)身长/身高(length/height):计算公式如下。

$$身长/身高(cm)=年龄\times7(cm)+75(cm)$$

(2)测量方法

1)工具:3岁以下婴幼儿使用身长测量仪(床),最大长度100cm。3岁以上儿童使用身高测量仪,最大高度200cm(图1-2)。

2)要求:测量时婴幼儿取仰卧位,仰卧于测量仪(床)中央,助手将头部扶正,头顶接触头板,两耳在同一水平。测量者站于婴幼儿右侧,左手固定住婴幼儿的双膝,使躯体伸直,右手推动足板使之接触其双足根部,足板面与底板呈直角。3岁以上儿童取立正姿势,双眼直视前方,胸部挺起,两臂自然下垂放于大腿外侧,足跟靠拢,足尖分开60°,枕部、两肩胛间、臀部、足跟同时接触立柱,头部保持正中位置,移动测量板使之与头顶接触。

3)记录:测量结果以厘米(cm)为单位,记录至小数点后一位。如有疑问进行复测。

4)注意事项:测量时应脱去帽、鞋、发饰,如有妨碍测量的发辫要放开。

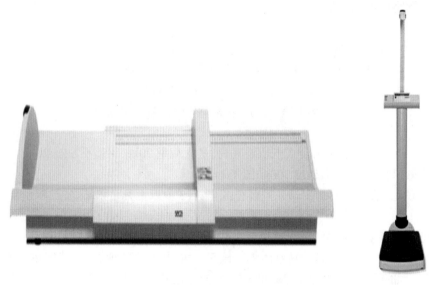

图1-2　身长测量仪(床)和身高测量仪

3. 冠-臀长/坐高

(1)冠-臀长/坐高(sitting height):是指头顶至坐骨结节的长度,代表了脊柱和头的发育,间接反映下肢与躯干的比例。3岁以下婴幼儿取仰卧位测量,3岁以上取正坐位。

(2)测量方法

1)工具:同身长/身高测量工具。

2)要求:婴幼儿测量时取仰卧位,头部测量要求同身长测量,测量者左手同时将小儿两腿提起,膝关节弯曲,使骶骨紧贴底板,大腿与底板垂直,右手移动足板,使其紧贴臀部。儿童测量时取坐位,坐于坐高仪的坐板上,骶部紧靠测量柱,上身坐直,两大腿伸直面与躯体呈直角,与地面平行,膝关节屈曲呈直角,足尖向前,两脚平踏地面,头及肩部位置与测身高要求相同,测量者推移测量板与头顶接触。

3)记录:测量结果以厘米(cm)为单位,记录至小数点后一位。

4)注意事项:同身长/身高测量

4. 头围　测量方法如下:

1)工具:双面单位刻度为1mm的软皮尺。

2)要求:被测者可取卧位、坐位或立位,测量者位于被测者右侧或前方,用左手拇指将软尺零点固定于头部右侧眉弓上缘处,右手拉软尺经枕骨粗隆及左侧眉弓上缘回至零点。

3)记录:测量结果以厘米(cm)为单位,记录至小数点后一位。

4)注意事项:测量时应脱帽、发饰,软尺紧贴头皮测量,如有妨碍测量的发辫要放开,女孩头发厚重者,可自两侧耳尖将头发分为上下两部,软尺从中穿过。

5. 胸围　测量方法如下:

1)工具:同头围

2)要求:婴幼儿取卧位或立位,儿童取立位。被测者两手自然下垂,双眼平视,测量者位于被测者右侧或前方,用左手拇指固定软尺零点于被测者右侧胸前乳头下缘(已发育的女孩,可以胸骨中线第4肋间高度为固定点),右手拉软尺使其绕经两肩胛角下角缘,经左侧回至零点。

3)记录:测量结果以厘米(cm)为单位,取平静呼气与吸气的中间值,记录至小数点后一位。

4)注意事项:测量时被测者应处于平静状态,软尺贴紧皮肤测量,松紧适宜。

6. 皮下脂肪 测量方法如下：

1）工具：皮褶卡钳。

2）要求：测量时右手握钳，左手用拇、示指捏起测量部位的皮肤和皮下脂肪，捏时两指的距离为3cm。常用测量部位：①肩胛下角部（背部）左肩胛骨下角稍偏外侧处，皮褶自下侧至上中方向，与脊柱成45°角；②三头肌部，上肢在身体侧面放松下垂，位于肩峰与鹰嘴连线的中点上，皮褶方向与上臂的长轴平行；③腹部，锁骨中线上平脐处，皮褶方向与躯干长轴平行。

3）记录：测量结果以厘米（cm）为单位，记录至小数点后一位。

4）注意事项：卡钳头面积应是6mm×15mm的长方形，所有边角要磨圆。钳口打开时，钳面压力要保持稳定。

（二）生长发育评价基本要求

1. 测量方法标准和测量工具精准 对儿童进行生长发育测量时应选择适宜的测量工具严格按照相关准则进行，测量方法不精准是常见问题，例如测量小儿体重时未嘱其脱去外套、减去衣重，这种不正确数据无法进行评估，对儿童生长发育评价结果有影响。此外，测量工具的选择也应引起足够重视，测量工具未经矫正、精确度不符合要求，导致测量结果缺乏精准性。因此，儿保工作者应接受正规培训，认真进行测量，重视这项最基本最重要的工作。

2. 参照数据选择 选择适宜的参照人群值是进行评价的一项重要内容，选择不同的参照值标准会得出不同的结论，因此，应根据不同的目的选择参数。目前比较常用的有2005年世界卫生组织（WHO）制定的0~5岁儿童生长标准，此生长参数作为国际数据的代表。国内目前使用较多的是2005年卫生部基于中国九大城市儿童生长发育数据绘制的生长发育曲线。儿保医师可据不同的目的选择合适的生长曲线，评价儿童营养状况和体格发育情况。

3. 纵向定期随访监测 儿童体格发育测量应重视纵向定期监测，强调随访观察的重要性和可靠性，仅通过一次测量的数据结果对儿童生长发育作出评价是不够准确的，对其生长发育进行按时定期比较，有助于实时了解每位儿童生长发育状况，及时发现生长轨迹有无偏离，早期发现可疑的营养和生长问题。

（三）生长发育评价常用方法

1. 标准差方法 标准差方法在儿保门诊中应用广泛，尤其在基层儿保工作中是最常见的生长发育评价方法之一，适用于正态分布测量数据，根据均值加减标准差分成不同等级区间，通过观察调查儿童在哪个等级区间来评价其营养状况（表1-1）[3]。

表1-1 准差法评价人体营养状况

等级	上等	中上等	中等	中下等	下等
标准	$>\bar{x}+2SD$	$\bar{x}+SD\sim x+2SD$	$\bar{x}-SD\sim x+SD$	$\bar{x}-2SD\sim x-SD$	$<\bar{x}-2SD$

注：SD. 标准差（standard deviation）。

2. 百分位数法 此法适用于正态或非正态分布的测量数据，由于生长发育测量数据往往呈非正态分布，因此，百分位数法能更精确地评价测量数据的分布情况，这种评价方法多用于社区和临床，可较为直观方便地理解儿童实际的生长发育水平（表1-2）。

表1-2 百分位法评价人体营养状况

等级	上等	中上等	中等	中下等	下等
标准	$>P_{97}$	$P_{76}\sim P_{97}$	$P_{26}\sim P_{75}$	$P_5\sim P_{25}$	$<P_5$

3. 中位数法 当测量数据为非正态分布时，选用一组测量数据按大小排列后处于中央的数值来评估儿童生长发育的平均水平更为妥当，且便于家长理解。

4. 标准差的离差法 标准差离差法用偏离标准差的程度来反映生长状况,可用在不同人群之间评估生长发育情况,此方法的结果较精确。但因需一定的计算,不适用于基层儿保及大范围体格发育普查工作。

5. 生长曲线法 生长曲线图是动态监测儿童生长发育状况的重要测评工具,能方便快捷地评估儿童的生长发育情况,易于解释和理解。通过计算生长速度,早期发现生长偏离的情况,以便及时采取措施干预,适用于儿保工作者和临床医务人员。

(赵艳君　洪　霞)

第二节　儿童营养性疾病/营养不良、肥胖

一、儿童营养评价

评价个体儿童营养状况主要是了解是否存在营养不良如存在营养不良需要明确是原发性的还是继发的、营养不良缺乏的发展阶段等问题,以采取相应的干预措施。

营养低下是营养素不足的结果,而营养过度是摄入营养素过量的结果。因此,正确认识营养素缺乏或过剩应按照营养不良的定义从病史中明确高危因素、临床表现,以相应的实验室方法评价营养素代谢的生理生化状况,可概括为"ACDB",即"A"人体测量(anthropometric measurement)、"C"临床表现(clinical indicators)、"D"膳食评价(dietary measurement)、"B"实验室或生化检(biochemical or laboratory tests)4 步。

(一)生长发育指标测量、监测和评估

通过测量儿童生长发育常用指标如体重、身长/身高、头围、胸围、中上臂围、皮下脂肪厚度等了解儿童一般营养状况,尤其是定期系统测量、监测这些指标,将自身前后测量数值进行比较或与全国或当地同年龄同性别儿童的平均值相比较,对估计该儿童或某一群儿童的营养状况十分有用。

1. 测量常用指标项目

(1)体重:一般反映小儿近期及长期营养状况。

(2)身长/身高:往往反映长期以来营养状况,近期营养波动影响较小。

(3)头围:反映婴儿期骨骼生长状况及胎儿期、婴儿期大脑发育。

(4)胸围:反映婴幼儿期胸部骨骼肌肉发育及心肺发育。

(5)中上臂围:包括皮肤、皮下组织脂肪、肌肉及骨骼发育,也可粗略代表皮下脂肪厚度变化。

(6)皮下脂肪厚度(皮褶厚度):包括皮肤、皮下组织及皮下脂肪,可代表皮下脂肪厚度变化。这些指标测量时要求方法规范、数据准确,有疑问时要复测。

2. 应用生长发育指标测量评估营养状况

(1)体格生长评价方法的应用

1)单项分级评价法:是利用均值加减标准差或直接用百分位数表进行分级。并可制成分级数字表,将所测值与表中参考值进行比较,即可判定该个体或群体儿童体格发育的情况。判定方法见下表 1-3。

表 1-3　体格发育单项分级评价表

等级	离差法	百分位法
上	$\bar{X}+2SD$ 以上	P_{97} 以上
中上	$\bar{X}+(1\sim2)SD$	$P_{80}\sim P_{97}$
中	$\bar{X}\pm1SD$	$P_{20}\sim P_{80}$
中下	$\bar{X}-(1\sim2)SD$	$P_{3}\sim P_{20}$
下	$\bar{X}-2SD$ 以下	P_{3} 以下

注:SD. 标准差。

参考值:2005 年中国(九省市)0~18 岁儿童参考值(5 岁以下儿童生长差别较小,甚至略高于 WHO 标准,但学龄期,尤其是青春期后儿童身高和体重指数(BMI)等指标较大差异,中国界值点百分位略高于 WHO),推荐用中国标准。

2)生长曲线图:是将儿童的生长数据以指标测量数值为纵坐标,以年龄为横坐标绘制成的曲线图。

通过连续追踪观察可以清楚地看到生长趋势和变化情况,及时发现生长偏离的现象,以便及时发现原因并采取措施。生长曲线在欧美等国家多采用百分位数图并已广泛使用。

3)体格发育的综合评价:在通常使用年龄标准体重(weight-for-age)或年龄标准身高(height-for-age)进行评价时,只能判断某个体单项指标在体格发育中所处的位置,而不能综合地来评价一个孩子的生长发育情况。因此在进行单项评价的同时,常常需要结合身高的标准体重(weight-for-height)来衡量,以弥补单项评价的不足。

需注意在评估时要求是准确的年龄,如早产儿年龄矫正,体重矫正至24月龄,身长矫正至40月龄。

(2)评价内容

儿童体格生长评价包括生长水平、生长速度以及匀称程度3个方面。评价个体儿童体格生长时按临床需要应进行全面评估,或其中2个,但生长水平是基本评估内容。

1)生长水平:将特定时间某一个体的各项体格生长指标与同性别、同年龄人群相应的参数进行比较,判断该儿童在同性别、同年龄人群中所处位置,以等级表示。

2)生长速度:定期连续测量,体现儿童生长轨迹,利于及时早期发现和干预个体的生长偏离。

3)匀称度:为体格发育的综合评价。

①体形匀称度:身长的体重(W/L),一般2岁以下采用,是判定2岁以内儿童营养不良和超重肥胖最常用的指标之一。体重指数(BMI)随儿童脂肪细胞随年龄、性别变化,因此BMI有年龄、性别特点,是有效的筛查工具,大于2岁幼儿诊断肥胖BMI界值点同成人。$\geq P_{95}$为肥胖;$P_{85} \sim P_{95}$超重;$P_5 \sim P_{85}$为正常;$<P_5$为低体重。

②身材匀称度:可反映人体下肢发育情况,用坐高/身高(冠-臀长/身长)比值与人群参数比值比较。坐高/身高(冠-臀长/身长)比值随年龄增长减小,从0.68下降至青少年的0.52。实际比值≤参照人群值为身长匀称,实际比值>参照值为不匀称。身材匀称的评价结果可以帮助诊断内分泌及骨骼发育异常的疾病。

(二)临床评估

儿童营养状况的临床评估是最常用最基本的评估方法,虽然不是十分精准,但对了解大致营养状况极为实用,一般通过以下方法进行评估。

1. 病史询问 通过详细询问饮食史(食欲好坏、所吃食物种类,数量、烹调方式、进食习惯等),了解孩子进食的大致情况,可作初步估计是否摄入足够且合适比例的营养物质。询问目前和以往患病状况,抚育情况及抚育环境也有参考价值。了解某些营养素缺乏症状,如出现口角炎、夜盲、乳牙萌出延迟、走路晚、前囟迟闭、常有牙龈出血史等问题可提示营养缺乏症的存在。

2. 体格检查 营养素缺乏和过量常出现相应体征,如维生素A缺乏有皮肤粗糙、角膜溃疡;维生素D缺乏婴儿有颅骨乒乓头体征、肋缘外翻等。体检时仔细寻找这些体征有助于判断儿童具体是缺乏哪种营养素,即使孩子消瘦或肥胖也容易观察到。营养不良的儿童常有各种营养素缺乏并存。

3. 治疗性试验 某些营养素缺乏时,给予补充后,可迅速改善临床症状。当临床上未能确诊时,可先给予治疗以观察效果,如维生素A、维生素B_{12}等缺乏都可先开始补充治疗,观察其症状和体征是否消失,有助于诊断。

(三)膳食评价

1. 营养调查 营养调查是了解和评估儿童营养状况常用的方法,在临床实践和群体现场调查中经常使用。进行膳食组成,实际每日摄入量等调查,并与推荐每日供给量相比较以评估儿童营养状况,针对所发现的营养问题,提出改进措施或营养干预方案。

(1)称重法:详细准确地称重小儿每餐所吃各类食物的熟重,换算出未烹调前生重,一天内各餐(包括点心、零食)相加,计算出每日每人摄入各类食物的总量,按食物成分表计算每人每日所摄取的各种营养素的总量及供热能的总量。一般调查3~5d,至少3d,算出每日平均值。此法较为精确,但执行手续较繁杂。

(2)询问法:询问调查小儿3~5d内每日每餐所吃食物种类和所食量,总计一日内平均各种营养素及热能摄入量。此法调查较为方便,但家长常记忆不清,准确性较差。

（3）记账法：多用于集体儿童机构调查，逐日登记所消耗各类食物量，以及每餐用餐实际儿童数，计算出每个儿童每日各种营养素及能量摄入量。

2. 营养评估内容

（1）能量与营养素：摄入量与全国推荐供给量相比较，如达到其80%以上为足够，<70%为不足，有缺乏。

（2）蛋白质供给的质量评估：首先估算蛋白质摄入总量达到推荐供给量的百分数，在80%以上为足够。也要计算蛋白质来源，评估其质量是否适合儿童需求。一般动物蛋白质最好能占1/3以上，或称优质蛋白质即动物肉类、乳、蛋以及植物豆类所供蛋白质占总量的1/3~1/2，能保证儿童生长发育所需。

（3）脂肪来源评价：植物油脂大多含多不饱和脂肪酸，优于动物脂肪，儿童应较多食用，同时必需脂肪酸供给不应低于总脂肪量的2%~3%。

（4）产能营养素之间的平衡：按一定比例供给能达到三种供能营养素之间平衡。

（5）一日早、中、晚三餐和午后点心之间供能量之比，一般早餐达到20%~25%，午餐35%~40%，午后点心10%，晚餐30%，晚餐不应供给太多，而早餐应供应充足，质优量够。

（6）膳食烹制要注意饮食卫生，适合不同年龄儿童消化功能，重视色香味，经常变换品种和烹调方法，使孩子饮食营养丰富，品种多样。此外，制备过程要防止营养素流失。

（7）培养良好的饮食习惯：从小注意培养儿童有规律地进餐，专心吃饭，愉快进餐，保持良好食欲。幼儿开始培养进餐礼貌。

（四）实验室检测

1. 实验室生化指标　采用化学方法测定儿童血液、尿液等排泄物或分泌物，以及组织中各种营养素或其代谢产物及其他有关化合物的水平，以了解此种营养素被儿童吸收和利用情况，用以评估儿童营养状况。实验室生化指标异常往往早于临床症状或体征，有利于早期诊断。测定血液中总蛋白、白蛋白、维生素、微量元素等水平。低于正常值表示有营养素缺乏的可能；检测血、尿中一些营养素的代谢产物也可提示缺乏情况，如维生素 B_1 缺乏时影响碳水化合物代谢，尿中乳酸、丙酮酸增加。

2. 生理功能测定　生理功能异常在营养状况变化时，往往出现于实验室生化检查改变之后，但可在临床症状出现之前，如维生素A缺乏时可出现视力暗适应功能减弱的生理改变，但此时血液中维生素A水平已下降。而夜盲症状可能尚未引起注意。生理功能测定需要一定设备仪器，且其结果特异性也较差，故不常应用。

二、常见营养素

产能营养素

一切生命活动都需要能量，人类主要通过摄取食物获得所需能量。食物中所含有的营养素可分为六大类：碳水化合物、脂类、蛋白质、矿物质、维生素和水。其中，碳水化合物、脂肪和蛋白质在体内经氧化后可释放能量供给生命活动所需，这三者统称为"产能营养素"。

1. 碳水化合物　碳水化合物又称为糖类，是自然界分布最广、数量最多的一类有机化合物，为机体提供能量，参与构成组织和生命物质，具有节约蛋白质、抗生酮和解毒作用，增强肠道功能。

食物中的碳水化合物经消化产生的葡萄糖被吸收后，一部分以糖原的形式贮存在肝脏和肌肉中。贮存在肝脏中的称为肝糖原，是一种贮存量不多的贮备能源，主要维持机体血糖的相对稳定，其贮备量与血糖含量保持动态平衡。贮存在肌肉中的称为肌糖原，是一种可以随时动用的贮备能源，用以满足骨骼肌在紧急情况下的需求。

随着供氧情况不同，碳水化合物功能途径也不一样。当氧供给充分时，碳水化合物进行有氧氧化，完全氧化分解为二氧化碳和水，同时释放能量。正常情况下，机体组织、细胞有足够氧供，能通过碳水化合物的有氧氧化获得能量。当氧供给不充分时，则进行无氧酵解，葡萄糖只能分解到乳酸，释放很少能量。虽然无氧酵解释放的能量很少，但这是人体营养物质唯一不需要氧气的供能方式，在机体缺氧状况下极为重要。

通常情况下，脑组织均以碳水化合物产生的能量作为能量来源，脑组织只能贮存极少量的糖原，因此大脑对缺氧很敏感，高度依赖血糖水平，当血糖水平过低时会引起昏迷甚至抽搐。

我国人群从食物中摄取的碳水化合物比重最大,一般所需能量约 60% 以上是由食物中的碳水化合物提供的。每 1g 碳水化合物能产生 17.15kJ(4.1kcal)能量。粮谷类食物含有丰富的碳水化合物,是提供人体所需能量最经济、最重要的食物来源,也是提供 B 族维生素、矿物质、膳食纤维和蛋白质等其他营养素的来源。其他含有碳水化合物的主要是一些含糖饮料,这些含糖饮料中一般无其他营养素,过度饮用含糖饮料会导致肥胖、龋齿等健康问题。

2. **脂肪**　脂肪具有供给能量,构成生物膜,提供必需脂肪酸及脂溶性维生素,增加食物风味和饱腹感等作用。

体内的脂质分为组织脂质和贮存脂质。前者是组织和细胞的组成成分,不提供能量,其含量较为稳定,如胆固醇、磷脂等。后者主要是脂肪,即甘油三酯或中性脂肪,是体内能源物质的主要贮存形式。其中一部分来源于食物中的脂肪(外源性脂肪),另一部分由体内碳水化合物和氨基酸转化而成(内源性脂肪)。

贮存脂肪在机体需要时能迅速分解为甘油和脂肪酸供组织和细胞利用。通常机体摄入、吸收过多的能源物质而活动缺乏时,体内脂肪贮存增加;能源供给不足而活动较多时,贮存脂肪就减少。脂肪在体内氧化释放出的能量较多,1g 脂肪产能 39.5kJ(9.45kcal),是碳水化合物或蛋白质的两倍。正常情况下,脂肪供能占人体消耗能源物质的 40%~50%,其中包括碳水化合物转化的脂肪。当机体处于短期饥饿时,体内脂肪是主要供给能量者,除骨骼肌、心肌等可以利用脂肪酸和酮体,脑组织也能利用酮体。

脂肪酸从结构形式上可分为饱和脂肪酸(saturated fatty acid,SFA)和不饱和脂肪酸(unsaturated fatty acid,USFA),后者又分为单不饱和脂肪酸(monounsaturated fatty acid,MUFA)和多不饱和脂肪酸(polyunsaturated fatty acid,PUFA)。其中 MUFA 具有降低血胆固醇、甘油三酯的作用;而 PUFA 除了防治心血管疾病等,对生长发育也起着重要作用,比如二十碳五烯酸(eicosapentaenoic acid,EPA)和二十二碳六烯酸(docosahexaenoic acid,DHA)。天然食物中含有各种脂肪酸。一般而言,动物性脂肪如猪油、牛油等比植物性脂肪含更多的饱和脂肪酸,而植物性脂肪和鱼类脂肪含较多的不饱和脂肪酸。

3. **蛋白质**　蛋白质具有构成和修复组织、调节生理功能和供给能量等作用。由于碳水化合物和脂肪中不含氮,因此蛋白质是人体氮的唯一来源。任何生物样品中,每克氮相当于 6.25g 蛋白质。氨基酸是组成蛋白质的基本单位。

根据氨基酸是否需要由食物提供而分为必需氨基酸、非必需氨基酸和条件必需氨基酸。必需氨基酸是指不能在体内合成或合成速度不够快,必须由食物供给的氨基酸,包括异亮氨酸、亮氨酸、赖氨酸、甲硫氨酸、苯丙氨酸、苏氨酸、色氨酸和缬氨酸 8 种。对于儿童而言,组氨酸也属于必需氨基酸[4]。能在体内合成的氨基酸则称为非必需氨基酸。非必需氨基酸并非体内不需要,而是可在体内合成,食物中缺少了也无妨。半胱氨酸和酪氨酸在体内可分别由甲硫氨酸和苯丙氨酸转变而成,如果膳食中能直接提供这两种氨基酸,则人体对甲硫氨酸和苯丙氨酸的需要量可分别减少 30% 和 50%。所以半胱氨酸和酪氨酸称为条件必需氨基酸或半必需氨基酸。

蛋白质的食物来源可分为植物性蛋白质和动物性蛋白质两大类。如果某种食物蛋白质组成中必需氨基酸种类齐全、数量充足、比例适当,不但能维持成人的健康,并能促进儿童生长发育,如乳类中的酪蛋白、乳白蛋白,蛋类中的卵白蛋白,肉类中的白蛋白,那么这种蛋白质被称为完全蛋白质。如果其中必需氨基酸种类齐全,但有的数量不足,比例不适当,可以维持生命,但不能促进生长发育,如小麦中的麦胶蛋白,则称为半不完全蛋白质。当其中所含必需氨基酸种类不全,既不能维持生命,也不能促进生长发育,如玉米中的玉米胶蛋白,动物结缔组织和皮肤中的胶质蛋白,则称为不完全蛋白质[5]。

不同食物之间的蛋白质具有互补作用,当两种或两种以上食物蛋白质混合食用,其中所含有的必需氨基酸取长补短,相互补充,达到较好的比例,从而提高蛋白质的利用率。如果食物的生物学种属越远,食物搭配的种类越多,食用时间越近,那么蛋白质互补作用就越好。

4. **维生素**　维生素在体内既不构成身体组织的原料,也不作为能量来源,而是一类生理调节物质,在物质代谢中起重要作用。由于其在体内不能合成或合成量不足,所以虽然需要量很少,但必须经常由食物供给。通常按溶解性质将维生素分为脂溶性和水溶性维生素。

(1)脂溶性维生素:脂溶性维生素包括维生素 A、维生素 D、维生素 E 和维生素 K。

1)维生素 A:维生素 A 是第一个被发现的维生素,具有很多重要的生理功能,包括维持正常视觉功能、维护上皮组织细胞的健康、维持骨骼正常生长发育和促进生长与生殖。此外,近年来也发现维生素 A 酸(视磺酸)类物质有延缓或阻止癌前病变的作用,尤其对上皮组织肿瘤,临床上作为辅助治疗剂已取得较好效果。维生素 A 对于机体免疫功能有重要影响,缺乏时,细胞免疫呈下降现象。

人体对维生素 A 的需要量取决于体重和生理状况。处于生长发育时期的儿童和具有特殊生理状况的乳母,需要量均相对较高。影响维生素 A 吸收的因素很多,膳食脂肪、维生素 E 和卵磷脂等,有利于维生素 A 吸收。而服用矿物油及肠道存在寄生虫都不利于维生素 A 吸收。动物性食物中含维生素 A 丰富,最好的来源是各种动物的肝脏、鱼肝油、全奶、蛋黄等。植物性食物只含 β-胡萝卜素,最好的来源为有色蔬菜,如菠菜、胡萝卜、韭菜、雪里蕻,水果中的杏、香蕉、梅子等。

2)维生素 D:维生素 D 是类固醇的衍生物,环戊烷多氢菲类化合物,维生素 D_3(胆钙化醇)和维生素 D_2(麦角钙化醇)是两种最常见的形式。人体内维生素 D_3 是皮肤表皮和真皮内的 7-脱氢胆固醇经紫外线照射转变而来,从动物性食物中摄入者甚少。维生素 D_2 是植物体内的麦角固醇经紫外线照射而来,其活性只有维生素 D_3 的 1/3。维生素 D 具有促进小肠黏膜对钙吸收、促进骨组织钙化和促进肾小管对钙磷重吸收的作用。当维生素 D 缺乏时,可引起婴幼儿佝偻病,以钙磷代谢障碍和骨样组织钙化障碍为特征,成人则成熟骨矿化不全,表现为骨质软化症。

人体对维生素 D 的需要量与体内钙磷的含量有关。当膳食钙和磷量合适时,每日摄入维生素 D 100U(2.5μg)即可预防佝偻病与促进生长。对婴幼儿、青少年、孕妇与乳母而言,每日给予 300～400U(7.5～10μg)已可促进钙吸收并满足发育的需要。摄入 800U 可明显提高预防佝偻病的作用。然而,来自膳食维生素 D 最低需要量尚难确定,主要是由于皮肤形成的维生素 D 量难以确定。皮肤形成的量取决于阳光照射强度、时间及身体暴露面积。阳光照射强度又与季节、云雾和大气污染情况有关,因此皮肤形成量变化较大。天然食物来源的维生素 D 不多,脂肪含量高的海鱼、动物肝脏、蛋黄、奶油和干酪等相对含量较多。鱼肝油中的天然浓缩维生素 D 含量很高。

3)维生素 E:维生素 E 是一种很强的抗氧化剂,能抑制细胞内和细胞膜上的脂质过氧化作用。当膳食中缺少维生素 E,可引起红细胞数量减少及其生存时间缩短,导致溶血性贫血,故临床上常用维生素 E 治疗溶血性贫血。此外,维生素 E 参与 DNA 生物合成过程,是维生素 C、辅酶 Q 合成的辅助因子,对含硒蛋白、含铁蛋白等的氧化有抑制作用,也与精子生成和繁殖能力有关。

不同生理时期对维生素 E 的需要量不同。妊娠期间维生素 E 需要量增加,以满足胎儿生长发育的需要。婴儿出生时体内维生素 E 的储存量有限,为了防止发生红细胞溶血,早产婴儿在出生后前 3 个月,应补充维生素 E 13mg/kg。从人体衰老与氧自由基损伤的角度考虑,老年人需增加维生素 E 的摄入量。维生素 E 只能在植物中合成。所有高等植物的叶子和其他绿色部分均含有维生素 E。蛋类、鸡/鸭胗、绿叶蔬菜含有一定量,肉类、鱼类动物性食物,以及水果和其他蔬菜含量很少。

4)维生素 K:维生素 K 参与血凝过程,许多凝血因子的生物合成有赖于维生素 K。维生素 K 也作为辅酶参与骨钙素和 γ-羧基谷氨酸蛋白质的形成,通过这两种蛋白质影响骨组织的代谢。

维生素 K 来源丰富,如绿色蔬菜、动物肝脏和鱼类等,而水果和谷物含量较少,肉类和乳制品含量中等。值得一提的是,正常成人肠道微生物也能合成一定量的维生素 K,因此一般情况下很少发生维生素 K 缺乏。维生素 K 缺乏的主要疾病是"新生儿出血症",这是由于维生素 K 的胚盘转运很少,出生时维生素 K 的储存量有限,肠道菌群尚未建立,合成维生素 K 的能力较弱所致。

(2)水溶性维生素:水溶性维生素包括 B 族维生素和维生素 C。

1)维生素 B_1:维生素 B_1 又称硫胺素,参与体内辅酶的构成,促进胃肠道蠕动,缺乏时可引起神经系统病变和功能异常。维生素 B_1 广泛存在于天然食物中,含量受食物种类,以及食物储存、烹调、加工等条件影响。最为丰富的来源是葵花籽仁、花生、大豆粉、瘦猪肉;其次是小麦粉、小米、玉米、大米等谷类粮食;鱼类、蔬菜和水果含量较少。建议食用碾磨不太精细的谷物,可防止维生素 B_1 缺乏。中国营养学会 2013 年建议中国居民膳食维生素 B_1 推荐摄入量儿童为 0.6mg/d～1.6mg/d;成人 1.4mg/d[5]。

2)维生素 B_2:维生素 B_2 又名核黄素,构成体内辅酶并参与物质代谢和细胞正常生长,和肾上腺皮质激素的产生,骨髓中红细胞生成以及铁的吸收、储存和动员有关。

维生素 B_2 广泛存在于天然食物中,但因来源不同,含量差异很大。动物性食品,尤其是动物内脏如肝、肾、心肌等含量较高;其次是蛋类、奶类;大豆和各种绿叶蔬菜也有一定含量,其他植物性食物含量较低。单纯维生素 B_2 缺乏呈现特殊的上皮损害、脂溢性皮炎、轻度弥漫性上皮角化并伴有脂溢性脱发和神经紊乱。中国营养学会 2013 年建议中国居民膳食维生素 B_2 推荐摄入量儿童为 0.6mg/d~1.5mg/d;成人 1.2mg/d~1.4mg/d[5]。

3)维生素 B_6:维生素 B_6 作为辅酶参与体内氨基酸代谢,如丙氨酸、精氨酸、天冬氨酸、半胱氨酸、异亮氨酸、赖氨酸、苯丙氨酸、色氨酸、酪氨酸及缬氨酸等氨基酸的转氨基作用。参与糖原与脂肪酸代谢,还涉及脑和组织中能量转化、核酸代谢和内分泌等代谢过程。近年研究发现,维生素 B_6 可降低血浆同型半胱氨酸水平,后者水平升高已被认为是心血管疾病的一种可能危险因素。

维生素 B_6 广泛存在于动植物食物中,其中豆类、畜肉及肝脏、鱼类等食物中含量较丰富,其次为蛋类、水果和蔬菜,乳类、油脂等含量较低。维生素 B_6 缺乏的典型临床症状包括脂溢性皮炎、小细胞性贫血、癫痫样惊厥,以及忧郁和精神错乱。中国营养学会 2013 年建议中国居民膳食维生素 B_6 推荐摄入量儿童为 0.6~1.4mg/d;成人 1.6mg/d[5]。

4)烟酸:烟酸又名维生素 PP、尼克酸,其氨基化合物为烟酰胺或尼克酰胺,二者都是吡啶的衍生物。烟酰胺在体内与腺嘌呤、核糖和磷酸结合构成辅酶Ⅰ和辅酶Ⅱ,在生物氧化还原反应中起电子载体或递氢体作用,也是葡萄糖耐量因子的组成成分。

烟酸缺乏可引起癞皮病。此病起病缓慢,常有前驱症状,如体重减轻、疲劳乏力、记忆力差、失眠等。如不及时治疗,则可出现皮炎、腹泻和痴呆。烟酸及烟酰胺广泛存在于食物中。植物性食物中存在的主要是烟酸,动物性食物中以烟酰胺为主。烟酸和烟酰胺在肝、肾、瘦畜肉、鱼以及坚果类中含量丰富;乳、蛋中的含量虽然不高,但色氨酸较多,可转化为烟酸。谷类中的烟酸 80%~90% 存在于种皮中,故受加工影响较大。玉米含烟酸并不低,甚至高于小麦粉,但以玉米为主食的人群容易发生癞皮病,主要是因为一方面玉米中的烟酸为结合型,不能被人体吸收利用,另一方面其色氨酸含量低。如果用碱处理玉米,可将结合型烟酸水解成为游离型烟酸,易被机体利用。中国营养学会 2013 年建议中国居民膳食烟酸推荐摄入量儿童为 6~15mgNE/d;成人 12~14mgNE/d[5]。

5)叶酸:叶酸在肠壁、肝脏及骨髓等组织中,经叶酸还原酶还原成具有生理活性的四氢叶酸,后者是体内生化反应中一碳单位转移酶系的辅酶,起着一碳单位传递体的作用。叶酸携带一碳单位的代谢与许多重要的生化过程密切相关。如果体内叶酸缺乏,那么一碳单位传递就会受阻,核酸合成及氨基酸代谢均受影响,而核酸及蛋白质合成正是细胞增殖、组织生长和机体发育的物质基础,因此,叶酸对于细胞分裂和组织生长具有极其重要的作用。叶酸在脂代谢过程中亦有一定作用。孕妇摄入叶酸不足时,胎儿易发生先天性神经管畸形。叶酸缺乏也是血浆同型半胱氨酸升高和引起巨幼红细胞性贫血的原因之一。

叶酸广泛存在于各种动植物食品中。富含叶酸的食物为动物肝肾、鸡蛋、豆类、酵母、绿叶蔬菜、水果及坚果类。中国营养学会 2013 年建议中国居民膳食叶酸推荐摄入量儿童为 160~400μgDFE/d;成人 400μgDFE/d;孕妇 600μgDFE/d;乳母 550μgDFE/d[5]。

6)维生素 B_{12}:维生素 B_{12} 又称钴胺素,是一组含钴的类咕啉化合物,主要参与同型半胱氨酸甲基化转变为甲硫氨酸和甲基丙二酸-琥珀酸的异构化反应。

维生素 B_{12} 主要食物来源为肉类、动物内脏、鱼、禽、贝壳类及蛋类,乳及乳制品中含量较少,植物性食物基本不含维生素 B_{12}。维生素 B_{12} 缺乏多因吸收不良引起,多见于素食者。老年人和胃切除患者胃酸过少可引起维生素 B_{12} 的吸收不良。维生素 B_{12} 缺乏可表现为巨幼红细胞性贫血和高同型半胱氨酸血症。中国营养学会 2013 年建议中国居民膳食维生素 B_{12} 推荐摄入量儿童为 1.0~2.4mg/d;成人 2.4mg/d[5]。

7)维生素 C:维生素 C 又称抗坏血酸,主要参与羟化反应,能促进胶原和神经递质合成,促进类固醇羟化和有机物或毒物羟化,促进抗体形成,以及促进铁吸收和四氢叶酸形成维持巯基酶活性等。

维生素 C 主要来源于新鲜蔬菜和水果。蔬菜中,辣椒、茼蒿、苦瓜、白菜、豆角、菠菜、土豆、韭菜等含量丰富;水果中,酸枣、红枣、草莓、柑橘、柠檬等含量较多;在动物内脏中也含有少量维生素 C。维生素 C 缺乏时可引起维生素 C 缺乏病。从饮食缺乏维生素 C 至发展成维生素 C 缺乏病一般历时 4~7 个月。患者多有体重减轻、四肢无力、衰弱、肌肉关节疼痛、牙龈松肿、牙龈炎,或有感染发炎。婴儿常有激动、软弱、疲倦、食欲减退、肋软骨接头处扩大、四肢长骨端肿胀以及出血倾向等,全身任何部位可出现大小不等和程度不同的出血、血肿或瘀斑。维生素 C 缺乏还可以引起胶原合成障碍,故可致骨有机质形成不良而导致骨质疏松。维生素 C 缺乏病患者若得不到及时治疗,可发展到晚期,此时可因发热、水肿、麻痹或肠坏疽而死亡。中国营养学会 2013 年建议中国居民膳食维生素 C 推荐摄入量儿童为 40~100mg/d;成人 100mg/d[5]。

5. 矿物质 人体内的元素除碳、氢、氧、氮以有机形式存在外,其余的统称为矿物质,可分为常量元素和微量元素,共 20 余种,其中体内含量大于体重的 0.01%,每日膳食需要量都在 100mg 以上者,称为常量元素;含量小于体重的 0.01%,每日膳食需要量为微克至毫克的矿物质,称为微量元素。

(1)常量元素:常量元素包括钙、镁、钾、磷、钠、氯共 6 种。

1)钙:钙形成和维持骨骼与牙齿的结构,维持肌肉和神经的正常活动,同时也参与机体凝血过程。

奶和奶制品是钙的最佳食物来源,含量丰富且吸收率高。豆类、坚果类、绿色蔬菜、各种瓜子也是钙的较好来源。少数食物如虾皮、海带、发菜、芝麻酱等含钙量特别高。中国营养学会 2013 年建议生后 5 个月内的婴儿每日钙适宜摄入量为 200mg,这一时期无论采用哪种喂养方式均不需要额外补充钙剂。生后 5 个月到 1 岁,推荐每日钙摄入量为 250~600mg,此期应根据奶量摄入情况,酌情补充钙剂。幼儿期推荐每日钙摄入为 600~800mg,学龄期至青春期可增至 800~1 200mg/d[5]。

钙摄入量过低可导致钙缺乏症,主要表现为骨骼病变,儿童时期可以骨骼发育异常,成年人发生骨质疏松症。而钙过量也会对机体产生不利影响,诸如增加肾结石的风险,以及干扰其他矿物质的吸收和利用。钙的吸收与年龄有关,随年龄增长其吸收率下降。婴儿钙的吸收率超过 50%,儿童约为 40%,成年人只有 20% 左右。一般 40 岁后,钙吸收率逐渐下降。但在人体对钙的需要量大时,钙的吸收率增加,妊娠、哺乳和青春期,钙的需要量最大,因而钙的吸收率增高;需要量小时,吸收率降低。适量维生素 D、某些氨基酸(赖氨酸、精氨酸、色氨酸)、乳糖和适当的钙磷比例,均有利于钙吸收。膳食中不利于钙吸收的因素包括谷物中的植酸、某些蔬菜(如菠菜、苋菜、竹笋等)中的草酸、过多的膳食纤维、碱性磷酸盐、脂肪等。抗酸药、四环素、肝素等也不利于钙的吸收。蛋白质摄入过高会增加钙的排出。

2)镁:激活多种酶的活性,维护骨骼生长、神经肌肉的兴奋性和胃肠道功能。镁摄入不足、吸收障碍、丢失过多等可使机体镁缺乏,可导致神经肌肉兴奋性亢进;低镁血症患者可有心律失常,也可导致胰岛素抵抗和骨质疏松。过量镁摄入会出现恶心、胃肠痉挛等反应;当血清镁浓度进一步增加,可出现嗜睡、肌无力和麻痹。

镁普遍存在于各种食物中,但含量差别很大。一般绿叶蔬菜中富含镁。食物如糙粮、坚果含丰富的镁,而肉类、淀粉类食物及牛奶中的镁含量却属中等。精制食品的镁含量一般很低。随着精制、加工的食品摄入量增加,镁的摄入量将逐渐减少。除食物外,饮水中也可以获得少量镁。一般硬水中含镁较高,而软水中含量相对较低。中国居民膳食镁推荐适宜摄入量为:成人 330mg/d,儿童 160~320mg/d[5]。

3)磷:磷和钙都是构成骨骼和牙齿的成分,也是组织细胞中很多重要成分的原料,如核酸、磷脂以及某些酶等。磷还参与许多重要生理功能,如糖和脂肪的吸收以及代谢。另外,对能量的转移和酸碱平衡的维持都有重要作用。

磷在食物中分布广泛。瘦肉、蛋、鱼、干酪、蛤蜊、动物的肝脏和肾中磷的含量都很高。海带、芝麻酱、花生、干豆类、坚果等中含量也很高。但粮谷中的磷多为植酸磷,吸收和利用率很低。肠道酸度增加有利于磷的吸收。当肠道中存在一些金属阳离子,如钙、镁、铁、铝等,可与磷酸根形成不溶性磷酸盐,而不利于磷的吸收。磷的吸收也需要维生素 D,维生素 D 缺乏常使血清中无机磷盐下降。大多数食物中以有机磷酸酯和磷脂为主,经酶促水解形成酸性无机磷酸盐后才易被吸收。乳类食品含较多的溶解度高的酸性无机磷酸盐,故易于吸收。普通膳食磷吸收率约为 70%,而低磷膳食时,吸收可增至 90%。母乳喂养的婴儿,磷吸收率为 85%~90%,学龄儿童吸收率为 50%~70%。由于磷的食物来源广泛,一般膳食中不易缺乏,只有在特殊情况下才会出现,如早产儿仅喂以母乳,因人乳含磷量较低,不能满足早产儿骨磷沉积的需要而导致磷缺乏,出现佝偻病样骨骼异常。中国营养学会提出,成年人膳食磷的适宜摄入量为 700mg/d。儿童参考摄入量根据不同年龄从 100~710mg/d 不等[5]。

4)钾:钾是人体的重要阳离子之一,具有多种重要的生理功能,如维持糖、蛋白质的正常代谢,维持细胞内正常渗透压和细胞内外酸碱平衡,维持神经肌肉的应激性和正常功能等。

大部分食物都含有钾,但蔬菜和水果是钾最好的来源。蔬菜和水果中含钾 200~500mg,肉类中钾含量为 150~300mg,鱼类中含钾 200~300mg。据研究,要维持正常体内钾储备、血浆及间质中钾离子的正常浓度,每日至少需要摄入 1 600mg[6]。当发生消化道疾患,如频繁呕吐、腹泻、胃肠引流、长期服用缓泻剂或轻泄剂等,可使钾损失;各种以肾小管功能障碍为主的肾脏疾病,可使钾从尿中大量丢失;高温作业或重体力劳动,大量出汗而使钾大量流失等。中国居民膳食钾适宜摄入量儿童 1.2~2.2g/d,成人为 2g/d[5]。

5)钠:钠是人体不可缺少的常量元素,参与体内水分与渗透压,维持酸碱平衡和增强神经肌肉兴奋性。

钠普遍存在于各种食物中,一般动物性食物钠含量高于植物性食物,但人体钠来源主要为食盐,以及加工、制备食物过程中加入的钠或含钠的复合物(如谷氨酸钠、小苏打即碳酸氢钠等),酱油、盐渍或腌制肉或烟熏食品、酱咸菜类、发酵豆制品、咸味休闲食品等。调查表明,我国钠的来源中,10%来自食物中所含的天然盐分,15%来自烹调加工及餐桌上加入的食盐,而75%是食物加工和制造过程中加入的食盐。正常情况下,钠摄入过多并不蓄积。发生急性中毒时可出现水肿、血压上升、血浆胆固醇升高、脂肪清除率降低、胃黏膜上皮细胞受损等。钠摄入过多、尿中 Na^+/K^+ 比值增高,是高血压的重要因素。最新制定的《中国居民膳食营养素参考摄入量》2013 修订版中,推荐 0~5 个月婴儿钠的适宜摄入量为 170~350mg/d;1~4 岁 700~900mg/d;7~11 岁 1 200~1 400mg/d;14~18 岁 1 600~1 500mg/d。18 岁以后为 1 500mg/d[5]。

6)氯:氯是人体必需常量元素之一,主要以氯离子形式与钠钾化合存在。参与维持细胞外液的容量和渗透压,维持体液酸碱平衡,以及参与血液 CO_2 运输。

膳食中氯几乎完全来源于氯化钠,仅少量来自氯化钾。因此食盐及其加工食品酱油、盐渍、腌制或烟熏食品,酱咸菜以及咸味食品等都是富含氯化物。一般天然食品中氯的含量差异较大;天然水中也几乎都含有氯,日常饮水中可提供约 40mg/d,与食盐来源的氯的量(约 6g)相比并不重要。一般情况下膳食中的氯总量比钠多,但氯化物从食物中的摄入和从体内流失大多与钠平行,因此,除婴儿外所有年龄人的氯需要量基本上与钠相同。由于人乳中所含的氯化物(11mmol)高于钠浓度,因此美国儿科学会建议,氯在类似浓度 10.4mmol 时,其 Na^+、K^+ 与 Cl^- 比例为 1.5~2.0,可维持婴儿体内的正常酸碱平衡调节水平[7]。

(2)微量元素:包括铁、碘、锌、硒、铜、铬、钼和钴 8 种。此外,氟属于可能必需的微量元素。

1)铁:铁是血红蛋白与肌红蛋白、细胞色素 A 以及一些呼吸酶的主要成分,参与体内氧与二氧化碳的转运、交换和组织呼吸过程。铁与红细胞形成和成熟有关,铁在骨髓造血组织中进入幼红细胞内,与卟啉结合形成正铁血红素,后者再与珠蛋白合成血红蛋白。缺铁时,新生的红细胞中血红蛋白不足,甚至影响 DNA 合成及幼红细胞的分裂增殖,使红细胞寿命缩短、自身溶血增加。此外,铁与免疫关系密切,可提高机体免疫力,增加中性粒细胞和吞噬细胞的功能。但当感染时,过量铁往往促进细菌生长,对抵御感染不利。

铁在体内代谢中,可被身体反复利用,一般除肠道和皮肤、消化道、尿道上皮脱落损失少量外,铁排出的量很少。从膳食中吸收少量加以补充即可满足机体需要。铁广泛存在于各种食物中,但分布极不均衡,吸收率相差也极大。一般动物性食物铁的含量和吸收率均较高,因此膳食中铁的良好来源主要为动物肝脏、动物全血、畜禽肉类和鱼类;蛋类含铁较多,但吸收率较低;牛奶是贫铁食物,且吸收率不高。植物性食物中铁吸收率均较低。

2)碘:碘在体内主要参与甲状腺素合成,能量代谢,促进代谢和生长发育。所有哺乳动物都必须有甲状腺素以维持其细胞的分化与生长。发育期儿童的身高、体重、肌肉、骨骼增长和性发育都必须有甲状腺素的参与。碘缺乏不仅会引起甲状腺肿和少数克汀病发生,还可引起更多的亚临床克汀病和儿童智力低下的发生。孕妇严重缺碘可殃及胎儿发育,使新生儿生长损伤,尤其是神经、肌肉、认知能力低下,以及胚胎期和围产期死亡率上升。而较长时间的高碘摄入也可导致高碘性甲状腺肿等危害。高碘、低碘都可引起甲状腺肿,高碘时,碘越多患病率也越高。

人类所需的碘主要来自食物,其次为饮水和食盐。食物中碘含量的高低取决于各种地区土壤及土质等含量。海洋生物是碘的良好来源,如海带、紫菜、海鱼、蛤干、干贝、淡菜、海参、海蜇、龙虾等。而远离海洋的内陆山区或不易被海风吹到的地区,土壤和空气中含碘量较低,这些地区食物含碘量也不高。陆地食品含碘量动物性食品高于植物性食品,蛋、奶含碘量相对稍高,其次为肉类,淡水鱼的含碘量低于肉类。中国营养学会 2013 年提出每日碘推荐摄入量:儿童为 90～110μg,成人 120μg,孕妇和乳母为 230μg[5]。

3)锌:在体内有着广泛作用,比如是多种酶依赖锌的催化而发挥作用,也可作为调节基因表达的因子等。

锌的来源广泛,但食物中的锌含量差别很大,吸收利用率也有很大差异。贝壳类海产品、红色肉类、动物内脏都是锌的极好来源。植物性食物含锌较低,精细的粮食加工过程可导致锌大量丢失。植物性食物中含有的植酸、鞣酸和纤维素等均不利于锌的吸收,而动物性食物中的锌生物利用率较高,维生素 D 可促进锌的吸收。中国营养学会 2013 年提出锌的每日推荐摄入量儿童为 4～10mg/d,成人 7.5～12.5mg/d[5]。

4)硒:硒构成含硒蛋白和含硒酶,也是一些抗氧化酶的必需组分,可以消除脂质过氧物,阻断活性氧自由基。适宜的硒水平对于保持细胞免疫和体液免疫很重要。硒缺乏是克山病和大骨病的重要原因。

海洋食物和动物的肝、肾和肉类是硒的良好来源。谷类和其他种子的硒含量依赖它们生长土壤的硒含量,因环境不同而差异较大。蔬菜和水果的含硒量很少。中国营养学会 2013 年提出硒的每日推荐摄入量为:儿童 30～60μg/d,成人 60μg/d[5]。

5)铜:铜在体内的生理功能主要是催化作用,许多含铜金属酶作为氧化酶,参与体内氧化还原过程,维持正常造血、促进结缔组织形成、维护中枢神经系统的健康,以及促进正常黑色素形成和维护毛发正常结构、保护机体细胞免受超氧阴离子损伤等重要作用。

铜广泛存在于各种食物中。牡蛎、贝类等海产品以及坚果类是铜的良好来源,其次是动物肝肾组织,谷类胚芽部分和豆类。植物性食物铜含量受其培育土壤中铜含量及加工方法的影响。奶类和蔬菜含量最低。中国营养学会 2013 年中国居民膳食铜推荐摄入量儿童为 0.3～0.8mg/d;成人为 0.8mg/d[5]。

6)铬:铬在体内具有加强胰岛素的作用,预防动脉粥样硬化、促进蛋白质代谢和生长发育等功能。肉类及整粒粮食、豆类是铬的良好来源;乳类、水果、蔬菜中的含量较低。中国营养学会 2013 年中国居民膳食铬推荐摄入量儿童为 15～35μg/d;成人为 30μg/d[5]。

7)钼:钼是黄嘌呤氧化酶/脱氢酶、醛氧化酶和亚硫酸盐氧化酶的组成成分。钼广泛存在于各种食物中,动物肝肾中含量最丰富,谷类、奶制品和干豆类是钼的良好来源。蔬菜、水果和鱼类中钼含量较低。中国营养学会 2013 年中国居民膳食铬推荐摄入量儿童为 40～100μg/d;成人 100μg/d[5]。

8)钴:钴是维生素 B_{12} 的组成部分,反刍动物可以在肠道内将摄入的钴合成为维生素 B_{12},而人类和单胃动物不能将摄入的钴合成维生素 B_{12}。食物中钴含量较高者有蘑菇、甜菜、卷心菜、洋葱、萝卜、菠菜、西红柿、无花果、荞麦和谷类等。钴的生理功能依赖于维生素 B_{12} 的营养状况,因此,有关钴的膳食参考摄入量的资料很少。

9)氟:氟在骨骼和牙齿的形成中有着非常重要的作用。氟能和骨盐结晶表面的离子进行交换,形成氟磷灰石而成为骨盐的组成部分。骨盐中氟多时,骨质坚硬,而且适量的氟有利于钙和磷的利用及在骨骼中沉积,可加速骨骼成长,促进生长,并维护骨骼的健康。氟也是牙齿的重要成分,氟被牙釉质中的羟磷灰石吸附后,在牙齿表面形成一层抗酸性腐蚀的、坚硬的氟磷灰石保护层。氟缺乏时,由于釉质中不能形成氟磷灰石而得不到保护,牙釉质易被微生物、有机酸和酶侵蚀而发生龋齿。此外,钙磷的利用也会受到影响,而导致骨质疏松。摄入过量的氟可引起急性或慢性氟中毒。长期摄入过量的氟主要造成骨骼和牙齿的损害,表现为斑釉症和氟骨症。近年来研究表明,过量的氟对机体的免疫功能也有损伤。

一般情况下,动物性食品中氟高于植物性食品,海洋动物中氟高于淡水及陆地食品,鱼和茶叶氟含量很高。人体每日摄入的氟约有 65% 来自饮水,30% 来自食物。我国制定膳食推荐量时,氟仅制定适宜摄入量。中国营养学会 2013 年中国居民膳食氟适宜摄入量儿童为 0.6～1.5mg/d;成人 1.5mg/d[5]。

三、儿童膳食与喂养

膳食是提供人类营养的最重要来源,对于处于生长发育期的儿童来说尤为重要。儿童合理膳食是指能满足其生长发育和各种生理、代谢及活动需要的营养素食物。喂养是一个持续在整个儿童期的长期实践过程,早期喂养需要多人参与,因此除了母亲以外,家庭的所有带养人都应该具备相关的营养喂养知识,基层儿科医生具备正确的儿童营养和喂养知识,对儿童的营养喂养咨询和家庭的健康宣教工作有重要意义。

(一)婴儿的食物与喂养

1. 母乳喂养　婴儿6月龄以前最好的食物是母乳,纯母乳喂养可以满足绝大部分婴儿正常生长发育的需要,并且能降低感染、过敏及远期代谢性疾病风险。对于因特殊疾病或母亲不能提供母乳或未能接受足够母乳喂养的婴儿,可选择配方奶或选择配方奶作为补充。6月龄以后,全部用液体食物喂养不能满足婴儿的生长发育需要,需要添加富含能量、蛋白质、矿物质、维生素等营养素的辅食补充,满足其对营养素增加的需要,促进婴儿的健康生长。

母乳喂养婴儿时应尽早开奶,让婴儿吃到的第一口奶是母乳,尤其应该强调蛋白质含量高,尤其是免疫球蛋白含量高的初乳的摄入;乳母应两侧乳房轮换哺喂,尽量排空乳房促进母乳分泌;在喂养过程中母亲和婴儿都应该保持舒适的姿势,保证婴儿口腔与乳头衔接,充分有效地吸吮;年龄越小的婴儿喂养次数越多,提倡按需哺乳,满足小婴儿胃容量小的需求,不用挤出母乳喂养,避免用奶瓶过度喂养,新生儿可以每日哺喂10余次,3月龄后开始定时哺乳,4~6月龄后逐渐停止夜间喂奶,每日喂养次数可减低到6次左右,有利于消化功能和婴儿睡眠,也减少引入其他食物的难度。

根据世界卫生组织(WHO)和中国营养学会的建议,纯母乳可喂养至6月龄。但临床门诊时针对个体,医生可以结合儿童的生长状况和6月龄后辅食添加的情况建议断母乳的时间,一方面坚持纯母乳喂养至6月龄,并在合理顺利引入辅食情况下继续母乳喂养直到2岁甚至更大,另一方面也应避免年龄较大的婴幼儿因依恋母乳,造成的其他食物不能引入或引入不及时导致的营养不足,体重不增或下降。

当婴儿每次母乳喂养后能安静睡眠2~4h,定期体格生长监测下生长正常,就可以说明母乳足够。不需要母乳挤出喂养计算每日摄取量,但当定期体格监测发现生长障碍(failure to thrive,FTT)应积极寻找原因。

母乳喂养禁忌证:母亲患急慢性传染病,如HIV、活动性肺结核,重症心肾疾病;慢性消耗性疾病,如糖尿病、恶性肿瘤等均不宜哺乳。HBV表面抗原携带者并非哺乳禁忌,感染结核无临床症状可以继续哺乳;婴儿有先天性遗传代谢性疾病,如苯丙酮尿症、半乳糖血症等不能接受母乳喂养。

2. 配方奶喂养　当没有母乳或因各种原因母亲不能进行哺乳时,用标准配方的牛乳或其他兽乳喂养,称为配方奶喂养。配方奶的配方标准是母乳,但它不含母乳中对人类生长和免疫有利的生长因子和免疫物质。鲜牛奶不适合1岁以下婴儿喂养,其宏量营养素比例不恰当,肾溶质负荷高,有引起肠道出血的风险。

配方奶通常为粉剂,需要按照配方奶说明配兑奶粉成奶液,每一种配方粉与水的配兑比例可能不一样,应参照配方粉说明书进行。不能因婴儿进食量少而增加奶液浓度,或因担心消化不良而稀释奶液;否则可增加肾脏负担或造成营养不良。

对于6月龄以下无母乳喂养的婴儿来说,配方奶是主要的甚至是唯一的能量及其他营养素来源。3月龄内小婴儿阶段仍应按需哺乳,但由于用奶瓶喂养,配兑有要求,所以奶量容易固定,小婴儿胃容量有限,因此其自我定时的现象出现比母乳喂养者早,也容易过度喂养。医生可以根据婴儿的体重、能量需要和配方奶100ml提供的能量来估计配方奶奶量。如5kg重的2月龄婴儿,因需能量约450kcal/d,则每日约需要65kcal/100ml配方奶750ml。配方奶每次喂养时间与婴儿年龄和精力有关,5~25min不等,由于婴儿食欲可能变化,因此不能强迫婴儿吃完配兑的奶,剩余的应该丢弃[6]。

婴儿几乎都会偶尔有反流或呕吐甚至喷出奶液或奶凝块的情况,配方奶喂养的孩子中更常见,最可能的原因是吞入空气后打嗝可以避免反流和腹部不适。随着年龄增长,打嗝和吐奶现象逐渐减轻至消失。

3. 特殊配方奶　在一些特殊情况和疾病情况下,如早产儿、牛奶蛋白过敏、乳糖不耐受、苯丙酮尿症等,儿童不能适用普通配方奶粉,需要特殊配方粉用以提供营养需要。因此,儿科医生需了解下列特殊配方的奶粉配方特点和适用的人群,如早产儿配方奶、早产儿出院后配方奶、氨基酸配方奶、深度水解蛋白配方奶、部分水解蛋白配方奶、大豆配方奶、去乳糖的配方奶和去苯丙氨酸的配方奶等属于特殊医疗用途的配方粉,为患儿的喂养提供合适的选择。

4. 过渡期食物的引入　随着年龄的增长,完全的乳类喂养不能满足其生长发育需要,应该引入其他食物,增加能量和营养素,也为逐渐过渡到成人食物做准备。这期间引入的食物称为过渡期食物(或称辅食)。

此阶段奶类提供能量占总能量比例应逐渐减少,通常在6~9月龄时奶量提供的能量可占总能量需要的2/3,10~12月龄时仅占1/2。其余部分能量应该由过渡期食物(辅食)供给。

引入时间通常为6月龄,如果婴儿体重此时没有达到6.5kg,进食奶量少,可以待6月龄或体重增加以后再添加,但不宜超过8个月。婴儿很少需要超过1 000ml奶类的喂养,如果临床遇4月龄后婴儿每日奶量超过900ml,可以考虑提前添加辅食,满足生长发育需要,同时需要监测其生长发育的状况和对辅食的耐受程度。但通常不宜过早或过晚添加辅食,因为过早添加(<3月龄)可能影响进食奶量,导致营养不良,过晚添加(>8月龄),错过味觉敏感期和学习咀嚼的敏感期,造成后期的咀嚼和吞咽问题[7-9]。

过渡期首先选择引入的食物应为易于消化吸收、能满足生长需要,不易产生过敏的食物。因为4~6月婴儿体内储存的铁已消耗,因此国内国际权威机构推荐的首选食物都是强化铁的米粉(谷类)。引入原则应遵循由少到多,由稀到稠,由细到粗,由一种到多种。生病时不加新的辅食,如腹泻应待好转一周后再加辅食。实施辅食引入原则的目的,主要是让婴儿口腔、胃肠道、消化吸收功能不论从食物的味道、种类到质地等都有循序渐进的适应过程,同时可以避免食物过敏的发生。在引入新食物时被婴儿拒绝是常见的事情,但并不一定代表不喜欢(尽管婴儿天生喜欢甜味食物)或者食物过敏,研究表明,通常儿童接受新食物需要15次左右测试,坚持和耐心是成功喂养的关键。辅食引入同时培养和锻炼婴儿进食技能和正常行为是喂养过程中不容忽视的问题,6月龄引入辅食时最好用小勺开始,7~12月龄学用杯,12月龄后逐渐断离奶瓶,不仅有助于婴儿营养的摄入,也有助于其眼手协调、适应性和自我服务能力的发展。

目前提倡的顺应性喂养(responsive feeding)与辅食引入原则并不矛盾,因为其强调的是家长在喂养过程中应观察儿童对食物和喂养过程的反应,在提供的食物和喂养的方式上作出适当的科学应对,是引入原则的完善和补充。

(二)幼儿及学龄前儿童的饮食和喂养

对于1岁以上儿童,儿童应逐渐以粮食类食物为主食,奶类占总能量需要的比例下降,大约占1/3较为合适。适当的奶类摄入可以提供许多重要营养素的来源,如钙元素,但是过量的奶摄入将减少幼儿进食有营养的、多种类的固体食物。幼儿期的食物应从软的、不黏的、颗粒状的食物向成人食物变化,但是需要注意预防部分食物可引起窒息的食物,如坚果类食物,允许儿童阶段性选择自己喜爱的食物,家庭提供的食物应该随儿童年龄的增长多样化,提供色香味俱全且富含营养的食物是家长的责任。

由于1岁后儿童的生长速度减缓而稳定,对营养的需求有所下降,因此食欲会有下降,并且由于其自身具有一定调节能量摄入的能力,食欲会有波动。2岁以后的儿童根据食欲、活动和生长需要安排一日三餐和2~3次健康的点心餐。碳水化合物每日应该提供55%~60%的能量,单糖限制在10%以内;30%以内的能量应该来自膳食脂肪,其中10%来自长链多不饱和脂肪酸。牛奶、水果或果汁、饼干等可以作为点心餐的内容,但是对儿童的果汁摄入应加限制,4~6岁每日120~180ml,7~18岁每日300ml左右。点心餐的量和时间安排以不影响正餐进食为准[6]。

儿童早期营养目标非常重要的一点是培养健康的饮食习惯和良好的饮食行为。无论是习惯培养还是行为培养,医生、家长和儿童都有不同的作用,儿科医生应该向家长和儿童宣教各种营养素的食物来源,教育家长认识自己和儿童在进餐中不同的作用:家长的作用是决定"给孩子吃什么,什么时候吃和在哪里吃",而孩子的作用是决定"是否吃,吃什么和吃多少"。建立良好的进食氛围,鼓励1~2岁以后儿童与家人同桌进餐,并逐渐要求孩子自己进食,同时注意进食安全,不能让正在进食的孩子脱离看护人视线或者在不恰当的地方进食;不要强迫孩子进食、也不允许进餐时看电视或玩玩具;不宜以食物作为奖励或惩罚;对年长儿家长应提供适合孩子生长发育的食物,而不能仅满足孩子的喜好,鼓励积极的饮食行为,忽视消极的饮食行为,培养正确的饮食观,对于食欲极好的孩子,家长应与儿科医生商讨相应策略,在提供的食物种类、控制其进餐速度和运动处方上采取有效措施。

喂养孩子的过程对于家长是一个挑战。儿科医生应该充分了解儿童各个时期生长发育的规律、营养需求和各种营养素的来源,结合当地的饮食文化特点,给予家庭和带养人提供适当的营养咨询,保证儿童的健康成长。

四、缺铁性贫血

缺铁性贫血(iron deficiency anemia,IDA),是由于体内铁缺乏导致储存铁耗尽,血红蛋白合成减少所致的一类贫血,临床上以小细胞低色素、血清铁蛋白减少和铁剂治疗有效为特点。缺铁性贫血是全球性的营养问题,高危人群主要是 6 月龄~2 岁的婴幼儿和青春期儿童,以婴幼儿发病率最高,严重危害儿童健康,是我国重点防控的儿童常见病之一。

(一) 病因和发病机制

1. 先天储铁不足 胎儿从母体获得的铁以妊娠最后 3 个月最多,因此,早产、双胎或者多胎、胎儿失血和母亲严重缺铁等均可导致胎儿先天储铁减少。

2. 铁摄入量不足 铁摄入不足是缺铁性贫血的主要原因。

3. 铁需求量增加 婴儿期和青春期儿童生长发育较快,对铁等营养素的需求量大,如不及时添加含铁丰富的食物,易导致缺铁。

4. 铁吸收障碍 不合理的食物搭配和胃肠疾病均可影响铁的吸收,慢性腹泻或反复感染等疾病不仅使得铁吸收不良,还会增加铁的排泄或消耗,从而导致贫血。

5. 丢失过多 正常婴儿每日铁排泄量比成人多,故更易缺铁。牛奶过敏、肠息肉、鼻出血等导致的长期少量慢性失血及其他急性出血、溶血性疾病,以及青春期女孩月经增多均有可能导致贫血。

(二) 临床表现

任何年龄均可发病,多见于 6 月龄~2 岁的婴幼儿。发病缓慢,其临床表现随病情轻重而有所不同。

1. 一般表现 皮肤黏膜苍白,以唇、口腔黏膜及甲床更加明显,易疲劳,不爱活动。年长儿常诉头晕、眼前发黑、耳鸣等。

2. 髓外造血表现 病情重、病程较长的儿童由于髓外造血常出现肝脾大。

3. 非造血系统症状 消化系统症状如食欲减退、异食癖、呕吐、腹泻、口腔炎、舌炎或舌乳头萎缩等;神经系统症状如烦躁不安或萎靡不振,注意力不集中、记忆力减退等;心血管系统症状如心率增快、心脏扩大甚至出现心力衰竭;此外长期缺铁性贫血儿童因细胞免疫功能降低常合并感染。

(三) 辅助检查

1. 血常规 必要时大便常规及隐血检查排除胃肠道失血。

2. 铁代谢检查 包括血清铁、铁蛋白、总铁结合力、转铁蛋白饱和度。

3. 骨髓穿刺涂片和铁染色 是诊断 IDA 的金标准,但由于为侵入性检查,一般情况下不需要进行。对于诊断困难或诊断后铁剂治疗效果不理想的患儿,有条件的单位可以考虑进行,以明确或排除诊断。

(四) 诊断和鉴别诊断

血红蛋白降低,符合世界卫生组织儿童贫血诊断标准,即新生儿生后 10d 以内血红蛋白<140g/L;6 月龄~6 岁<110g/L;6~14 岁<120g/L。由于海拔高度对血红蛋白值的影响,海拔每升高 1 000m,血红蛋白上升约 4%。外周血红细胞呈小细胞低色素性改变:平均血细胞比容(MCV)<80fl,平均红细胞血红蛋白含量(MCH)<27pg,平均红细胞血红蛋白浓度(MCHC)<0.31。

根据血常规显示小细胞低色素性贫血,结合病史特别是喂养史及临床表现一般可作出初步诊断。进一步进行有关铁代谢的生化检查有确诊意义,用铁剂治疗有效可证实诊断,一般铁剂治疗 4 周后血红蛋白应上升 20g/L 以上。对诊断困难或经铁剂治疗不理想者可进行地中海贫血筛查或骨髓检查。基层单位如无相关实验室检查条件可直接开始诊断性治疗,铁剂治疗有效可诊断为 IDA[10-11]。

鉴别应排除其他小细胞低色素性贫血,尤其应与轻型地中海贫血鉴别,此外注意鉴别慢性病贫血、维生素 B_6 缺乏、肺含铁血黄素沉着症等。

(五) 预防

1. 健康教育 加强科普宣教,指导合理喂养和饮食搭配。

2. 孕期预防 孕妇应加强营养,摄入富铁食物或适当补充铁剂,从妊娠第 3 个月开始,按元素铁 60mg/d 口服补铁,必要时可延续至产后,以增加胎儿对铁的利用,并增加出生后体内铁储存;同时补充小剂量叶酸

（400μg/d）及其他维生素和矿物质。

3. 提倡母乳喂养,人工喂养婴儿,应选用铁强化的配方乳,并及时添加富含铁的食物,早产/低出生体重儿应从第2~4周龄开始补铁,剂量1~2mg/（kg·d）元素铁,直至1周岁,足月儿必要时可按每日剂量1mg/kg元素铁补充[11]。

4. 幼儿与年长儿童应合理膳食　促进营养均衡,避免偏食恶习,确保富含铁剂食物的摄入量。

（六）治疗

1. 一般治疗　加强护理,避免感染,合理喂养,给予富铁食物,注意休息。

2. 病因治疗　尽可能查找缺铁原因和基础疾病,并采取相应措施祛除病因。

3. 铁剂治疗　尽量给予铁剂口服治疗,一般采用亚铁制剂口服以促进铁的吸收,按每日补充元素铁2~6mg/kg,餐间服用,每日2~3次,可同时口服维生素C促进铁的吸收,一般情况下,补铁3~4d后网织红细胞开始升高,7~10d达高峰,2~3周后降至正常,补铁2周后血红蛋白开始上升,4周后血红蛋白应上升20g/L以上。应在血红蛋白恢复正常后继续补铁2个月,以恢复机体储存铁水平[10]。

4. 其他　治疗严重贫血并发心功能不全或明显感染者可输血。

五、维生素D缺乏性佝偻病

维生素D缺乏性佝偻病（rickets of vitamin D deficiency）指由于维生素D（vitamin D,VitD）缺乏引起体内钙、磷代谢失常,导致长骨干骺端和骨组织矿化不全,以致骨骼发生病变的一种疾病。是婴幼儿的常见病,以2岁以内小儿发病率最高。

（一）病因和发病机制

1. 维生素D缺乏的病因

（1）日光照射不足:日光中的紫外线常被大气中的烟雾、尘埃、衣服或普通玻璃所遮挡或吸收,如婴幼儿经常不在户外活动,或居住在多烟雾、寒带、工业区污染严重处,均使内源性维生素D生成不足。冬季日照短、紫外线较弱,故本病冬春季多见。我国北方冬季长,佝偻病患病率高于南方。

（2）维生素D摄入不足:母乳、牛乳及一般食物中维生素D含量较少,不能满足需要,且牛乳中的钙、磷比例不合适,不利于吸收。婴幼儿如户外活动少,又未及时补充维生素D,就易患佝偻病。

（3）生长速度快:早产及双胎婴儿生后生长发育快,需维生素D多,且体内储存的维生素D不足,易发生本病。

（4）疾病影响:胃肠道的慢性疾病影响维生素D和钙、磷的吸收、利用,严重肝、肾疾病亦可导致维生素D羟化障碍、$1,25-(OH)_2D$生成不足而引起佝偻病;长期服用抗惊厥药物如苯巴比妥可使肝细胞微粒体的氧化酶系统活性增加,使维生素D加速分解为无活性的代谢产物而引起佝偻病;服用糖皮质激素可对抗维生素D对钙转运的调节而引起佝偻病。

（5）围生期维生素D不足:母亲妊娠期患有骨软化症、严重维生素D缺乏、钙摄入量低和分娩期低钙血症,且妊娠期未补维生素D,婴儿易患先天性佝偻病,即在出生4周内出现佝偻病生化或放射学表现。

2. 发病机制　维生素D缺乏使肠道吸收钙、磷减少,血钙浓度降低,以致甲状旁腺功能代偿性亢进,甲状旁腺激素分泌增加以动员骨钙释出,使血清钙浓度维持在正常或接近正常水平。但甲状旁腺激素抑制肾小管重吸收磷,使尿磷排出增加,血磷降低,致钙磷乘积下降。当钙磷乘积在正常范围（>40）时,骨矿化作用才能正常进行。钙磷乘积<40时,骨样组织钙化过程发生障碍,成骨细胞代偿增生,碱性磷酸酶分泌增加,局部骨样组织堆积,进而产生一系列骨骼和血生化改变,见图1-3。

（二）临床表现

本病以3月龄~2岁的婴幼儿最常见,年龄不同,临床表现也不同。主要表现为骨骼改变,并可影响肌肉发育及神经兴奋性。重症佝偻病患儿可有消化和心肺功能障碍,并可影响行为发育和免疫功能。

维生素D缺乏性佝偻病在临床上可分为初期、激期、恢复期和后遗症期。

1. 初期

（1）多见于6月龄以内小婴儿。

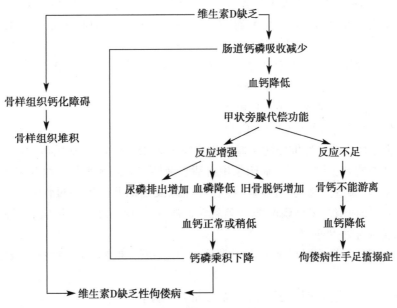

图 1-3 维生素 D 缺乏性佝偻病发生机制

（2）主要表现为神经精神症状,如易激惹、烦躁、睡眠不安、夜间啼哭、多汗,但这些并非佝偻病的特异症状。

（3）佝偻病的多汗症状与季节和室温无关,尤其是头部,因汗液刺激皮肤发痒,患儿常摇头摩擦枕部,出现枕秃,但枕秃也不是佝偻病的特异症状。这个时期常常无骨骼病变。

（4）血生化改变轻微,血清 25-(OH)D 下降,血钙、血磷正常或稍低,碱性磷酸酶正常或稍高。

（5）骨骼 X 片可无异常或临时钙化带模糊变薄,干骺端增宽。

2. 激期(活动期)

（1）常见于 3 月龄~2 岁婴幼儿。

（2）有明显的夜惊、多汗、烦躁不安等神经兴奋性增高表现。

（3）骨骼改变可见颅骨软化(6 个月以内)、方颅、手(足)镯、肋串珠、肋软骨沟、鸡胸、"O"形腿或"X"形腿等体征。

（4）血钙、血磷均降低,碱性磷酸酶增高,血 25(OH)D 显著降低。

（5）骨骼 X 线显示长骨钙化带消失,干骺端呈毛刷样、杯口样改变,骨骺软骨盘增宽;骨质稀疏,骨皮质变薄;可有骨干弯曲畸形或青枝骨折。

3. 恢复期

（1）患儿经过治疗和日光照射后,临床症状和体征逐渐减轻、消失,精神活泼,肌张力逐渐恢复正常。

（2）血钙、血磷数日内即可恢复正常,碱性磷酸酶需 1~2 个月降至正常。

（3）骨骼 X 线片 2~3 周后改善,出现不规则的钙化线,以后钙化带致密增厚,骨骺软骨盘逐渐恢复正常。

4. 后遗症

（1）多见于 3 岁以后小儿。

（2）活动期症状消失,重症佝偻病患儿可残留不同程度的骨骼畸形和运动功能障碍,轻中度佝偻病治疗后很少留有骨骼改变。

（3）此期血生化正常,X 线检查骨骼干骺端病变消失。

（三）诊断

1. 维生素 D 缺乏　依据高危因素、临床症状与体征等进行判断,确诊需根据血清 25-(OH)D 水平[12-13]。25-(OH)D 是维生素 D 在体内血循环中的主要形式,可以反映体内内源性和外源性维生素 D 的营养状况。血清 25-(OH)D 水平是评价维生素 D 营养状况的最佳指标,是维生素 D 缺乏和佝偻病诊断的主要依据。目前将血清维生素 D 水平达到 50~250nmol/L(20~100ng/ml)范围认定为适宜的维生素 D 营养状况。

2. 维生素 D 缺乏性佝偻病　维生素 D 缺乏性佝偻病的发生发展是一个连续的过程。其诊断是基于病史、体格检查和生化检测而得出,通过 X 线片确诊。

(1)病史:维生素 D 摄入不足或几乎不接触紫外线直射阳光。

(2)体格检查:不同年龄特异性骨骼改变等体征。

(3)生化检测:维生素 D 缺乏性佝偻病实验室检查特征为 25-(OH)D、血清磷、血清钙和尿钙下降;血清甲状旁腺激素、碱性磷酸酶和尿磷升高。临床常用血清总碱性磷酸酶水平作为维生素 D 缺乏性佝偻病诊断和筛查指标,但急性疾病、某些药物、肝脏疾病、生长突增以及婴幼儿时期一过性高磷血症均可导致碱性磷酸酶升高。因此不能单凭血清总碱性磷酸酶升高就诊断维生素 D 缺乏性佝偻病。当血清钙水平下降至小于 7.5mg/dl① 时,可能发生手足搐搦。

(4)骨骼 X 线片表现:干骺端变宽,临时钙化带消失,呈毛刷样或杯口状,骨密度减低。

(四) 鉴别诊断

本病早期神经兴奋性增高的症状无特异性,需与如下疾病鉴别:

1. 软骨营养不良　是一遗传性软骨发育障碍,出生时即可见四肢短、头大、前额突出、腰椎前突、臀部后凸。根据特殊的体态(短肢型矮小)及骨骼 X 线作出诊断。

2. 低血磷抗维生素 D 佝偻病　本病多为性连锁遗传,亦可为常染色体显性或隐性遗传,也有散发病例。为肾小管重吸收磷及肠道吸收磷的原发性缺陷所致。佝偻病的症状多发生于 1 岁以后,因而 2~3 岁后仍有活动性佝偻病表现;血钙多正常,血磷明显降低,尿磷增加。对用一般治疗剂量维生素 D 治疗佝偻病无效时应与本病鉴别。

3. 维生素 D 依赖性佝偻病　为常染色体隐性遗传,可分两型:Ⅰ 型为肾脏 1-羟化酶缺陷,使 25-(OH)D 转变为 1,25-(OH)$_2$D 发生障碍,血中 1,25-(OH)$_2$D 浓度减低或不能测出;Ⅱ 型为靶器官受体缺陷,血中 1,25-(OH)$_2$D 浓度增高,考虑为 1,25-(OH)$_2$D 受体缺乏所致。两型临床均有严重的佝偻病体征、低钙血症、低磷血症、碱性磷酸酶明显升高及继发性甲状旁腺功能亢进,Ⅰ 型患儿可有高氨基酸尿症、Ⅱ 型患儿的一个重要特征为脱发。

4. 远端肾小管性酸中毒　为远曲小管泌氢不足,从尿中丢失大量钠、钾、钙,继发甲状旁腺功能亢进,骨质脱钙,出现佝偻病体征。患儿骨骼畸形显著,身材矮小,有代谢性酸中毒,多尿、碱性尿,除低血钙、低血磷之外,血钾亦低,血氯增高,并常有低血钾症状。

5. 肾性佝偻病　由于先天或后天原因所致的慢性肾功能障碍,导致钙磷代谢紊乱,血钙低、血磷高,甲状旁腺继发性功能亢进,骨质普遍脱钙,骨骼呈佝偻病改变。多于幼儿后期症状逐渐明显,形成侏儒状态。

(五) 治疗和预防

1. 治疗　治疗的目的在于提高血清维生素 D 水平,控制病情和防止骨骼畸形。

(1)一般疗法:加强护理,合理饮食,坚持经常晒太阳(6 个月以下避免阳光直射)

(2)药物疗法:维生素 D 2 000U/d(50μg) 为最小治疗剂量,强调同时补钙,疗程至少 3 个月,维生素 D 每日口服疗法为首选治疗方法。12 月龄内婴儿活动期口服维生素 D 2 000U/d,连服 3 个月后改为预防量 400U/d;12~144 月龄幼儿活动期口服维生素 D 3 000~6 000U/d,连服 3 个月后改为预防量 600U/d。补钙方式可从膳食摄取或额外口服补充钙剂。钙元素推荐量为 500mg/d。维生素 D 钙联合治疗的效果高于单独应用维生素 D 治疗。如有条件,应检测血清钙、磷、碱性磷酸酶和 25-(OH)D 水平。口服困难或腹泻影响吸收时,可采用大剂量突击疗法,维生素 D(15~30)万 U/d,3.75~7.5mg/次,肌内注射,1 个月后维生素 D 再以 400~800U/d 维持。用药应随访,1 个月后如症状、体征、实验室检查均无改善时应考虑其他疾病,注意鉴别诊断[12-13]。

_____

① 1mg/dl＝18×mmol/L。

2. 其他治疗：

（1）微量营养素补充：维生素 D 缺乏性佝偻病多伴有锌、铁降低，及时适量地补充微量元素，有利于骨骼的健康成长，也是防治维生素 D 缺乏性佝偻病的重要措施。

（2）外科手术：严重的骨骼畸形可采取外科手术矫正畸形。

（六）预防

1. 胎儿期的预防

（1）孕妇应常到户外活动、多晒太阳。

（2）饮食应含有丰富的维生素 D、钙磷和蛋白质等营养物质。

（3）防治妊娠并发症，对患有低钙血症或骨软化症的孕妇应积极治疗。

（4）可于妊娠 3 个月后补充维生素 D 800~1 000U/d，同时服用钙剂[12-13]。如有条件，孕妇应监测血清 25(OH)D 水平，存在维生素 D 缺乏时应及时治疗。

2. 儿童的预防

（1）适量户外活动：限制阳光照射会增加维生素 D 缺乏和罹患营养性佝偻病的风险。婴幼儿应适当进行户外活动，主动接受日光照射，1~2h/d。

（2）维生素 D 补充：为预防佝偻病，无论何种喂养方式的婴儿均需补充维生素 D 400U/d；12 月龄以上儿童至少需要维生素 D600U/d[13]。

（3）保证膳食钙摄入量：含钙丰富的辅食添加不晚于 26 周；婴幼儿推荐膳食钙摄入量 300~400mg/d，母乳/配方奶喂养正常足月婴幼儿一般不需要额外补充钙剂。

3. 高危人群补充

（1）早产儿、低出生体重儿、双胎儿生后即应补充维生素 D 800~1 000U/d，3 个月后改预防剂量[13]。

（2）具有高危因素的 12 月龄以上各年龄阶段儿童均需补充维生素 D，如母亲缺乏、长期母乳喂养而未及时添加含钙食物、冬春季节高纬度居住、深色皮肤和/或阳光暴露受限（如室内活动为主、残疾、污染、云量）以及低维生素 D 膳食等。必要时，根据 25-(OH)D 水平增加维生素 D 补充剂量（一般不超过 2 000U/d）。

六、蛋白质-能量营养不良

蛋白质-能量营养不良，是由于各种原因引起的蛋白质和/或热能摄入不足或消耗增多引起的营养缺乏病，多见于 3 岁以下的婴幼儿。临床上常见的 3 种类型：以能量供应不足为主的消瘦型；蛋白质严重缺乏为主的水肿型；临床表现介于两者之间的混合型。据世界卫生组织估计，发展中国家低于 5 岁的儿童死亡率，约有 60% 是由营养不良造成的。流行病学调查显示，因喂养不当和/或小儿饮食习惯不良，如挑食、偏食等，造成营养不良的发病率仍然较高。一旦出现营养不良，如果不能及时纠正，尤其在婴幼儿期，可严重影响患儿的生长发育及免疫功能，易患各种感染性疾病，故儿科医生应当给予足够重视。

（一）病因

蛋白质-能量营养不良的常见原因包括：

1. 长期摄入不足　因食物中的蛋白质和能量摄入量长期不能满足机体生理需要和生长发育所致。喂养不当是导致营养不良的主要原因，如母乳不足而未及时添加其他富含蛋白质的牛奶、奶粉配制过稀、突然停奶而未及时添加辅食、长期以淀粉类食品（粥或米粉等）喂养等。

2. 消化吸收障碍　由于消化系统疾病，如唇裂、腭裂、幽门梗阻、迁延性腹泻、过敏性肠炎、肠吸收不良综合征等均可影响食物的消化和吸收。

3. 营养需要量增加　生长发育迅速而未及时给予补充的儿童。常因营养需要量大而造成相对的缺乏。

4. 消化过多　长期发热，各种急、慢性传染病，以及慢性消耗性疾病等均可致分解代谢增加、食物摄入减少及代谢障碍。

（二）临床表现

患儿早期表现为活动量减少、精神较差、体重生长速度过缓。随着营养不良的加重，最先是体重不增，继而是体重逐渐减轻，皮下脂肪逐渐减少，最后患儿出现身高低于正常值。皮下脂肪层厚度是判断营养不良程度的重要指标之一。皮下脂肪减少的顺序首先为腹部,其次是躯干、臀部、四肢,最后是面部。

皮下脂肪的测量方法:面部测量为将拇指固定于嘴角外侧,示指对着耳垂,两指相距3cm,捏起皮褶。背部测量为肩胛下角下(稍偏外侧),皮褶方向向外下方,与脊柱成45°。腹部测量为锁骨中线和脐水平线相交处,两指相距3cm,捏起皮褶,皮褶方向和躯干平行。上臂部测量为于肩峰与桡骨头连线中点处。大腿部测量为大腿内侧上1/3与中1/3交界处。

患儿最常见的并发症为营养性贫血,以小细胞低色素性贫血最为常见,贫血常与缺乏铁、叶酸、维生素B_{12}、蛋白质等造血原料有关。营养不良常并发自发性低血糖,患儿可突然出现面色灰白、神志不清、脉搏减慢、呼吸暂停、体温不升,但无抽搐,若诊治不及时,可危及生命。

3岁以下儿童营养不良的分度见表1-4。

表1-4 3岁以下儿童营养不良的分度

	轻	中	重
体重减轻	15%~25%	25%~40%	>40%
腹壁脂肪	0.8~0.4cm	<0.4cm	消失
臀部脂肪	无明显改变	变薄	完全消失
面部脂肪	无明显改变	减少	三角脸
消瘦	不明显	明显	皮包骨样
精神状态	无明显变化	哭吵、烦躁	精神萎靡
皮肤颜色、弹性	正常或苍白	苍白、弹性差	多皱纹、弹性消失
肌肉松弛	轻微	明显	明显,肌张力低下

(三) 实验室检查

营养不良的早期往往缺乏特异、敏感的诊断指标。

1. 血清白蛋白 血清白蛋白浓度降低是最为特征性的改变,但由于半衰期较长(19~21d),故不够灵敏。维生素A结合蛋白、转甲状腺素、前白蛋白和甲状腺素结合前白蛋白等代谢周期较短的血浆蛋白质水平降低具有早期诊断价值。胰岛素样生长因子(IGF-1)不受肝功能影响,被认为是用于早期诊断的灵敏可靠指标。

2. 血清氨基酸 血清氨基酸与非必需氨基酸之间比值降低,血清牛磺酸、支链氨基酸水平明显降低。

$$尿羟脯氨酸指数 = \frac{尿羟脯氨酸浓度(mmol/L)}{尿肌酐浓度(mmol/L)} \times 体重(kg)$$,正常学龄前儿童为2.0~5.0,生长缓慢者<2.0。

3. 其他 血脂、血胆固醇、微量元素及电解质水平均有不同程度的下降,血糖水平降低,但糖耐量曲线与糖尿病患儿相同。

(四) 体格测量

体格测量是评价营养不良的可靠指标,目前国际上通常采用年龄别体重、年龄别身高和身高别体重3个指标。

1. 体重低下 体重低于同年龄、同性别参照人群值的均值减2个标准差(SD)为体重低下。

2. 生长迟缓 身高低于同年龄、同性别低于参照人群值的均值减2个标准差为生长迟缓。

3. 消瘦 体重低于同性别、同身高参照人群值得均值减少2个标准差为消瘦。此项指标主要反映近期、急性营养不良。

临床常综合应用以上指标来判断患儿营养不良的类型和严重程度(表1-5)。以上3项判断营养不良的指标可以同时存在,也可仅符合其中一项。符合一项即可作出营养不良的诊断[10-11]。

表 1-5　营养不良的分型与分度

指标	分度	
	中	重
体重低下(<-2SD 年龄别体重)	≤-2~-3SD	<-3SD
生长迟缓(<-2SD 年龄别身高)	≤-2~-3SD	<-3SD
消瘦(<-2SD 身高别体重)	≤-2~-3SD	<-3SD

注:SD. 标准差。

(五) 治疗

1. 一般治疗

(1)祛除病因、治疗原发病:大力提倡母乳喂养,及时添加辅食,保证优质蛋白质的摄入量。及早纠正先天畸形、控制感染性疾病及根治各种消耗性疾病等。

(2)调整饮食、补充营养:强调个体化,勿操之过急。一般轻中度营养不良患儿的热量补充从每日 251~335kJ(60~80kal)/kg,蛋白质从每日 3g/kg 开始,逐渐增至每日热量 628kJ、蛋白质 3.5~4.5g/kg[10-11]。饮食调整要由少到多、由稀到稠,循序渐进,避免出现腹泻,加重胃肠功能紊乱。选择易消化吸收、高热能、高蛋白质的食物。

2. 基本的药物治疗

(1)给予助消化的药物,如胃蛋白酶和胰酶。

(2)口服各种维生素及微量元素,必要时肌内注射或静脉滴注补充。

(3)血锌降低者口服 1% 硫酸锌糖浆,从每日 0.5ml/kg 开始逐渐增至每日 2ml/kg,补充锌剂可促进食欲、改善代谢。

(4)必要时可肌内注射蛋白质同化类固醇制剂,如苯丙酸诺龙,每次 10~25mg,每周 1~2 次,连续 2~3 周,以促进机体对蛋白质的合成、增进食欲。

(5)对进食极少或拒绝进食者,可应用普通胰岛素 2~3U/次,肌内注射,每日 1 次,在肌内注射前必须先服 20~30g 葡萄糖或静脉注射 25% 葡萄糖溶液,40~60ml,以防发生低血糖,每 1~2 周为一个疗程,有促进食欲的作用。

3. 其他治疗

(1)预防感染:预防呼吸道感染,室内保持适宜的温湿度。患儿皮下脂肪薄,易出现压伤,因此褥垫要软,经常翻身,避免皮肤感染。注意防寒保暖,尽量避免去公共场所。

(2)生长发育监测:定期每周测量体重,每个月测量身高。发现体重增长缓慢或不增,应尽快查明原因,及时予以纠正。

七、儿童肥胖及相关疾病

肥胖是一种能量代谢失衡,导致全身脂肪组织过度增生、达到损害健康程度的一种慢性疾病。肥胖不仅是其他疾病的危险因素,同时也是一种真实的疾病状态。儿童肥胖可导致心血管疾病、内分泌和代谢性疾病等并发症的发生,造成儿童心理不良影响以及成年期肥胖。儿童肥胖在临床上分为单纯性肥胖和病理性肥胖两大类,其中单纯性肥胖约占总数的 95%。

(一)病因和发病机制

1. 遗传因素　肥胖呈现明显的家族聚集性,对肥胖遗传结构的研究显示,只有极少数肥胖是单基因突变引起,绝大部分肥胖是多基因及基因-环境的相互作用导致的。

2. 生活环境　包括过度饮食及不良饮食行为、缺乏体力活动、家长营养知识匮乏、喂养方式不当等。近年来的研究还表明,环境污染物如己烯雌酚、邻苯二甲酸盐等化学物质与肥胖相关。

3. 社会因素 包括教育水平、经济地位、城市化、心理因素等。

4. 出生体重 低出生体重和高出生体重均增加日后肥胖的风险。

（二）临床表现

儿童肥胖可发生于任何年龄，但多见于婴儿期、学龄前期和青春期。肥胖儿童一般身材较高大，食欲亢进，进食量大，懒于活动，皮下脂肪分布均匀，以面颊、肩部、胸部及腹壁脂肪积累为显著，四肢以大腿、上臂粗壮而肢端较细。男孩可因会阴部脂肪堆积，阴茎被埋入而被误认为外生殖器发育不良。性发育大多正常，骨龄正常或略提前，智能正常。

（三）辅助检查

1. 人体测量 采集体重、身高、腰围、血压等基本数据。

2. 实验室检查 包括肝肾功能、糖脂代谢等，部分儿童可伴有高脂血症和糖耐量下降。

3. 超声检查 肝脏超声可显示有肝脂肪变性而致肝脏增大，同时伴有肝功能损害。

（四）诊断和鉴别诊断

诊断主要依靠体格发育指标判断。儿童体重超过同性别、同身高正常儿童体重均值的 20%（或 2SD）以上者便可诊断：超过 20%～30% 者为轻度肥胖，超过 30%～50% 者为中度肥胖，超过 50% 者为重度肥胖。目前国际上推荐，<5 岁儿童肥胖的筛查采用 W/H［体重/身长（高）］进行评价，5 岁以上儿童肥胖标准采用 BMI/age（体重指数/年龄）进行评价[10-11,14]。此外，腰围被认为是反映中心性肥胖的一个重要指标，而中心性肥胖与代谢综合征（包括原发性高血压、脂代谢异常、糖代谢紊乱等多种代谢异常在同一个体集结的一种临床综合征）的关系更为密切。

鉴别主要与继发性肥胖鉴别，除外某些内分泌代谢异常、遗传性疾病、中枢神经系统疾病引起的继发性肥胖或因使用药物所引起的肥胖。从病史、症状体征、实验室检查等可以鉴别。

（五）治疗

1. 饮食疗法 在维持基本营养和生长发育所需的基础上控制能量、限制脂肪和糖类的供给，少量多餐，减少晚餐量，睡前不宜进食，减慢进食速度等。

2. 运动处方 应提高肥胖儿童对运动的兴趣，使其成为一种爱好。运动要多样化，包括慢跑、柔软操、乒乓球、游泳等。每日运动量约 1h，一周坚持 3 次以上，以低、中强度运动为主，家长一起参与。

3. 行为矫正 行为矫正是肥胖儿童治疗的关键，需让儿童与家庭都认识到肥胖影响健康。通过与儿童及家长或老师等相关人员深入交谈，找出主要危险因素，确定行为矫正的目标，创造有助于肥胖儿童坚持体重控制训练的环境。

4. 药物治疗 一般不主张药物。当生活方式持续干预 3 个月后仍无法改变肥胖相关并发症，如胰岛素抵抗和代谢综合征时，应在专业医师指导下进行药物治疗。

（霍言言 沈 力 刘红花）

第三节 0~6 岁儿童健康管理服务规范

一、健康管理服务对象

（一）年龄范围

国家基本公共卫生儿童健康管理的服务对象是 0~6 岁儿童。这是儿童生长发育的重要阶段，也是成年期健康的基础。从时间轴来看，它涵盖了新生儿期、婴儿期、幼儿期和学龄前期，强调了连续、动态的监测过程。

新生儿期：指个体出生后到未满 28d，是婴儿期中的重要阶段。这个时期的婴儿需要尽快适应宫外新环境，机体功能也要进行重大调整。新生儿死亡率和患病率是反映儿童健康状况和国家健康水平的重要指标。国家要求正常足月新生儿的访视次数不少于 2 次：首次访视为出院后 7d 之内，满月访视为出生后 28～30d 进行。

婴儿期:指从出生到不满1周岁。婴儿期是儿童体格、大脑等形态和功能发展最迅速的时期,国家基本公共卫生要求分别在婴儿1月龄、3月龄、6月龄、9月龄和12月龄为其提供健康检查。

幼儿期:指满1岁到不满3岁。这一时期是儿童言语、认知等能力发展较快的时期,儿童主要与家庭成员相处,因此指导家长采取良好的家庭养育方法对这一时期的儿童健康尤为重要。国家基本公共卫生要求为幼儿每半年提供一次健康检查。

学龄前期:指个体满3岁到不满6岁。这一时期的儿童生长发育较以前缓慢,但语言、思维等认知能力仍处于快速发展的时期,应注意加强健康行为习惯的培养,可依托幼儿园开展学龄前期儿童群体保健。国家基本公共卫生要求为学龄前儿童每年提供一次健康检查。

(二) 管辖范围

儿童健康管理服务主要面向本辖区常住儿童。根据其居住时间和户口类型,常住儿童主要包括以下几类[15]:①居住在本乡、镇、街道半年及以上,户口也在本乡、镇、街道的儿童;②居住在本乡、镇、街道半年以上,户口不在本乡、镇、街道的人,离开户口登记地半年以上的儿童;③居住在本乡、镇、街道,尚未办理常住户口的儿童。

与之有关的还有户籍儿童、现有儿童、流动人口等概念,各地结合当地的实际情况有相应的政策管理要求。

(三) 人群特征

儿童健康管理是所有儿童都享有的国家免费基本公共卫生服务,正常儿童、高危儿童、患病儿童和残疾儿童等都享有接受儿童健康管理服务的权利。国家同时还为有特殊健康需求的儿童提供了其他儿童保健服务,高危儿童、营养性疾病儿童等可依据国家相关规范指南,转诊到上级医疗卫生机构接受其他有针对性的服务[15]。

二、健康管理服务流程

(一) 目的

对儿童的生长发育进行监测和评价,早期发现发育偏离和相关疾病,及时进行干预,指导家长做好科学育儿及疾病预防,促进儿童健康成长。

(二) 对象和要求

为0~6岁儿童建立个体健康管理档案,定期健康检查和随访管理。

(三) 内容与方法

1. 健康检查时间

(1)婴儿期:至少5次,建议分别在1月龄、3月龄、6月龄、9月龄和12月龄。

(2)幼儿期:每年至少2次,每次间隔6个月,在1岁半、2岁、2岁半和3岁。

(3)学龄前期:每年至少1次。

健康检查可根据儿童个体情况,调整检查时间或增加检查次数。每次健康检查时间应不少于5~10min[16]。

2. 健康检查内容

(1)问询:包括喂养及饮食史,如喂养方式,辅食添加,食物品种、餐次和量,饮食行为等情况;既往体格生长、心理行为发育情况;睡眠、排泄、卫生习惯等生活习惯情况;两次健康检查之间患病情况等。

(2)体格测量:包括体重、身长/身高、头围和胸围。必要时测量冠-臀长或坐高。需要做好测量前准备,需校正体重秤至"0"点。2岁及以下儿童测量身长,2岁以上儿童测量身高。测量时儿童应脱去外衣、鞋、袜、帽,排空大小便,婴儿去掉尿布,仅穿单衣裤。冬季注意保持室内温暖。

(3)体格检查:包括儿童精神状态、面容、表情和步态、皮肤、淋巴结、头颈部、眼、耳、鼻、口腔、胸部、腹部、外生殖器、脊柱四肢和神经系统等,检查有无异常体征和表现。

(4)心理行为发育监测:按照儿童生长发育进程,对其运动、语言、社会交往等发育指标进行发育监测,了解儿童心理行为发育情况,及时发现发育偏离儿童,及早进行干预。

(5)实验室及其他辅助检查[16]:根据儿童不同年龄阶段进行相应的辅助检查,有条件的单位可开展口腔疾病筛查、膳食营养分析等其他检查项目,见表1-6。

表1-6　相关辅助检查一览表

项目	检查时间	检查方法
血红蛋白检测	6月龄,1~6岁儿童每年1次	血常规
尿液筛查	2~6岁儿童每年检查1次	尿常规
眼及视力筛查	2、6、12、24月龄 3岁开始每年1次	眼外观和红光反射检查 采用标准对数视力表灯箱,进行视力筛查
听力筛查	9月龄 2~6岁儿童每年检查1次	采用便携式听觉评估仪及耳声发射仪,进行听力筛查

3. 健康评价

(1)评价指标[17-18]:体重/年龄、身长(高)/年龄、头围/年龄、体重/身长(高)和体重指数(BMI)/年龄。

(2)评价方法:①数据表法。可采用标准差法,以中位数(M)为基值加减标准差(SD)来评价体格生长;也可采用百分位数法,将参照人群的第50百分位数(P₅₀)设为基准值,第3百分位数值相当于中位数减2个标准差,第97百分位数值相当于中位数加2个标准差。见表1-7。②曲线图法。以儿童的年龄或身长(高)为横坐标,以生长指标为纵坐标,绘制成曲线图,将连续多个体重、身长(高)、头围的描绘点连线即获得该儿童体重、身长(高)、头围生长轨迹,通过追踪观察可以清楚地看到生长趋势和变化情况,及时发现生长偏离的现象。③评价内容。包括生长水平、匀称度和生长速度。匀称度是通过体重/身长(高)来反映儿童的体形和人体各部分的比例关系,见表1-8。生长速度可纵向观察儿童生长速度可掌握个体儿童自身的生长轨迹,见表1-9。④心理行为发育评价[19]:采用儿童生长发育监测图、儿童心理行为发育筛查评估量表如丹佛发育筛查量表(DDST)、0-6岁儿童智能发育筛查测验(DST)、年龄和发育进程问卷(ASQ)等,监测婴幼儿心理行为发育情况。

表1-7　评价方法及五等级划分

等级	下	中下	中	中上	上
标准差法	<M−2SD	M−2SD~M−1SD	M±1SD	M+1SD~M+2SD	>M+2SD
百分位数法	P₃	P₁₀~P₅₀	P₅₀	P₅₀~P₈₀	P₉₇

注:SD. 标准差。

表1-8　生长水平和匀称度的评价

评价指标	测量值		评价结果	指标意义
	标准差法	百分位法		
体重/年龄	<M−2SD	<P3	低体重	生长水平
身长(高)/年龄	<M−2SD	<P3	生长迟缓	
体重/身长(高)	<M−2SD	<P3	消瘦	匀称度
	M+1SD~M+2SD	P85~P97	超重	
	≥M+2SD	>P97	肥胖	
头围/年龄	<M−2SD	<P3	过小	生长水平
	>M+2SD	>P97	过大	

注:SD. 标准差。

表1-9 生长速度的评价

曲线图趋势	评价结果	意义
√ 儿童的自身生长曲线与参照曲线平行上升	正常	正常增长
√ 儿童的自身生长曲线上升缓慢,增长值为正数	不足	
√ 儿童的自身生长曲线上升缓慢,增长值为零	持平	增长不良
√ 儿童的自身生长曲线上升缓慢,增长值为负数	下降	
√ 儿童的自身生长曲线上升迅速超过参照曲线	过快	增长过速

(四) 健康指导

1. 科学喂养与营养 提倡母乳喂养,指导家长进行科学的食物转换、均衡膳食营养、培养儿童良好的饮食运动行为。预防儿童蛋白质-能量营养不良、营养性缺铁性贫血、超重/肥胖等常见营养性疾病的发生。

2. 生长发育促进 告知定期进行健康检查的重要性,反馈测评结果,指导家长正确使用儿童生长曲线图和发育监测图进行生长发育监测。根据儿童发育年龄对儿童的体格生长、心理行为发育、睡眠等进行预见性指导,促进儿童早期发展。

3. 疾病和伤害预防 指导家长积极预防儿童呼吸道、消化道等常见疾病,加强体格锻炼,培养良好卫生习惯。根据不同年龄儿童保健要点,针对性对儿童意外伤害进行预防指导。

(五) 专案管理及转诊

对低体重、生长迟缓、消瘦、肥胖、营养性缺铁性贫血等儿童进行登记,并纳入儿童营养性疾病专案管理。对儿童心理行为发育筛查结果可疑或异常的儿童进行登记,进行进一步心理行为发育诊断。在健康检查中,发现任何体格生长问题、营养性疾病或心理行为发育迟缓,经常规随访处理无好转,或无条件诊治者,均应及时转诊。

(六) 工作要求

儿童健康检查人员应经过专业技术培训,掌握正确的儿童生长发育监测和评价方法,针对性给予家长科学育儿知识和相关技能指导。基层医疗保健机构需配备相关设施设备,注意医疗安全,并确保资料收集的完整性、连续性。

三、健康管理服务内容

本节所涉及的儿童保健对象为0~6岁儿童。根据不同年龄儿童生理和心理发育特点,提供基本保健服务,包括出生缺陷筛查与管理(包括新生儿疾病筛查)、生长发育监测、喂养与营养指导、早期综合发展、心理行为发育评估与指导、免疫规划、常见疾病防治、健康安全保护、健康教育与健康促进等。儿童保健管理包括散居儿童保健管理和学龄前集体儿童卫生保健管理[15]。

按照年龄段,服务内容如下[15]:

(一) 胎儿保健

动态监测胎儿发育状况,为孕妇提供合理膳食、良好生活环境和心理状态的指导,避免或减少孕期有害因素对胎儿的影响,开展产前筛查和诊断。

(二) 新生儿保健

1. 新生儿出院前,由助产单位医务人员进行预防接种和健康评估,根据结果提出相应的指导意见。

2. 开展新生儿访视,访视次数不少于2次,首次访视应在出院7d之内进行,对高危新生儿酌情增加访视次数。访视内容包括全面健康检查、母乳喂养和科学育儿指导,发现异常,应指导及时就诊。

3. 按照《新生儿疾病筛查管理办法》和技术规范,开展新生儿疾病筛查工作。

（三）婴幼儿及学龄前期儿童保健

1. 建立儿童保健册(表、卡)，提供定期健康体检或生长监测服务，做到正确评估和指导。

2. 为儿童提供健康检查，1岁以内婴儿每年5次(1月龄、3月龄、6月龄、9月龄、12月龄)、1~2岁儿童每年2次、3岁以上儿童每年1次。开展体格发育及健康状况评价，提供婴幼儿喂养咨询，对母乳喂养、辅食添加和饮食行为等进行指导。按照国家免疫规划进行预防接种。做好常见病、多发病的预防，做好传染病防治工作。

3. 对早产儿、低出生体重儿、中重度营养不良、单纯性肥胖、中重度贫血、活动期佝偻病、先天性心脏病等高危儿童进行专案管理。

4. 提供动作发育迟缓、语言发育迟缓、自闭症、脑瘫等疾病的早期筛查服务。根据不同年龄儿童的心理发育特点，提供心理行为发育咨询指导。为抚养人提供咨询，对回应性照顾的理念进行宣教。有计划、适当的开展早期发展服务。

5. 开展高危儿童筛查、监测、干预及转诊工作。提供喂养营养指导，监测体格生长，预防营养性疾病的发生；提供早期发展促进服务，监测智力发育水平，对残障儿童进行康复训练与指导。

6. 开展儿童五官保健服务，重点对龋齿、听力障碍、弱视、屈光不正等疾病进行筛查和防治。

7. 采取综合措施预防儿童意外伤害的发生。

四、健康管理服务要求

（一）新生儿家庭访视

新生儿出院后回到家中7d内，由经过专业技术培训的社区卫生服务中心、社区卫生服务站、乡镇卫生院或村卫生所医务人员携带访视专用包到新生儿家中进行家庭访视。访视包内配备听诊器、体温计、电子体重秤(最大载重10kg，最小分度值50g)、软尺、手电筒、75%酒精、消毒压舌板、消毒棉签、《母子健康手册》、新生儿家庭访视表、笔等。

1. 家庭访视内容　家居环境，居住房间温度和湿度；出生孕周；母亲妊娠期是否患糖尿病、妊娠期高血压等；新生儿是否顺产或剖宫产；是否使用胎吸或产钳助产；出生时有无哭声；阿普加(Apgar)评分；出生时体重、身长；出院前是否接种了卡介苗和乙肝疫苗；如产妇为乙肝病毒携带者，则询问新生儿出生12h内是否接种了乙肝高效免疫球蛋白；双耳听力筛查是否通过；足底后跟是否已采血用以筛查先天性甲状腺功能减退、苯丙酮尿症及其他遗传代谢性疾病。新生儿喂养方式；24h吃奶次数；吸吮是否有力；有无吐奶，如有吐奶，则询问是否喷射状，性状是奶液或是乳凝块；每日睡眠时间是否达到14~17h(可在11~19h之间)；尿片24h是否换6~8次。对于低出生体重、早产、双/多胎或有出生缺陷等具有高危因素的新生儿，根据实际情况增加家庭访视次数[16]。

2. 体格检查　检查前清洁双手，预防交叉感染。注意保暖，动作轻柔。注意医疗安全。测量体温、体重，计数每分钟呼吸次数。面色红润、黄染或苍白、皮肤有无色素异常、黄疸、发绀、苍白、皮疹、包块、硬肿、红肿等，腋下、颈部、腹股沟部、臀部等皮肤皱褶处有无潮红或糜烂，皮肤如有黄染，则黄染部位是否达到面部、躯干、四肢或手足；前囟大小及张力，有无膨隆或凹陷；眼睛有无目光接触，眼球能否随移动的物体移动，结膜有无充血、溢泪、溢脓；外耳有无畸形，外耳道有无异常分泌物、湿疹；鼻外观是否正常，双鼻孔通气是否良好；有无唇腭裂、诞生牙，口腔黏膜有无不易擦拭的白色分泌物；颈部触摸是否有包块；胸廓是否对称，有无漏斗胸；计数每分钟心率，心脏听诊心律是否齐，有无杂音，肺部听诊有无啰音；腹部脐带是否脱落，脐部有无渗出及异味，脐轮有无红肿，有无腹胀，肝脾触诊有无肿大；肛门有无畸形，外阴颜色是否正常，男孩有无隐睾、尿道下裂，女孩有无阴唇粘连；四肢肌张力是否正常，是否偏高、偏低，上下肢活动是否良好且对称，脊柱有无侧弯畸形[16]。

3. 记录　将访视结果记录在"新生儿家庭访视表"和《母子健康手册》里。告知家长此次检查评估的结果并确定下次随访日期，同时记录在《母子健康手册》里。体重记录以千克(kg)为单位，至小数点后2位。

4. 喂养指导　根据新生儿具体情况，指导母亲正确的母乳喂养技巧；每次哺乳前，母亲应清洁双手。喂哺姿势可以斜抱式、卧式、抱球式。无论采用何种姿势,必须要保持新生儿的头和身体呈一条直线,身体贴近母亲,下颌贴在乳房上,张大嘴,将乳头及大部分乳晕含在嘴中(嘴上方的乳晕比下方多)。慢而深地吸吮,能感觉到有节律的吞咽声,表明含接乳房姿势正确,吸吮有效。告知母亲按需喂养,每日不少于8次,每次哺乳时应喂空一侧乳房,再喂另一侧,下次哺乳则从未喂空的一侧乳房开始。母亲要保持身心愉快,充足睡眠,进食优质蛋白、绿色蔬菜等(需额外增加能量500kcal/d)以促进泌乳。若母乳量不足,影响新生儿生长,则应劝告母亲和家人不要轻易放弃母乳喂养,可在每次哺乳后用配方奶补充母乳的不足。哺乳过程注意母婴互动交流[16]。

5. 发育指导 鼓励父母及家人多与新生儿说话、微笑,让新生儿看父母的脸或颜色亮丽不复杂的玩具,听悦耳铃声和音乐等;给新生儿抚触,在喂奶后0.5~1h清醒状态下进行俯卧抬头练习,每日进行2~3次,每次1min左右,每日进行1~2次婴儿被动操,以促进其感知觉的发展和头颈部的运动和控制能力。新生儿的哭声就是需求的表达,学会辨识并及时安抚,满足其需求[17]。

6. 防病指导 如果发现新生儿未接种卡介苗和第1剂乙肝疫苗,则提醒家长尽快补种。如果发现新生儿未接受新生儿疾病筛查,告知家长到具备筛查条件的医疗保健机构补筛。告知口服维生素D 400~800U至2周岁;如果是早产或多胎,需口服维生素D 800~1 000U,3个月后改为400~800U至2周岁。指导养护人学会辨别新生儿需要就医的征象,出现以下任一征象需要立即就医:

(1)体温≥37.5℃或≤35.5℃。

(2)不吃、不哭、不动。

(3)呼吸频率<20次/min或>60次/min,呼吸困难(鼻翼翕动、呼气性呻吟、胸凹陷)伴发绀。

(4)皮肤严重黄染(手掌或足跖),苍白,发绀和厥冷,有出血点和瘀斑,皮肤硬肿,皮肤脓疱达到5个。

(5)惊厥(反复眨眼、凝视、面部肌肉抽动、四肢抽动或强直、牙关紧闭等),囟门张力高。

(6)双下肢/双上肢活动不对称。

(7)眼窝或前囟凹陷、皮肤弹性差、尿少等脱水征象。

(8)眼睑高度肿胀,结膜重度充血,有大量脓性分泌物;耳部有脓性分泌物。

(9)腹胀明显伴呕吐。

(10)脐部脓性分泌物多,脐轮周围皮肤发红和肿胀。

7. 护理指导 居家应阳光充足,通气良好。母婴要同室,便于母乳喂养和照护,为避免交叉感染,限制无关人员进出母婴室,室温保持18~24℃,湿度55%左右。衣着以褓裉内活动自如为准,以免影响四肢循环;保持双下肢屈曲状,便于髋关节发育。内衣以浅色、柔软的纯棉织物为好,应方便穿、脱。

8. 转诊 访视过程中出现以下情况需立即转诊至上级医疗机构[16]:

(1)体温≥37.5℃或≤35.5℃。

(2)反应差伴面色发灰、吸吮无力。

(3)呼吸频率<20次/min或>60次/min,呼吸困难(鼻翼翕动、呼气性呻吟、胸凹陷)伴发绀。

(4)心率<100次/min或>160次/min,有明显的心律不齐。

(5)皮肤严重黄染(手掌或足跖),苍白,发绀和厥冷,有出血点和瘀斑,皮肤硬肿,皮肤脓疱达到5个或很严重。

(6)惊厥(反复眨眼、凝视、面部肌肉抽动、四肢痉挛性抽动或强直、角弓反张、牙关紧闭等),囟门张力高。

(7)四肢无自主运动,双下肢/双上肢活动不对称;肌张力消失或无法引出握持反射等原始反射。

(8)眼窝或前囟凹陷、皮肤弹性差、尿少等脱水征象。

(9)眼睑高度肿胀,结膜重度充血,有大量脓性分泌物;耳部有脓性分泌物。

(10)腹胀明显伴呕吐。

(11)脐部脓性分泌物多,有肉芽或黏膜样物,脐轮周围皮肤发红和肿胀。

(12)在检查中,发现任何不能处理的情况,均应转诊。

（二）1月龄~6岁儿童健康检查

新生儿满月后至30月龄需要到社区卫生服务中心或乡镇卫生院免费进行8次常规健康检查,时间分别为:出生后28~30d、3月龄、6月龄、9月龄、12月龄、18月龄、24月龄、30月龄,3~6岁可在托幼机构、社区卫生服务中心或乡镇卫生院免费进行4次常规健康检查,时间分别为:3周岁、4周岁、5周岁、6周岁[16]。

1. 内容　喂养方式,有无食物转换(辅食添加),如有辅食添加,则询问食物品种及性状、餐次和量,饮食行为及就餐环境,有无补充维生素D及剂量;如为早产儿或多胎,则询问有无补充铁剂及剂量;相应月龄的儿童心理行为发育问题预警征象是否通过;睡眠时间及规律、大小便次数、卫生习惯等;有无药物、食物、接触物等过敏;两次健康检查之间有无患病及诊疗经过、病程、是否痊愈。

2. 体格测量

（1）体重

1）测量前准备:每次测量体重前需校正体重秤零点。儿童脱去外衣、鞋、袜、帽、尿片,保留单衣,排空大小便。保持室内温度,准确称量或养护人怀抱婴儿,称重完毕后扣除养护人体重即为婴儿体重。

2）测量方法:电子体重秤最大称量为60kg,最小分度值为50g。

称重时,待数据稳定后读数。记录时需除去衣服重量。体重记录以千克(kg)为单位,至小数点后1位。体重代表近期儿童营养状况。

（2）身长/身高

1）测量前准备:2岁及以下儿童仰卧位测量身长,2岁以上儿童立位测量身高。儿童测量身长/身高前应脱去外衣、鞋、袜、帽、尿片。

2）测量方法:

①身长测量:儿童仰卧于量床中央,助手将头扶正,头顶接触头板,两耳在同一水平。测量者立于儿童右侧,左手握住儿童两膝使腿伸直靠拢,右手移动足板使其接触双脚跟部,量床两侧的数值一致并读数,儿童身长记录以厘米(cm)为单位,至小数点后1位,量床最小分度值为0.1cm;

②身高测量:儿童立位,两眼直视正前方,胸部挺起,两臂自然下垂,脚跟并拢,脚尖分开约60°,脚跟、臀部与两肩胛间3点同时接触立柱,头部保持正中位置,测量板与头顶点接触,测量者视线应与立柱上刻度的数字平行并读数。儿童身高记录以厘米(cm)为单位,至小数点后1位。身高计最小分度值为0.1cm。2岁后卧位测量出来的身长比立位测量出来的身高多0.7cm。身长/身高代表远期营养状况。

3）头围:儿童取坐位或仰卧位,测量者位于儿童右侧或前方,用左手拇指将伸缩性软尺零点固定于头部右侧眉弓上缘处,经枕骨粗隆及左侧眉弓上缘回至零点,使软尺紧贴头皮,女童应松开发辫。儿童头围记录以厘米(cm)为单位,至小数点后1位。软尺最小分度值为0.1cm。1岁以后可以不常规测量头围,但有发育偏离的儿童必须要测量头围。

3. 体格检查

（1）一般情况:精神状态、面容、表情和步态。

（2）皮肤:口唇、指趾甲床,有无发绀、血管瘤。

（3）淋巴结:全身浅表淋巴结的大小、个数、质地、活动度、部位,有无触痛。

（4）头颈部:有无方颅、颅骨软化,颅缝是否闭合,颈部活动受限或颈部包块。

（5）眼:外观有无异常,眼球有无震颤,有无注视、追视,观察视物行为。

（6）口腔:黏膜有无糜烂,扁桃体是否肿大及分度,乳牙数、有无龋齿及龋齿数,有无乳牙早萌或滞留,有无乳牙反咬合。

（7）胸部:有无鸡胸、肋骨串珠、肋软骨沟、畸形不对称等。

（8）腹部:疝、包块、触痛。

（9）脊柱四肢:髋关节发育不良筛查。

（10）神经系统:四肢活动对称性、活动度和肌张力。

其余体格检查内容等同于新生儿家庭访视体格检查内容。

4. 心理行为发育监测

（1）儿童生长发育监测图：监测8项儿童大运动发育指标（抬头、翻身、独坐、爬行、独站、独走、扶栏上楼梯、双脚跳），了解相应月龄的运动发育情况。

（2）预警征象：根据儿童心理行为发育问题预警征象[17,20]（表1-10），检查有无相应月龄的发育偏异，并在"□"内打"√"。

表1-10　儿童心理行为发育问题预警征象

年龄	预警征象		年龄	预警征象	
3月龄	1. 对很大声音没有反应	□	2岁半	1. 兴趣单一、刻板	□
	2. 不注视人脸，不追视移动人或物品	□		2. 不会说2~3个字的短语	□
	3. 逗引时不发音或不会笑	□		3. 不会示意大小便	□
	4. 俯卧时不会抬头	□		4. 不会跑	□
6月龄	1. 发音少，不会笑出声	□	3岁	1. 不会双脚跳	□
	2. 紧握拳不松开	□		2. 不会模仿画圆	□
	3. 不会伸手抓物	□		3. 不会与其他儿童交流、玩假想游戏	□
	4. 不能扶坐	□		4. 不会说自己的名字	□
8月龄	1. 听到声音无应答	□	4岁	1. 不会说带形容词的句子	□
	2. 不会区分生人和熟人	□		2. 不会按要求等待或轮流	□
	3. 不会双手传递玩具	□		3. 不会独立穿衣	□
	4. 不会独坐	□		4. 不会单脚站立	□
12月龄	1. 不会模仿"再见"或"欢迎"动作	□	5岁	1. 不会简单叙说事情经过	□
	2. 呼唤名字无反应	□		2. 不知道自己的性别	□
	3. 不会用拇示指对捏小物品	□		3. 不会用筷子吃饭	□
	4. 不会扶物站立	□		4. 不会单肢跳	□
18月龄	1. 不会有意识叫"爸爸"或"妈妈"	□	6岁	1. 不会表达自己的感受或想法	□
	2. 不会按要求指人或物	□		2. 不会玩角色扮演的集体游戏	☑
	3. 不会独走	□		3. 不会画方形	☑
	4. 与人无目光对视	□		4. 不会奔跑	☑
2岁	1. 不会说3个物品的名称	□			
	2. 不会扶栏上楼梯/台阶	□			
	3. 不会按吩咐做简单事情	□			
	4. 不会用匙吃饭	□			

5. 实验室及其他辅助检查

（1）血常规检查：6~9月龄儿童检查1次，1~6岁儿童每年检查1次，根据血红蛋白值和红细胞形态判断有无贫血及类型。

（2）听力筛查：运用听觉行为观察法（表1-11）或便携式听觉评估仪或筛查型耳声发射仪（表1-12），在儿童6、12、24和36月龄各进行1次听力筛查。

表1-11　0~3岁儿童听觉观察法听力筛查阳性指标

年龄	听觉行为反应
6月龄	不会寻找声源
12月龄	对近旁的呼唤无反应 不能发单字词音
24月龄	不能按照成人的指令完成相关动作 不能模仿成人说话（不看口型）或说话别人听不懂

续表

年龄	听觉行为反应
36 月龄	吐字不清或不会说话 总要求别人重复讲话 经常用手势表示主观愿望

表 1-12 0~6 岁儿童听觉评估仪听力筛查阳性指标(室内噪声系数≤45dB(A))

年龄	测试音强度	测试音频率	筛查阳性结果
12 月龄	60(dB SPL,声场)	2kHz(啭音)	无听觉反应
24 月龄	55(dB SPL,声场)	2、4 kHz(啭音)	任一频率无听觉反应
3~6 岁	45(dB HL,耳机或声场)	1、2、4 kHz(纯音)	任一频率无听觉反应

(3)视力筛查:4 岁开始每年采用国际标准视力表或标准对数视力表灯箱进行一次视力筛查。检测距离 5m,视力表照度为 500Lux,视力表 1.0 行高度为受检者眼睛高度。检查时,一眼遮挡,但勿压迫眼球,按照先右后左顺序,单眼进行检查。自上而下辨认视标,直到不能辨认的一行时为止,其前一行即可记录为被检者的视力。

6. 健康评价

体格生长评价

常用评价指标:体重/年龄、身长(高)/年龄、头围/年龄、体重/身长(高)和体重指数(BMI)/年龄。

7. 记录 告知家长每次检查评估结果,将健康检查数据及评价结果记录在《母子健康手册》和"1 月龄~6 岁儿童健康检查记录表"里,同时预约下次的随访时间并记录在《母子健康手册》上。

8. 指导

(1)指导家长正确使用儿童生长发育监测图,进行生长发育监测。

(2)喂养与营养 提倡母乳喂养,4 月龄前按需顺应喂养,4 月龄后按时顺应喂养,根据儿童生长发育水平适时科学地进行食物转换,均衡膳食营养,培养儿童良好的进食行为,提供良好的就餐环境,注意食品卫生安全。婴儿食物转换方法见表 1-13,幼儿及学龄前儿童饮食安排见表 1-14。

表 1-13 婴儿食物转换方法

	6 月龄	7~9 月龄	10~12 月龄
性状	泥状食物	碎末状食物	碎状、丁块状、指状食物
餐次	尝试,逐渐增加至 1 餐	4~5 次奶,1~2 餐辅食	2~3 次奶,2~3 餐辅食
乳类	●纯母乳、部分母乳或配方奶 ●定时(3~4h)哺乳,5~6 次/d,奶量 800~1 000ml/d ●逐渐减少夜间哺乳	●母乳、部分母乳或配方奶 ●4~5 次/d,奶量 800ml/d 左右 ●逐渐减少夜间哺乳	●部分母乳或配方奶 ●2~3 次/d,奶量 600~800ml/d ●停止夜奶
谷类	●选择强化铁的米粉,用水或奶调配 ●开始少量(1 勺)尝试,逐渐增加到每日 1 餐	强化铁的米粉、稠粥或面条,每日 30~50g	软饭或面食,每日 50~75g。
蔬菜水果	开始尝试蔬菜泥(瓜类、根茎类、豆荚类)1~2 勺,然后尝试水果泥 1~2 勺,每日 2 次	每日碎菜 25~50g,水果 20~30g	每日碎菜 50~100g,水果 50g
肉类	尝试添加	开始添加肉泥、肝泥、动物血等动物性食品	添加动物肝脏、动物血、鱼虾、鸡鸭肉、红肉(猪肉、牛肉、羊肉等),每日 25~50g

	6月龄	7~9月龄	10~12月龄
蛋类	暂不添加	开始添加蛋黄,每日自1/4个逐渐增加至1个。	1个鸡蛋
喂养技术	用勺喂食	可坐在一高椅子上与成人共进餐,开始学习用手自我喂食。可让婴儿手拿"条状"或"指状"食物,学习咀嚼	学习自己用勺进食;用杯子喝奶;每日和成人同桌进餐1~2次

注意事项:可在进食后再饮奶,自然形成一餐代替一顿奶,引入的食物不应影响总奶量;食物清淡,无盐,少糖、油;不食用蜂蜜水或糖水,尽量不喝果汁。

表1-14 幼儿及学龄前儿童饮食安排

	幼儿	学龄前
每日乳量/ml	350~500,建议2岁以内配方奶	300~400,以及奶制品
谷物/g	100~150	180~260
动物性食物/g	50,1个鸡蛋	120~140
蔬菜/g	150~200	200~250
水果/g	150~200	150~300
植物油/g	20~25	25~30
豆制品/g		25
饮食安排	3餐主食、2~3次乳类与营养点心,餐间控制零食	
饮食行为	独立进食,避免强迫喂养和过度喂养	
	定时、定点、定量进餐,每次进餐时间为20~30min	
食物烹调方式	食物宜单独加工,以蒸、煮、炖、炒为主,注意食物的色、香、味。可让儿童参与食物制作过程,提高儿童对食物的兴趣	
饮水	适量白开水,以不影响奶类摄入和日常饮食为度	
饮食环境	家人围坐就餐,避免进餐时恐吓、训斥和打骂儿童	
食品安全	避免给3岁以下儿童提供容易引起窒息和伤害的食物,如小圆形糖果和水果、坚果、果冻、爆米花、口香糖,以及带骨刺的鱼和肉等	

(3)心理行为发育预见性指导,促进各年龄段儿童心理行为发育[17,20]。

1)1~3月龄:①强调亲子交流,在日常养育过程中多与小婴儿互动交流,用成人语言与小婴儿说话、逗笑,注重目光对视交流。②训练婴儿头颈部的运动和前后控制能力,俯卧主动抬头、仰卧牵拉双上肢引导抬头、竖抱、被动操等。③增加适度的听觉、视觉和触觉刺激。听悦耳的音乐或带响声的玩具,用鲜艳的玩具吸引婴儿注视和跟踪,被动握持不同质地的卫生物品、抚触等。

2)3~6月龄:①父母亲自养育婴儿,建立安全的亲子依恋关系。主动识别并及时有效地应答婴儿的生理与心理需求。②逐步养成规律的进食、睡眠等生活习惯,多与婴儿玩照镜子、躲猫猫、寻找声音来源等亲子游戏。③营造统一的语言环境,多与婴儿说话、模仿婴儿发声以鼓励婴儿发音,达到"交流应答"的目的。④练习翻身、扶腋下蹦跳、撑坐,给予不同质地的玩具和物品引导婴儿主动伸手抓握,促进手眼脑协调能力的发展。

3)6~8月龄:①母亲多陪伴婴儿,每日户外活动2h左右,与外界环境和人接触。②经常叫婴儿固定的名字,说家中物品名称,培养婴儿对语言的理解能力。引导婴儿发"ba ba""ma ma"唇音和"da da""de de"舌音等语音,提高其对发音的兴趣。③练习独坐和匍匐爬行,伸手够远处玩具、双手传递玩具、撕纸等双手配合和手指抓捏动作,训练手的灵活性,提高手眼脑协调能力。

4)8~12月龄:①帮助婴儿识别他人的不同表情;当婴儿出现生气、厌烦、不愉快等负性情绪时,转移其注意力;受到挫折时给予鼓励和支持。②统一语言环境,经常用同一种语言和婴儿讲话,引导其发音,看色彩明快且不复杂的图画,让婴儿听懂指令性语言并按指令作出动作和表情,如叫名字有应答,懂得挥手"再见"、拍手"欢迎"。③练习手-膝4点支撑爬行,扶着物品站立和移步、行走;予以杯子、积木、球等安全玩具,用杯子练习喝水,训练手的灵活性,促进手、眼、脑协调和相对准确的操作定位能力。④做示范游戏,如模仿"拍手欢迎"、捏有响声的玩具、拍娃娃、拖动毯子取得玩具等。

5)12~18月龄:①给予幼儿探索环境、模仿、表达愿望和情绪的机会。经常带幼儿玩亲子互动游戏,如相互滚球、爬行比赛等;引导幼儿玩功能性游戏,如模仿给娃娃喂饭、拍睡觉等。②引导有意识的讲单字、叠音来表达需求。给幼儿讲故事、念儿歌,教幼儿指认书中图画和身体部位,引导幼儿将语言与实物联系起来。③给幼儿提供安全的活动场所,练习独立行走、扔球、踢球、拉着玩具走等活动,提高控制平衡的能力。④多做手功能游戏,如翻书页、盖瓶盖、用笔涂鸦、垒积木等,提高认知及手眼脑协调能力。

6)18~24月龄:①父母及其他家庭成员对待幼儿的养育态度和行为要一致。在保证安全的前提下,鼓励幼儿简单事情自己做,对幼儿每一次的努力要给予鼓励和赞扬,培养其独立性和自信心。②学说词组、短语,说出身边物品名称,鼓励用语言表达需求和简单对话;学习区分大小,匹配形状和颜色等。③练习扶着栏杆或墙体上下楼梯、踢皮球、踮着脚尖走和跑、握笔模仿画线、积木叠高等,提高幼儿身体动作协调能力。④培养幼儿生活自理能力,逐步停用奶嘴,用匙进食、用杯子喝水,学习脱袜子、脱鞋;固定场所大小便,训练示意大小便。

7)24~30月龄:①鼓励幼儿帮助家长做一些简单的家务活动,如收拾玩具、扫地、帮忙拿东西等,促进自信心的发展,激发参与热情。②当幼儿企图做危险的活动时,应当及时制止;出现无理哭闹等不适宜的行为时,可采用消退(不予理睬)或转移等行为矫正方法,让幼儿懂得日常行为的对与错,逐步养成良好的行为习惯。③教幼儿说出自己的姓名、性别、身体部位以及一些短句和歌谣。学习执行指令,用较准确的语言表达需求;培养幼儿理解"里外""上下""前后"等空间概念。④练习独自上下楼梯、单腿站,提高身体协调及大运动能力;通过搭积木、串珠子、系扣子、画画等游戏,提高手精细动作能力。

8)30~36月龄:①找伙伴玩耍,发展同伴关系,学习轮流、等待、合作、互助与分享,培养爱心、同情心和自我控制能力。②练习想象性和角色扮演游戏,如和小朋友玩"开火车""骑竹竿""过家家"等,保护和培养幼儿的兴趣和想象力。③经常给幼儿讲故事,并鼓励幼儿复述简单故事,教幼儿说歌谣、唱儿歌、讲述图画,丰富词汇,提高语言表达能力。④练习双脚交替上楼梯、走脚印、跳远等,提高身体协调能力。通过画水平线、画圆形、扣扣子、穿鞋子等,提高手精细动作能力。⑤逐步培养规律的生活习惯,掌握自己洗手、进食、穿衣、大小便等生活技能。帮助幼儿学会适应新环境,做好入园准备。

9)3~4岁:①允许儿童犯错,让其学会从错误中吸取教训。以正确的方法纠正不良行为,避免简单粗暴的管教方式。②帮助儿童适应集体环境,逐渐建立良好伙伴关系。关注分离焦虑情绪,引导适当的表达,妥善处理和缓解消极情绪。③采用丰富的词句与儿童对话、看图讲故事,耐心听其说话及复述故事,鼓励儿童发现、提出问题并认真回答。交流时注意与儿童眼睛平视。④在保证安全的情况下,鼓励儿童练习走直线、走和跑交替、攀登、骑三轮车等,学习折纸、剪纸、画画、玩橡皮泥、使用筷子等。⑤通过有主题的角色扮演等团体游戏,鼓励儿童自由联想、保持其好奇心。培养儿童注意力及对事物的观察力,引导和培养兴趣爱好。⑥帮助儿童学会遵守生活、游戏和学习的规则,鼓励儿童独立完成进食、穿衣、如厕等力所能及的事情。

10)4~5岁:①培养儿童的独立意识;帮助儿童正确认识性别差异,建立自我性别认同。②引导儿童用语言表达自己的感受和要求,逐渐学会控制情绪和行为。鼓励儿童多接触社会,遵守各种规则,强化其乐于助人的意识。③增加猜谜语等简单的抽象思维游戏,学习按形状、大小、颜色、性质、用途等将物品进行归类,帮助儿童认识事物的规律和内在联系。④学习儿歌、讲故事、表演节目;练习跳绳、扔球、接球;练习复杂图形剪纸、摆拼图、搭积木等。⑤注重培养儿童生活自理能力,在实际生活中学习整理和保管自己的玩具和图书。

11)5~6岁:①给儿童设立适当的行为规范,引导儿童遵守社会与家庭生活规则和要求,对儿童的各种努力与进步及时给予肯定和鼓励,促进儿童自尊和自信的发展。②让儿童在活动中自己感受困难,适度、适量体验挫折,并为克服困难作出努力,培养其坚持和忍耐的品质。③逐渐学会了解他人的感受和需求,懂得与人相处所需的宽容、谦让、共享与合作,同情、抚慰、关心和帮助他人。④鼓励儿童仔细观察周围事物及其相互关系,促进有意注意的发展。多与儿童交流幼儿园及周围发生的事情,积极回答儿童提出的问题。⑤练习跳绳、单脚跳、拍皮球等;经常画图画、做手工、玩创造性游戏。学会整理书包、文具及图书等物品,做好入学前的准备。

9. **伤害预防**　重视儿童伤害预防,针对不同地区、不同年龄儿童伤害发生特点,对溺水、跌落伤、道路交通伤害等进行预防指导。

10. **疾病预防**　指导家长积极预防儿童消化道、呼吸道等常见疾病,按时预防接种,加强体格锻炼,培养良好卫生习惯。

11. **转诊**

(1)对低体重、生长迟缓、消瘦、肥胖、营养性缺铁性贫血及维生素 D 缺乏性佝偻病儿童进行登记,并转入儿童营养性疾病管理。

(2)对儿童心理行为发育筛查结果可疑或异常的儿童进行登记并转诊。

(3)出现下列情况之一,且无条件诊治者应转诊:

1)皮肤有皮疹、糜烂、出血点等,淋巴结肿大、压痛。

2)头围过大或过小,前囟张力过高,颈部活动受限或颈部包块。

3)眼外观异常、溢泪或溢脓、结膜充血、眼球震颤,婴儿不注视、不追视,4 岁以上儿童视力筛查异常。

4)耳、鼻有异常分泌物。

5)听力筛查未通过。

6)心脏杂音,心律不齐,肺部呼吸音异常。

7)肝脾大,腹部触及包块。

8)脊柱侧弯或后突,四肢不对称、活动度和肌张力异常,疑有发育性髋关节发育不良。

9)外生殖器畸形、睾丸未降、阴囊水肿或包块。

10)具有眼病高危因素的新生儿和出生体重<2 000g 的早产儿和低出生体重儿。

11)眼睑、结膜、角膜和瞳孔等检查发现可疑结构异常。

12)检查配合的婴儿经反复检测均不能引出光照反应及瞬目反射。

13)注视和跟随试验检查异常。

14)眼位检查和眼球运动检查发现眼位偏斜或运动不协调。

15)复查后视力,4 岁儿童≤0.6、5 岁及以上儿童≤0.8,或两眼视力相差两行及以上。

16)具有任何一种视物行为异常的表现。

17)听觉行为观察法筛查任一项结果阳性。

18)听觉评估仪筛查任一项结果阳性。

19)耳声发射筛查未通过。

20)唇裂、腭裂等颜面发育异常。

21)舌系带过短。

22)乳牙早萌或滞留。

23)乳牙反咬合。

24)龋齿。

25)在健康检查中,发现任何不能处理的情况均应转诊。

五、0~6 岁儿童健康管理考核指标

(一)7 岁以下儿童系统管理工作指标

1. **儿童数**　分别填写 7 岁以下、5 岁以下和 3 岁以下 3 个年龄段的儿童人口数。计算年龄均以当年 12

月 31 日 24 时为标准时点,为散居儿童和集体儿童应管数之和。

2. 7 岁以下儿童保健服务

(1)新生儿访视人数:指接受 1 次及 1 次以上访视的新生儿人数。

$$新生儿访视率 = \frac{该年该地新生儿访视人数}{当年活产儿人数} \times 100\%$$

(2)7 岁以下儿童健康管理人数:指 7 岁以下儿童该统计年度内接受 1 次及以上体格检查(身高和体重等)的总人数。一个儿童如果当年接受了多次体格检查,也只按 1 人计算。

$$7 岁以下儿童健康管理率 = \frac{该年该地 7 岁以下儿童健康管理人数}{某年某地 7 岁以下儿童数} \times 100\%$$

(3)3 岁以下儿童系统管理人数:指年度内 3 岁以下儿童按年龄要求接受生长监测或 4:2:1(城市)、3:2:1(农村)体格检查(身高和体重等)的儿童数。新生儿访视时的体检次数不包括在内。

$$3 岁以下儿童系统管理率 = \frac{该年该地 3 岁以下儿童系统管理人数}{某年某地 3 岁以下儿童数} \times 100\%$$

3. 6 月龄内婴儿母乳喂养情况

(1)母乳喂养调查人数:0~5 月龄婴儿进行母乳喂养调查的人数。

(2)母乳喂养人数:调查的 0~5 月龄婴儿中过去 24h 内(调查前 24h 内)喂养过母乳的人数,含纯母乳喂养。

$$6 月龄内婴儿母乳喂养率 = \frac{该年该地母乳喂养人数}{某年某地母乳喂养调查人数} \times 100\%$$

(3)纯母乳喂养人数:调查的 0~5 个月婴儿中过去 24h 内纯母乳喂养的人数。纯母乳喂养是指调查前 24h 内,除喂母乳外,不添加任何辅助食品和饮料及水,但在有医学指征情况下可加少量维生素、矿物质和药物。

$$6 月龄内纯母乳喂养率 = \frac{该年该地纯母乳喂养人数}{某年某地母乳喂养调查人数} \times 100\%^{[21,22]}$$

(二)5 岁以下儿童管理指标

1. 5 岁以下儿童营养评价指标 营养性疾病指标统计评价标准:采用 2006 年世界卫生组织(WHO)标准,指标在该统计年度内至少有一次测量值低于标准。指标定义依据原卫生部《儿童营养性疾病管理技术规范》(2012)[16]。

(1)身高(长)体重检查人数:5 岁以下儿童该统计年度内进行身长/身高和体重测量的实际人数。在该年度内进行多次身高(长)和体重测量者也只按 1 人统计。

(2)低体重人数:对照 WHO 标准的体重参考值,计算 5 岁以下儿童在该统计年度内至少有一次测量体重低于同年龄标准人群体重中位数减 2 个标准差的人数(低出生体重不包括在内)。

$$5 岁以下儿童低体重患病率 = \frac{该年该地 5 岁以下儿童年龄别体重<(中位数-2SD)人数}{某年某地 5 岁以下儿童身高(长)体重检查人数} \times 100\%$$

(3)生长迟缓人数:对照 WHO 标准的身高(长)参考值,计算 5 岁以下儿童在该统计年度内至少有一次测量身高(长)低于同年龄标准人群身高(长)中位数减 2 个标准差的人数。

$$5 岁以下儿童生长迟缓率 = \frac{该年该地 5 岁以下儿童年龄别身高<(中位数-2SD)人数}{某年某地 5 岁以下儿童身高(长)体重检查人数} \times 100\%$$

(4)超重人数:对照 WHO 标准的身高(长)别体重参考值,计算 5 岁以下儿童在该统计年度内至少有一次测量身高(长)别体重高于同年龄标准人群身高(长)别体重中位数加 1 个标准差的人数。

$$5 岁以下儿童超重率 = \frac{该年该地 5 岁以下儿童身高(长)别体重≥(中位数+1SD)人数}{某年某地 5 岁以下儿童身高(长)体重检查人数} \times 100\%$$

(5)肥胖人数:对照 WHO 标准的身高(长)别体重参考值,计算 5 岁以下儿童在该统计年度内至少有一次测量身高(长)别体重高于同年龄标准人群身高(长)别体重中位数加 2 个标准差的人数。

$$5\ 岁以下儿童肥胖率=\frac{该年该地5岁以下儿童身高(长)别体重\geq(中位数+2SD)人数}{某年某地5岁以下儿童身高(长)体重检查人数}\times100\%$$

（6）血红蛋白检测人数：6~59月龄儿童应检测血红蛋白者中，进行了血红蛋白检测的人数。

（7）贫血患病人数：在进行了血红蛋白检测的6~59月龄儿童中，发现患有贫血的人数。贫血的诊断标准为血红蛋白小于110g/L。

$$5\ 岁以下儿童贫血患病率=\frac{该年该地6~59月龄儿童贫血患病人数}{某年某地6~59月龄儿童血红蛋白检测人数}\times100\%$$

（8）中重度贫血患病人数：在进行了血红蛋白检测的6~59月龄儿童中，发现患有中重度贫血的人数。中重度贫血的诊断标准为血红蛋白小于90g/L。

$$5\ 岁以下儿童中重度贫血患病率=\frac{该年该地6~59月龄儿童中重度贫血患病人数}{某年某地6~59月龄儿童血红蛋白检测人数}\times100\%$$

2. 5岁以下儿童死亡情况 以下3项指标分性别统计，性别分为：男、女、性别不明（包括性别不详、两性畸形等）。

（1）5岁以下儿童死亡：指出生至不满5周岁的儿童死亡人数。

$$5\ 岁以下儿童死亡率=\frac{该年该地5岁以下儿童死亡数}{某年某地活产数}\times1\ 000‰$$

（2）婴儿死亡数：指出生至不满1周岁的活产婴儿死亡人数。

$$婴儿死亡率=\frac{该年该地婴儿死亡数}{某年某地活产数}\times1\ 000‰$$

（3）新生儿死亡数：指出生至28d内（0~27d）死亡的新生儿数。

$$新生儿死亡率=\frac{该年该地新生儿死亡数}{某年某地活产数}\times1\ 000‰^{[21,22]}$$

（王 健 王莎莎）

第四节 高危儿综合管理

一、高危儿及高危儿综合管理

高危儿是指具有生长发育迟缓高危险性的新生儿及婴幼儿人群。导致生长发育迟缓的高危险性，来自一些已知和未知的高危因素。广义上，高危儿指已发生和可能发生危重现象的新生儿，以及在胎儿期、围产期、新生儿期受各种高危因素的危害，已发生或可能发生危重疾病的特殊新生儿；狭义上指在新生儿重症监护病房（NICU）接受监护和治疗的患儿。高危儿可能在婴儿期出现临床异常表现，但未达到诊断脑性瘫痪标准，也有部分高危儿临床表现正常。他们发生功能障碍后遗症或发育落后的风险较没有高危因素的婴儿高。

随着产科和新生儿重症监护技术的发展与医疗条件的改善，使高危儿存活率明显提高，出生胎龄≤28周的超早产儿，总体存活率在国外可达88%，在我国也可达到78%[23]，极低体重儿的存活率可达到90%，出生胎龄25周的早产儿，其生存率也可达到54.8%[24]。然而，存活并非医疗和保健的最终目的，存活高危儿所面临的临床和公共卫生问题不容忽视。以高危儿中占比最高的早产儿为例，早产始终是全球婴儿死亡的首要原因、5岁以下儿童死亡的第二原因[25]（在我国均为首要原因[26]）。此外，早产还易伴发脑室周围-脑室内出血、脑室周围白质软化等脑损伤，出现神经、精神发育障碍，进而影响个体生存质量和个体发展。除了对患儿的健康损害、给家庭造成的精神负担和经济负担外，对医疗卫生、教育、社会服务和社会经济带来的负担也不容忽视，对全球171个国家和地区早产儿相关数据进行的系统分析表明，早产带来的社会经济负担是持续且不断增加的[27]。

已有的知识和技术尚不能有效降低高危新生儿各类高危因素的发生，但通过系统的随访管理、规范的生长发育监测、实施必要且合理的早期干预，能有效改善高危儿尤其是出生后1~2年内的运动和/或认知的至少一个方面。规范管理和早期干预也符合疾病管理的三级预防策略。

国外对高危儿，尤其是从 NICU 出院的高危儿的随访管理始于 20 世纪 80 年代，其发育随访逐渐成为临床和研究关注的重点。目前我国在高危儿的管理方面，尚未有全国层面的规范出台。2016 年中华医学会儿科学分会儿童保健学组和新生儿学组，就早产儿、低出生体重儿的出院后营养与喂养出台了《早产、低出生体重儿出院后喂养建议》，2017 年国家卫生和计划生育委员会出台了《早产儿保健工作规范》，这些可作为早产儿、低体重儿管理的相关参考。

二、高危儿管理的流程

(一)高危儿随访管理的对象和目标

高危儿主要来自新生儿科和 NICU，就医疗因素而言随访对象主要包括 4 类[28]：①早产儿(尤其是超早期、早期早产儿)、低出生体重儿(尤其是极低出生体重儿和超低出生体重儿)；②慢性疾病患儿，如支气管肺发育不良(BPD)、慢性肺部疾病、喂养困难、短肠综合征等；③接受过高级生命支持如体外膜氧合(ECMO)、一氧化氮治疗肺动脉高压的患儿；④怀疑或已明确有脑损伤的患儿，如缺血缺氧性脑病(HIE)、脑室周围白质软化(PVL)、颅内出血、脑积水，高胆红素血症等。

高危儿目前没有系统综合的分级，从营养和喂养的角度，根据出生胎龄、出生体重、并发症等，可将风险程度分为高危(high risk，HR)、中危(moderate risk，MR)和低危(low risk，LR)3 类[29,30]，见表 1-15。

表 1-15　高危儿的分级

分级	胎龄/周	出生体重/g	宫内生长迟缓	出生并发症	宫外生长迟缓
高危	<32	<1 500	有	有	有
中危	32~34	1 500~2 000	无	有	无
低危	>34	>2 000	无	无	无

注：并发症包括呼吸系统疾病(机械呼吸)、中枢神经系统疾病(缺血缺氧性脑病、颅内出血、脑室周围白质软化等)、高胆红素血症、感染性疾病(坏死性小肠结肠炎、脑膜炎等)、消化道结构或功能异常、贫血等任意 1 条。

高危儿随访管理的两个主要目标是：通过随访帮助高危儿实现 NICU 照护到家庭养护的顺利过渡，指导家庭掌握出院后特殊问题的识别和处理，监测慢性疾病，达到改善高危儿医疗结局的目的；通过系统、规范的发育监测，为父母提供以家庭为中心的高危儿照护和早期干预的培训支持，以达到改善高危儿近期、远期发育结局的目的。

(二)高危儿随访管理的实施者

美国、加拿大等国家在开展高危儿发育随访的过程中强调从发育支持性照护(developmentally supportive care，DSC)开始，并实施以社区为基础、家庭为中心、多学科协作、政府和社会组织共同参与的服务。如以早产、低体重等为主的个体化发展照护和评价项目(NIDCAP)涵盖床旁护理、家庭干预等内容，重点支持婴幼儿与照护者、医疗专业人员与家庭之间良好关系的建立。实践证明，在院内和院外的配合下，在多专业医师、护理人员的协同下，从 NICU 开始的随访管理和干预对早产儿、低出生体重儿的大脑结构和功能会产生积极影响。

在我国的医疗保健体系中，与高危儿出院后管理密切相关的专业涉及新生儿学、儿童保健暨发育行为儿科学、神经学、康复医学等，以这些专业为基础组建多学科合作的团队(MDT)，在高危儿随访管理的各环节中密切配合，能充分发挥各专业所长。高危儿出院后疾病转归，需新生儿科医师对其进行密切监测；早产儿、低出生体重儿实现适度追赶生长，需新生儿、儿童保健暨发育行为医师基于其出生、疾病等情况进行评估，确定最佳营养策略；神经精神发育监测和干预，可由儿童保健暨发育行为儿科专业、康复专业医师依托各类神经精神发育评估技术和方法开展，以评估为依据，确定个体化的家庭早期干预方案，并在出现发育障碍时将高危儿适时转诊至康复机构。就更高层面而言，多学科合作的随访团队除医疗专业外，还应纳入护理团队、心理学家、营养师、社会工作者等[28]，以期为高危儿家庭提供全范围的支持。

在高危儿随访管理的过程中,应贯穿多学科团队式协作的理念和方式。多学科随访可以松散或紧密结合的形式开展,关注高危新生儿在生长发育过程中的疾病预后、喂养和营养、神经精神发育、早期干预的各个方面。

(三) 高危儿随访的频率

高危儿的近期和远期发育面临的风险决定了随访管理的重点、节点、关键指标等都与常规儿童保健系统管理有所差异。早产儿的随访管理指南和其他相关的指南及规范均对早产、低出生体重等高危儿的出院后随访频率作出了建议:矫正 1~6 月龄每月随访 1 次,矫正 7~12 月龄每 2 个月随访 1 次,矫正 13~24 月龄内每 3 个月随访 1 次,矫正 24 月龄后,每 6 个月随访 1 次。需要指出的是,如果高危儿连续 2 次生长发育评估结果异常,则需增加随访频率并提高危险度评级。

三、高危儿管理的内容

(一) 高危儿随访的主要内容

高危儿的随访管理关注体格和神经精神发育的全部方面,每次随访的内容须包括:

1. 监测疾病转归并开展特殊检查 对出生伴发疾病进行随访,并重点根据《中国早产儿视网膜病变筛查指南(2014)》等加强视力[31]、听力相关疾病的筛查和预防。

2. 体格发育监测和营养喂养指导 以早产儿宫内生长曲线(Fenton 曲线)、儿童生长发育标准和曲线为工具,早期识别和纠正营养等问题。

3. 神经精神发育监测 采用新生儿神经精神 20 项检查、"0~6 岁儿童心理行为发育问题预警征象筛查表"等筛查工具,早期识别神经精神发育异常。

4. 个体化早期干预 基于校正月龄给予常规干预,并根据随访监测给予重点干预;常规干预包括但不限于新生儿期强调婴幼儿抚触并引导父母培养良好亲子关系,对父母主动参与发育监测和干预的宣教,始终贯穿各次随访;校正月龄满月后,在检查评估的基础上,围绕粗大运动和精细运动发展,示范主被动操、按摩等早期干预活动,以预防和纠正早产儿肌张力高、姿势异常等常见问题;围绕认知、语言、社交情绪发展等指导家庭改善环境、开展促进早期发展的游戏活动。

5. 阶段性全面评估 Vohr 等[32]基于长期高危儿随访研究提出,高危儿随访应当包括阶段性的全面评估,并建议在 18~22 月龄(早产儿矫正至该月龄)开展,以确认是否有严重的发育迟缓。因此,除常规筛查外,建议在高危儿 18~24 月龄(早产儿按矫正月龄)采用诊断性量表进行深入全面的评估。

(二) 高危儿出院后随访中的疾病管理

早产儿、低出生体重儿出生后易发生多种并发症,如缺氧、黄疸、酸中毒、低碳酸血症、感染等,需机械通气或长时间在 NICU 中进行监护和治疗,故出院后应密切随访其疾病转归,并积极开展重点疾病的筛查和预防。早产儿视网膜病变(ROP)多见于早产儿、低出生体重儿,是一种以视网膜血管异常增殖为特点的眼底疾病,目前仍是儿童致盲的主要原因之一。《早产儿治疗用氧和视网膜病变防治指南(修订版)》提出:对出生体重<2 000g 或出生孕周≤34 周的早产儿和低出生体重儿,及时的筛查和治疗对预防 ROP 致盲至关重要[31]。缺氧等因素可使高危儿尤其是早产儿发生听力障碍,对早产儿应常规应用耳声发射检查法进行听力筛查,如筛查未通过,需做脑干诱发电位检查,做到早期发现、早期治疗[33]。

(三) 高危儿出院后的营养管理

早产、低出生体重儿的营养管理是长期、系统的过程,不应只在住院期间予以重视。对于早产儿、低出生体重儿的营养管理目标是:促进适宜的追赶生长,预防各种营养素的缺乏或过剩,保证神经系统的良好结局,有利于远期健康。不论国际还是国内,对早产儿、低出生体重儿的喂养都建议首选母乳喂养,并建议早产儿合理使用母乳强化剂,不同喂养方式对早产儿的益处依次为母乳(需强化)、捐赠人乳(需强化)、配方奶,并且初乳应成为超早产儿的第一口奶[34]。

就 NICU 推行早产儿母乳喂养,中国医师协会新生儿科医师分会营养专业委员会和中国医师协会儿童健康专业委员会母乳库学组提出了"新生儿重症监护病房推行早产儿母乳喂养的建议",详解了促进 NICU 住院早产儿母乳喂养的基本原则、实施方法和注意事项等。对于早产儿、低出生体重儿的具体喂养建议,此处不再赘述,可参见相关指南。

(四)高危儿出院后的神经精神发育监测

定期的标准化发育筛查可提高儿童发育迟缓、障碍的早期识别率。高危儿是发育迟缓的高危人群,在随访中开展神经精神筛查和阶段性评估,既是早期识别儿童发育迟缓或障碍的有效途径,又是制订个性化干预方案的依据。国外用于新生儿或婴儿的神经学评估方法较多,如 Amiel-Tison 神经评估(Amiel-Tison neurologic assessment,ATNAT)、全身运动质量评估(general movements,GMs)、婴儿运动表现测试(test of infant motor performance,TIMP)等。用于整个婴幼儿期的筛查或诊断性评估工具包括年龄和发育进程问卷(ages & stages questionnaires,ASQ)、贝莉新生儿神经发育筛查(BINS)、贝莉婴幼儿发育量表(BSID-Ⅲ)等。此外,还有专门针对运动、语言或者认识等的量表。

我国高危儿随访评估的常用方法包括:新生儿 20 项行为神经测查方法(neonatal behavioral neurological assessment,NBNA)该量表是鲍秀兰教授吸取 neonatal behavioral assessment scales(Brazelton,1961 年)和 Amiel-Tison neurological assessment at term(Amiel-Tisson C,1968 年)量表,结合临床经验编制的,可观察 0~1 岁婴幼儿神经运动发育,早期发现原始反射或肌张力异常等,临床应用广泛,对于高危儿的预后预测有较好的特异性和敏感性[35]。

GMs 全身运动质量评估作为一种可靠、敏感、无创、简易的评估新生儿和小婴儿神经运动行为的方法,对预测早产儿和窒息足月儿远期大运动发育结局的效果已得到国际研究的验证,近年来在中国逐渐推广并应用于高危儿脑瘫的超早期筛查,且对于脑瘫的预测具有较好的敏感度、特异度(推荐等级 A),相较于 MRI、颅脑超声等其他方法,具有最佳的预测精度[13]。儿童心理行为发育预警征象(WSCMBD)适用于基层使用,可简便、快捷地评估 0~3 岁儿童的心理行为发育状况,在《早产儿保健工作规范》中推荐作为发育监测工具。

此外,常用的儿童发育筛查量表还有 0~6 岁儿童智能发育筛查测验(DST)、丹佛发育筛查量表(DDST)等。在诊断性评估上,常用量表包括中国儿童发育量表(2016 儿心量表)、Gesell 发育诊断量表(gesell developmental schedule,GDS)、贝利婴幼儿发展量表(BSID)等。此外,还包括各种个别化量表,分别评估认知、运动、语言等方面。

选择发育监测/评估工具应根据对象年龄、目的、要筛查的问题类型、操作和评分时间、是否需要操作培训及工具材料的花费、筛查所获得的效益与人力、材料投入比及其可行性而综合确定。当发育监测或发育筛查发现高危儿出现发育障碍,应实施诊断性的发育评估以确诊发育障碍,进而制订针对性干预或康复。

(五)发育迟缓高危儿的基因检测

发育迟缓(developmental delay,DD)或有时候以全面性发育迟缓来表示(global developmental delay,GDD),是指 6 岁以下儿童在粗大运动/精细运动、语言/言语、认知、个人/社会、日常活动能力等能区中,存在 2 个或 2 个以上的发育能区,显著落后于同龄儿童的神经发育障碍性疾病。

GDD 是严重危害高危儿生存质量的严重疾病,常见因素包括遗传性疾病、胚胎期药物或毒物致畸、宫内营养不良、宫内缺氧、宫内感染、创伤、早产儿脑病、婴幼儿期的中枢神经系统外伤和感染、铅中毒等[36]。遗传导致 GDD 或 ID 的比例尚未明确,但足以引起重视,可能有 25%~50% 的重度 GDD 或 ID 由遗传因素导致,也有文献认为,遗传因素导致 GDD 或 ID 的比例远高于环境因素或两者相当[37]。遗传代谢病导致的出生缺陷,在 GDD 或 ID 的病因学中占 1%~5%,所占比例虽低,但诊断和治疗后对预后改善的可能性却很大。因此,美国儿科学会临床报告建议对诊断为 GDD 或 ID 的儿童先进行遗传代谢病检测;通过生化检查、串联质谱、气相色谱质谱分析、酶活性检测明确诊断为遗传代谢障碍的,需进一步做分子基因诊断检查,以明确诊断和治疗方案;对于有家族史或明确父母有遗传致病基因携带情况的,可针对致病基因选择一代测序、MLPA 或 LR-PCR 等技术方法进行检测;病因诊断仍不明确的,需开展全面的分子遗传学诊断,包括全外显子组检测、线粒体基因组检测或染色体微阵列检测。由于男性 GDD 或 ID 患儿较女性患儿多 40%,部分原因可归因于 X 染色体相关遗传缺陷,有文献报道,对原因不明的 GDD/ID 男性患儿中,脆性 X 染色体综合征发生率为 2%~3%,女性为 1%~2%,故对原因尚未明确的 GDD 患儿不论男女,均应进行脆性 X 染色体检查。此外,婴幼儿期的患儿表型随着年龄增长会出现改变,因此建议遗传学检测结果需要定期根据患儿的表型进行重新评估。

(六)特殊检查

早期正确使用辅助检查,有助于对高危儿脑损伤作出及时诊断,帮助临床调整相应治疗,为婴儿长期的神经预后提供相关的有用信息。目前,临床应用最多的神经影像诊断方法为颅脑超声(US)、CT和磁共振成像(MRI),这些影像学检查各有侧重点:①在检查部位方面,US对脑中心部位结构的改变显示最佳,但US对直径<2mm的极小病灶探查效果欠佳;而颅脑MRI相对于US能更敏锐地发现神经传导束的病变,且对于患儿认知、行为能力等神经发育情况具有更好的预测[35]。②在检查时间节点方面,在出生后4~5d,US可检测到90%以上的早产儿脑室内出血(IVH),而对于囊性PVL和脑室增大,US需在足月时检测到;与US比较,早产儿在生后第1周进行MRI检查,则更易探查到白质损伤、出血性损伤及更多或广泛性囊腔损伤[38]。

此外,颅脑超声、MRI等影像学检测也有助于判断预后。新生儿颅脑超声对早期发现脑损伤有重要价值,对于脑损伤高危儿宜首选颅脑超声,并在生后尽早实施颅脑超声筛查,对≤34周的早产儿,应常规性筛查颅脑超声,有异常者应酌情复查,观察病变结局,结果异常者推荐颅脑MRI检查[35]。

对于矫正胎龄36周及以上的新生儿,MRI可提供颅脑超声无法显示的解剖学细节信息。有研究结果表明,MRI辅以其他神经检查,对早产儿5岁时的认知发育落后(智力商数IQ<85)的阳性预测值为43.8%,阴性预测值可达92%。如何针对不同阶段、不同高危情况使用正确的影像学检查方法,对高危儿的临床治疗以及神经预后意义重大。《美国神经学会新生儿神经影像指南》和《中国脑性瘫痪康复指南(2015)》均对高危儿脑损伤的影像学检查方法的使用做了详细说明,实际临床应用可作参考。

目前对脑瘫的预测方法中,全身运动评估(GMs)具有最好的预测精度;MRI在矫正月龄情况下,也具有良好的预测价值。不同方法预测脑瘫的敏感度和特异度及各自的95%可信区间,见表1-16。

表1-16　不同方法预测脑瘫的敏感度和特异度及各自的95%可信区间

方法	敏感度(95%CI)	特异度(95%CI)
全身运动评估(GMs)	98%(74%~100%)	91%(83%~93%)
颅脑超声(cranial ultrasound)	74%(63%~83%)	92%(81%~96%)
神经学检查(neurological examination)	88%(55%~97%)	87%(57%~97%)
磁共振成像(MRI)	86%~100%	89%~97%

四、高危儿干预

(一)高危儿早期干预的内容

Blauw-Hospers等[39]在早期干预早产儿改善运动发育结局的系统综述中提出,早期干预是为0~5岁儿童提供的多学科服务,以促进儿童的健康和发展,减少发育障碍,预防增强的儿童提供多学科服务,促进儿童健康和发展,最大限度地减轻已有、减少可能出现的发育障碍,预防功能退化,促进适应性养育和改善家庭整体功能。其内涵可以从两个方面来理解,即在生命早期开始的干预,或在(异常)状态发生初始时开始的干预。

对早产儿出院后接受早期干预项目的效果,这在国内外已有较多研究开展,相关系统综述均表明[39,40],早期干预对改善早产、低出生体重等高危新生儿短期内运动和认知发育结局,具有积极的效果,虽然早期干预效果的持续时间从婴儿期到36月龄不等。不同干预项目的理论框架、实施内容等均有所不同,但主要干预措施可分为帮助父母了解婴幼儿发育、知晓发育里程碑、了解婴儿行为;为婴儿提供刺激/物理治疗/作业治疗;为父母提供教育和干预、帮助增强亲子关系、开展个体化发展护理等。不同干预项目中干预实施的频率较大,但绝大多数干预项目是从新生儿住院期间就开始的,因为早期干预的目的是预防,早期干预项目是利用婴儿一出生大脑可塑性最强的阶段,尽早实施的项目。

目前我国对高危儿的各项干预训练,目前亦无统一的系统框架,亟待从循证医学的角度进一步开展研究并予以规范。但无论怎样开展高危儿的早期干预,都应该注意2个遵从:预防性开展运动发育训练和活动应遵从婴幼儿发育规律,避免过度刺激和干预;以评估为基础给予个体化指导,遵从高危儿的个体化差异。

(二)高危儿早期干预中的家长教育和支持

前已述及,高危儿随访管理的核心是发育监测和早期干预,在这一个长期、复杂、细致的过程中,主导随访管理的不仅是医生,更是家长。由于0~3岁婴幼儿选择有益于自身健康和发展之生活方式的能力,极为有限,在婴幼儿阶段的主要生活环境是家庭,因此家庭抚养方式及环境,对所有儿童的早期的发育都至关重要,将针对性的康复干预融入实际生活,有助于高危儿各种技能更好地发育。正因为如此,父母教育(parent education)这个干预手段,尽管其实施的方式、频率等有诸多不同,但却是唯一被纳入所有干预方案中的要素。

围绕早产儿早期干预项目成功要素进行的系统综述表明[41],早产儿早期干预项目产生积极的、有临床意义的效果,除治疗性发育干预(如物理治疗、作业训练)外,重要因素还包括社会心理学支持(如提供信息、反馈)和父母教育(如心理支持、健康教育),而后者是最重要且易被忽视的基础。因此,早产儿及其母亲的干预,应考虑包括母亲的心理社会支持,并且如果干预涉及母亲,应该对母亲和早产儿的结果分别进行测量,以便更好地了解干预产生或未达到效果的机制。

在高危儿的早期干预中,应当以健康教育、小组互助、家长学校等多渠道开展父母教育,指导高危儿家长早期干预方法并与实际环境和日常生活相结合,为高危儿父母提供培训和社会心理支持。这种培训和支持,应贯穿于高危儿入院到出院后整个过程,形成以家庭为中心、父母深度参与的家庭支持系统,支持父母做到依从随访、接受监测,实施干预、确保质量。

(三)发育迟缓高危儿的康复

依据脑的可塑性和多系统发育理论,对已出现临床异常表现的高危儿进行早期康复干预可以改善姿势和运动模式,促进发育,避免或减轻继发性残损的发生,从而降低脑瘫功能障碍程度[35]。但由于发育受多因素的影响以及循证医学研究方法学的局限性,尚无文献研究明确早期康复干预是否在远期预后上使患儿获益。

鉴于具有高危病史的婴儿中只有少部分遗留脑瘫等发育障碍,为避免过度医疗及加重家长心理和经济负担,对高危儿进行医疗性早期康复干预应有临床表现异常指征,符合以下两条或以上者,建议在专业康复医师或康复治疗师指导下进行早期康复(专家共识):①存在脑损伤和神经发育不良的高危因素;②神经系统检查异常,如肌张力异常、姿势异常、反射异常;③发育量表评测结果为边缘或落后;④全身运动(GMs)评估为痉挛同步性或不安运动缺乏;⑤Alberta 婴儿运动量表(AIMS)评估结果为小于第 5 百分位。

(于广军　田　园)

第五节　注意缺陷多动障碍

一、注意缺陷多动障碍定义与病因

(一)定义

注意缺陷多动障碍(attention deficit hyperactivity disorder,ADHD)在我国称为多动症,是我国儿童和青少年中常见的一种神经行为障碍,表现为与年龄和发育水平不相称的注意力不集中和注意时间短暂、活动过度和冲动,常伴有学习困难、品行障碍和适应不良,其核心特征是注意力不集中、多动和冲动障碍。

(二)病因

本病的病因和发病机制不清,目前认为是多种因素相互作用所致。

1. 遗传　家系研究、双生子和寄养子的研究支持遗传因素是 ADHD 的重要发病因素,平均遗传度约为76%。

2. 神经递质　研究发现,ADHD 患儿存在大脑内神经化学递质失衡,如患者血和尿中多巴胺和去甲肾上腺素功能低下,5-羟色胺(5-HT)功能下降。有学者提出了 ADHD 的多巴胺、去甲肾上腺素及 5-HT 假说,但尚没有哪一种假说能完全解释 ADHD 病因和发生机制。

3. 神经解剖和神经生理　结构 MRI 发现 ADHD 患者额叶发育异常和双侧尾状核头端不对称。功能 MRI 还发现 ADHD 患者存在脑功能的缺陷，如额叶功能低下，在额叶特别是前额叶、基底节区、前扣带回皮质、小脑等部位功能异常激活。

4. 环境因素　包括产前、围生期和出生后因素。其中与妊娠和分娩相关的危险因素包括 ADHD 患者母亲吸烟和饮酒、患儿早产、产后出现缺血缺氧性脑病以及甲状腺功能障碍。与 ADHD 发生有关的儿童期疾病包括病毒感染、脑膜炎、脑炎、头部损伤、癫痫、毒素和药物。更多存有争议的因素包括营养不良、与饮食相关的致敏反应、过多服用含食物添加剂的饮料或食物、儿童缺铁、血铅水平升高、血锌水平降低与 ADHD 发生有关，但目前证据尚不充分。

5. 家庭和心理社会因素　父母关系不和，家庭破裂，教养方式不当，父母性格不良，母亲患抑郁症，父亲有冲动、反社会行为或物质成瘾，家庭经济困难，住房拥挤，童年与父母分离、受虐待，学校的教育方法不当等不良因素均可能作为发病诱因或症状持续存在的原因。

二、注意缺陷多动障碍临床表现

（一）ADHD 的发病

ADHD 是儿童青少年时期常见疾病，常在 12 岁以前发病，以学龄期儿童为主，有的可延续到成年。近年来由于环境、教育等因素，ADHD 的发病率有逐年增高的趋势。我国 ADHD 的儿童发病率为 4.31% ~ 5.83%[42]。ADHD 的症状大多在学龄前期出现，而到了学龄期，随着生活和学习的矛盾增加，症状更为明显。

（二）ADHD 的症状表现

ADHD 患儿由于注意力障碍、多动、冲动等症状的存在，影响正常的学校、家庭和社会功能，导致学习成绩低下，生活中经常受到挫折和失败，受到同伴的排斥，因而变得缺乏自信和自尊，导致自我意识水平的降低，严重影响患者的个体发展。

1. 注意缺陷　注意力障碍是 ADHD 的突出症状，也是诊断的必需症状。ADHD 患儿注意力障碍的特点是主动的随意注意障碍，在注意的集中性、稳定性和选择性等特征上的异常；而被动的不随意注意相对增强。正常儿童在不同年龄阶段注意集中的时间不同，随着年龄增长而逐渐延长，一般 2 岁儿童注意集中时间在 6~7min，3 岁在 8~9min，4 岁在 9~10min，5~6 岁在 10~15min，7~10 岁在 15~20min，10~12 岁在 25~30min，12 岁以上在 30min 以上，而 ADHD 患儿的注意力集中时间短于同龄儿童。因此，他们很难维持较长时间去从事某一活动，比如常常在听课、做作业或其他活动时注意难以持久，容易因外界刺激而分心。在学习或活动中不能注意到细节，经常因为粗心发生错误。注意维持困难，经常有意回避或不愿意从事需要较长时间持续集中精力的任务，如课堂作业或家庭作业。这种注意分散与注意力选择性差有关，不能从感觉到的各种刺激中选择性地对某些刺激发生反应。难以根据人为的要求自觉地把注意力集中在学习方面，主要表现为根据任务要求的主动注意力差，而被动注意亢进，易被弱小刺激吸引。

2. 多动　多动是 ADHD 的另一主要症状，患儿可表现为躯体活动、小动作、语言过多等 3 个方面。患儿躯体活动明显比同龄儿童增多，不能安静下来且精力旺盛。比如 ADHD 患儿倾向于户外活动而不喜欢待在家中，走路时喜欢跑跳，很难让家长牵着手行走，常从家长手中挣脱出来。除了躯体活动的增多以外，患儿的小动作也明显增多。如上课和做作业时双手停不下来，手上总是喜欢玩东西，有的儿童手中没有东西玩就咬手指和指甲，咬铅笔。而也有部分儿童主要表现为小动作的增多，躯体活动增多并不明显。另外，ADHD 患儿往往也会表现出语言的增多，好争吵，爱插嘴，很难静下来倾听别人谈话。

3. 冲动　ADHD 患儿冲动表现为缺乏耐心，不能等待，对挫折的耐受能力低，做事不会考虑后果。比如在与人交流时不等对方叙述完就插嘴，不能耐心地倾听别人说话往往是这类儿童的突出特点。同时表现在经常干扰他人的活动，容易与同伴发生冲突，不受人欢迎。日常行为冲动鲁莽，行事不考虑后果，希望自己的要求能立即得到满足，不能等待。遇到挫折时不能忍受，出现激烈的情绪波动和冲动行为，甚至常常会动手打人，导致别人受伤害，不易接受社会性规矩的约束，经常违反校规校纪，而且这些错误经常重复发生，难以改正。

4. 学习困难 因为注意障碍和多动影响了患儿在课堂上的听课效果、完成作业的速度和质量，致使学业成绩差，常低于其智力所应该达到的学业成绩。

5. 神经系统发育异常 ADHD患儿的精细动作、协调运动、空间位置觉等发育较差。如翻手、对指运动、系鞋带和扣纽扣等均不灵便，左右分辨困难。少数患者伴有语言发育延迟、语言表达能力差、智力偏低等问题。

6. 品行障碍 注意缺陷多动障碍和品行障碍的共病率高达30%～58%。品行障碍表现为攻击性行为，如辱骂、打伤同学、破坏物品、虐待他人和动物、性攻击、抢劫等，或一些不符合道德规范及社会准则的行为，如说谎、逃学、离家出走、纵火、偷盗等。

ADHD患儿在不同年龄阶段的表现也有所不同。学龄前患儿很多时候会表现为过分喧闹，跳着走路、易摔倒、容易受伤、精力旺盛、好动。在与同伴交往方面表现为不太会自己玩耍，跟同龄人较难相处，容易有冲动性和攻击性，行为总是比较随意，爱发脾气，还会打骂同伴，并抢夺玩具。甚至有的患儿会出现无法接受幼儿园教育的问题。学龄期患儿主要表现为因为注意力难以集中而出现学业上的问题，成绩不佳。上课时易被外界细小的动静干扰，做事没有条理，没有时间观念，易健忘，犯重复错误。学习上不喜欢需要注意集中力的科目，往往会出现偏科。多动的表现为坐立不安、小动作频繁、过分乱动、精力充沛、话多、上课插话、不能耐心等待、伙伴关系不良。

70%以上儿童的病症会持续到青少年时期。ADHD青少年患者主要表现为注意力不集中、学习能力低下、厌学，甚至部分患儿会拒绝上学；做事不计后果，经常会顶撞老师与父母；平时容易着迷于网络游戏或者各类娱乐活动；容易发生事故（如打架、交通事故）；情绪上会表现为忧郁、焦虑不安等。

三、注意缺陷多动障碍诊断标准

ADHD临床表现为与年龄不相符的多动、冲动和注意力不集中。当这些症状持续、广泛地出现在多个场景，且影响了学习、社会交往和情绪控制等功能时，才考虑是ADHD。目前，ADHD诊断尚缺乏特异性的指标，主要依靠临床访谈和评估，2015年出版的《中国注意缺陷多动障碍防治指南》（第2版）建议采用DSM-V的诊断系统[43]。ADHD明确诊断后需要长期规范治疗，因此在诊断时需要全面、详细地收集来自父母、教师等多方的信息，必要时进行心理评估和实验室检查。

（一）病史采集与评估

围绕症状严重程度、功能损害是否存在、有无共患病及药物治疗的禁忌证等进行如下检查和评估。

1. 采集病史 包括主诉、现病史（主要行为问题及功能损害等）、个人史（出生史、生长发育史、养育环境等）、既往史（神经系统疾病、精神疾病等）、家族史等。

2. 体格检查 包括营养及生长发育情况、血压、心率、神经系统检查及精神状态等。

3. 心理评估 包括评估量表、智力测试、注意力测试和执行功能测试等。主要用于判断是否符合DSM-V诊断标准[44]，症状严重程度、功能损害及共患病的评估。常用的评估量表包括SNAP-IV量表，Conner父母问卷，儿童困难问卷（QCD）、气质和CBCL问卷等。智力测试常用的是韦氏学龄前（WPPSI）和学龄期（WISC-CR）测试。注意力测试常用的有持续性操作（CPT）；执行功能测试常用的是go/nogo任务范式。

4. 辅助检查 必要时需要进行脑电图、颅脑磁共振、视力、听力、微量元素、甲状腺功能等辅助检查。

（二）诊断标准

根据DSM-V诊断标准，需同时符合A、B、C、D、E才能诊断ADHD。

1. 诊断标准A 一种持续的与年龄不相符的注意力不集中和/或多动冲动。

（1）注意缺陷：至少要符合下列9条症状中的6条（17岁及以上的青少年和成人，至少需要符合5条），持续6个月以上。

1）经常难以注意细节，或在作业、工作或其他活动中粗心（如忽视或遗漏细节）。

2）在任务或游戏活动中经常难以维持注意（如在听课、对话或长时间阅读中难以集中注意力）。

3）经常在对其说话时似听非听（如在没有任何明显干扰的情况下，显得心不在焉）。

4）经常不遵循指令，以致无法完成作业、家务或工作职责（如可以开始任务，但很快就失去注意力，容易分心)。

5)经常难以组织任务和活动(如难以管理有条理的任务,难以把物品有序放置,不能按时完成任务)。

6)经常回避、厌恶或不情愿从事那些需要持续努力的任务(如学校或家庭作业;对于青少年或成人,则为准备报告,完成表格或阅读冗长文章时感到困难)。

7)经常丢失任务或活动所需的东西(如学习用品、钱包、钥匙、眼镜、文件、手机等)。

8)经常容易受外界干扰而分神(对于青少年和成人,可能包含不相关的想法)。

9)经常在日常活动中忘记事情(如做家务、外出办事,对于青少年和成人,则为回电话、付账单、遵守约定等)。

(2)多动冲动:至少要符合下列9条症状中的6条(17岁及以上的青少年和成人,至少需要符合5条),持续6个月以上。

1)经常手脚动个不停或在座位上扭动。

2)经常在教室或其他需要静坐的场合离开座位。

3)经常在不适宜的场合跑来跑去或爬上爬下(对于青少年和成人,可以仅限于感到坐立不安的主观感受)。

4)经常难以安静地玩耍或参加娱乐活动。

5)经常动个不停,好像被马达驱动停不下来(如在餐厅、会议中难以长时间静坐;他人感觉其坐立不安、难以忍受)。

6)经常讲话过多。

7)经常在提问还没有结束之前就把答案脱口而出(如抢接别人的话,交流时总不能等待)。

8)经常出现轮流中的等待困难(如排队等待)。

9)经常打断或侵扰他人(如打断他人对话、游戏或活动,没有询问或未经允许就使用他人的东西;对于青少年和成人,干扰或打断他人正在做的事)。

2. 诊断标准 B　注意缺陷或多动冲动等症状在12岁前就已存在。

3. 诊断标准 C　注意缺陷或多动冲动等症状存在于2个或以上场景(如学校、家庭或工作中;与朋友或亲属互动中;其他活动中)。

4. 诊断标准 D　有明确的证据显示,这些症状对社会适应、同伴交往、情绪控制、学业/职业表现或家庭生活等功能造成了明显的影响或干扰。

5. 诊断标准 E　这些症状不能仅仅出现在精神分裂症或其他精神病性障碍的病程中,也不能用其他精神障碍来更好的解释(如心境障碍、焦虑障碍、分离障碍、人格障碍、物质中毒或戒断等)。

(三)共患病

ADHD患儿常常存在共患病(约占1/3)。最常见的共患病包括对立违抗障碍(35.2%)、品行障碍(25.7%)、焦虑障碍(25.8%)、抽动障碍(20%)、学习障碍、睡眠障碍、智力障碍和孤独症谱系障碍等。共患病对ADHD的治疗目标和结局有很大的影响,因此诊断和评估也非常重要[45-46]。

四、注意缺陷多动障碍的鉴别诊断

(一)正常儿童的活动水平高

儿童本身的特点是活动水平高,不能持久地停留在一个地方,尤以男孩比较明显。正常儿童也常常表现为精力旺盛、顽皮多动等,容易与ADHD混淆。

但是正常儿童的活动过度常常是在环境允许的场合下,多动常常是出于某种动机,欲达到某个目的,其行为多呈"有始有终"的完整活动过程。且能够有效控制自己的行为,不伴有情绪异常等。而ADHD患儿的多动行为缺乏目的性、计划性和组织性,行为杂乱无章、有始无终,且不停变换花样。对自己的行为不能控制,难以规范自己的行为,在校喜欢招惹是非,易发生意外事故。

(二)精神发育迟滞

精神发育迟滞儿童可以伴有多动、注意力不集中等,而ADHD患儿也常有学习成绩差、认知功能障碍等,给人以智力低下的假象,因此在诊断时易造成混淆。

精神发育迟滞儿童常有明显的语言、运动发育延迟,学习成绩始终难以提高,智力测试和儿童适应行为评定适应能力商数均小于70分。由于注意力不集中、冲动等症状的影响,ADHD患儿在智能测试时智商可能偏低,但其学习成绩可能会反复波动,尤其是在1~2年级时,学习成绩甚至会很好,随着年龄的增长,学习成绩会逐渐下降。如果使用哌甲酯或托莫西汀等药物治疗,其症状会逐渐缓解,学习成绩会有上升,如果此时再进行智力测定的话,智商会有明显提高。另外,ADHD患儿的社会适应能力也明显高于精神发育迟滞患儿。

(三)抽动障碍

抽动障碍是以不自主的突发、快速、重复、非节律性、刻板的单一或多部位肌肉运动和/或发声抽动为特点的一种运动障碍,由于身体多部位的小动作和上课不自主的发声,有时被误认为是ADHD。

抽动障碍和ADHD的症状表现是不同的,其多动表现主要为肌肉抽动,且具有不自主性,想控制症状也无法控制;而ADHD患儿可以在一段时间内控制自己的行为。另外,抽动障碍具有波动性、反复性,容易受到精神因素的影响,而ADHD多伴有注意力不集中、冲动和学习困难等表现。但需要注意的是抽动障碍患儿中约有半数共患ADHD,当两种疾病共患时,抽动症状会加重ADHD症状,使临床表现变得更加复杂,治疗也更加困难。

(四)孤独症谱系障碍

部分孤独症谱系障碍(ASD)患儿表现出兴奋、多动、注意力不集中、不听指令,也容易与ADHD相混淆。

典型ASD通过病史及临床观察可以发现有社交障碍、语言言语交流障碍,兴趣、活动内容的局限、刻板与重复,或自言自语、自得其乐等,而这些都是ADHD患儿不存在的。重症ASD与ADHD易于鉴别,但智力水平较高的ASD儿童,其社交损害相对较轻,往往在上学后才来就诊,易被误诊为ADHD。应注意部分ASD患儿可能共患ADHD。

(五)其他各种心理和躯体原因所导致的注意问题

各种心理行为疾病,如对立违抗障碍、焦虑障碍、抑郁障碍、双相情感障碍、精神分裂症等,都可能会有注意力不集中、多动、冲动等症状,容易与ADHD相混淆。通过详细了解病史,详细的体格检查、精神检查、心理评估和必要的实验室检查,可以帮助鉴别。

各种慢性躯体疾病,如甲状腺功能亢进、甲状腺功能减退、风湿热、中耳炎、神经系统感染、脑外伤、脑部病变、癫痫、视听觉损害、睡眠障碍以及各种药物不良反应等,均可导致注意力不集中以及行为问题,容易与ADHD相混淆。通过详细地了解病史,仔细地体格检查和实验室检查,可以发现躯体疾病,有助于鉴别。

五、注意缺陷多动障碍的治疗

ADHD是一种慢性神经和精神发育障碍性疾病,需要制订个体化的长期治疗计划,治疗时应综合考虑症状的改善和社会功能的提升,涵盖了核心症状、学习功能、家庭和工作功能等。ADHD的治疗需要联合家长、医生、教师、社会各方面的共同努力,通过行为干预、心理治疗、家庭学校支持和药物治疗手段干预,才能得到较好的治疗效果。

(一)药物治疗

1. 中枢兴奋剂 此种药物的作用机制是通过促进神经传递介质释放,提高多巴胺和去甲肾上腺素水平,加强大脑皮质兴奋。临床强有力的证据表明,使用中枢兴奋剂对ADHD患儿的核心症状有较好的治疗效果。常见的副作用包括食欲减退、腹痛、失眠、头痛、心悸等,在停药或减量时不良反应即可消失。对于6岁以下儿童慎用此药,有青光眼、高血压、癫痫、心脏病或急性精神病的儿童应慎用或禁用。中枢兴奋剂治疗ADHD总体而言是安全且有效的,但使用此药前应对患儿进行一系列健康评估,同时,需要定期监测身高、体重、血压、心率等。

2. 去甲肾上腺素再摄取抑制剂 盐酸托莫西汀是ADHD的另一种一线治疗药物,为非中枢兴奋剂,对ADHD共病抽动障碍有较好效果,无药物成瘾及依赖问题,安全性好。此种药物通过增加前额叶皮质突触间隙多巴胺和去甲肾上腺素浓度来治疗ADHD。药物优点是对ADHD症状的控制为全天性的,但起效缓慢,常见的副作用包括食欲减退、呕吐、恶心、疲劳等。

3. 其他　可乐定是中枢 α 受体激动剂,通过影响去甲肾上腺素释放速率,间接影响多巴胺。当一线治疗药物无效时可考虑使用,使用时需定期监测血压,常见的不良反应为嗜睡、低血压、腹痛、头痛等。

总之,药物治疗不能治愈 ADHD,但可有效缓解 ADHD 的核心症状。根据治疗指南的建议,当 ADHD 症状完全缓解超过 1 年时,可在压力较小的情况下尝试停药,并严密监测 ADHD 患儿的情况。

(二) 行为干预

1. 正性强化法　也叫阳性强化法,是通过及时赞许、鼓励、奖赏 ADHD 患儿的良好行为,淡化异常行为,增强此类行为的发生频率,促进和保持该行为的产生和持续。对于奖励的设置,可以是父母的拥抱、口头表扬或者儿童期望的食物和玩具等。这种正性强化一定是在行为发生的即刻,表扬时间越及时,表扬内容越明确,效果会越好,促使 ADHD 患儿自觉主动地去控制不良行为。

2. 隔离处罚法　当 ADHD 患儿作出不适宜的行为时,可使用温和的处罚方法,即暂时隔离法。这种方法应在患儿出现不良行为时即可采用,父母应减少不必要的解释,将 ADHD 患儿迅速隔离至房间一角,减少不必要的关注,使其明白行为的不恰当,有助于消除和减少 ADHD 患儿的不良行为。

3. 消退法　在儿童表现出不良行为时,采用故意忽视和淡化的处理方法,减少正性强化的关注,达到使不良行为逐渐消失的作用。例如,ADHD 患儿无理取闹时,家长若满足其不合理要求则强化了该行为,此时可采取不予理睬的方法,久而久之 ADHD 患儿因得不到关注而减少该不良行为的发生。

(三) 家庭和学校支持

向家长和学校老师宣传 ADHD 的相关知识,让他们了解到 ADHD 是儿童神经精神发育障碍,并非儿童故意行为,是一种难以自控的疾病状态。家长和学校老师需要了解和学习如何帮助和管理 ADHD 患儿的方法,进行个体化的行为矫正方案,改善家庭和学校老师的教育观念和策略,设置合理的期望值,家庭、老师和医生应密切配合,使 ADHD 患儿获得更多的支持,从而提高治疗的依从性[46-48]。

(四) 心理治疗

积极主动与 ADHD 患儿和家长进行沟通,疏导缓解患儿的情绪问题和社会交往问题,帮助患儿制订个体化的治疗策略,鼓励其建立自信心,促进其身心健康成长。

(何 琳　姜 莲)

参 考 文 献

[1] 许政援,沈家鲜,吕静,等. 儿童发展心理学. 长春:吉林教育出版社,2002.

[2] 黎海芪,毛萌. 儿童保健学. 北京:人民卫生出版社,2009.

[3] 刘湘云,陈荣华,赵正言. 儿童保健学. 南京:凤凰科学技术出版社,2011.

[4] 克雷曼. 儿童营养学. 7 版. 申昆玲,主译. 北京:人民军医出版社,2015.

[5] 中国营养学会. 中国居民膳食营养素参考摄入量速查手册(2013 版). 北京:中国标准出版社,2014.

[6] 何志谦. 人类营养学. 3 版. 北京:人民卫生出版社. 2008.

[7] KLEINMAN RE.,FRANK R. Greer Pediatrics Nutrition. Academy of American Pediatrics,2014,7:449.

[8] KLIEGMAN RM.,STANTON BF.,GEME Ⅲ JW. ST.,et al. Nelson textbook of Pediatrics. 20th ed. Amsterdam:Elserier Saunders,2017.

[9] COLIN D,RUDOLPH,ABRAHAM M,et al. Lister Rudolph's Pediatrics . 22nd ed. New York:McGraw-Hill Medical,2010.

[10] 刘湘云,陈荣华,赵正言. 儿童保健学. 4 版,南京:科学技术出版社,2011.

[11] 黎海芪. 实用儿童保健学. 北京:人民卫生出版社,2017.

[12] MUNNS CF,SHAW N,KIELY M,et al. Global Consensus Recommendations on Prevention and Management of Nutritional Rickets. J Clin Endocrinol Metab. 2016,101(2):394-415.

[13] 全国佝偻病防治科研协作组,中国优生科学协会小儿营养专业委员会. 维生素 D 缺乏及维生素 D 缺乏性佝偻病防治建议. 中国儿童保健杂志,2015,23(7):781-782.

[14] NATIONAL CLINICAL GUIDELINE CENTRE(UK). Obesity:Identification,Assessment and Management of Overweight and Obesity in Children,Young People and Adults:Partial Update of CG43. National Institute for Health and Care Excellence(UK);2014:32-95.

［15］《全国儿童保健工作规范（试行）》（卫妇社发〔2009〕235号）.［2020-05-20］.http://www.nhc.gov.cn/fys/s3585/201001/3c7138856fbd4480a71563bd0e893898.shtml.

［16］《全国儿童保健技术规范（试行）》（卫办妇社发〔2012〕49号）.［2020-06-10］.http://www.gov.cn/zwgk/2012-05/02/content_2128078.htm.

［17］《全国儿童保健技术规范（试行）-2》（卫办妇社发〔2013〕26号）.［2020-05-28］.http://www.nhc.gov.cn/fys/s3585/201304/bfb996a2b8b3456da76d6ad6edb39d76.shtml.

［18］《国家基本公共卫生服务规范（3版）》（国卫基层发〔2017〕13号）.［2020-05-26］.http://www.nhc.gov.cn/jws/s3578/201703/d20c37e23e1f4c7db7b8e25f34473e1b.shtml.

［19］《儿童心理保健技术规范》（卫办妇社发〔2013〕26号）.［2020-06-08］.http://www.nhc.gov.cn/wjw/gfxwj/201304/23623f839ce64d0498e3d372115ecef8.shtml.

［20］张悦，黄小娜，王惠珊，等.中国儿童心理行为发育问题预警征编制及释义.中国儿童保健杂志.2018,26(1):112-114.

［21］中华人民共和国国家卫生健康委员会.2018年国家卫生健康统计调查制度.北京:中国协和医科大学出版社,2018.

［22］田霞.妇幼保健管理与规范.西安:陕西科学技术出版社,2017.

［23］周伟勤.极早产儿主要临床问题回顾性分析及人脐带血间充质干细胞制备研究.南方医科大学,2013.

［24］MANUCK T A,RICE M M,BAILIT J L,et al. Preterm neonatal morbidity and mortality by gestational age:a contemporary cohort. Am J Obstet Gynecol,2016,215(1):101-103.

［25］LIU L,OZA S,HOGAN D,et al. Global,regional,and national causes of under-5 mortality in 2 000-15:an updated systematic analysis with implications for the Sustainable Development Goals. Lancet,2016,388(10063):3027-3035.

［26］冯江，袁秀琴，朱军，等.中国2 000—2010年5岁以下儿童死亡率和死亡原因分析.中华流行病学杂志,2012,33(6):558-562.

［27］BLENCOWE H,COUSENS S,OESTERGAARD MZ,et al. National,regional,and worldwide estimates of preterm birth rates in the year 2010 with time trends since 1990 for selected countries:a systematic analysis and implications. Lancet,2012,379(9832):2162-2172.

［28］MALCOLM WF. Beyond the NICU:Comprehensive Care of The High-Risk Infant. New York:McGraw-Hill Educantion,2015.

［29］国家卫生和计划生育委员会办公厅.早产儿保健工作规范.中华围产医学杂志,2017,20(6):401-406.

［30］中华儿科杂志编辑委员会，中华医学会儿科学分会儿童保健学组，中华医学会儿科学分会新生儿学组.早产、低出生体重儿出院后喂养建议.中华儿科杂志,2016,54(1):6-12.

［31］李秋平，张国明，封志纯.《早产儿治疗用氧和视网膜病变防治指南》（修订版）解读.发育医学电子杂志,2016(04):199-204.

［32］VOHR BR,O'SHEA M,WRIGHT LL. Longitudinal multicenter follow-up of high-risk infants:why,who,when,and what to assess. Semin Perinatol,2003,27(4):333-342.

［33］陈超，魏克伦，姚裕家，等.早产儿管理指南.中华儿科杂志,2006(3):188-191.

［34］王丹华.规范早产儿喂养，提高营养管理水平.中华儿科杂志,2016,54(1):1-2.

［35］中国康复医学会儿童康复专业委员会，中国残疾人康复协会小儿脑性瘫痪康复专业委员会，中国脑性瘫痪康复指南编委会.中国脑性瘫痪康复指南(2015)第二部分高危儿评定与干预.中国康复医学杂志,2015,30(8):858-866.

［36］陈秀洁，姜志梅，史惟，等.中国脑性瘫痪康复指南(2015).中国康复医学杂志,2015,30(10):1082-1090.

［37］MOESCHLER J B,SHEVELL M. Comprehensive evaluation of the child with intellectual disability or global developmental delays. Pediatrics,2014,134(3):e903-e918.

［38］陈惠金.美国神经学会新生儿神经影像指南.实用儿科临床杂志,2008,23(2):157-160.

［39］BLAUW-HOSPERS CH,HADDERS-ALGRA M. A systematic review of the effects of early intervention on motor development. Dev Med Child Neurol,2005,47(6):421-432.

［40］SPITTLE A,ORTON J,ANDERSON PJ,et al. Early developmental intervention programmes provided post hospital discharge to prevent motor and cognitive impairment in preterm infants. Cochrane Database Syst Rev,2015(11):D5495.

［41］BENZIES KM,MAGILL-EVANS JE,HAYDEN K A,et al. Key components of early intervention programs for preterm infants and their parents:a systematic review and meta-analysis. BMC Pregnancy Childbirth,2013,13 Suppl 1:S10.

［42］王玉凤.注意力缺陷多动障碍.北京:北京大学医学出版社,2019.

［43］中华医学会精神医学分会.中国注意力缺陷多动障碍防治指南.2版.北京:中华医学会电子音像出版社,2015:49-52.

［44］美国精神医学学会.精神障碍诊断与统计手册(DSM-V).5版.张道龙,等译.北京:北京大学出版社,2016.

［45］喻东山.注意力缺陷多动障碍常见共患病,精神医学杂志,2015,28:478-480.

［46］朱庆庆,吉桂雄.注意力缺陷多动障碍儿童心理行为共患病的研究.中国妇幼健康研究,2006,17,3:194-196.

［47］金星明.静进发育与行为儿科学.北京:人民卫生出版社,2014.

［48］金星明,禹东川.注意缺陷多动障碍标准化门诊建设与规范化管理.北京:科学出版社,2019.

第二章

新生儿常见疾病

第一节 早产儿管理

一、概述

2012年世界卫生组织发布了全球早产儿(preterm infant)报告,对早产儿进行了分类和定义,早产儿是指胎龄<37周的新生儿,其中胎龄<28周的早产儿为超早产儿(extremely preterm),胎龄≥28周但<32周的早产儿称为极早产儿(very preterm)。近年来,随着早产儿数量的显著增多,存活率,上升,大家都非常重视对早产儿的救治。本节就早产儿的早期处理进行阐述。

二、产前的处理

早产儿的处理应从产前开始,一旦发生早产迹象,应立即启动预案,开始预防早产并采取相应的措施。

(一)儿科医生产前会诊

了解母亲与胎儿病史和高危因素,进行胎儿评估,与产科医生共同讨论诊疗方案,与家属沟通相关风险及救治措施,树立家长救治早产儿的信心。

(二)产前使用糖皮质激素

可促进胎肺成熟,降低新生儿呼吸窘迫综合征(RDS)发生率。建议对胎龄23~33^{+6}周有早产危险的孕妇产前使用1个疗程激素。地塞米松每次6mg,一个疗程4次,间隔12h,肌内注射。最佳给药时间为分娩前24d~分娩前7d。如果第1个疗程的类固醇激素已使用超过1~2周,且妊娠小于32~34周的孕妇又出现新的产科指征,产前需要再给一个疗程的类固醇激素。

(三)产前使用硫酸镁

产前使用硫酸镁可降低早产儿发生脑瘫的风险。建议对胎龄小于32周进入产程或宫口扩张超过4cm的产妇,产前使用硫酸镁,剂量为负荷量4g,然后1~2g/h,维持24~48h,静脉滴注。

三、产时处理

早产儿尤其是极早产儿和超早产儿各脏器发育不成熟,体重低下,体表面积大,出生时产房管理极其重要,需要训练有素的复苏团队。以2016年中国新生儿复苏指南为参考[1],需关注以下几点:

1. 延迟结扎脐带 ①娩出时体位略低于胎盘水平,观察婴儿活力,延迟30~60s断脐;②如果婴儿活力差需要复苏,或脐动脉搏动停止,应立即断脐进入复苏流程;③如果没有进行延迟结扎脐带条件(如胎盘早剥),可在结扎脐带前将长约20cm脐带中的血挤入婴儿体内,挤压3~4次后再断脐。

2. 体温管理 置于合适中性温度的辐射台,所有巾单均要预热,娩出后即用塑料薄膜包裹全身,戴上帽子。使用转运暖箱转运入新生儿重症监护室(NICU)。

3. 正压通气时控制压力 正压通气需要恒定的吸气峰压及呼气末正压,推荐使用T-组合复苏器进行正压通气。

4. 避免肺泡萎陷 胎龄<30周、有自主呼吸,或呼吸困难的早产儿,产房内尽早使用持续气道正压通气。根据病情选择性使用肺表面活性物质。

5. 维持血流动力学稳定 由于早产儿生发层基质的存在,易造成室管膜下-脑室内出血。心肺复苏时要特别注意保温、避免使用高渗药物、注意操作轻柔、维持颅内压稳定。

四、出生早期相关问题及并发症处理

(一)保暖

保持早产儿处于中性环境温度中(表2-1)。保持适当的湿度,出生体重越低,暖箱相对湿度越高,一般暖箱相对湿度保持60%~80%。暖箱热水槽中应使用蒸馏水每日更换。

表2-1 不同出生体重早产儿适中温度(暖箱)

出生体重/g	暖箱温度			
	35℃	34℃	33℃	32℃
1 000~	出生10d	10d~	3周~	5周~
1 500~		出生10d	10d~	4周~
2 000~		2d	2d~	3周~
>2 500			2d	2d~

(二)保持液体平衡

早产儿皮肤发育未成熟,不显性失水(IWL)比较多。生后第1天保证湿度情况下,液体需要量为60~80ml/kg,以后每日增加10~15ml/kg,直至每日150ml/kg。但要根据环境湿度、体重丢失、疾病状况、血钠、尿量等情况适当调整。暴露于辐射台时会比在暖箱内多15%的水分丢失,应增加20~30ml/(kg·d)的液体量。光疗时也应适当增加液体量。

(三)早产儿呼吸问题与呼吸管理

该部分内容根据《欧洲新生儿呼吸窘迫综合征防治共识指南(2016版)》[2]整理。

1. 早产儿吸氧 最佳目标氧饱和度应避免过度氧气暴露产生的并发症,因此推荐:①早产儿进行氧疗时,血氧饱和度应维持在90%~94%之间。设置监护仪报警界值在89%~95%之间。②病情改善后及时降低FiO_2。③如需吸入高浓度氧($FiO_2>0.4$)才能维持目标$TcSO_2$,则应采用辅助呼吸。

2. 早产儿无创通气 无创呼吸支持是解决早产儿呼吸问题的最优方法,包括持续气道正压通气(CPAP)、经鼻间歇正压通气(NIPPV),以及高流量温湿化鼻导管给氧。

(1)所有存在RDS风险的早产儿生后应立即应用CPAP治疗。

(2)提供CPAP起始压力6~8cmH₂O,然后根据临床表现、氧合情况和循环情况进行个体化调整。

(3)CPAP联合早期PS治疗是治疗RDS早产儿的最佳方案。

3. 有创通气 使用无创通气后不能维持正常氧合或病情加重者,应改用机械通气。机械通气策略:①尽可能缩短通气时间,推荐使用目标潮气量通气,有助于缩短机械通气时间,降低BPD和脑室内出血的发生。②因低碳酸血症和严重高碳酸血症可增加脑损伤的风险,故应避免。③撤机时早产儿可耐受允许性高碳酸血症,但需维持pH在7.22以上。

4. 肺表面活性物质的应用

(1)治疗指征:各种原因导致的RDS,应早期治疗。生后出现呼吸困难、呻吟,胸片两肺透亮度下降,提示早期RDS,无创或有创通气$FiO_2>0.4$,立即给药。

(2)给药方法:使用前将药瓶预热数分钟,使肺表面活性物质(PS)更好地分散。用PS前先吸痰清理呼吸道,PS经气管插管注入肺内,仰卧位给药,不需要多个体位。

(3)剂量:PS剂量范围比较宽,一般每次70~200mg/kg。但每种PS药品各自有推荐剂量。

(4)用药次数:轻症病例给1次即可,重症病例需要多次给药,间隔时间根据需要而定,一般最多给4次。

5. 早产儿呼吸暂停的防治 原发性呼吸暂停多发生在极早产儿,继发性呼吸暂停继发于各种原发病理情况。

(1)一般处理:①体位。中线位置,颈部自然,减少气道梗阻诱发呼吸暂停。②避免反射诱发呼吸暂停。③维持患儿正常体温。④吸氧。呼吸暂停发作时应给予吸氧。⑤物理刺激。呼吸暂停发生时可先使用物理刺激,促使呼吸恢复,如托背、拍打足底等。

(2)药物治疗:①枸橼酸咖啡因。负荷量20mg/kg,24h后给维持量,每日5~10mg/(kg·d),静脉滴注,给药时间10min,也可口服。如呼吸暂停消失且纠正胎龄>34周,可停药。如呼吸暂停消失维持7d,也可停药。②氨茶碱。负荷量5mg/kg,12h后给维持量,每次2.5mg/kg,8h一次。氨茶碱不良反应较多,有烦躁、心动过速、惊厥及高血糖等。

(3)呼吸支持:药物治疗后仍有呼吸暂停,可使用无创通气。无创通气和药物治疗均无效者,需气管插管机械通气。

(四)早产儿动脉导管开放的处理

无症状的动脉导管未必可自行闭合,不主张预防用药,而发生血流动力学紊乱的动脉导管未必,可危及生命,需积极处理。

1. 对症治疗 适当限制液体量,每日110~130ml/kg,心力衰竭者给洋地黄治疗。

2. 布洛芬 首剂10mg/kg,第2、3剂各5mg/kg,q.24h.,混悬滴剂用5%葡萄糖注射液2倍稀释后口服,1疗程3剂,如未关闭,可再用1疗程。

3. 手术结扎 如存在药物禁忌证或药物使用2个疗程还不能关闭,且严重影响心肺功能,则建议手术结扎。

(五)早产儿脑损伤及防治

早产儿脑损伤主要包括颅内出血、脑白质损伤等,是导致早产儿远期后遗症的主要原因,需加强防治。

1. 诊断 影像学是检查的主要手段,超声检查:主要用于早期床旁检查和动态随访,生后3~7d第1次检查,后定期复查。病情稳定后可早期MRI检查,纠正年龄37~40周时复查,并定期随访。

2. 早产儿颅内出血的防治 早产儿颅内出血多数临床表现隐匿,出血量较多者常出现意识改变、肌张力异常、前囟隆起,甚至脑疝等。

(1)颅内出血的预防:生后常规肌内注射维生素K_1 1mg,维持正常体温、内环境稳定可减少颅内出血发生。

(2)颅内出血者处理:予维生素K_1 1~5mg或补充凝血因子,血小板减少者输注血小板。出现危及生命的大量出血,需请神经外科会诊。

(3)颅内出血后期:可合并脑积水,有梗阻性脑积水者,可行侧脑室-腹腔内引流。

3. 早产儿脑病的防治 早产儿脑病(EOP)主要指早产儿脑白质损伤及脑室周围白质软化(PVL)。早产儿脑病的防治:以预防为主,避免围产期感染和缺氧,避免脑血流波动,合理机械通气,维持血气和血压稳定,维持体温、血糖正常,积极控制感染与炎症反应。新生儿期开始早期干预和康复治疗,可减少后遗症。

(六)维持血糖稳定

早产儿容易发生低血糖症和高血糖症,导致严重后果,必须保持血糖稳定[3]。

1. 低血糖症 早产儿血糖<2.6mmol/L(47mg/dl)为低血糖症。低血糖容易导致脑损伤。建议处理方法:①对所有早产儿都应监测血糖。②早期喂养,尽早开始经口喂养。③静脉滴注葡萄糖。对不能肠内喂养者,及时静脉滴注葡萄糖,血糖<2.6mmol/L者不论有无症状,都应给10%葡萄糖6~8mg/(kg·min)静脉滴注;如血糖<1.6mmol/L(29mg/dl)应给10%葡萄糖8~10mg/(kg·min)静脉滴注。糖浓度>12.5%对外周静脉产生较大刺激,应从中心静脉输注。④使用激素。如需要10%葡萄糖>12mg/(kg·min)静脉滴注速度才能维持血糖,可使用胰高血糖素10~20μg/(kg·h),或氢化可的松5~10mg/(kg·d)静脉滴注。

2. 高血糖症 指血糖>7mmol/L(126mg/dl)。根据血糖水平调整葡萄糖输注量和速度,稀释药物用5%

葡萄糖。如血糖持续超过 14mmol/L(252mg/dl)可使用胰岛素,静脉滴注每小时 0.01~0.1μ/kg,密切监测血糖,根据血糖调节胰岛素剂量。

(七) 黄疸的处理

住院早产儿生后前两周应每日 1~2 次监测经皮胆红素,对有高危因素的早产儿需要增加监测频度。

1. 胎龄≥35 周早产儿黄疸　可参照美国儿科学会新生儿黄疸诊疗指南[4],以小时胆红素百分位曲线图和高胆红素血症高危因素联合进行评估和监测高胆红素。

2. 胎龄<35 周早产儿黄疸　可参照荷兰格罗宁根大学医学中心的干预曲线图[5],根据出生体重、日龄和危险因素制定光疗或换血治疗标准(表 2-2)。

表 2-2　早产儿高胆红素血症光疗或换血治疗的总胆红素指标　　　　　　　　　　单位:μmol/L

出生体重(g)	风险度	24h		48h		72h		96h	
		光疗	换血	光疗	换血	光疗	换血	光疗	换血
<1 000	标准	100~155	170~220	100~185	170~255	100~205	170~280	100~220	170~290
	高危	70~120	140~200	85~155	170~230	85~175	170~250	85~185	170~255
1 000~1 500	标准	100~185	170~275	100~220	215~270	100~235	215~305	100~255	215~325
	高危	85~155	170~220	85~185	175~255	85~205	175~280	85~220	175~290
1 500~2 500	标准	130~220	205~300	140~255	255~310	140~280	275~340	140~290	275~355
	高危	85~185	170~250	85~220	200~270	85~245	200~305	85~255	200~325

高危因素包括:5min 阿普加(Apgar)评分<3、PaO₂<5.3kPa 超过 2h(最近 24h 内)、酸中毒 pH<7.15 超过 1h(最近 24h 内)、库姆斯(Coombs)试验阳性的溶血病、临床表现或者神经系统症状恶化。

(八) 早产儿营养支持

早期积极营养支持对降低早产儿患病率和死亡率起着关键作用,加强早产儿营养支持有重要意义。

1. 肠内营养

(1)喂养指征:相对稳定的早产儿尽早开始肠内喂养。出生体重>1 000g,生后 12h 内开奶;出生体重<1 000g,有严重围产期窒息或脐动脉插管早产儿,可适当延迟至生后 24~48h 开奶。

(2)喂养方式:①经口喂养。纠正胎龄 32~37 周,吸吮、吞咽和呼吸功能协调,呼吸平稳的早产儿。②管饲喂养。纠正胎龄<32 周,吸吮和吞咽功能不协调,因疾病或治疗因素不能经口喂养的早产儿。③微量喂养。喂奶量 10~20ml/(kg·d),适用于超低极低出生体重儿或危重早产儿过渡喂养期间,建议生后 24h 内开始微量喂养。

(3)乳品选择:①母乳,首选母乳喂养。出生体重<2 000g 早产儿或出生体重≥2 000g 早产儿纯母乳喂养体重增长不理想者,需使用母乳强化剂以追赶生长的需求,母乳量达 100ml/(kg·d)时开始添加母乳强化剂。②捐献母乳:有母乳库的医院可根据优先原则给予捐献奶。③早产儿配方乳。

(4)早产儿出院后喂养:根据生长曲线个体化判断,如果生长发育未追赶至生长发育曲线第 25 百分位,则需要强化喂养。强化方式包括母乳添加剂强化母乳或早产儿出院后配方,需定期监测生长发育指标,并适时调整个体化喂养方案。

2. 肠外营养　早产儿肠内营养不足或患消化道疾病不能耐受肠内营养时,需通过静脉途径补充输注多种营养素,以满足机体代谢及生长发育需求。

(1)肠外营养途径:①周围静脉。适合短期(<2 周)应用,葡萄糖浓度应<12.5%,氨基酸浓度应<3.5%。②中心静脉。常用脐静脉和经外周静脉导入中心静脉置管(PICC)。留置时间相对较长,葡萄糖浓度可达 15%~25%,氨基酸浓度可达 5%~6%。

(2)肠外营养组成和需要量:①液体量。早产儿起始液量根据胎龄和出生体重的不同,通常 60~100ml/(kg·d)。每日增加 10~20ml/kg,直至总液量(包括肠内喂养量)140~160ml/(kg·d)。②热量。80~100kcal/(kg·d)。③葡萄糖。从 4~6mg/(kg·min)开始,每日增加 1~2mg/(kg·min),最大不超过 11~

14mg/（kg·min）。全静脉营养时葡萄糖输注速率须≥4mg/（kg·min）。④氨基酸。生后第1日开始使用，选用小儿专用氨基酸。从1.5~2.5g/（kg·d）开始，每日增加1.0g/（kg·d），直至3.5~4.0g/（kg·d）。⑤脂肪乳剂。生后第1日开始使用，选用20%中长链脂肪乳。从1.0g/（kg·d）开始，每日增加0.5~1.0g/（kg·d），直至3.0g/（kg·d）。⑥其他。添加电解质、维生素、矿物质和微量元素。

（九）坏死性小肠结肠炎的防治

1. 早期诊断[6] ①影像学检查：一旦怀疑坏死性小肠结肠炎（NEC），则应立即做腹部正侧位X线检查，但早期腹部X线片多为非特异性肠道动力改变，应每隔6~8h随访腹部X线片，观察动态变化；②实验室检查：血常规白细胞增高或减少、血小板减少、C反应蛋白（CRP）显著升高是NEC病情进展的重要指标；③NEC分级诊断：根据全身表现、腹部表现及X线片结果。

2. 防治 ①禁食：一旦怀疑NEC，则应先禁食1~2d，观察病情发展，对确诊者禁食7~10d，同时胃肠减压；②改善循环状况：中重度NEC多伴有休克，根据血压、末梢循环、尿量等情况，给予扩容，使用血管活性药物；③加强抗感染治疗；④积极支持治疗：全身状况比较差，需要积极支持治疗；⑤外科治疗：肠穿孔是手术绝对指征，但为时已晚；积极保守治疗后情况恶化、伴低血压和难治性酸中毒、腹部X线片存在肠襻固定、门静脉积气、腹壁红肿和腹部触到肿块等，也是手术指征。

（十）早产儿医院感染的防治

早产儿医院感染发生率高，病情进展快，病死率高，务必高度重视防控。应当注意以下几点：①病房环境管理；②手卫生；③仪器设备消毒；④配奶与喂养管理；⑤严格规范抗生素使用；⑥呼吸机相关性肺炎（VAP）的防治；⑦导管相关性血流感染（CRBSI）的防治。

（十一）早产儿贫血

如胎龄<28周，血红蛋白<120g/L，或胎龄≥28周，血红蛋白<130g/L，则要考虑贫血，应积极防治。

1. 延迟脐带结扎 减少后期严重贫血及颅内出血的发生，减少输血次数。

2. 减少医源性失血 尽量减少抽血，每日记录取血量，积极推广微量血或无创检查方法。

3. 铁剂治疗 从达到经口足量喂养开始（生后2~4周）到生后12个月，补充铁剂量，预防剂量1~2mg/（kg·d），治疗剂量4~6mg/（kg·d）。监测血清铁、铁蛋白、转铁饱和度，血清铁蛋白是铁缺乏最敏感的指标。

4. 重组促红细胞生成素（EPO） 可用于预防，剂量每次250U/kg，每周3次，皮下注射或静脉注射，疗程4~6周。用EPO一周后再给铁剂，先用元素铁2mg/（kg·d），分2次口服，每周增加2mg/（kg·d），至6mg/（kg·d）维持。

（十二）早产儿视网膜病的防治

1. 预防 ①积极防治早产儿各种合并症，减少氧需求；②规范吸氧，尽可能降低吸氧浓度、缩短吸氧时间、减少动脉血氧分压波动；③积极防治呼吸暂停、酸中毒、贫血及减少输血。

2. 筛查与诊断 建立筛查制度[7,8]。①筛查对象和指征：出生胎龄<32周或出生体重<2 000g所有早产儿；出生体重>2 000g早产儿，如病情危重曾经接受机械通气或CPAP辅助通气、吸氧时间较长者。②筛查时间：首次筛查时间为生后第4~6周或矫正胎龄31~32周。③检查方法：采用间接眼底镜或眼底数码相机检查，由眼科医师检查。

3. 随访方法及治疗[7] 根据第1次筛查结果决定随访和治疗方案，随访终点为矫正胎龄42周，且视网膜完全血管化。治疗方法有抗血管内皮生长因子（VEGF）玻璃体内注射[8]、激光或冷凝治疗、巩膜环扎术、玻璃体切割术。

（十三）发展性照顾

1. 操作、噪声和灯光 尽量减少不必要的操作，对各种置管的护理操作要轻柔。降低噪声可以促成一个合适的环境，利于休息和生长，尤其是脑部的生长，目前公认NICU合适的音量为45~50分贝，一过性的噪声不要超过65~70分贝。房间保持暗光线，尽量使用非直接光源，暖箱上用盖布遮挡。如果必须使用直接光源，则用布遮挡眼睛。

2. 体位和皮肤的护理 保持头颈部处于中位，在操作时头颈部和身体保持直线，如果新生儿需要处于侧位,头部仍需保持在中位。保持良好的体位可以通畅气道,改善通气效果。生后1~3d,不用进行常规洗浴。在状态稳定时,可用无菌的温水擦拭皮肤上的血渍或沾染的血性羊水。根据《早产儿管理指南》提供湿化。不要擦除胎脂。

3. 鸟巢式、袋鼠式护理 鸟巢式、袋鼠式护理有利于降低早产相关并发症,提高预后,缩短住院时间。袋鼠式护理在婴儿稳定但仍然插管时即可开始,父母和婴儿皮肤接触;父母依靠在椅子上,调整为舒适坐姿,婴儿以直立或60°角趴在父母胸前,肌肤相贴;除了尿布外,婴儿是裸体的;可以用父母的衣服、父母的手、毯子覆盖婴儿背部,如果需要,早产儿还可以戴帽穿袜,以加强保暖。

(韩树萍)

第二节 新生儿肺炎

一、病因和发病机制

(一)宫内感染性肺炎

主要的病原体为病毒和细菌,如风疹病毒、巨细胞病毒、单纯疱疹病毒等,常由母亲妊娠期间原发感染或潜伏感染复燃、病原体经血行通过胎盘屏障感染胎儿,母亲细菌(大肠埃希菌、肺炎克雷伯菌)、原虫(弓形虫)或支原体等感染也可经胎盘感染胎儿。

大多数宫内感染肺炎由需氧菌引起,但偶尔也可检出厌氧菌(如拟杆菌属)。在美国及其他发达国家,大多数早发型肺炎由B族链球菌(GBS)引起。一项关于发展中国家新生儿肺炎的回顾性研究显示,导致早发型新生儿肺炎的病原体包括大肠埃希菌、GBS、克雷伯菌属、金黄色葡萄球菌及肺炎链球菌。解脲脲原体也是常见的病原体,并且与慢性肺疾病可能关联。病毒感染中单纯疱疹病毒(herpes simplex virus,HSV)是引起宫内感染肺炎的最常见病毒,通常是在出生时从母体获得。33%~54%的播散性HSV感染患儿会发生HSV肺炎,并且即使给予治疗也通常会致命。其他病毒可以引起肺炎,通常是母体在妊娠后期获得感染经由胎盘传播给胎儿,如腺病毒、肠道病毒及腮腺炎病毒。间质性肺炎也常发生于先天性风疹感染患儿,但其为先天性巨细胞病毒(cytomegalovirus,CMV)感染的一种不常见表现,发生率低于1%。真菌感染,如假丝酵母菌属和其他真菌病原体也可导致新生儿肺炎。在一项前瞻性研究中,大约25%的极低出生体重儿的胃肠道和呼吸道有假丝酵母菌定植,据推测是在临产和分娩期间获得的。约70%存在全身性假丝酵母菌病的婴儿发生肺炎。其他病原体导致宫内感染肺炎偶尔见于先天性弓形虫病和梅毒患儿。

(二)出生时感染性肺炎

羊膜早破、产程延长、分娩时消毒不严,母亲有绒毛膜炎、泌尿生殖器感染,胎儿分娩时吸入被病原体污染的羊水或母亲宫颈分泌物,均可致胎儿感染。常见病原体为大肠埃希菌、肺炎链球菌、克雷伯菌等,也可能是病毒、支原体。滞产、产道检查过多会增加感染机会。

(三)出生后感染性肺炎

发生在住院期间或出院后,通常由于住院新生儿中有病原微生物定植,或是在院内通过被感染的个体或被污染的器械而获得。病原体以金黄色葡萄球菌、大肠埃希菌多见。近年来机会致病菌,如克雷伯菌、铜绿假单胞菌、凝固酶阴性葡萄球菌(CONS)、柠檬酸杆菌等感染增多。病毒则以呼吸道合胞病毒、腺病毒多见;沙眼衣原体、解脲脲原体等亦应引起重视。广谱抗生素使用过久易发生真菌感染。

社区获得性肺炎的细菌性病因的资料有限。主要致病菌似乎是革兰氏阳性菌,包括化脓性链球菌、金黄色葡萄球菌和肺炎链球菌。病毒感染则有很多病毒,包括腺病毒、副流感病毒、鼻病毒、肠道病毒、流感病毒以及呼吸道合胞病毒(respiratory syncytial virus,RSV),可在新生儿期导致肺炎。大多数婴儿最初健康,但有患病家庭成员。在一项纳入40例患病毒性肺炎的新生儿的病例系列研究中,9例出生时胎龄小于37周,而55%的肺炎病例的病原体是RSV。RSV在冬季数月最流行,且可导致严重并发症和死亡。

真菌感染如假丝酵母菌属偶尔可导致生后感染性肺炎,尤其是在接受长期抗生素治疗且存在呼吸道假丝酵母菌定植的超低出生体重儿中。给予皮质类固醇可增加早产儿发生假丝酵母菌全身感染的风险,潜在地会增加肺炎的风险。

曲霉菌病是肺炎的一个罕见病因,常常可以致死。曲霉菌感染可密集发生,尤其是在医院翻修期间。

二、临床表现

(一)宫内感染性肺炎

常表现为出生时或出生后不久发生呼吸窘迫。婴儿可伴有嗜睡、呼吸暂停、心动过速及灌注不良,有时进展为脓毒症休克。一些婴儿会出现肺动脉高压。其他体征包括体温不稳定、代谢性酸中毒及腹部膨隆。这些体征都不是肺炎的特异性表现,少数病例可能有小头畸形、颅内钙化灶。病毒感染者出生时可无明显症状,而在 2~3d,甚至 1 周左右逐渐出现呼吸困难,并进行性加重,甚至进为支气管肺发育不良。

(二)出生时感染性肺炎

发病时间须经过一定潜伏期,因不同病原体而异,细菌感染在生后 3~5d 内发病,可伴败血症,Ⅱ型疱疹病毒感染在分娩后 5~10d 出现症状,衣原体感染常在生后 3~12 周发病。

(三)出生后感染性肺炎

以新生儿总体状况的改变为特征,可以包括呼吸暂停、呼吸过速、喂养困难、腹部膨隆、黄疸、呕吐、呼吸窘迫以及循环衰竭等非特异性表现。呼吸机依赖婴儿对氧及呼吸机的需求可能增加,或者可能存在脓性气管分泌物。肺炎的体征不具特异性,因此新生儿只要存在突发呼吸窘迫或其他疾病表现就应进行肺炎和/或脓毒症的评估。

三、辅助检查

(一)血常规

产前感染白细胞大多正常,也可减少或增加。细菌感染白细胞计数总数偏高,分类以中性粒细胞为主。

(二)培养

若存在足够量的胸腔积液,也可进行培养。如果疑似存在病毒性或其他非细菌性感染,应进行特异性检查,包括 PCR。气管抽吸物的革兰氏染色及培养可能识别致病微生物。监测气管抽吸物培养可以获得关于脓毒症发生时可能的病原体和诊断肺炎的早期信息。细针抽吸活检或支气管镜操作在患病新生儿中很难进行,并且可能导致严重的并发症。

(三)病原学检查

产时感染可生后立即进行胃液涂片找白细胞和病原体,或取血标本、血清病毒抗体、肺炎支原体及衣原体等抗体测定有诊断意义。

(四)血培养

疑似败血症者应做血培养。

(五)血气分析

严重病例有呼吸性酸中毒、代谢性酸中毒、呼吸衰竭表现。

(六)胸片

胸部 X 线片可确认肺炎的临床诊断。双侧肺泡致密影伴支气管充气征是特征性表现,但也可出现不规则的斑片状浸润,或偶尔可见胸片正常。GBS 或其他病原体所致的肺炎很难与早产儿的呼吸窘迫综合征相鉴别。胸腔积液的存在可能有助于鉴别,因为其可发生在高达 67% 的肺炎患者中,却很少见于呼吸窘迫综合征患者。但胸腔积液也可见于存在新生儿短暂性呼吸增快、先天性心脏病、胎儿水肿以及先天性淋巴管扩张的患者。

四、病理

病理改变随病原体的类型(细菌性或病毒性)而异。细菌性肺炎的特点为胸膜炎症、支气管肺组织的浸润或破坏,以及肺泡和支气管/细支气管内白细胞及纤维蛋白渗出。细菌常见于肺间质、肺泡,以及支气管/细支气管内;病毒感染通常引起间质性肺炎。例如,风疹引起的肺炎,其特点为单个核细胞及淋巴细胞浸润。广泛的炎症偶尔可伴随透明膜形成,随后可出现不同程度的间质纤维化及瘢痕形成。

五、诊断和鉴别诊断

根据病史、体检、临床表现、胸部 X 线检查,基本可以确诊。但宫内感染性肺炎和产时感染性肺炎需与以下疾病鉴别。

(一) 新生儿湿肺

常见于足月剖宫产,多于生后数小时内出现呼吸急促,但吃奶好、哭声响亮及反应佳,两肺呼吸音减弱,有时可闻及细湿啰音,多于 24h 内消失。X 线表现为肺泡和肺间质积液。动态观察有助于诊断。

(二) 新生儿呼吸窘迫综合征(NRDS)

早产儿多见,呼吸窘迫,呼气性呻吟,低血容量,低血压常见;X 线网状细颗粒影,支气管充气征,或呈毛玻璃状,甚至"白肺",血常规、CRP 无特殊。常需氧疗、辅助通气。

(三) 羊水吸入性肺炎

常有窒息史或胎儿宫内窒迫,呼吸急促都在复苏后,而新生儿感染性肺炎、呼吸窘迫一般发生在生后 3~5d。X 线征象及动态观察有助于诊断。

(四) 新生儿败血症

有体温不稳定、嗜睡、呼吸暂停、心动过速及灌注不良,严重进展为脓毒症休克。本病常并发肺炎,行血培养有助于诊断。

六、治疗

(一) 一般处理

保持合适的环境温度,新生儿发热可首选物理降温,必要时应用退热剂。

(二) 呼吸管理

雾化吸入,体位引流,定期翻身、拍背,及时吸净口鼻腔分泌物,务必保持呼吸道通畅。

(三) 维持正常血气

根据呼吸窘迫的严重程度,除了经验性抗生素治疗外,初始治疗可能还包括辅助供氧和机械通气,使血气维持在正常范围。

(四) 抗病原体治疗

细菌性肺炎经验性方案的选择,根据感染是宫内感染还是生后感染。以早用抗生素为宜,静脉给药疗效较佳,宫内感染性肺炎在获得培养结果前开展针对母体生殖器微生物的经验性胃肠外抗生素治疗。一旦确定了具体的微生物,则根据药敏试验结果调整治疗方案。

原则上选用敏感药物,但肺炎的致病菌一时不易确定,因此多先采用青霉素类和头孢菌素,根据病情选用其他药物,待药物结果回报再根据药敏选用抗生素。衣原体肺炎首选红霉素;病毒性肺炎治疗的特异性药物有限。对于大多数在围生期或产后获得的病毒感染,治疗仍为支持性治疗,单纯疱疹病毒性肺炎可用阿昔洛韦;巨细胞病毒性肺炎可用更昔洛韦,生后感染性肺炎经验性治疗的选择取决于社区及医院内细菌的流行情况及药敏情况。

(五) 支持治疗

纠正循环障碍和水、电解质及酸碱紊乱,输液速率要慢,以免发生心力衰竭及肺水肿;保证充足能量和营养供给,酌情静脉输注免疫球蛋白以提高机体免疫功能。治疗的持续时间由造成感染的病原体及患者对治疗的反应来决定。对于无并发症的肺炎,一般治疗疗程为 10~14d。

七、预防

(一) 抗生素使用

对羊膜早破的孕妇,在分娩前可用抗生素预防新生儿感染。

（二）B 族链球菌（GBS）筛查

国内近年来新生儿 GBS 所致的早发型败血症发病率有所增加,也是近年来宫内感染性肺炎的致病菌之一。国内对孕妇 GBS 筛查和对阳性者产时抗菌药物预防还做得不够,很有必要对是否推荐母亲 GBS 定植者产时抗菌药物预防应用的问题进行临床研究。

（三）院内感染防控

在 NICU 中,医院内获得性感染应实施多方位的预防,其中医护人员手卫生在防控中占突出的地位,且具有很强的临床证据;机械通气时间长易导致呼吸机相关肺炎的发生率增加,尽可能缩短机械通气时间是预防院内感染性肺炎的有效措施。

（四）减少交叉感染

社区获得性肺炎的预防措施是避免与呼吸道感染的人接触,避免在流感高发时间去人群密集的场所。

（陈冬梅）

第三节　新生儿窒息与复苏

一、新生儿窒息

新生儿窒息（asphyxia）是在分娩前后,或生后数分钟内发生的低氧血症（hypoxemia）、高碳酸血症（hypercapnemia）和酸中毒（acidosis）。在所有出生的新生儿中,超过 90% 的新生儿能平稳地从胎儿过渡到新生儿,但大约 10% 在分娩过程中需要一些帮助才能开始呼吸,约 1% 的新生儿需要更进一步的复苏才能存活。由于窒息的发生多比较突然,有许多高危分娩发生在非教学医院或小型医院,故每次分娩都应至少有一位接受过新生儿复苏（neonatal resuscitation）培训的人员,在紧急情况下能熟练应用复苏技术,立即展开救治工作。如果胎儿有窒息的高危因素（如表 2-3）,应在分娩前安排充足的人员。所有的分娩室都应配备基本的复苏设备,工作人员都应该定期接受新生儿复苏培训。

（一）窒息的病因和高危因素

表 2-3　新生儿窒息的病因和高危因素

母亲因素	分娩因素	胎儿因素
糖尿病	产钳助产或胎吸	早产
先兆子痫、高血压、慢性肾病	臀位产或其他异常分娩体位	过期产
贫血	头盆不称,肩难产,第二产程延长	胎儿头皮血气显示酸中毒
同种异体免疫性溶血	剖宫产	异常心率和心律失常
胎盘早剥、前置胎盘或其他产前出血	脐带脱垂	羊水胎粪污染
使用麻醉性镇痛药、巴比妥盐、安定类药、致幻药、酒精中毒	脐带受压如绕颈,打结,或臀位产时后出的胎头压迫	羊水过多
		羊水过少
流产或死胎既往病史	妊娠高血压综合征或出血	宫内发育迟缓
胎膜早破		巨大儿
红斑狼疮		肺表面活性物质系统不成熟
孕期心脏病		胎儿畸形
孕期发热或其他绒毛膜羊膜炎依据		胎儿水肿
脐动脉异常		多胎妊娠,胎-胎输血
脐带多普勒血流异常		

（二）出生时的生理变化

1. 呼吸系统　胎儿期,肺内充满液体,肺血流少。出生时的几分钟内,新生儿的肺血管阻力下降 8~10

倍,导致肺血流增加。由于脐带结扎,胎儿-胎盘气体交换中断,在此过渡阶段,新生儿必须快速清除肺内液体,扩张肺泡,建立有效的气体交换。事实上肺内液体的减少在产程发动时就开始了,产程中儿茶酚胺分泌增多,促进肺内液体的吸收和肺表面活性物质(surfactant)的释放。此外,产程的发动也有利于肺组织淋巴回流,因此缺乏产程的剖宫产增加新生儿湿肺(transient tachypnea of newborn,TTNB)的发生率。第一次呼吸必须产生能够克服肺液黏滞性和肺表面张力的跨肺压力,同时驱动肺液通过肺泡上皮细胞。肺的扩张也刺激肺表面活性物质释放和功能残气量(functional residual capacity,FRC)的建立,正常情况下有自主呼吸的足月儿80%~90%的FRC在生后1h内建立。

2. 循环系统　出生时脐带结扎,体循环阻力增加,左心室和主动脉内压力增加。肺充气和气体交换使动脉血氧分压(PaO_2)和pH增加,引起肺血管扩张。这些生理性改变导致左房血流增加,左房压超过右房压,卵圆孔功能性关闭;当肺血管阻力下降低于体循环压力时,动脉导管功能性关闭。

(三)窒息的病理生理和临床表现

发生在胎儿或新生婴儿的窒息是一个进行性而可逆的过程,其程度和速度变化很大。突发而严重的窒息可在10min内导致婴儿死亡,而轻微的窒息可能在30min或更长时间内逐渐加重,反复短暂而轻微的窒息可以自然缓解,但可引起窒息的累积效应。在早期,窒息可随着原因的解除而自发缓解,一旦窒息很严重,由于循环和神经系统受到损害,不可能自发缓解。

窒息时组织器官气体交换发生障碍,动脉血二氧化碳分压($PaCO_2$)升高,PaO_2和pH下降。当PaO_2非常低时,发生无氧糖酵解,导致酸性代谢产物在体内积蓄。在分娩过程中以下5个基本原因可引起窒息,发生持续的低氧血症和酸中毒:

1. 脐带血流中断,如脐带受压。

2. 胎盘的气体交换中断,如胎盘早剥(placental abruption)。

3. 胎盘灌注不足,如母亲有严重的低血压。

4. 胎儿异常导致不能耐受正常宫缩引起的暂时而间断的低氧血症,如贫血或宫内发育迟缓(intrauterine growth restriction,IUGR)。

5. 出生时肺的膨胀和灌注障碍,如气道阻塞、肺内液体过多或呼吸乏力。另外,可能由前述4种原因导致的出生时的酸中毒和呼吸暂停(apnea)。

在窒息发生的早期,心排血量能维持在正常水平,发生全身血流重新分布。非生命器官和组织如胃肠道、肾、肌肉和皮肤的血管收缩,血流减少;而大脑和心脏的血流增加,以维持充足的氧供;肺血流在胎儿时较低,生后如发生低氧血症和酸中毒则进一步下降,同时胎儿的氧耗下降。新生儿通过强有力的吸气扩张肺,如果成功,肺能够得到充足的通气和灌注,使低氧血症和酸中毒缓解,此时称为原发性呼吸暂停(primary apnea)。但多数情况下婴儿仅有喘息,并不足以成功地扩张肺泡,如给予一定的刺激和帮助,窒息可以逆转,婴儿能很快建立有效通气。当窒息加重和持续存在时,呼吸中枢受到抑制,血流重新分布的代偿作用消失,生命器官血供减少,心脑功能损害,婴儿不能从此阶段自发恢复,此时称为继发性呼吸暂停(secondary apnea),需要正压通气给氧,甚至胸外心脏按压。

窒息发展到严重阶段,脑组织和心脏的氧供减少。心肌动用储备的糖原供能,最终糖原储备耗竭,心肌受到低氧血症和酸中毒的损害,导致心肌和心脏泵功能受损,供应重要生命组织器官的血供下降,脑组织损伤随之发生。心血管功能受损表现在心率、主动脉压和中心静脉压(central venous pressure,CVP)的变化。早期由于非生命器官的血液分流表现为心动过缓、血压升高、肺循环和体循环容量血管的收缩引起CVP轻微升高;当心脏损害进一步发展,CVP进一步升高,主动脉压下降而心率进一步下降。

除了循环系统对窒息有各种生理性适应反应外,体内还有激素对窒息的反应,包括血浆促肾上腺皮质激素(corticotrophin)、糖皮质激素(glucocorticoid)、儿茶酚胺(catecholamine)、精氨酸加压素(arginine vaso-pressin,AVP)、肾素(renin)和心房钠尿肽(atrial natriuretic factor)升高,胰岛素(insulin)降低。这些变化对婴儿适应窒息时的病理生理变化有着重要的作用,由肾上腺髓质分泌的儿茶酚胺有维持心脏功能的作用;AVP能维持血压、心率,以及调节血流的分布;肝糖原异生增加有助于维持血糖。

复苏的生理基本上是窒息的病理生理的可逆过程,因此开始复苏时掌握窒息的病理生理过程至关重要。如果窒息导致了心力衰竭,复苏时除了建立有效的肺通气和灌注外,还必须恢复心功能储备。通常,只有当 PaO_2 和 pH 分别低至 20mmHg 和 6.9 以下时才发生心力衰竭,必须通过胸外心脏按压快速纠正严重的低氧血症和酸中毒,恢复心排血量。当 pH 升至 7.1 以上,PaO_2 至 50mmHg,心肌的反应性会增快,心率上升,主动脉压升高,脉压增宽,而 CVP 下降。这些变化表明可以停止胸外心脏按压。此时,由于非生命脏器的血管仍然收缩,血压可以升高,并随着充足的供氧和酸中毒的纠正而恢复正常。皮肤颜色苍白表明存在血管收缩,而肤色粉红充盈良好表明血管收缩缓解。当外周血液灌注改善后,蓄积在组织的乳酸进入循环系统,可导致碱剩余再次增大。此外复苏成功后仍应注意心功能的监护和支持,以防心肌的缺血-再灌注损伤(ischemic-reperfusion insult)。

中等程度窒息时并不发生心力衰竭,通常不需要胸外心脏按压。有效的正压通气可降低 $PaCO_2$,增加氧合,充分扩张肺血管床,从而纠正酸中毒。如果纠正了高碳酸血症后仍存在显著的酸中毒,可给予碱性药物,缓解肺血管收缩,建立良好的肺灌注。一般 pH 升至 7.25 就能达到这个目的,但当发生持续肺动脉高压(persistent pulmonary hypertension of the newborn,PPHN)时,需要高通气达到较高的 pH 水平,从而扩张肺血管床。

自主呼吸随着窒息的恢复而重新出现,复苏开始到自主呼吸恢复的时间间隔与脑损伤的程度直接相关。但自主呼吸的出现并不一定是可以撤除辅助通气的指标。通常窒息复苏后婴儿可存在部分肺组织不张,肺的通气能力还不够强和有效,在辅助通气时 $PaCO_2$ 可正常,PaO_2 升高,但撤除辅助通气后 PaO_2 仍可能下降,再次发生低氧血症,因此辅助通气和供氧应逐渐撤除。

窒息婴儿的血容量可以是异常的。分娩过程中缺氧常引起血流从胎盘转到胎儿,使血容量增加。然而,在一定条件下婴儿的血容量可减少,最明显的原因是胎盘胎儿侧出血,表现为母亲阴道出血。其他情况包括:脐带受压后,由于静脉血减少较动脉血明显;母亲低血压;分娩末期发生的窒息。窒息开始时是否存在低血容量较难确定,原因有两个。其一,窒息时循环系统的反应与血容量丢失表现很相似,都可引起心动过缓、代谢性酸中毒、皮肤苍白和毛细血管充盈时间延长等周围循环灌注不良的表现,以及较大的核心体温和体表体温差。窒息和休克都可以引起主动脉压降低。中心静脉压则相反,休克时下降,窒息时升高。但窒息和休克可以共存或同时发生。其二,在窒息发生和复苏过程中,循环系统的改变决定循环血容量是否充足。如果是中等程度的窒息,体循环和肺血管收缩,尽管血容量减少,主动脉和中心静脉压可以接近正常。此时扩容仅加重循环负荷,而当更严重的窒息和心力衰竭存在时,扩容会使病情恶化。当窒息纠正,血管收缩缓解时,血容量减少,此时不足以维持循环需要,再灌注损伤也增加血管内液外渗,引起水肿和减少血浆容量。

在窒息的恢复过程中,可能出现几种代谢紊乱。窒息可以消耗糖原储备而引起低血糖。由于窒息时低血糖可诱发心力衰竭,而过多的输注葡萄糖则会引起高血糖,增加乳酸的堆积,加重代谢性酸中毒,因此必须维持血糖在合适的水平。窒息时由于降钙素的释放可引起低钙血症,同样可导致心力衰竭。酸中毒时细胞内外 H^+-K^+ 交换可发生高钾血症,但由于肾脏的排钾,体内总钾却减少,因此当窒息解除,酸中毒纠正后,可发生低钾血症。

(四) 新生儿窒息的诊断

目前的新生儿窒息主要根据 Apgar 评分和脐动脉血气相结合来诊断。Apgar 评分可评价窒息的严重程度和复苏的效果,但不能指导复苏,因为它不能决定何时应开始复苏,也不能对复苏过程提供决策。临床上使用心率、呼吸和氧饱和度进行评估,判断窒息的程度和所处的病理生理状态,快速决策和处理,即评估-决策-处理。脐动脉血气代表新生儿在产程中血气变化的结局,能揭示有无缺氧、酸中毒及其严重程度,反映窒息的病理生理本质,被认为比 Apgar 评分更客观、更具有特征性。由于 Apgar 评分对诊断新生儿窒息的敏感度高,特异度较低,而脐动脉血气(pH 和碱剩余)指标特异度高,敏感度较低,故两者结合可增加其准确性。目前我国新生儿窒息诊断和分度标准建议:①产前具有可能导致窒息的高危因素;②1~5min 的 Apgar 评分 ≤7 分,仍未建立有效自主呼吸;③脐动脉血 pH<7.15;④排除其他引起低 Apgar 评分的病因。以上②~④为必要条件,①为参考指标。

（五）新生儿窒息的预后

严重的窒息或窒息后救治不及时、不恰当，可导致缺氧缺血性脑病（hypoxic-ischemic encephalopathy，HIE）。严重的 HIE100% 会发生死亡或显著的神经系统发育障碍，中度 HIE 约 26%，而轻度不会发生死亡或发育障碍。有惊厥的患儿发生脑瘫的可能性比无惊厥的患儿高 17 倍。许多有中度出生时窒息的患儿并不出现脑病，而一些相同程度的胎儿窘迫可有严重脑病。因此对围产期和新生儿期病情的充分了解，同时结合生物化学及影像学检查，以及在生后几年内的随访，并进行仔细的临床评估，才能得出最准确的预后判断。

二、新生儿窒息的复苏

（一）复苏前的准备

1. 复苏设备的准备　分娩室和手术室必须配备复苏所需的各种器械和设备，并定期复核、更换。应准确了解设备和器材放置的位置，熟悉各种设备的使用方法。进入产房时调整复苏环境温度至 25~26℃，并立即检查各种设备，包括气源、复苏囊的密封性和压力表、负压吸引压力，预热辐射台，打开无菌或一次性器械包备用。将常用设备和工具按使用顺序有条理地放在辐射台上或方便取用的地方。

复苏设备和器械包括：预热的辐射台，毯子和毛巾；吸引设备；推荐带有 PEEP 的正压通气设备，如 T 组合复苏器，或者复苏囊，以及各种型号的面罩（为每位可能需要的婴儿准备至少两个不同型号的面罩），最好备有压力表；供氧设备，最好备有氧气表和空氧混合器；气管插管设备，包括不同型号的镜片（00 号、0 号和 1 号）和各种内径的气管插管（2.5 号、3.0 号、3.5 号和 4.0 号）、管芯；脐血管插管包和导管；注射器、手套、胶布、剪刀、听诊器、胃管、消毒用的碘伏和酒精、计时设备；药物包括 1∶10 000 肾上腺素，生理盐水、注射用水等。血压、心电和氧饱和度监护设备。需要转运时预热转运暖箱和检查转运设备。

2. 复苏人员的准备　由于新生儿窒息的发生有时难以预料，每次分娩时都应该至少有一名受过新生儿复苏技能培训的人员在场。产房、手术室和新生儿科的医师、助产士和护士，都必须经过定期严格的新生儿复苏培训，才能上岗工作。大多数情况下产科医生和儿科医生的良好交流能提供及时的救助，因此在分娩前合理分派复苏任务非常重要。产房或手术室内可根据情况组织复苏小组，平时要加强演练。必须要有明确的复苏管理制度，参加复苏的人员要明确各自的分工，互相协作和配合，复苏主导者要有强烈的责任感和自信心，遇到问题不能慌乱，处理问题有条不紊，并及时做好与复苏小组内成员、产科和/或手术室内人员和母亲及其家属的沟通工作。注意尊重母亲和婴儿，表现沉着冷静，避免过多的好奇心，保护患者的隐私。

下面是某复苏小组的任务分工举例：

成员 A（多为复苏主导者）：评估婴儿；处理气道，必要时插管；提供正压通气；固定气管插管。

成员 B：听诊心率，必要时胸外心脏按压；胸腔听诊，确定气管插管位置是否合适，通气是否良好；放置脐血管导管，并维持导管通畅；测定血压，评估循环灌注，以及采血标本检查血气分析和血培养；给液体和药物；帮助评估婴儿。

成员 C（严重或复杂病情时需要）：擦干，放置心电图（EEG）导联，体温监测探头和经皮氧饱和度测定电极；记录时间，记录复苏过程及生命体征，每 5min 给予 Apgar 评分直至评分 7 分以上，记录控制给药容量和速度；帮助成员 A 气管内吸引，调整给氧浓度以及帮助固定 ETT；帮助成员 B 用无菌注射器给药，复苏早期确保成员 B 的工作区域无菌；监测婴儿体温和血糖。

3. 复苏前信息的准备　复苏主导者进入产房或者手术室前应对母亲的情况有初步了解，特殊病例最好曾经会诊并就胎儿的情况与产科医生和母亲及其家属有过谈话。需要了解的信息可以总结为 4 个点：胎儿的孕龄，是否是早产；胎儿的数量，单胎还是多胎；羊水情况，是否羊水有污染，有无宫内窘迫的；母亲孕期有无并发症等。收集信息帮助预测复苏可能遇到的情况及时做好准备，然后将信息汇总向复苏小组汇报，并分配复苏中的任务。如果母亲神志清楚，可简单安慰，表明复苏小组及时就位。注意避免干扰产科医生的工作以及手术室内的无菌区域。

复苏的基本程序（图 2-1）：

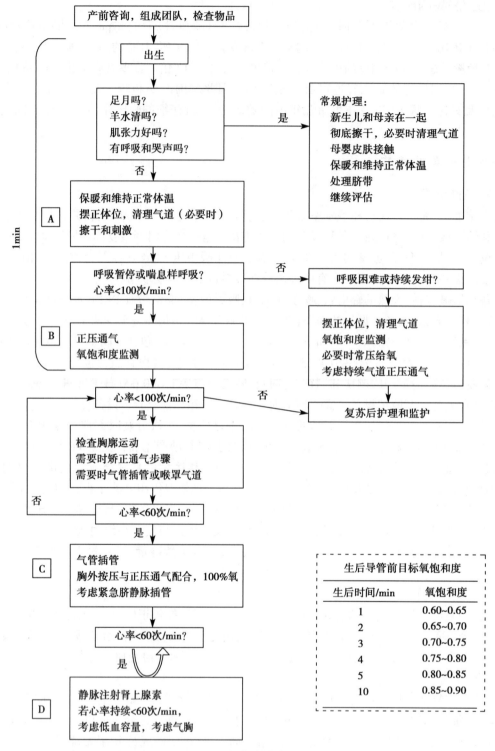

图 2-1 复苏的基本程序

A. 保持呼吸道通畅；B. 建立呼吸；C. 维持循环；D. 药物治疗。

（二）复苏步骤

1. 快速评估 生后立即快速评估 4 项指标：①足月吗？②羊水清吗？③有哭声或呼吸吗？④肌张力好吗？

如 4 项均为"是"，应快速彻底擦干，和母亲皮肤接触，进行常规护理。

如 4 项中有 1 项为"否"，则需复苏，进行初步复苏。

对于有活力且无禁忌证的新生儿,生后应进行至少30~60s的脐带延迟结扎。

2. 初步复苏

(1)保暖:产房温度设置为25~28℃。提前预热辐射保暖台,足月儿辐射保暖台温度设置为32~34℃,或腹部体表温度36.5℃;早产儿根据其中性温度设置。用预热毛巾包裹新生儿放在辐射保暖台上,注意头部擦干和保暖。有条件的医疗单位复苏胎龄<32周的早产儿时,可将其头部以下躯体和四肢放在清洁的塑料袋内,或盖以塑料薄膜置于辐射保暖台上,摆好体位后继续初步复苏的其他步骤。避免高温,防止引发呼吸抑制。

(2)体位:置新生儿头轻度仰伸位(鼻吸气位)。

(3)吸引:必要时(分泌物量多或有气道梗阻)用吸球或吸管(12F或14F)先口咽后鼻清理分泌物。过度用力吸引可导致喉痉挛,并刺激迷走神经,引起心动过缓和自主呼吸延迟出现。应限制吸管的深度和吸引时间(<10 s),吸引器负压不超过100mmHg(1mmHg=0.133kPa)。

(4)羊水胎粪污染时的处理:2015年美国新生儿复苏指南不再推荐羊水胎粪污染时常规气管内吸引胎粪(无论有无活力)。根据我国国情和实践经验,目前做如下推荐:当羊水胎粪污染时,仍首先评估新生儿有无活力:新生儿有活力时,继续初步复苏;新生儿无活力时,应在20s内完成气管插管及用胎粪吸引管吸引胎粪。如果不具备气管插管条件,而新生儿无活力时,应快速清理口鼻后立即开始正压通气。

(5)擦干和刺激:快速彻底擦干头部、躯干和四肢,拿掉湿毛巾。彻底擦干是对新生儿的刺激,以诱发自主呼吸。如仍无呼吸,用手轻拍或手指弹患儿足底或摩擦背部2次以诱发自主呼吸。如这些努力无效表明新生儿处于继发性呼吸暂停,需要正压通气。

3. 正压通气 新生儿复苏成功的关键是建立充分的通气。

(1)指征:①呼吸暂停或喘息样呼吸;②心率<100次/min。

对有以上指征者,要求在"黄金一分钟"内实施有效的正压通气。如果新生儿有呼吸,心率>100次/min,但有呼吸困难或持续发绀,应清理气道,监测脉搏血氧饱和度,可常压给氧或给予持续气道正压通气,特别是早产儿。

(2)气囊面罩正压通气

1)压力:通气压力需要20~25cmH₂O(1cmH₂O=0.098kPa),少数病情严重的初生儿可用2~3次30~40cmH₂O压力通气。国内使用的新生儿复苏囊为自动充气式气囊(250ml),使用前要检查减压阀。有条件最好配备压力表。

2)频率:40~60次/min。

3)用氧:推荐县及县以上医疗单位创造条件在产房添置空氧混合仪、空气压缩器及脉搏血氧饱和度仪。无论足月儿或早产儿,正压通气均要在脉搏血氧饱和度仪的监测指导下进行。足月儿开始用空气进行复苏,早产儿开始给21%~40%浓度的氧,用空氧混合仪根据血氧饱和度调整给氧浓度,使氧饱和度达到目标值。胸外按压时给氧浓度要提高到100%。

无法配备脉搏血氧饱和度仪或空氧混合仪或二者皆无的医疗单位,可利用自动充气式气囊复苏,有4种氧浓度可用:自动充气式气囊不连接氧源,氧浓度21%(空气);连接氧源,不加储氧器,可得到约40%浓度的氧;连接氧源,加储氧器得100%(袋状)、90%(管状)浓度的氧。

脉搏血氧饱和度仪的传感器应放在新生儿动脉导管前位置(即右上肢,通常是手腕或手掌的中间表面)。在传感器与仪器连接前,先将传感器与婴儿连接有助于最迅速地获得信号。

4)评估心率:可触摸新生儿的脐带搏动或用听诊器听诊新生儿心跳,计数6s,乘以10即得出每分钟心率的快速估计值。近年来脉搏血氧饱和度仪用于新生儿复苏,可以测量心率和血氧饱和度。为了更准确地评估心率,2015年美国新生儿复苏指南推荐应用3导心电图测量心率,在我国,建议有条件的可以试用,并总结经验。

5)判断有效通气:开始正压通气时即刻连接脉搏血氧饱和度仪,并观察胸廓是否起伏。有效的正压通气表现为胸廓起伏良好,心率迅速增快。

6)矫正通气步骤:如达不到有效通气,需矫正通气步骤,包括检查面罩和面部之间是否密闭,再次通畅气道(可调整头位为鼻吸气位,清除分泌物,使新生儿的口张开)及增加气道压力。矫正通气后如心率<100 次/min,可进行气管插管或使用喉罩气道。

7)评估及处理:经 30s 有效正压通气后,如有自主呼吸且心率≥100 次/min,可逐步减少并停止正压通气,根据脉搏血氧饱和度值决定是否常压给氧;如心率<60 次/min,应气管插管正压通气并开始胸外按压。

8)其他:持续气囊面罩正压通气(>2min)可产生胃充盈,应常规经口插入 8F 胃管,用注射器抽气并保持胃管远端处于开放状态。

(3)T-组合复苏器(T-Piece 复苏器):T-组合复苏器是一种由气流控制、有压力限制的机械装置,能提供恒定的吸气峰压及呼气末正压。对早产儿的复苏更能提高效率和安全性。

1)指征:用于足月儿和早产儿正压通气。

2)用法:需接上压缩气源,气体由 T-组合复苏器的新生儿气体出口经一个管道输送到新生儿端,与面罩或气管导管相连。预先设定吸气峰压 20~25cmH$_2$O、呼气末正压 5cmH$_2$O、最大气道压(安全压)40cmH$_2$O。操作者用拇指或示指关闭或打开"T"形管的开口,控制呼吸频率及吸气时间,使气体直接进入新生儿气道。由于提供恒定一致的呼气末正压及吸气峰压,维持功能残气量,更适合早产儿复苏时正压通气的需要。本装置操作容易,使用灵活,压力输出稳定,操作者不易疲劳。

4. 喉镜下经口气管插管

(1)指征:①需要气管内吸引清除胎粪时;②气囊面罩正压通气无效或要延长时;③胸外按压时;④经气管注入药物时;⑤需气管内给予肺表面活性物质;⑥特殊复苏情况,如先天性膈疝或超低出生体重儿。

(2)准备:进行气管插管必需的器械和用品应放置在一起,在每个产房、手术室、新生儿室和急救室应随时备用。常用的气管导管为上下直径一致的直管,不透射线且有刻度标识。如使用金属导丝,导丝前端不可超过管端。

(3)方法:关键在于暴露声门,并要强调小指的 3 个用处。

1)插入喉镜:左手持喉镜,使用带直镜片(早产儿用 0 号,足月儿用 1 号)的喉镜进行经口气管插管。将喉镜柄夹在拇指与前 3 个手指间,镜片朝前。小指靠在新生儿颏部(小手指的第 1 个用处)提供稳定性。喉镜镜片应沿着舌面右侧滑入,将舌推至口腔左侧,推进镜片直至其顶端达会厌软骨谷。

2)暴露声门:采用一抬一压手法。轻轻抬起镜片,上抬时需将整个镜片平行于镜柄方向移动,使会厌软骨抬起即可暴露声门和声带。如未完全暴露,操作者用自己的小指(小手指的第 2 个用处)或由助手用示指向下稍用力压环状软骨使气管下移,有助于暴露声门。在暴露声门时不可上撬镜片顶端来抬起镜片。

3)插管:插入有金属管芯的气管导管,将管端置于声门与气管隆凸之间,接近气管中点。

4)操作时限及技巧:整个操作要求在 20~30s 内完成。如插入导管时声带关闭,可采用 Hemlish 手法,即助手用右手示指和中指在胸外按压的部位向脊柱方向快速按压 1 次促使呼气产生,声门就会张开。

(4)胎粪吸引管的使用:施行气管内吸引胎粪时,将胎粪吸引管直接连接气管导管,以清除气管内残留的胎粪。吸引时复苏者用右手示指将气管导管固定在新生儿的上腭,左手示指按压胎粪吸引管的手控口使其产生负压,边退气管导管边吸引,3~5s 将气管导管撤出气管外,并随手快速吸引一次口腔内分泌物。

(5)判断气管导管位置的方法:正压通气时导管管端应在气管中点,判断方法如下:

1)测量法:鼻中隔耳屏距离(NTL)法,即插管深度为鼻中隔到耳屏的距离+1cm。

2)体重法:参照表 2-4。

表 2-4 体重法判断气管导管位置

孕周	到唇际的插管深度/cm	体重/g
23~24	5.5	500~699
25~26	6.0	700~899
27~29	6.5	900~1 099
30~32	7.0	1 100~1 499

续表

孕周	到唇际的插管深度/cm	体重/g
33~34	7.5	1 500~1 899
35~37	8.0	1 900~2 499
38~40	8.5	2 500~3 199
41~43	9.0	3 200~4 200

(6)确定插管成功的方法:①胸廓起伏对称,听诊双肺呼吸音一致,尤其是腋下,且胃部无呼吸音;②无胃部扩张;③呼气时导管内有雾气;④心率、血氧饱和度和新生儿反应好转;⑤有条件可使用呼出气 CO_2 检测器,可快速确定气管导管位置是否正确。

5. 喉罩气道 喉罩气道是一个用于正压通气的气道装置。

(1)适应证:①新生儿复苏时如气囊-面罩通气无效,气管插管失败或不可行时;②小下颌或相对大的舌,如 Pierre-Robin 综合征和唐氏综合征;③多用于出生体重≥2 000g 的新生儿。

(2)方法:喉罩气道由一个可扩张的软椭圆形边圈(喉罩)与弯曲的气道导管连接而成。弯曲的喉罩越过舌产生比面罩更有效的双肺通气。采用"盲插"法,用示指将喉罩罩体开口向前插入新生儿口腔,并沿硬腭滑入至不能推进为止,使喉罩气囊环安放在声门上方。向喉罩边圈注入 2~3ml 空气,使扩张的喉罩覆盖喉口(声门)。喉罩气道导管有一个 15mm 接管口,可连接复苏囊或呼吸器进行正压通气。

6. 胸外按压

(1)指征:有效正压通气 30s 后心率<60 次/min。在正压通气的同时,须进行胸外按压。

(2)要求:此时气管插管正压通气应配合胸外按压,以使通气更有效。胸外按压时给氧浓度增加至 100%。

(3)方法:胸外按压的位置为胸骨下 1/3(两乳头连线中点下方),避开剑突。按压深度约为胸廓前后径的 1/3,产生可触及脉搏的效果。按压和放松的比例为按压时间稍短于放松时间,放松时拇指或其他手指应不离开胸壁。按压的方法有拇指法和双指法。①拇指法:双手拇指的指端按压胸骨,根据新生儿体形不同,双拇指重叠或并列,双手环抱胸廓支撑背部;②双指法:右手示指和中指 2 个指尖放在胸骨上进行按压,左手支撑背部。

因为拇指法能产生更高的血压和冠状动脉灌注压,操作者不易疲劳,加之采用气管插管正压通气后,拇指法可以在新生儿头侧进行,不影响脐静脉插管,是胸外按压的首选方法。

(4)胸外按压和正压通气的配合:胸外按压时应采用气管插管进行正压通气。由于通气障碍是新生儿窒息的首要原因,因此胸外按压和正压通气的比例应为 3∶1,即 90 次/min 按压和 30 次/min 呼吸,达到每分钟约 120 个动作。每个动作约 1/2s,2s 内 3 次胸外按压加 1 次正压通气。45~60s 重新评估心率,如心率仍<60 次/min,除继续胸外按压外,考虑使用肾上腺素。

7. 药物 新生儿复苏时,很少需要用药。新生儿心动过缓通常是由于肺部通气不足或严重缺氧,纠正心动过缓的最重要步骤是充分的正压通气。

(1)肾上腺素:①指征,45~60s 的正压通气和胸外按压后,心率持续<60 次/min;②剂量,新生儿复苏应使用 1∶10 000 的肾上腺素,静脉用量 0.1~0.3ml/kg,气管内用量 0.5~1ml/kg,必要时 3~5min 重复 1 次;③给药途径,首选脐静脉给药,如脐静脉插管操作尚未完成或没有条件做脐静脉插管时,可气管内快速注入,若需重复给药,则应选择静脉途径。

(2)扩容剂:①指征,有低血容量、怀疑失血或休克的新生儿在对其他复苏措施无反应时;②扩容剂,推荐生理盐水;③方法,首次剂量为 10ml/kg,经脐静脉或外周静脉 5~10min 缓慢推入,必要时可重复扩容 1 次。

(3)其他药物:分娩现场新生儿复苏时一般不推荐使用碳酸氢钠。

(4)脐静脉插管:脐静脉是静脉注射的最佳途径,用于注射肾上腺素以及扩容剂。可插入 3.5F 或 5F 的不透射线的脐静脉导管。当新生儿复苏进行胸外按压时即可考虑开始脐静脉插管,为给药做准备。

插管方法如下:沿脐根部用线打一个松的结,如在切断脐带后出血过多,可将此结拉紧。在夹钳下离皮肤线约2cm处用手术刀切断脐带,可在11、12点位置看到大而壁薄的脐静脉。脐静脉导管连接三通和5ml注射器,充以生理盐水,导管插入脐静脉2~4cm,抽吸有回血即可。早产儿插入导管稍浅。插入过深,则高渗透性药物和影响血管的药物可能直接损伤肝脏。务必避免将空气推入脐静脉。

(三) 早产儿复苏需关注的问题

1. 体温管理　置于合适中性温度的暖箱。对胎龄<32周早产儿复苏时可采用塑料袋保温(见初步复苏部分)。

2. 正压通气时控制压力　早产儿由于肺发育不成熟,通气阻力大,不稳定的间歇正压给氧易使其受伤害。正压通气需要恒定的吸气峰压及呼气末正压,推荐使用T-组合复苏器进行正压通气。

3. 避免肺泡萎陷　胎龄<30周、有自主呼吸,或呼吸困难的早产儿,产房内尽早使用持续气道正压通气。根据病情选择性使用肺表面活性物质。

4. 维持血流动力学稳定　由于早产儿生发层基质的存在,易造成室管膜下-脑室内出血。心肺复苏时要特别注意保温、避免使用高渗药物、注意操作轻柔、维持颅内压稳定。

5. 缺氧后器官功能监测　围产期窒息的早产儿因缺氧缺血易发生坏死性小肠结肠炎,应密切观察,延迟或微量喂养。注意尿量、心率和心律。

6. 减少氧损伤　早产儿对高动脉氧分压非常敏感,易发生氧损害。需要规范用氧,复苏开始时给氧浓度应低于65%,并进行脉搏血氧饱和度或血气的动态监测,使血氧饱和度维持在目标值,复苏后应使血氧饱和度维持在0.90~0.95。定期眼底检查随访。

(四) 复苏后处理

复苏成功后注意准确判断婴儿情况,需要继续治疗的婴儿转运到NICU;需要继续观察的转交给新生儿室;情况良好者随母亲回产科病房或者产科婴儿室,准备开奶。注意做好交接工作,并详细记录复苏过程。向产科医生和患者家属明确交代婴儿的情况和去向,最好有文字记录。如果婴儿情况允许,带婴儿离开前让母亲看一看婴儿的脸,并确认婴儿性别。由家属陪同转运去NICU。

(刘江勤)

第四节　新生儿黄疸

新生儿黄疸(neonatal jaundice)是因胆红素在体内积聚引起的皮肤或其他器官黄染,新生儿血清总胆红素(TSB)超过7mg/dl即可出现肉眼可见的黄疸,大约85%的足月儿和大部分早产儿都会发生黄疸。以间接胆红素增高为主的新生儿黄疸是临床常见问题,过高的间接胆红素可透过血脑屏障产生神经毒性,引起急性胆红素脑病以及远期核黄疸(又称慢性胆红素脑病)。因此,新生儿黄疸的评估、病因诊断和早期干预治疗具有非常重要的临床意义。

一、胆红素的生理机制

(一) 胆红素的生成

胆红素是由网状内皮系统中含血红素的蛋白质分解而来,正常新生儿每日会产生6~10mg/kg的胆红素。

含血红素的最主要蛋白是红细胞血红蛋白,衰老红细胞在网状内皮系统中破坏后所产生的血红素约占75%胆红素的来源,1g血红蛋白可产生34mg胆红素。红细胞中血红蛋白分解加速是引起黄疸的主要原因,如同族免疫性溶血(Rh和ABO血型不相容)、红细胞生化代谢异常[葡糖-6-磷酸脱氢酶(G-6-PD)和丙酮酸激酶缺乏]、红细胞形态异常(遗传性球形红细胞增多症)、红细胞增多症等。另外25%的胆红素来源于骨髓中无效红细胞生成释放的血红蛋白,以及组织中其他含血红素的蛋白质(如肌红蛋白、细胞色素、过氧化氢酶和过氧化物酶)等。血红素在血红素加氧酶的作用下转变为胆绿素,再经胆绿素还原酶转变为胆红素。

（二）胆红素的代谢

1. 转运 胆红素为脂溶性,与血清白蛋白结合后被转运到肝脏。与白蛋白结合的胆红素通常不会进入中枢神经系统,而游离的胆红素可通过血脑屏障进入中枢神经系统引起神经损害。

2. 摄取 进入肝脏的脂溶性胆红素与白蛋白分离,透过肝细胞质膜与受体蛋白(Y 蛋白和 Z 蛋白)结合后转运至光面内质网。

3. 结合 在尿苷二磷酸葡糖醛酸基转移酶(UDPGT)的催化下,脂溶性的间接胆红素和葡糖醛酸结合,转化为水溶性的直接胆红素。

4. 排泄 水溶性直接胆红素经胆道排入肠道,被细菌酶还原为粪胆原,然后从粪便中排出。部分肠道中的直接胆红素被肠黏膜中 β-葡糖醛酸酶转化为间接胆红素,通过肠壁重吸收回肝脏,称为"肠肝循环"。在某些病理情况下肠肝循环可增加,容易引起血清胆红素水平升高和黄疸加重。

二、病因和发病机制

（一）生理性黄疸

新生儿生后早期胆红素生成多于排泄,可出现暂时性黄疸,足月儿生后 2~3d 出现,4~5d 达高峰,5~7d 消退,最迟不超过 2 周;早产儿生后 3~5d 出现,5~7d 达高峰,7~9d 消退,最长可延迟到 3~4 周。生理性黄疸一般 TSB 升高每日<5mg/dl 或每小时<0.5mg/dl,未达到生后小时龄或日龄对应的光疗标准。

造成生理性黄疸的原因主要有胎儿在宫内血氧分压低,红细胞数量代偿性增多,出生后随血氧分压升高,红细胞破坏增多;新生儿红细胞寿命相对较短,血红蛋白分解速度较快,骨髓中无效红细胞和其他组织中含血红素较多;受体 Y 蛋白和 UDPGT 数量不足,生成直接胆红素减少;肝脏由胆道排泄胆红素能力较低,肠道 β-葡糖醛酸酶较高,肠道菌群较少,肠道动力较低,增加了肠肝循环。

（二）病理性黄疸

某些疾病和病理状态下可出现血清胆红素水平异常增高和黄疸加重,常见于生后 24h 内出现黄疸,足月儿超过 2 周未消退,早产儿超过 4 周未消退,TSB 升高每日>5mg/dl 或每小时>0.5mg/dl,达到生后小时龄或日龄对应的光疗标准,血清直接胆红素>2mg/dl。

病理性黄疸发病原因主要为:

1. 胆红素生成增多 如胎母血型不合引起的同族免疫性溶血(常见 Rh 和 ABO 血型不相容)、红细胞增多症(胎母输血、脐带延迟结扎)、红细胞形态异常(遗传性球形、椭圆形、口形红细胞增多症、非球形红细胞性溶血)、红细胞酶缺陷(G-6-PD 缺乏症、丙酮酸激酶缺乏症)、血红蛋白病(地中海贫血)、药物引起溶血(维生素 K、呋喃妥因、磺胺类、抗疟药、青霉素、催产素、丁哌卡因)、血管外溶血(头颅血肿、皮下出血、颅内出血、肺出血和其他部位出血)、肠肝循环增加(幽门狭窄、肠狭窄或肠闭锁、环状胰腺、先天性巨结肠、胎粪性肠梗阻、胎粪吸入综合征、禁食或肠动力不足)等。

2. 胆红素代谢障碍 如代谢性疾病(半乳糖血症、Crigler-Najjar 综合征、Gilbert 综合征、甲状腺功能减退、酪氨酸代谢紊乱、高甲硫氨酸血症、Lucey-Driscoll 综合征、糖尿病母亲新生儿、早产儿、垂体功能减退)、胆道梗阻或胆汁淤积(胆道闭锁、Dubin-Johnson 综合征、胆总管囊肿、囊性纤维化、肿瘤、α_1 抗胰蛋白酶缺乏症、静脉营养)等。

3. 混合因素 如脓毒症、宫内感染(TORCH、梅毒)、肝炎、缺血缺氧等。

4. 母乳喂养性黄疸 单纯母乳喂养的新生儿最初 3~5d 由于摄入母乳量不足,胎粪排出延迟,使得肠肝循环增加,导致其胆红素水平高于人工喂养的新生儿,甚至达到需要干预的标准;母乳喂养性黄疸常有生理性体重下降>12%。

5. 母乳性黄疸 通常发生于纯母乳喂养的新生儿,足月儿中发病率为 2%~4%,黄疸出现较晚,延迟消退至生后 4~12 周,TSB 水平可升高至 20~30mg/dl。一般新生儿生长发育良好,需除外病理性黄疸。母乳性黄疸具体发病机制尚未明确,可能由于母乳中含有较高浓度的 β-葡糖醛酸酶,使肠道中直接胆红素转变为间接胆红素,肠肝循环增加引起黄疸。

三、临床表现

(一) 黄疸

黄疸是由于胆红素积聚而引起皮肤、皮下组织等黄染,黄疸严重者可见全身皮肤黄染,但黄疸的表现并非具有特异性,还需结合具体病史以及体检来作出初步诊断,如胎龄、是否小于胎龄儿、是否合并小头畸形、脉络膜视网膜炎、肝脾大、贫血、头颅血肿等。

(二) 神经系统

未与白蛋白结合的间接胆红素可进入中枢神经系统,发生胆红素诱导的神经功能障碍,可出现一系列神经系统表现和远期视力、听力、运动、感觉功能损伤。国内多中心流行病学调查研究资料显示,新生儿脑红素脑病死亡率为 16.1%,后遗症发生率 42.2%。

1. 急性胆红素脑病　主要见于 TSB>20mg/dl 和/或每小时上升速度>0.5mg/dl 的患儿。临床表现发生于生后 7~10d 以内,分为三期:早期出现肌张力减低、嗜睡、尖叫、吸吮减弱;进展期出现伸肌张力亢进,伴有角弓反张、强直、激惹、发热、惊厥、昏迷,严重者可因中枢性呼吸衰竭或肺出血致死;进展期后约 72h 进入恢复期,病情逐渐稳定,存活者远期可发展为核黄疸。胎龄<34 周的早产儿临床表现隐匿不典型,可表现为呼吸暂停或氧饱和度反复下降。

2. 核黄疸　最初是一个病理学名词,用来描述脑干神经核和小脑被胆红素浸润的情况,是胆红素毒性引起的慢性永久性损害,表现为手足徐动等锥体外系症状,以及感觉神经性听力损伤、眼球运动功能障碍、牙釉质发育不良等。

3. 胆红素诱导的神经损害(BIND)　又称微小型核黄疸,临床早期无典型胆红素脑病症状,主要表现为中枢性听力异常、协调性肌张力和感觉运动统合失调等,排除其他原因而归结于高胆红素血症引起。

四、辅助检查

(一) TSB 测定是诊断新生儿高胆红素血症的金标准。

(二) 经皮胆红素测定(TCB)作为无创检查,可在一定程度上可替代 TSB,但与 TSB 水平并非完全一致,胆红素水平较高时 TCB 数值可能低于 TSB,当 TCB 超过小时胆红素曲线 75 百分位时应以测定 TSB 为准。

(三) 呼出气一氧化碳(ETCOc)含量测定:血红素在形成胆红素的过程中会释放出 CO,测定呼出气中 CO 的含量可反映胆红素生成的速度,在溶血症患儿中可用来预测发生重度高胆红素血症的可能。若无条件测定 ETCOc,血液中碳氧血红蛋白(COHb)水平测定也可作为胆红素生成情况的参考。

(四) 血型包括 Rh 和 ABO 血型,针对临床怀疑同族免疫性溶血,直接抗人球蛋白试验和抗体释放试验可作为确诊实验,游离抗体试验并非确诊实验,但有助于评估是否继续溶血和换血后的效果。

(五) 外周血红细胞形态和网织红细胞检查可用于检测直接抗人球蛋白试验阴性的溶血症,如遗传性球形红细胞增多症,血细胞比容可用于检测红细胞增多症和评估出血或血肿时贫血程度。

(六) 当胆红素水平在小时胆红素曲线 95 百分位或接近光疗阈值,黄疸持续超过生后 2 周,以及出现胆汁淤积表现时,应测定直接胆红素水平。

(七) 高铁血红蛋白还原试验可作为 G-6-PD 缺乏症的筛选试验,红细胞 G-6-PD 活性检测是诊断 G-6-PD 缺乏症的特异性诊断方法。

(八) 新生儿遗传代谢疾病筛查有助于诊断先天性甲状腺功能减退、半乳糖血症等代谢性疾病。

五、新生儿黄疸的诊断和鉴别诊断

(一) 高胆红素血症

新生儿黄疸应根据胆红素水平,结合胎龄、日龄或者小时龄以及高危因素来综合评估。目前国内外多参考 Bhutani 新生儿小时胆红素曲线(图 2-2),当 TSB 水平超过 95 百分位时为高胆红素血症,应及时干预。胎龄≥35 周新生儿可根据 TSB 水平分为:重度高胆红素血症(TSB 峰值>20mg/dl)、极重度高胆红素血症(TSB>25mg/dl)、危险性高胆红素血症(TSB 峰值>30mg/dl)。新生儿黄疸可引起脑红素脑病,除胎龄、日龄或者小时龄外,还需评估高危因素如同族免疫性溶血、G-6-PD 缺乏、窒息、体温不稳定、败血症、代谢性酸中毒、低白蛋白血症等。

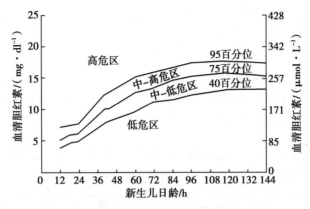

图 2-2　新生儿小时胆红素曲线图(Bhutani)

(二) 胆红素脑病[9]

主要根据患儿高胆红素血症及典型的神经系统临床表现,对于有急性胆红素脑病临床表现的患儿应进行 BIND 评分,评估神经系统功能障碍和损伤的严重程度(表 2-5)。颅脑磁共振成像(MRI)和脑干听觉诱发电位(BAEP)可以作为胆红素脑病的辅助诊断,颅脑 MRI 表现为急性期基底神经节苍白球 T_1WI 高信号,数周后可转变为 T_2WI 高信号;BAEP 可见各波潜伏期延长,甚至听力丧失,但部分患儿早期改变呈可逆性。

由于引起新生儿黄疸的病因很多,临床应根据病史、体检、临床表现,并结合相应辅助检查来明确诊断。

表 2-5　急性胆红素脑病患儿的 BIND 评分

精神状态	肌张力	哭吵形式	BIND 评分
正常	正常	正常	0
嗜睡但易唤醒,喂养减少	持续轻到中度肌张力减低	唤醒后尖叫	1
嗜睡、吸吮差和/或吸吮增强伴激惹抖动	交替出现轻到中度肌张力增高与降低,刺激后出现角弓反张	尖叫且安抚困难	2
浅昏迷、昏迷、呼吸暂停、不能喂养、惊厥	持续角弓反张、手脚抽搐或骑车样动作	不能安抚的哭吵、哭声减弱或消失	3

六、治疗

新生儿黄疸治疗原则是降低血清胆红素水平,目的是预防重度高胆红素血症和胆红素脑病的发生。

(一) 新生儿黄疸的筛查

新生儿在生后早期出院前应检测 TSB 或 TCB,若胆红素水平处于 Bhutani 新生儿小时胆红素曲线(图 2-2)的第 75 百分位以上,建议继续住院监测胆红素水平的动态变化。若出院前胆红素水平处于第 75 百分位以下,需根据出院日龄或出院前胆红素水平制定出院后随访计划(表 2-6)。

表 2-6　新生儿出院后黄疸随访计划

出院年龄/h	出院时胆红素水平/百分位	随访计划/d
48~72	<40	出院后 2~3
	40~75	出院后 1~2
72~96	<40	出院后 3~5
	40~75	出院后 2~3
96~120	<40	出院后 3~5
	40~75	出院后 2~3

（二）光疗

光疗作为一种有效且安全的方法，最常用于治疗新生儿黄疸和预防重度高胆红素血症。光疗通过结构异构化将胆红素不可逆地转化为光红素，直接经胆汁和尿液排出体外；光异构化使胆红素变成毒性较低的胆红素异构体，从胆汁排出；光氧化反应将胆红素转化为无色极性化合物，从尿液中排出。

1. 光疗指征[4,10]　　出生胎龄≥35周以上新生儿TSB超过Bhutani新生儿小时胆红素曲线（图2-2）95百分位，可给予光疗干预；也可参照2004年美国儿科学会推荐的光疗参考标准（图2-3）。出生体重<2 500g的早产儿光疗标准可参考表2-7。极低出生体重儿或皮肤挤压后存在瘀斑、血肿的新生儿，可给予预防性光疗，但对于<1 000g早产儿，应注意避免过度光疗。

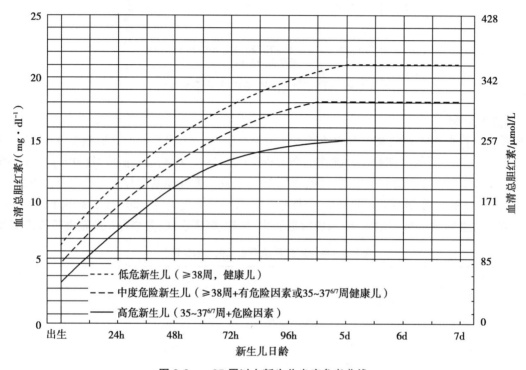

图2-3　≥35周以上新生儿光疗参考曲线

表2-7　出生体重<2 500g早产儿生后不同时间光疗和换血血清总胆红素参考标准（mg/dl，1mg/dl=17.1mmol/L）

出生体重（g）	<24h		24~<48h		48~<72h		72~<96h		96~<120h		≥120h	
	光疗	换血	光疗	换血	光疗	换血	光疗	换血	光疗	换血	光疗	换血
<1 000	4	8	5	10	6	12	7	12	8	15	8	15
1 000~1 249	5	10	6	12	7	15	9	15	10	18	10	18
1 250~1 999	6	10	7	12	9	15	10	15	12	18	12	18
2 000~2 299	7	12	8	15	10	18	12	20	13	20	14	20
2 300~2 499	9	12	12	18	14	20	16	22	17	23	18	23

2. 光疗方法　　光疗设备主要有光疗箱、光疗灯、LED灯和光纤毯，光疗通常采用单面或者双面治疗，光源选择波长425~475nm的蓝光、波长510~530nm的绿光或波长550~660nm的白光。暴露面积、光疗强度和持续时间可影响光疗效果，因此光疗时应尽量暴露皮肤，仅用眼罩和尿布遮盖眼部和会阴部；一般光疗标准强度为8~10μW/（cm²·nm），如胆红素水平接近换血标准时，可采用强光疗，强度为30μW/（cm²·nm）。

3. 光疗不良反应　　包括一过性红斑性皮疹、发热、腹泻、不显性失水增加，新生儿光疗时应注意补充液体。如患儿直接胆红素>2mg/dl，光疗时可出现"青铜综合征"，表现为皮肤、血清和尿液暂时性变成较深的灰褐色，可能原因是胆汁淤积造成胆色素光疗产物经胆汁排泄受损所致，通常在停止光疗后数周内自行缓解且无后遗症。

4. 停止光疗指征　一般对于胎龄≥35 周新生儿,光疗时每隔 6～12h 监测胆红素水平,TSB<13～14mg/dl 可停止光疗。停止指征如下:①应用标准光疗时,当 TSB 降至低于光疗阈值胆红素 3mg/dl 以下时;②应用强光疗时,当 TSB 降至低于换血阈值胆红素 3mg/dl 以下时,改标准光疗,然后在 TSB 降至低于光疗阈值胆红素 3mg/dl 以下时,停止光疗;③应用强光疗时,当 TSB 降至低于光疗阈值胆红素 3mg/dl 以下时。

(三) 换血治疗

换血治疗可迅速降低血液中胆红素、抗体、致敏红细胞水平,减轻溶血,改善贫血,可预防胆红素脑病。

1. 换血指征[4,10]

(1)出生胎龄≥35 周新生儿可参照 2004 年美国儿科学会推荐的换血参考标准(图 2-4),出生体重<2 500g 的早产儿换血标准可参考表 2-7。在准备换血的同时先给予患儿强光疗 4～6h,若 TSB 水平未下降甚至持续上升,或对于免疫性溶血患儿在光疗后 TSB 下降幅度未达到 2～3mg/dl,应立即给予换血。

(2)严重溶血,出生时脐血胆红素>4.5mg/dl,血红蛋白<110g/L,伴有水肿、肝脾大和心力衰竭。

(3)已有急性胆红素脑病的临床表现者无论胆红素水平是否达到换血标准,或 TSB 在准备换血期间已明显下降,都应换血。

(4)胆红素/白蛋白比值(B/A)也可作为换血决策的参考,如胎龄≥38 周新生儿 B/A 比值达 8.0,胎龄≥38 周伴溶血或胎龄 35～37 周新生儿 B/A 比值达 7.2,胎龄 35～38 周伴溶血新生儿 B/A 比值达 6.8。

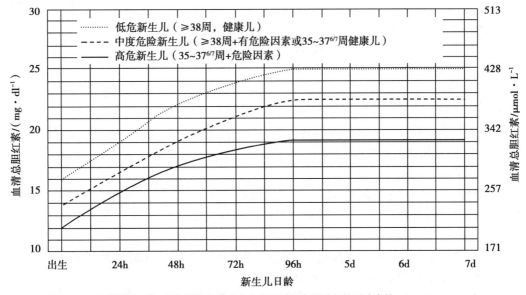

1. 第一个24h的虚线表示各种临床情况和对光疗的不同反应所引起的不确定性。
2. 若新生儿出现急性胆红素脑病的征象(肌张力增高、角弓反张、发热、尖叫)或血清总胆红素 ≥5mg/dl(85μmol/L),建议立即进行换血治疗。
3. 危险因素——同组免疫溶血病、葡糖-6-磷酸脱氢酶缺乏、窒息、严重嗜睡、体温不稳定、败血症、酸中毒。
4. 测量血清白蛋白,并计算B/A比率(见图例)。
5. 使用总胆红素。不要减去直接胆红素或间接胆红素。
6. 如果新生儿健康,35～37周(中度风险),可以根据实际胆龄对血清总胆红素水平进行个体化调整。

图 2-4　≥35 周新生儿换血参考曲线

2. 换血方法

(1)血源:Rh 溶血病选择 Rh 血型同母亲,ABO 血型同患儿,紧急情况下也可选择 O 型血。ABO 溶血病如母亲 O 型血,子为 A 型或 B 型,首选 O 型红细胞和 AB 型血浆的混合血。紧急情况下也可选择 O 型血或同型血。

(2)换血量:红细胞与血浆比例为 2～3∶1,新生儿换血量为 2 倍血容量(150～160ml/kg)。

（3）换血途径:选用脐动静脉或其他较粗的外周动静脉,等容量匀速同步换血。

3. 换血应注意的问题

（1）严格无菌操作,操作时间一般 90~120min 内。

（2）监测生命体征,血气、血糖、电解质、血钙、血常规,并做好记录。

（3）换血后应继续光疗,并每 4h 监测 TSB,如出现反弹,超过换血前水平应再次换血。

（四）其他治疗

1. 药物　确诊溶血症可采用静脉注射丙种球蛋白（IVIG）0.5~1.0g/kg,2~4h 静脉持续输注,必要时 12h 后重复使用 1 剂。TSB 接近换血阈值,且白蛋白水平<25g/L,可补充白蛋白 1g/kg,若白蛋白水平正常,则无须额外补充白蛋白。

2. 母乳喂养性黄疸主要是保证新生儿摄入量,如母乳不足必要时补充配方奶。母乳性黄疸新生儿 TSB <15mg/dl 时无须停喂母乳,>15mg/dl 时可暂停母乳 3d,改配方奶喂养,TSB>20mg/dl 时则需光疗干预。

七、小结

新生儿黄疸虽然是临床的常见疾病,但严重者可引起胆红素脑病,造成核黄疸等后遗症,给社会和家庭带来沉重负担,因此对于新生儿黄疸应了解病理机制、识别高危因素、规范随访监测、及时干预治疗,从而避免和降低不良预后。

（陈　正　施丽萍）

第五节　新生儿护理

一、正常足月儿的特点与护理

新生儿期指脐带结扎至出生后 28d,称为新生儿。正常足月儿指出生胎龄满 37~42 周,体重 2 500g 以上,身长 47cm 以上,没有任何畸形和疾病的活产婴儿。

正常新生儿护理

（1）呼吸道管理:仰卧位时避免颈部过度后仰或前屈;俯卧时,头偏向一侧,避免遮住口鼻。

（2）环境与保暖:应阳光充足、空气流通（避免对流风）、室温 22~24℃,相对湿度 55%~60%,床间距 1m 以上。

（3）预防感染:建立新生儿室消毒隔离制度,感染与非感染新生儿分区域安置护理,防止交叉感染。定期做好空气、手、物体表面、仪器设备、咽拭子培养等监控工作。

（4）合理喂养:正常足月儿生后 0.5h 即可亲喂,鼓励按需哺乳。无法母乳喂养选择配方奶,按时按量哺喂。

（5）皮肤、脐带护理:胎脂有保护作用。保持脐部清洁、干燥,观察有无渗液、渗血。

二、新生儿常见问题的评估与护理

1. 低体温

低体温指直肠温度≤35℃,可引起皮肤硬肿症及心、脑、肝、肾、肺等重要脏器损伤,甚至导致死亡。

（1）临床表现

1）呼吸系统:受冷刺激,起初呼吸增快,待体温下降,呼吸减慢。肺部毛细血管收缩,血液外渗造成肺出血。

2）心血管系统:对冷刺激有效反应低至 33℃,心率增快。小于 28℃ 常出现房室传导阻滞。低体温时血压进行性下降。

3）消化系统:低体温时胃肠蠕动减弱,消化液分泌减少,消化功能不良,吞咽动作不协调。

4）血液系统:体温下降,血流缓慢,血液浓缩,血液黏滞度增加。体温降至 26℃ 时会出现 DIC,晚期呈低凝状态。

5)电解质代谢与酸碱平衡 2/3患儿伴酸碱平衡紊乱,以酸中毒为主。可有高血钾、高血磷、低钠血症和低钙血症。

(2)患儿的护理和管理

1)体温测量:体温测量是诊断疾病最常用的检查方法。常用方法有:①肛温,直肠温度是最接近机体的中性温度,其结果能准确反映体温实际变化;②腋温,最常用的方法,极度消瘦的新生儿不宜采用此法;③耳温,一种较适合新生儿体温测量的便捷方式。

2)常用新生儿复温法:①慢复温法,用于轻度低体温患儿(34~35℃),可12~24h内使体温恢复正常;②暖箱复温法,用于中重度低体温患儿,速度一般为每小时提高暖箱温度1℃;③辐射台复温法,适用病情不稳定或危重需在辐射台抢救治疗的早产儿,使用保鲜膜覆盖,可减少散热。

2. 呼吸暂停 呼吸暂停是指一段时间内无呼吸运动。如20s内有3个≥3s规则间歇的呼吸停顿,但不伴心动过缓及皮肤颜色改变,称为周期性呼吸。如呼吸停顿超过20s或不足20s,伴有发绀或突发明显的苍白及肌张力减退,或心动过缓(心率小于100次/min)的异常呼吸,称为继发性呼吸暂停。

(1)临床表现

1)原发性呼吸暂停

常在生后2~7d开始,数周内反复发作。中枢性呼吸暂停特征为呼吸暂停期间呼吸运动停止、气道内气流停止,持续时间短,较少发生心动过缓。

2)继发性呼吸暂停

病情变化与原发病相关。发作时出现青紫、肌张力低下、心率变慢、SpO_2下降、血压降低,不及时发现可致脑缺氧损伤,甚至死亡。

(2)患儿的护理和管理

1)一般护理:①密切观察生命体征变化,予心电监护;②根据胎龄、体重调节暖箱温度,保持患儿体温在36.5℃~37℃,相对湿度55%~65%;③仰卧位有利于开放气道,保持呼吸道通畅,也可采用俯卧位;④严格消毒隔离,防止交叉感染,操作前后必须洗手。

2)刺激呼吸:一旦发生呼吸暂停,立即进行弹足底、摸背脊等刺激。如未能奏效,出现青紫等,立即皮囊加压给氧。

3)呼吸道护理:保持呼吸道通畅是抢救呼吸暂停重要措施之一。定时翻身、叩背、清除气道的分泌物,防止窒息。

4)药物护理:氨茶碱、茶碱和咖啡因是目前治疗新生儿呼吸暂停的主要药物。

三、新生儿黄疸护理常规

1. 概述 新生儿黄疸是新生儿期一种常见临床症状。新生儿皮肤血管丰富、色泽红润,血清胆红素含量达51.3~68.4μmol/L(3~4mg/dl)时肉眼能辨出黄疸。新生儿黄疸分为生理性和病理性。

2. 病情观察

(1)黄染色泽:色泽鲜艳并有光泽,橘黄、金黄色或偶显苍白,应考虑为高间接胆红素血症所致的黄疸。若色泽呈灰黄色或黄绿色则为高直接胆红素血症所致。

(2)黄疸范围:轻度黄疸一般为皮肤黄染仅局限于头面部;中度黄疸为皮肤黄染已波及躯干但不过肘、膝;重度黄疸时皮肤黄染已到达手、足心。

3. 护理措施

(1)药物护理:常用有白蛋白、丙种球蛋白。使用血制品时,应观察有无发热、皮疹等不良反应。

(2)光疗护理

1)注意黄染消退情况,光疗作用于皮肤浅层,故目测皮肤黄染消退并不代表胆红素下降的速度。经皮测量胆红素光疗停止4~6h后再进行检测相对来说比较准确。

2)光疗中要用避光眼罩以免损伤视网膜。

3）光疗时由于光线照射，患儿不显性失水增加，注意观察体温及箱内温湿度。

4）光疗前应剪短指甲防止患儿抓破皮肤，必要时包裹患儿手、足，或用剪好的弹力绷带套在患儿双手、双足部，松紧适宜。

5）光疗时有短暂腹泻或皮疹，要保持皮肤清洁，如有皮疹可予复方炉甘石洗剂涂抹。

（3）换血疗法护理

注意无菌操作，避免感染。避免低体温、休克的发生。动脉通路以肝素维持，防止血栓形成，记录出入量。

四、新生儿肺炎护理常规

1. 概述　　新生儿肺炎是新生儿常见病，可分为吸入性和感染性。感染性肺炎可发生在宫内、分娩中或出生后，由细菌、病毒或原虫引起。吸入性肺炎临床表现与吸入物的种类和数量有关，轻者可无症状或表现为气急，重者可表现气促、发绀、呼吸衰竭，甚至窒息。

2. 病情观察

（1）观察体温，新生儿肺炎常有发热或体温不升。

（2）观察黄疸情况，重症肺炎时，因感染、缺氧可使胆红素增高。

（3）观察呼吸情况，重症肺炎最常见的表现为气促、发绀、呼吸暂停、呼吸困难等，严重者可出现气胸、脓胸、肺大疱、肺不张、肺出血等并发症，最后导致呼吸衰竭。观察有无出现重症肺炎时的心肌损害表现，如面色苍白、肢端凉、心音低钝、心率增快（>160 次/min）或减慢（<100 次/min）、心律失常等。观察患儿意识、反应、肌张力、瞳孔、前囟张力。

（4）观察重症肺炎引起的消化道表现，如厌食、呕吐，以及呕吐物性状，大便性状，有无便血、腹胀等。

（5）观察尿量，正确记录 24h 出入量，了解患儿肾功能情况。

（6）观察血糖情况，新生儿肺炎因缺氧、酸中毒致血糖不稳定，应维持血糖在正常值，保证神经细胞代谢所需。

3. 护理措施

（1）保温　　体温不升、四肢厥冷，用暖箱保暖；体温过高，采用物理降温法，每 0.5h 监测 1 次体温。

（2）吸氧　　出现呼吸急促或呼吸困难偶有暂停、面色及口唇发绀或苍白，立即予氧气吸入，一般采用鼻导管吸氧，病情严重时用面罩或头罩吸氧。

（3）保持呼吸道通畅　　采取侧卧位，头偏向一侧，利于呼吸道分泌物排出。勤翻身、拍背、吸痰，动作要轻柔，以免损伤。

（4）雾化吸入　　根据医嘱雾化液中加入支气管扩张剂及抗生素，起到消炎、止咳化痰的效果。

（5）建立静脉通道　　按治疗方案有序地输入液体，液体量要准确。采用输液泵控制速度，不可过快或过慢。

（6）合理喂养　　据情况采用经口喂养，口服时注意呛咳和溢奶，如病情严重、吞咽反射差、拒乳或呛咳严重，应予鼻饲。

（7）对症护理　　做好各项护理，如脐部护理、臀部护理、口腔护理、皮肤护理，注意预防并发症。

（8）药物护理　　使用洋地黄制剂时监测心率并记录，注意观察不良反应。其他保护心肌的药物（如磷酸肌酸钠等）应按时使用，且宜采用微泵缓慢输入。

五、新生儿腹泻及护理

新生儿腹泻分为感染性腹泻和非感染性腹泻两大类。

1. 病因与发病机制

（1）感染性腹泻：又称肠炎。病原体通过以下机制造成腹泻：①侵犯肠黏膜；②产生细胞毒素；③产生多肽类肠毒素；④黏附于细胞表面。

(2)非感染性腹泻:除了喂养不当引起的消化不良外,原发性某种酶缺乏、继发肠道感染后所导致的暂时性消化酶缺乏、免疫反应或免疫缺陷等原因均可导致出现以腹泻为主的表现。

2. 临床表现

(1)感染性腹泻:轻型表现为一般消化道症状,腹泻一日数次至10次左右,可伴有低热、食欲缺乏、呕吐、精神萎靡、轻度腹胀等;可出现轻度脱水和酸中毒。重型病例或急性起重病,也可由轻型发展而成,全身症状重,有明显的发热或体温不升、拒食、呕吐、腹胀、少尿、嗜睡、四肢发凉、皮肤发花等,可短时间内出现脱水、酸中毒及电解质紊乱。

(2)碳水化合物不耐受:出生后即有不同程度腹泻,每日数次至10次,大便呈黄色或青绿色稀糊便,或呈蛋花汤样便,有奶块,泡沫多。伴有腹胀、哭闹,少数可有呕吐,重症可发生脱水、酸中毒。

(3)牛奶蛋白过敏

多于生后2~6周发生,表现为喂牛乳后24~48h出现呕吐、腹胀、腹泻,大便含有大量奶块、少量黏液,严重者大便中有血丝或肠道出血、乳糜泻,可出现脱水、营养障碍、贫血等。

3. 患儿的护理与管理

(1)严格消毒隔离:腹泻患儿放于隔离病室,防止感染腹泻的传播。严格执行手卫生制度,做好床旁隔离。

(2)根据病情,保证液体的正确供给:建立静脉通路,正确补液。对于中重度脱水,应迅速增加血容量,改善循环和肾功能。

(3)严密观察病情变化:密切观察面色、皮肤弹性、囟门张力、眼泪,以判断脱水状况;观察大小便性状、次数、颜色等;观察呕吐的性质、颜色、次数、量,并严格记录出入量,根据医嘱测量体重。

(4)基础护理:预防臀红的发生,保持皮肤清洁干燥,可预防性应用鞣酸软膏或液体敷料等保护皮肤。出现眼睑不能完全闭合,可用生理盐水纱布覆盖,或用红霉素眼膏预防感染。

(5)营养:严格喂养,选正确奶品,逐渐增加浓度和剂量。母乳喂养仍是最佳选择。

六、新生儿窒息护理常规

1. 概述 窒息为新生儿最常见症状,主要表现为呼吸障碍,心率和血压变化随呼吸变化而改变。及早发现和处理窒息原因、成功复苏是减少新生儿病死率关键。一旦发生窒息,医护人员应及时规范运用ABCDE复苏方案。

2. 病情观察

(1)观察面色、呼吸、反应、肌张力,必要时采取急救复苏技术。

(2)复苏过程中观察急救复苏效果。

(3)复苏过程后观察生命体征、末梢循环、意识状态、肌张力、吸吮力、大小便情况,了解各脏器损害程度。

(4)注意有无感染迹象以及腹部情况,适当延迟开奶时间。

3. 护理措施

(1)密切观察病情变化:及时发现问题,及时处理。

(2)继续保暖:体温调节中枢功能不健全的大部分患儿体温不升,保暖应贯穿整个抢救治疗护理过程中。

(3)继续供氧:窒息儿复苏后仍需继续低流量给氧,注意给氧的流量。一般供氧至发绀消失或呼吸平稳为止。

(4)合理喂养:延迟哺乳必要时给予静脉补液。喂食后少动,防止再度窒息的发生。

(5)预防感染:严格执行无菌操作,必要时给予抗生素抗感染。

4. 新生儿窒息急救

(1)通知医生。

(2)将患儿置侧卧位,或保持头部低位。

（3）在患儿两肩胛骨之间的背部较重地拍打数下。

（4）用吸引器将口鼻腔内的分泌物，吸引压力小于100mmHg。

（5）心电监护，记录。

七、新生儿红臀的护理

新生儿红臀也称尿布皮炎，是新生儿期一种常见和多发的皮肤损害性疾病。表现为肛周、会阴部和腹股沟皮肤潮红、糜烂、溃疡，伴散在红色斑丘疹，或脓点及分泌物。

1. 病因

（1）机体因素：新生儿皮肤娇嫩，皮肤防御功能差，机体免疫水平低。

（2）腹泻：腹泻时大便次数增多，臀部长时间处于湿热状态，导致臀部发红、糜烂、渗液。

（3）尿布因素：长期使用塑料布或橡皮布，或不透气的纸尿布，或劣质尿布是引起尿布皮炎的敏感因素。

（4）护理不当：未及时更换尿布，长期处于潮湿的环境中，换尿布时用力过大，也可造成皮肤损伤。

2. 临床表现：红臀可根据皮肤损害程度分为三度（表2-8）。

表2-8　新生儿红臀的分度

分度	临床表现
Ⅰ度	局部皮肤潮红伴有少量皮疹，范围小
Ⅱ度	皮肤红，范围大，皮疹破溃并伴有脱皮
Ⅲ度	皮肤红，范围广，伴皮疹，皮肤发生较大面积的糜烂和表皮剥脱及渗液

3. 患儿的护理和管理

（1）一般护理

1）保持室内空气新鲜：环境温度22~24℃，早产儿室温24~26℃，湿度55%~65%，定期空气消毒。

2）做好基础护理：每次换尿布用温水洗净臀部或用柔湿巾擦净臀部，避免用肥皂和热水，避免使用乙醇类湿巾，待皮肤干后再换上尿布。接触患儿前后洗净双手，防止交叉感染。

3）勤换尿布：每次大小便后更换尿布，选用质地柔软、透气性好、吸水性好的尿布，大小合适，松紧适宜。

4）观察病情：对腹泻、光疗等患儿要及时观察大便的色、质、量，记录红臀的进展和消退情况。

5）饮食护理：奶具严格消毒，奶温保持适宜，尽量母乳喂养。腹泻和乳糖不耐受的患儿，可给予去乳糖奶粉。

（2）物理措施：局部氧疗，促进血供，提高新陈代谢，利于创面修复。

（3）药物治疗

1）皮肤保护膜：此膜能避免对破损皮肤的化学刺激和物理摩擦，保护皮肤的完整性。

2）护肤粉：能在皮肤表面形成天然保护屏障，有效吸收排泄物，保持皮肤干燥。

3）润肤油：形成脂质保护膜，防止水分流失，防止尿液、汗液等浸渍，营养皮肤。

4）抗真菌药物和抗生素药膏：真菌感染可用抗真菌药膏涂臀；湿疹可涂激素类药膏。

（范巧玲）

参 考 文 献

［1］中国新生儿复苏项目专家组. 中国新生儿复苏指南（2016年北京修订）. 中华围产医学杂志，2016，19：481-486.

［2］SWEET DG，CARNIELLI V，GREISEN G，et al. European Consensus Guidelines on the Management of Respiratory Distress Syndrome-2016 Update. Neonatology，2017，111：107-125.

［3］ ARSENAULT D,BRENN M,KIM S,et al. A. S. P. E. N. Clinical Guidelines:hyperglycemia and hypoglycemia in the neonate receiving parenteral nutrition. JPEN J Parenter Enteral Nutr,2012,36:81-95.

［4］ NONE . Management of hyperbilirubinemia in the newborn infant 35 or more weeks of gestation. Pediatrics,2004,114:297-316.

［5］ VAN IMHOFF DE,DIJK PH,HULZEBOS CV. Uniform treatment thresholds for hyperbilirubinemia in preterm infants:background and synopsis of a national guideline. Early Hum Dev,2011,87:521-525.

［6］ 陈超. 新生儿坏死性小肠结肠炎的临床问题与防治策略. 中华儿科杂志,2013,51:321-325.

［7］ 中华医学会眼科学分会眼底病学组. 中国早产儿视网膜病变筛查指南(2014 年). 中华眼科杂志,2014,50:933-935.

［8］ VARTANIAN RJ,BESIRLI CG,BARKS JD,et al. Trends in the Screening and Treatment of Retinopathy of Prematurity. Pediatrics,2017:139.

［9］ GREGORY ML,MARTIN CR,CLOHERTY JP. Neonatal Hyperbilirubinemia//CLOHERTY JP,EICHENWALD EC,HANSEN AR,et al. Manual of Neonatal Care. 7th ed. Philadelphia:Lippincott Williams & Wilkins,2012.

［10］ 中华医学会儿科学分会新生儿学组. 新生儿高胆红素血症诊断和治疗专家共识. 中华儿科杂志,2014,52:745-748.

第三章

循环系统疾病

第一节 先天性心脏病

先天性心脏病[1]（congenital heart disease，CHD）是胚胎期心脏及大血管发育异常所致的先天性畸形，是儿童最常见的心脏病，发病率在活产新生儿中为6‰～10‰。

一、病因和发病机制

（一）遗传

遗传因素既有单基因的遗传缺陷，如 Holt-Oram 综合征与 *TBX5* 基因突变相关，Williams 综合征与 *Elastin* 基因缺陷相关，马方综合征与 *Fibrillin* 基因缺陷相关。遗传因素也可表现为染色体畸变，如唐氏综合征（Down 综合征）、18-三体综合征（Edward 综合征）。但是大多数先天性心脏病是多基因的遗传缺陷。

（二）母体

母体因素主要为母体的感染、接触有害物质和疾病，特别是妊娠早期患病毒感染，如风疹、流行性感冒、流行性腮腺炎和柯萨奇病毒感染等，或母体罹患代谢性疾病，如糖尿病、高钙血症、苯丙酮尿症等；其他如母亲接触放射线、有机化学物质、服用药物（抗癌药、抗癫痫药等）、缺乏叶酸、宫内缺氧等，均可能与发病有关。

（三）环境因素

目前认为，85%以上可能是胎儿遗传因素与周围环境因素相互作用的结果。因此，加强孕妇的保健，特别是在妊娠早期积极预防风疹、流感等病毒性疾病，以及避免与发病有关的因素接触，保持健康的生活方式等都对预防先天性心脏病具有积极的意义。

二、分类

先天性心脏病的种类很多，临床上根据心脏左、右两侧及大血管之间有无血液分流分为三大类。

（一）左向右分流型（潜伏青紫型）

房间隔缺损、室间隔缺损和动脉导管未闭等，由于体循环压力高于肺循环，故血液从左向右分流而不出现青紫。当剧哭、屏气或任何病理情况下致使右侧压力增高并超过左侧时，则可使血液自右向左分流而出现暂时性青紫。但当病情发展到梗阻性肺动脉高压时，则可发生"艾森门格（Eisenmenger）综合征"，此时右向左分流导致的青紫持续存在，是疾病晚期的表现。

（二）右向左分流型（青紫型）

某些原因（如右心室流出道狭窄）致使右心室压力增高并超过左心，使血流经常从右向左分流。或者因大动脉起源异常使大量静脉血流入体循环，均可出现持续性发绀。此型中常见者有法洛氏四联症和大动脉错位等。

（三）无分流型

即心脏左、右两侧或动、静脉之间无异常通路和分流，如肺动脉瓣狭窄和主动脉缩窄等。

三、常见先天性心脏病

（一）房间隔缺损

房间隔缺损（atrial septal defect，ASD）由于原始心房间隔发育异常所致，占先天性心脏病总数的5%～10%。是成人最常见的先天性心脏病之一。根据解剖病变部位的不同，可分为第一孔型（原发孔型，约占15%）、第二孔型（继发孔型，约占75%）、静脉窦型（约占5%，分上腔型和下腔型）和冠状动脉窦型（约占2%）。房间隔缺损可单独存在，也可合并其他畸形，较常见的为肺静脉异常回流、肺动脉瓣狭窄及二尖瓣裂缺等。

1. 病理生理　房间隔缺损时左向右分流量取决于缺损的大小、两侧心室的相对顺应性和体、肺循环的相对阻力。新生儿及婴儿早期，由于左、右两侧心室充盈压相似，通过房间隔缺损的分流量受到限制，随着体循环压力的增高，肺阻力及右心室压力的降低，心房水平自左向右的分流增加。小型房间隔缺损，两心房压相差无几，分流量小；大型房间隔缺损时，左心房水平大量含氧量高的血流向右心房分流，右心房接受腔静脉回流血量加上左房分流的血量，导致右心室舒张期容量负荷过重，肺循环血流量可为体循环的2～4倍。小部分病例当分流量已超过肺血管床容量的限度，可产生肺动脉高压。

2. 临床表现

（1）症状：缺损小的可无症状，仅在体格检查时发现胸骨左缘第2～3肋间有收缩期杂音。缺损较大时分流量也大，导致肺充血，由于肺循环血流增多而易反复发生呼吸道感染，严重者早期发生心力衰竭；另一方面，体循环血流量不足，表现为体形瘦长、面色苍白、乏力、多汗、活动后气促和生长发育迟缓。

（2）体征：多数患儿在婴幼儿期无明显体征，以后心脏增大，前胸饱满，搏动活跃，少数大缺损分流量大者可触及震颤。听诊有以下4个特点：①第一心音亢进，肺动脉第二心音增强；②由于右心室容量增加，收缩时喷射血流时间延长，肺动脉瓣关闭落后于主动脉瓣，且不受呼吸影响，因而第二心音呈固定分裂；③由于右心室增大，大量的血流通过正常肺动脉瓣时形成相对狭窄，故在左第2肋间近胸骨旁可闻及2～3级喷射性收缩期杂音；④当肺循环血流量超过体循环达1倍以上时，则在三尖瓣听诊区可出现三尖瓣相对狭窄的短促与低频的舒张早中期杂音。随着肺动脉高压的进展，左向右分流可逐渐减少，第二心音增强，固定性分裂消失，收缩期杂音缩短，舒张期杂音消失，但可出现肺动脉瓣及三尖瓣关闭不全的杂音。

3. 辅助检查

（1）X线表现：对分流较大的房间隔缺损具有诊断价值。心脏外形轻至中度增大，以右心房及右心室为主，心胸比大于0.5。肺动脉段突出，肺野充血明显，主动脉影缩小。透视下可见肺动脉总干及分支随心脏搏动而一明一暗的"肺门舞蹈"征，心影略呈梨形原发孔型房间隔缺损伴二尖瓣裂缺者，左心房及左心室增大。

（2）心电图：一般为窦性心律，年龄较大者可出现交界性心律或室上性心律失常。大多数有右心室增大伴不完全性右束支传导阻滞的图形。电轴右偏，右心房和右心室肥大。PR间期延长，V_1 及 V_3R 导联QRS波群呈 rSr' 或 rsR' 等。分流量较大者R波可出现切迹。原发孔型房间隔缺损常见电轴左偏及左心室肥大。

（3）超声心动图：M型超声心动图可以显示右心房、右心室增大及室间隔的矛盾运动。二维超声可以显示房间隔缺损的位置及大小，结合彩色多普勒超声可以提高诊断的可靠性并能判断分流的方向，应用多普勒超声可以估测分流量的大小，估测右心室收缩压及肺动脉压力。年龄较大的肥胖患者经胸超声透声较差，可选用经食管超声心动图与毗邻结构的立体关系及其随心动周期的动态变化，有助于提高诊断的正确率。

（4）心导管检查：一般不需要做心导管检查，当合并肺动脉高压、肺动脉瓣狭窄或肺静脉异位引流时可行右心导管检查。右心导管检查时导管易通过缺损由右心房进入左心房，右心房血氧含量高于腔静脉血氧含量，右心室和肺动脉压力正常或轻度增高，并按所得数据可计算出肺动脉阻力和分流量大小。合并肺静脉异位引流者应探查异位引流的肺静脉。必要时结合心血管造影，将造影剂注入右上肺静脉，可见其通过房间隔缺损迅速由左心房进入右心房。

4. 预后和并发　继发孔型房间隔缺损在儿童时都能较好地被耐受,通常到 20 岁左右才有症状。肺动脉高压、房性心律失常、三尖瓣或二尖瓣的关闭不全及心力衰竭是晚期的表现。感染性心内膜炎较少见。

5. 治疗　小型继发孔型房间隔缺损有 15% 的自然闭合率,大多发生在 4 岁之前、特别是 1 岁以内。鉴于较大的缺损在成年后发生心力衰竭和肺动脉高压的潜在风险,宜在儿童时期进行修补。外科手术修补疗效确切,但创伤较大,恢复时间较长。在排除其他合并畸形、严格掌握指征的情况下,房间隔缺损可通过导管介入封堵[2]。年龄大于 2 岁,缺损边缘至上腔静脉、下腔静脉、冠状静脉窦、右上肺静脉之间距离 5mm,至房室瓣距离 7mm,可以选择介入治疗。

(二)室间隔缺损

室间隔缺损(ventricular septal defect,VSD)由胚胎期室间隔发育不全所致,是最常见的先天性心脏病,约占我国先天性心脏病的 50%。约 40% 合并其他先天性心血管畸形。分为膜周型(占 60%~70%)、肌部型(占 10%~20%)及双动脉下型(较少见,东方人发病多于西方人)。

1. 病理生理　病理生理取决于缺损大小及肺血管阻力。小型室间隔缺损直径 <5mm 或缺损面积 $<0.5cm^2/m^2$ 体表面积,左向右分流量少,血流动力学变化不大,可无症状;中型室间隔缺损直径 5~10mm 或缺损面积 $0.5~1.0cm^2/m^2$ 体表面积,分流量较多,肺循环血流量可达体循环的 1.5~3.0 倍以上,但因肺血管床有很丰富的后备容量,肺动脉收缩压和肺血管阻力可在较长时期不增高;大型室间隔缺损直径 >10mm 或缺损面积 $>1.0cm^2/m^2$ 体表面积,大量左向右分流量使肺循环血流量增加,当超过肺血管床的容量限度时,出现容量性肺动脉高压,肺小动脉持续出现反应性痉挛,之后肺小动脉中层和内膜层渐增厚,管腔变小、梗阻。随着肺血管病变进行性发展则渐变为不可逆的阻力性肺动脉高压。当右心室收缩压超过左心室收缩压时,左向右分流逆转为双向分流或右向左分流,出现发绀,即艾森门格综合征。

2. 临床表现

(1)症状:室间隔缺损的临床表现取决于缺损的大小、肺动脉血流量和肺动脉压力。中型及大型室间隔缺损在新生儿后期及婴儿期即可出现症状。如喂养困难、吮乳时气急、苍白、多汗、体重不增、反复呼吸道感染,出生后半年内常发生充血性心力衰竭。

(2)体征:心脏搏动活跃,胸骨左缘第 3、4 肋间可闻及 Ⅲ~Ⅳ 级粗糙的全收缩期杂音,向四周广泛传导,可触及收缩期震颤。分流量大时,在心尖区可闻及二尖瓣相对狭窄较柔和的舒张中期杂音。大型缺损伴有明显肺动脉高压时(多见于儿童或青少年期),右心室压力显著升高,逆转为右向左分流,出现青紫,并逐渐加重,此时心脏杂音较轻而肺动脉第二心音显著亢进。

3. 辅助检查

(1)X 线检查:小型缺损心肺 X 线检查无明显改变,或肺动脉段延长或轻微突出,肺野轻度充血。中型缺损心影轻度到中度增大,左、右心室增大,以左心室增大为主,主动脉弓影较小,肺动脉段扩张,肺野充血。大型缺损心影中度以上增大,左、右心室增大,多以右心室增大为主,肺动脉段明显突出,肺野明显充血。当肺动脉高压转为双向或右向左分流时,出现艾森门格综合征,主要特点为肺动脉主支增粗,而肺外周血管影很少,宛如枯萎的秃枝,此时心影可基本正常或轻度增大。

(2)心电图:小型缺损心电图可正常或表现为轻度左心室肥大;中型缺损主要为左心室舒张期负荷增加表现,V_5、V_6 导联 R 波升高伴深 Q 波,T 波直立高尖对称,以左心室肥大为主;大型缺损为双心室肥大或右心室肥厚,可伴有心肌劳损。

(3)超声心动图:二维超声可从多个切面显示缺损的部位、数目与大小等。彩色多普勒超声可显示分流束的起源、部位、数目、大小及方向。频谱多普勒超声可测量分流速度,计算跨隔压差和右心室收缩压,估测肺动脉压。还可通过测定肺动脉瓣口和二尖瓣口血流量计算肺循环血流量;测定主动脉瓣口和三尖瓣口血流量,计算体循环血流量,借此可计算左向右分流量大小。

(4)心导管检查:心导管检查和造影大多在需要获取更多信息对病情进行全面评估时才采用,可进一步证实诊断及进行血流动力学检查,准确评价肺动脉高压的程度、计算肺血管阻力及分流量等,造影还可示心腔形态、大小及心室水平分流束情况,除外其他并发畸形等。

4. 预后和并发症　室间隔缺损于出生后第一年可能逐渐变小或自然愈合,25%~40% 的小型室间隔缺损、膜周部缺损、肌部缺损可能在 3 岁左右自行关闭。自然愈合主要由于三尖瓣隔瓣的粘连、间隔肌的增厚或纤维组织增生所致,有的会形成膜部瘤。心内膜炎、充血性心力衰竭和继发性肺动脉漏斗部狭窄是常见的并发症。

5. 治疗　婴儿期间发生的心力衰竭,应用洋地黄、利尿剂、扩血管药物等内科治疗。任何年龄的大型缺损内科治疗无效、婴儿期已出现肺动脉高压且肺/体循环比例大于 2∶1 以及嵴上型室间隔缺损等均有外科手术指征。小型室间隔缺损因有感染性心内膜炎的危险因素,也应在学龄前手术修补。如出现艾森门格综合征,则无手术指征。

(三)动脉导管未闭

动脉导管未闭(patent ductus arteriosus,PDA)为小儿先天性心脏病常见类型之一,占先天性心脏病发病总数的 10%。胎儿期动脉导管开放是血液循环的重要通道,出生后,大约 15h 即发生功能性关闭,80% 在生后 3 个月解剖性关闭。到出生后 1 年,在解剖学上完全关闭。若持续开放,即称动脉导管未闭。动脉导管未闭大都单独存在,但有 10% 的病例合并其他心脏畸形,如主动脉缩窄、室间隔缺损、肺动脉狭窄。在某些先天性心脏病中,如肺动脉闭锁,未闭的动脉导管是患儿生存的必需血流通道,一旦关闭可致死亡。

未成熟儿动脉导管平滑肌发育不良,更由于其平滑肌对氧分压的反应低于成熟儿,故早产儿动脉导管未闭发生率高,占早产儿的 20%,且常伴呼吸窘迫综合征。

1. 病理解剖　未闭的动脉导管的大小、长短和形态不一,一般分为三型。①管型:导管连接主动脉和肺动脉两端,粗细一致;②漏斗型:近主动脉端粗大,向肺动脉端逐渐变窄,临床多见;③窗型:导管很短,但直径往往较大。

2. 病理生理　动脉导管未闭引起的病理生理学改变主要是通过导管引起的分流,分流量的大小与导管的直径以及主、肺动脉的压差有关。由于主动脉在收缩期和舒张期的压力均超过肺动脉,因而通过未闭的动脉导管左向右分流的血液连续不断,使肺循环及左心房、左心室、升主动脉的血流量明显增加,左心负荷加重,其排血量达正常时的 2~4 倍。长期大量血流向肺循环的冲击,肺小动脉可有反应性痉挛,形成动力性肺动脉高压;继之管壁增厚、硬化,导致梗阻性肺动脉高压,此时右心室收缩期负荷过重,右心室肥厚甚至衰竭。当肺动脉压超过主动脉压时,左向右分流明显减少或停止,产生肺动脉血流逆向分流入降主动脉,患儿呈现差异性发绀(differential cyanosis),下半身青紫,左上肢可有轻度青紫,而右上肢正常。

3. 临床表现

(1)症状:动脉导管细小者临床上可无症状。导管粗大者可有咳嗽、气急、喂养困难及生长发育落后等。

(2)体征:胸骨左缘上方有一连续性"机器"样杂音,占整个收缩期与舒张期,于收缩末期最响,杂音向左锁骨下、颈部和背部传导,当肺血管阻力增高时,杂音的舒张期成分可能减弱或消失。分流量大者因相对性二尖瓣狭窄,而在心尖部可闻及较短的舒张期杂音。肺动脉瓣区第二音增强,婴幼儿期因肺动脉压力较高,主、肺动脉压力差在舒张期不显著,因而往往仅听到收缩期杂音,当合并肺动脉高压或心力衰竭时,多仅有收缩期杂音。由于舒张压降低,脉压增宽,并可出现周围血管体征,如水冲脉、指甲床毛细血管搏动等。

早产儿动脉导管未闭时,出现周围动脉搏动宏大,锁骨下或肩胛间区闻及收缩期杂音(偶闻及连续性杂音),心前区搏动明显,肝脏增大,气促,并易发生呼吸衰竭而依赖机械辅助通气。

4. 辅助检查

(1)X 线检查:动脉导管细者心影可正常。大分流量者心胸比率增大,左心室增大,心尖向下延伸,左心房亦轻度增大。肺血增多,肺动脉段突出,肺门血管影增粗。当婴儿有心力衰竭时,可见肺淤血表现,透视下左心室和主动脉搏动增强。肺动脉高压时,肺门处肺动脉总干及其分支扩大,而远端肺野肺小动脉狭小,左心室有扩大肥厚征象。主动脉结正常或突出。

(2)心电图:分流量大者可有不同程度的左心室肥大,电轴左偏,偶有左心房肥大,肺动脉压力显著增高者,左、右心室肥厚,后期甚至仅见右心室肥厚。

(3)超声心动图:二维超声心动图可以直接探查到未闭合的动脉导管。脉冲多普勒在动脉导管开口处可探测到典型的收缩期与舒张期连续性湍流频谱。叠加彩色多普勒可见红色血流信号出自降主动脉,通过未闭导管沿肺动脉外侧壁流动在重度肺动脉高压时,当肺动脉压超过主动脉时,可见蓝色血流信号自肺动脉经未闭导管进入降主动脉。

（4）心导管检查：合并畸形时有必要施行心导管检查，可发现肺动脉血氧含量较右心室为高。有时心导管可以从肺动脉通过未闭导管，插入降主动脉。逆行主动脉造影对复杂病例的诊断有重要价值，在主动脉根部注入造影剂可见主动脉与肺动脉同时显影，同时也能显示未闭的动脉导管情况。

5. 治疗　为防止心内膜炎，有效治疗和控制心功能不全和肺动脉高压，不同年龄、不同大小的动脉导管均应手术或经介入方法予以关闭。早产儿动脉导管未闭的处理视分流大小、呼吸窘迫综合征情况而定。症状明显者，需抗心力衰竭治疗，生后一周内使用吲哚美辛治疗，仍有10%的患者需手术治疗。采用介入疗法选择弹簧、蘑菇伞、蚌壳型堵塞装置和双伞堵塞等关闭动脉导管[2]。

（四）肺动脉瓣狭窄

肺动脉瓣狭窄（pulmonary stenosis，PS）是一种常见的先天性心脏病，单纯性肺动脉瓣狭窄约占先天性心脏病的10%，约有20%的先天性心脏病合并肺动脉瓣狭窄。

1. 病理解剖　正常肺动脉瓣叶为3个半月瓣，瓣叶交界处完全分离，瓣环与右室漏斗部肌肉相连。肺动脉瓣狭窄根据病变累及的部位不同，分为两种类型：

（1）典型肺动脉瓣狭窄：肺动脉瓣三个瓣叶交界处互相融合，使瓣膜开放受限，瓣口狭窄；只有两个瓣叶的交界处融合为肺动脉瓣二瓣化畸形；瓣叶无交界处仅中心部留一小孔，为单瓣化畸形。瓣叶结构完整，瓣环正常，肺动脉干呈狭窄后扩张，有时可延伸到左肺动脉，但扩张的程度与狭窄的严重性并不完全成比例。

（2）发育不良型肺动脉瓣狭窄：肺动脉瓣叶形态不规则且明显增厚或呈结节状，瓣叶间无粘连，瓣叶启闭不灵活，瓣环发育不良，肺动脉干不扩张或发育不良，此病常有家族史，Noonan综合征大多合并此病变。

肺动脉瓣狭窄的继发性改变为右室向心性肥厚，狭窄严重者，心室腔小，心内膜下心肌可有缺血性改变。右房有继发性增大，心房壁增厚，卵圆孔开放，或伴有房间隔缺损。

2. 病理生理　右室向肺动脉射血遇到瓣口狭窄的困阻，右室必须提高收缩压方能向肺动脉泵血，其收缩压提高的程度与狭窄的严重性成比例。因室间隔无缺损，所以严重狭窄时右室的压力高度可以超过左室。右室的血流进入肺脏虽有困难，但全身所有静脉血仍必须完全进入肺脏。但如狭窄严重，右室壁极度增厚使心肌供血不足，可导致右心衰竭。

在胎内，肺动脉瓣狭窄使右室的心肌肥厚，右室输出量仍可维持正常，对胎儿循环无多大影响；如狭窄很重，右室输出量大减，腔静脉血回右房后大多通过卵圆孔或房间隔缺损流入左房左室，而右室则偏小。临床上有一少见的肺动脉狭窄类型为右室先天发育不良，三尖瓣也偏小，往往伴有大型房间隔缺损，于是产生大量右向左分流，左室偏大，青紫明显。

大多数患轻中度肺动脉瓣狭窄的婴儿与儿童生长发育正常，因此体肺循环血流量随年龄而增长。如狭窄的肺动脉瓣不能相应生长，右室收缩压必须明显增加以维持心排血量。此外，由于婴儿的正常静态心率高于年长儿，随着心率的下降，每搏量将相应增加，因而越过狭窄瓣膜的收缩期血流也将相应增加。

3. 临床表现

（1）症状：轻度狭窄可完全无症状；中度狭窄在2~3岁内无症状，但年长后劳力时即感易疲乏及气促；严重狭窄者于中度体力劳动时亦可出现呼吸困难和乏力，可有昏厥甚至猝死。亦有患者活动时感胸痛或上腹痛，可能由于心排血量不能相应提高，致使心肌供血不足或心律失常所致，提示预后不良。

生长发育多正常，半数患儿面容硕圆，大多无青紫，面颊和指端可能暗红；狭窄严重者可有青紫，大多由于卵圆孔的右向左分流所致，如伴有大型房间隔缺损，可有严重青紫，并有杵状指/趾及红细胞增多，但有蹲踞者很少见。颈静脉有明显的搏动者提示狭窄严重，该收缩期前的搏动在肝区亦可触及。

（2）体征：心前区可较饱满，搏动弥散，左侧胸骨旁可触及右心室抬举搏动，胸骨左缘第2、3肋间可闻及Ⅳ/Ⅵ级以上喷射性收缩期杂音，向左上胸、心前区、颈部、腋下及背面传导。第一心音正常，轻中度狭窄者可听到收缩早期喀喇音，狭窄越重，喀喇音出现越早，甚至与第一心音相重，使第一心音呈金属样。喀喇音是由于增厚但仍具弹性的瓣膜在开始收缩时突然绷紧所致。第二心音分裂，分裂程度与狭窄严重程度成一定比例。

4. 辅助检查

（1）X线检查：轻中度狭窄时心脏大小正常；重度狭窄时如心功能尚可，心脏仅轻度增大；如有心力衰竭,心脏则明显增大,主要为右心室和右心房扩大。狭窄后的肺动脉扩张为本病特征性的改变,有时扩张延伸到左肺动脉,但在婴儿期扩张多不明显。

(2)心电图:显示电轴右偏、右心房扩大、P 波高耸、右心室肥大。右胸前导联显示 R 波高耸,狭窄严重时出现 T 波倒置、ST 段压低。

(3)超声心动图:二维超声心动图可显示肺动脉瓣的数目、厚度、收缩时开启情况及狭窄后的扩张。多普勒超声可检测肺动脉口血流速度、较可靠地估测肺动脉瓣狭窄的严重程度,彩色血流显像还可观察心房水平有无分流。

(4)心导管检:体循环压力相等,而肺动脉压力明显降低,心导管从肺动脉向右心室退出时的连续曲线显示明显无过渡区的压力阶差。右心室造影可见明显的"射流征",同时可显示肺动脉瓣叶增厚和/或发育不良及肺动脉总干的狭窄后扩张。心导管术通常用于介入治疗时。

5. 治疗 一般认为,右心室收缩压超过 50mmHg 时,可导致心肌损害,因此需要行狭窄解除手术。球囊瓣膜成形术是大多数患儿的首选治疗方式。严重肺动脉瓣狭窄(右心室收缩压超过体循环压力)治疗也首选球囊瓣膜成形术[2],如无该术适应证,则应接受外科瓣膜切开术。严重肺动脉瓣狭窄可伴有漏斗部狭窄,但大多数患儿一旦肺动脉瓣狭窄解除,漏斗部肥厚将自行消退。

(五) 法洛四联症

法洛四联症(tetralogy of Fallot,TOF)是婴儿期后最常见的青紫型先天性心脏病,约占所有先天性心脏病的 12%。1888 年法国医师 Etienne Fallot 详细描述了该病的病理改变及临床表现,故而得名。25%为右位主动脉弓,还可合并其他心血管畸形如左上腔静脉残留、冠状动脉异常、房间隔缺损、动脉导管未闭、肺动脉瓣缺如等。

1. 病理生理 由于室间隔缺损为非限制性,左、右心室压力基本相等。因右心室流出道狭窄程度不同,心室水平可出现左向右、双向甚至右向左分流。肺动脉狭窄较轻者,可由左向右分流,此时患者可无明显青紫;肺动脉狭窄严重时,出现明显的右向左分流,临床出现明显的青紫。杂音由右心室流出道梗阻所致,而非室间隔缺损所致。右心室流出道梗阻使右心室后负荷加重,引起右心室的代偿性肥厚。

由于主动脉骑跨于两心室之上,主动脉除接受左心室的血液外,还直接接受一部分来自右心室的静脉血,输送到全身各部,因而出现青紫;同时因肺动脉狭窄,肺循环进行气体交换的血流减少,更加重了青紫的程度。此外,由于进入肺动脉的血流减少,增粗的支气管动脉与肺血管之间形成侧支循环。

在动脉导管关闭前,肺循环血流量减少程度较轻,青紫可不明显,随着动脉导管的关闭和漏斗部狭窄的逐渐加重,青紫日益明显,并出现杵状指/趾。由于缺氧,刺激骨髓代偿性产生过多的红细胞,血液黏稠度高,血流缓慢,可引起脑血栓,若为细菌性血栓,则易形成脑脓肿。

2. 临床表现

(1)青紫:为其主要表现,其程度和出现的早晚与肺动脉狭窄程度及动脉导管是否关闭有关。多见于毛细血管丰富的浅表部位,如唇、指/趾甲床、球结膜等。因血氧含量下降,活动耐力差,稍一活动,如啼哭、情绪激动、体力劳动、寒冷等,即可出现气急及青紫加重。

(2)蹲踞症状:患儿多有蹲踞症状,每于行走、游戏时,常主动下蹲片刻。蹲踞时下肢屈曲,使静脉回心血量减少,减轻了心脏负荷,同时下肢动脉受压,体循环阻力增加,使右向左分流量减少,缺氧症状暂时得以缓解。不会行走的小婴儿常喜欢大人抱起,双下肢屈曲状。

(3)杵状指/趾:发绀持续 6 个月以上,出现杵状指/趾,是因为长期缺氧使指/趾端毛细血管扩张增生,局部软组织和骨组织也增生肥大,表现为指/趾端膨大如鼓槌状。

(4)阵发性缺氧发作:多见于婴儿,发生的诱因为吃奶、哭闹、情绪激动、贫血、感染等。表现为阵发性呼吸困难,严重者可引起突然昏厥、抽搐,甚至死亡。其原因是在肺动脉漏斗部狭窄的基础上突然发生该处肌部痉挛,引起一时性肺动脉梗阻,使脑缺氧加重。年长儿则常诉头痛、头晕。

生长发育一般均较迟缓,智能发育亦可能稍落后于正常同龄儿。心前区略隆起,胸骨左缘第 2~4 肋间可闻及 Ⅱ~Ⅲ 级粗糙喷射性收缩期杂音,此为肺动脉狭窄所致,一般无收缩期震颤。肺动脉第二心音减弱。部分患儿可听到单一、亢进的第二心音,乃由右跨的主动脉传来。狭窄极严重者或在阵发性呼吸困难发作时可听不到杂音。有时可听到侧支循环的连续性杂音。

常见的并发症为脑血栓、脑脓肿及感染性心内膜炎。

3. 辅助检查

(1)血液检查:周围血红细胞计数和血红蛋白浓度明显增高,红细胞可达(5.0~8.0)×10^{12}/L;血红蛋白170~200g/L,血细胞比容也增高,为53vol%~80vol%。血小板降低,凝血酶原时间延长。

(2)X线检查:心脏大小一般正常或稍增大,典型者前后位心影呈"靴状",即心尖圆钝上翘,肺动脉段凹陷,上纵隔较宽,肺门血管影缩小,两侧肺纹理减少,透亮度增加,年长儿可因侧支循环形成,肺野呈网状纹理,25%的患儿可见到右位主动脉弓。

(3)心电图:电轴右偏,右心室肥大,狭窄严重者往往出现心肌劳损,可见右心房肥大。

(4)超声心动图:二维超声可见到主动脉内径增宽,骑跨于室间隔之上,室间隔中断,并可判断主动脉骑跨的程度、右心室流出道及肺动脉狭窄。此外,右心室、右心房内径增大,左心室内径缩小。彩色多普勒血流显像可见右心室直接将血液注入骑跨的主动脉内[3]。

(5)心导管检查:对外周肺动脉分支发育不良及体肺侧支存在的患者应做心导管检查和造影,选择性左心室及主动脉造影可进一步了解左心室发育的情况及冠状动脉的走向。

4. 治疗

(1)内科治疗:①一般护理。平时应经常饮水,预防感染,及时补液,防治脱水和并发症。婴幼儿则需特别注意护理,以免引起阵发性缺氧发作。②缺氧发作的治疗。发作轻者使其取胸膝位即可缓解,重者应立即吸氧,给予去氧肾上腺素每次0.05mg/kg静脉注射,或普萘洛尔每次0.1mg/kg。必要时也可皮下注射吗啡每次0.1~0.2mg/kg。纠正酸中毒,给予5%碳酸氢钠1.5~5.0ml/kg静脉注射。以往有缺氧发作者,可口服普萘洛尔1~3mg/(kg·d)。平时应祛除引起缺氧发作的诱因,如贫血、感染,尽量保持患儿安静,经上述处理后仍 不能有效控制发作者,应考虑急症外科手术修补。

(2)外科治疗:近年来随着外科手术水平的不断提高,本病根治术的死亡率不断下降。轻症患者可考虑于学龄前行一期根治手术,但临床症状明显者应在生后6个月内行根治术。对重症患儿也可先行姑息手术,待一般情况改善,肺血管发育好转后,再行根治术。目前常用的姑息手术有锁骨下动脉-肺动脉分流术(改良Blalock-Taussig手术)。

(六)完全型大动脉转位

完全型大动脉转位(complete transposition of the great arteries,cTGA)是新生儿期最常见的青紫型先天性心脏病,占先天性心脏病总数的5%~7%,男女患病比例为4:1~2:1。主要畸形为主动脉出自解剖右心室,肺动脉出自解剖左心室,主动脉与二尖瓣间的纤维连续中断。完全型大动脉转位时主动脉位于肺动脉的右前方,故又称右型大动脉换位。

1. 病理生理 完全型大动脉转位若不伴其他畸形,则形成两个并行循环。上、下腔静脉回流的静脉血通过右心射入转位的主动脉供应全身,而肺静脉回流的氧合血则通过左心射入转位的肺动脉到达肺部。患者必须依靠心内交通(卵圆孔未闭、房间隔缺损、室间隔缺损)或心外交通(动脉导管未闭、侧支血管)进行血流混合。本病血流动力学改变取决于是否伴随其他畸形,通常包括以下3种情况:

(1)完全型大动脉转位伴室间隔完整,右心室负荷增加而扩大肥厚,随正常的肺血管阻力下降,左心室压力降低,室间隔常偏向左心室。两者仅靠未闭的卵圆孔及动脉导管沟通混合,故青紫、缺氧严重。

(2)完全型大动脉转位伴室间隔缺损,可使左右心血液沟通混合较多,使青紫减轻,但肺血流量增加可导致心力衰竭。

(3)完全型大动脉转位合并室间隔缺损及肺动脉狭窄血流动力学改变,类似法洛四联症。

2. 临床表现

(1)青紫:出现早,半数出生时即存在,绝大多数始于1个月内。随着年龄增长及活动量增加,青紫逐渐加重。青紫为全身性,若同时合并动脉导管未闭,则出现差异性发绀,上肢青紫较下肢重。

(2)充血性心力衰竭:生后3~4周婴儿出现喂养困难、多汗、气促、肝大和肺部细湿啰音等进行性充血性心力衰竭等症状。

（3）体格检查：患儿常发育不良。生后心脏可无明显杂音，但有单一、响亮的第二心音，是出自靠近胸壁的主动脉瓣关闭音。若伴有大的室间隔缺损、大的动脉导管或肺动脉狭窄等，则可听到相应畸形所产生的杂音。如合并动脉导管未闭，可在胸骨左缘第 2 肋间听到连续性杂音。合并室间隔缺损，可在胸骨左缘第3、4 肋间听到全收缩期杂音。合并肺动脉狭窄，可在胸骨左缘上方听到收缩期喷射性杂音。杂音较响时，常伴有震颤。一般伴有大型室间隔缺损者早期出现心力衰竭伴肺动脉高压；但伴有肺动脉狭窄者则发绀明显，而心力衰竭少见。

3. 辅助检查

（1）X 线检查：①由于主、肺动脉干常呈前后位排列，因此正位片见大动脉阴影狭小，肺动脉略凹陷，心蒂小而心影呈"蛋形"；②心影进行性增大；③大多数患者肺纹理增多，若合并肺动脉狭窄者肺纹理减少。

（2）心电图：新生儿期可无特殊改变。婴儿期示电轴右偏，右心室肥大，有时尚有右心房肥大。肺血流量明显增加时则可出现电轴正常或左偏，左、右心室肥大等。

（3）超声心动图：二维超声显示房室连接正常，心室大动脉连接不一致，主动脉常位于右前，发自右心室；肺动脉位于左后，发自左心室。彩色及频谱多普勒超声检查有助于心内分流方向、大小的判定及合并畸形的检出。

（4）心导管检：导管可从右心室直接插入主动脉，右心室压力与主动脉相等。也有可能通过卵圆孔或房间隔缺损到左心腔再入肺动脉，肺动脉血氧饱和度高于主动脉。选择性右心室造影时可见主动脉发自右心室，左心室造影可见肺动脉发自左心室。选择性升主动脉造影可显示大动脉的位置关系，判断是否合并冠状动脉畸形。

4. 治疗 完全型大动脉转位若不治疗，约 90% 的患者在 1 岁内死亡。诊断明确后首先纠正低氧血症和代谢性酸中毒等，如无适当大小的房间隔缺损，可保持动脉导管开放直到手术。

（1）姑息性治疗方法：①球囊房间隔造口术（Rashkind procedure）。缺氧严重而又不能进行根治手术时可行球囊房间隔造口或房间隔缺损扩大术，使血液在心房水平大量混合，提高动脉血氧饱和度，使患儿存活至适合根治手术。②肺动脉环缩术。伴大型室间隔缺损者，可在 6 个月内行肺动脉环缩术，预防充血性心力衰竭及肺动脉高压引起的肺血管病变。

（2）根治性手术：①解剖纠正手术（Switch 手术）。室间隔完整者可在生后 2 周内进行，即主动脉与肺动脉互换及冠状动脉再植，达到解剖关系上的纠正。手术条件为：左/右心室压力比>0.85，左心室射血分数>0.45，左心室舒张末期容量>正常的 90%，左心室后壁厚度>4mm，室壁张力<12 000 达因/cm。伴室间隔缺损者可在 6 个月内实施根治手术。②生理纠治术（Senning 或 Mustard 手术）。可在生后 1~12 个月内进行，即用心包膜及心房壁在心房内建成板障，将体循环的静脉血导向二尖瓣口而入左心室，并将肺静脉的回流血导向三尖瓣口而入右心室，形成房室连接不一致及心室大血管连接不一致，以达到生理上的纠治。

（肖婷婷）

第二节 心 肌 炎

心肌炎（myocarditis）是因感染或其他原因引起的弥漫性或局灶性心肌间质的炎性细胞浸润和邻近的心肌纤维坏死或退行性变，导致不同程度的心功能障碍和其他系统损害的疾病。心肌炎的临床表现差异很大（从无明显症状或有轻微临床症状到休克、心力衰竭，甚至猝死），而其病理诊断（心内膜心肌活检）在临床中应用并不广泛，心肌炎的诊断始终为临床难题。

一、病因和发病机制

心肌炎常由普通病毒感染或病毒感染后的免疫反应导致，病因包括感染性与非感染性两大类。感染性因素包括病毒、细菌、螺旋体、原虫等。非感染性因素包括过敏或变态反应、内分泌和代谢紊乱、理化因素、结缔组织病等。其中，病毒性心肌炎最为常见，病原体包括肠道病毒（特别是柯萨奇病毒 B 组）、腺病毒、流感病毒、EB 病毒、巨细胞病毒及细小病毒 B19 等。病毒性心肌炎以柯萨奇-B（CB3）病毒所致者为常见，目前也有资料显示以腺病毒为多，占55%~60%。

本病的发病机制尚不完全清楚。随着分子病毒学、分子免疫学的发展，揭示病毒性心肌炎发病机制的主要包括4个方面：病毒的直接作用、宿主的遗传背景、免疫反应、氧化反应。引起心肌炎的病毒主要为肠道病毒，特别是柯萨奇病毒B组（CVB）最为常见。CVB感染靶细胞的过程分为3个步骤：与细胞表面特异受体蛋白的结合，病毒内吞并脱壳，病毒RNA与细胞因子的相互作用。其中病毒和细胞表面特异受体的结合是病毒感染靶细胞的最初事件。CVB可通过Toll样受体、柯萨奇-腺病毒受体及衰变促进因子等感染心肌细胞。CAR和维生素D受体基因BsmI位点多态性则是病毒心肌炎的易感基因。心肌炎的免疫反应包括自然杀伤细胞（NK）活性降低、T淋巴细胞的溶细胞作用、Th_1/Th_2平衡失调及相关细胞因子参与的免疫反应，使机体产生心肌抗体，通过INF-γ、IL-1、IL-6、IL-4、IL-18、NF-kB、NGF、MIF、IGF-1和γ干扰素诱导产生细胞黏附因子，促使免疫细胞有选择地向心肌组织黏附、浸润。病毒可通过激活内质网应激、MAPK、JAK/STAT等信号通路进而造成心肌的炎症反应、损伤、凋亡和坏死，也可通过激活PI3K/AKt、TGFβ/CTGF、血管紧张素Ⅱ等途径促使心肌纤维化。

二、临床表现

心肌炎轻重病例临床表现差异显著，轻者患者无症状而不易察觉，少数重症为暴发性心源性休克，死亡率极高。多数在出现心脏症状前1~3周内有上感或其他病毒感染史。

婴幼儿的心肌炎较新生儿为轻。但半世纪前的白喉并发心肌炎死亡率很高。腺病毒、腮腺炎病毒、水痘及巨细胞病毒等均可并发心肌炎；患儿大多先有上呼吸道感染、低热、烦躁、苍白等，后有心脏呼吸方面的表现，年长而可诉腹痛。体格检查时患儿可能有骚动，或嗜睡失神，面色苍白或有轻度青紫，皮肤厥冷或有花斑，呼吸急促，甚至有呻吟声；血压正常或下降，心尖波动微弱，心率快，心音较轻，或有奔马律。第一音的轻柔并不一定反应心肌炎的存在，因任何感染所致的P-R间期延长，心室因有更多的时间充盈，收缩前房室瓣已漂浮近闭，所以第一音可较轻。偶可有轻度收缩期杂音。有时可存在期前收缩，但绝大多数原因不明，不可单将期前收缩作为诊断心肌炎的依据。肝脏多增大，但周围水肿很少。

三、辅助检查

1. 心电图　可作为诊断心肌炎的旁证。急性期在安静时可有与体温不相称的窦性心动过速。低电压、ST段及T波改变为心肌炎常见图形，肢导联上QRS总幅度不超过5mm，T波低平，V_5、V_6上常无Q波，胸导联上也可有低电压，但非特异性。各种传导阻滞和心律失常包括室性和房性心动过速都可能有心肌炎的基础。异常Q波及Q-T间期延长也可提示心肌受损害。重症病例可出现心肌梗死样S-T段抬高。此外，有些心肌炎病例即使在急性期，心电图也可无异常表现。

2. 生化标志物　肌酸激酶（creatine kinase，CK）在电泳上有3种同工酶（MM、BB及MB），MM主要在骨骼肌，BB在脑及肾提取物，而MB及MM在心肌内较多，CK-MB升高主要见于心肌梗死，但约有15%的假阳性，心脏手术后以及小儿先天性心脏病中如大动脉转位、肺动脉或主动脉狭窄及全肺静脉异位引流等CK-MB亦可稍高。但其对心肌细胞的损害并不很特异，易受其他非心脏因素的影响，如骨骼肌损伤、肾脏病变等。

肌钙蛋白（troponin cTn）系原肌球蛋白复合物的组成部分，调节心肌及骨骼肌中肌动蛋白及肌球蛋白的钙调控。肌钙蛋白I（cTnI）及T（cTnT）存在于骨骼肌及心肌，可用单克隆抗体将心肌的cTnI从骨骼肌分离出，而与骨骼肌的cTnI无交叉反应，这样测定cTnI及cTnT对心肌细胞的损害具有专一性，且持续时间较CK-MB为长，对心肌炎诊断特异性较高，但敏感性仅34%。

cTnI在诊断心肌炎方面远较CK-MB为敏感，在原因不明的心力衰竭中，cTnI增高可提示有心肌细胞的破损，心肌炎仍在进行。当然其他原因也可至心肌细胞损害，如缺血、毒素、浸润性疾病等可致cTnI增高，这可由临床的其他资料予以甄别。早期心肌炎的增高较明显，因为心肌细胞的受损和坏死都在早期。但有一些心肌炎的cTnI并不增高，因为病毒种类很多，其病理进展各异，在病程后期自体免疫为发病主要机制，各人进度不同，检测时已失去阳性的机遇。有的病例病程已久，细胞坏死早已过去，取血标本已经误时。有时坏死细胞不多,cTnI 的测定敏感度尚不能予以揭露。至于 cTnI 增高的程度与切片上不相称,这是由于 cTnI 只反应细胞受损坏死,而切片反应炎症细胞浸润的弥漫程度,所以两者各有侧重。

3. 超声心动图 心腔扩大,以左室扩大为主。射血分数和缩短分数降低,心排血量降低均提示有心功能减退的表现。如超声查不到心脏结构异常而有心脏增大和心功能减退,结合病史可提示诊断心肌炎。轻症心肌炎患者心脏彩超可正常。

4. 胸部 X 线 急性期可见心脏搏动减弱、心尖向下延伸,心肌张力减弱可呈烧瓶状,失去正常弓形。慢性期患者心影可明显增大,以左室为主。严重的心功能不全可见淤血或水肿,少数可伴有心包积液。

5. 心内膜心肌活检 近年来心肌活检的推广,对诊断很有帮助。临床上诊断心肌炎或扩张型心肌病的活检结果,证实临床诊断的仅 3%~63% 不等,这是由于各家诊断标准不同,所以阳性率差异很大。美国"心肌炎治疗试行协作组"(Multicenter Myocarditis Treatment Trial)登记的 1 000 余例活检,仅约 10% 获得证实。目前心内膜心肌活检诊断参照 Dallas 标准(1984 年),心肌炎定义为,心肌有炎性细胞浸润和附近心肌细胞的坏死和/或退行性变,但非缺血性损害。心肌细胞的坏死或退行性变为心肌炎的重要证据,以此区别于正常心肌内也有单核细胞和其他细胞存在。在早期取材,病变可分为活动性心肌炎、临界(浸润稀疏或无心肌细胞退行性变)心肌炎和非心肌炎。但依活检诊断可能低估确实数字,因为病变可能呈灶性分布,取样太少,不能代表全貌;况且取材都由右室面,对病变主要所在的左室不能反映;而且病程的进展各例不同,各期的表现有异。再者,心脏病例专家主观标准看法也不一。有一报道将 16 例扩张型心肌病的活检切片发给 7 名专家检查,对纤维化、肌细胞增粗、细胞核改变及异常淋巴细胞浸润 4 个指标作出评价,结果各人的结论之间有很大的差异。日本学者 Lichida 等由股动脉插入纤维心腔镜至左室腔,先观察左室内面的色泽,他们发现大多数急性心肌炎患者表面有水肿,内膜面呈淡红色或棕色;慢性活动性者呈紫红色,非慢性活动性者呈黄色;这样暨可揭示左室壁的病变,又可有选择性地取样活检。心肌活检属创伤性检查,患者的依从性影响其临床应用。

6. 分子诊断技术 应用原位聚合酶链式反应(PCR)技术在心肌组织可以检测到病毒基因组,敏感性及特异性较高。较以往病毒培养及血清学检查缩短很多时间。通过 PCR 及其他方法可分析炎性介质如细胞因子及黏附因子。近年来有人发现自体免疫所致的心肌炎有细胞凋亡(apoptosis)现象。在 Bowles 等的研究中,通过 PCR 检测技术发现 20% 的扩张型心肌病患者中呈病毒基因阳性,其中 3/5 是腺病毒。

7. 放射性核素检查 用⁹⁹ᵐ锝、²⁰¹铊、¹¹¹铟、⁶⁷镓等标记的化合物静脉注射,通过扫描仪和 γ 相机可发现心肌坏死区,也可通过计算机程序计算了解心脏泵功能、心肌血流灌注、心肌代谢和心室壁的运动情况,从而发现心肌炎局部和潜在性的心肌损害。目前对⁶⁷镓(Gallium-67,Ga-67)的应用开始引起关注,因⁶⁷镓能在心肌炎病变部浓集,对诊断心肌炎的炎性反应很有帮助,但对细胞坏死不很敏感。¹¹¹铟可标记单克隆抗肌球(凝)蛋白的抗体以进行扫描,肌球蛋白(myosin)为心肌细胞内的主要蛋白,如浆膜完整,则抗体不能和肌球蛋白结合,只有在浆膜破坏时,这些单克隆抗肌球蛋白抗体方能与胞内肌球蛋白结合,由此可证明细胞受损坏死。

8. 磁共振(MRI) 心脏 MRI 可显示心肌水肿等心肌炎症及损伤等征象,尚可提供有用的心脏结构及功能方面的信息。

四、病理

各种病原所致的心肌炎病理改变无特异,心腔皆有扩大,左室尤著,心脏肥大、增重,心肌苍白软弛;心室壁常较薄,病程较久时心肌可增厚;心包表面常有出血点,心包可同有炎变,所以心包液可呈血色。心瓣膜及内膜多无病变,色泽可较苍白。光镜下,心肌细胞间质水肿,其间可见淋巴细胞及单核细胞浸润,将心肌分割成条索状,有的心肌断裂,伴有心肌间质纤维化。

1. 急性期 镜下可见灶性或弥漫性单核的细胞浸润,包括淋巴细胞、浆细胞和嗜伊红细胞;中性多核白细胞很少见,除非为细菌所致。电镜中很少能看到病毒颗粒。重型病例有心肌的弥漫性坏死,心肌纤维横纹消失,有时可见到血管周围的淋巴细胞和浆细胞集聚。

2. 慢性期 镜下可见心肌细胞肥大,形态不整,核染色不均,间质可见淋巴细胞浸润和纤维素渗出,局部瘢痕形成,新旧病灶同存,心内膜可见少量单核细胞浸润。

细菌性心肌炎为局部的小脓肿,革兰氏阳性菌犹然;结核性心肌炎可能为干酪样结节;脑膜炎球菌所致者可见出血点和出血,真菌所致者可有纤维干酪样脓肿、局灶的肉芽肿或赘生物。蛔虫的虫蚴内脏移行在心肌,偶可有脓灶。

五、诊断标准

为了进一步提高儿童心肌炎的诊断水平,中华医学会儿科学分会心血管学组、中华医学会儿科学分会心血管学组心肌炎协作组、中华儿科杂志编辑委员会及中国医师协会心血管医师分会儿童心血管专业委员会组织全国相关专家根据国内外新近的研究结果,对以往的儿童心肌炎诊断标准进行了修改,提出了"儿童心肌炎诊断建议(2018年版)"[4]

(一)心肌炎的临床诊断

1. 主要临床诊断依据

(1)心功能不全、心源性休克或心脑综合征。

(2)心脏扩大。

(3)血清心肌肌钙蛋白T或I(cardiac troponin T or I,cTnI或cTnT)或血清肌酸激酶同工酶(creatinekinase-MB,CK-MB)升高,伴动态变化。

(4)显著心电图改变(心电图或24h动态心电图)。

(5)心脏磁共振成像(cardiac magnetic resonance,CMR)呈现典型心肌炎症表现。

在上述心肌炎主要临床诊断依据"4"中,"显著心电图改变"包括:以R波为主的2个或2个以上主要导联(I、II、aVF、V_5)的ST-T改变持续4d以上伴动态变化,新近发现的窦房、房室传导阻滞,完全性右或左束支传导阻滞,窦性停搏,成联律、成对、多形性或多源性期前收缩,非房室结及房室折返引起的异位性心动过速,心房扑动,心房颤动,心室扑动,心室颤动,QRS低电压(新生儿除外),异常Q波等。

在上述心肌炎主要临床诊断依据"5"中,"CMR呈现典型心肌炎症表现"指具备以下3项中至少2项:①提示心肌水肿,T_2加权像显示局限性或弥漫性高信号;②提示心肌充血及毛细血管渗漏,T_1加权像显示早期钆增强;③提示心肌坏死和纤维化,T_1加权像显示至少1处非缺血区域分布的局限性晚期延迟钆增强。

2. 次要临床诊断依据

(1)前驱感染史,如发病前1~3周内有上呼吸道或胃肠道病毒感染史。

(2)胸闷、胸痛、心悸、乏力、头晕、面色苍白、面色发灰、腹痛等症状(至少2项),小婴儿可有拒乳、发绀、四肢凉等。

(3)血清乳酸脱氢酶(1actate dehydrogenase,LDH)、α-羟丁酸脱氢酶(α-hydroxybutyric dehydrogenase,α-HBDH)或天冬氨酸转氨酶(aspartate transferase,AST)升高。

(4)心电图轻度异常。

(5)抗心肌抗体阳性。

在上述心肌炎次要临床诊断依据"3"中,若在血清LDH、仅α-HBDH或AST升高的同时,亦有cTnI、cTnT或CK-MB升高,则只计为主要指标,该项次要指标不重复计算。

在上述心肌炎次要临床诊断依据"4"中,"心电图轻度异常"指未达到心肌炎主要临床诊断依据中"显著心电图改变"标准的ST-T改变。

3. 心肌炎临床诊断标准

(1)心肌炎:符合心肌炎主要临床诊断依据≥3条,或主要临床诊断依据2条加次要临床诊断依据1条,并除外其他疾病,可以临床诊断心肌炎。

(2)疑似心肌炎:符合心肌炎主要临床诊断依据2条,或主要临床诊断依据1条加次要临床诊断依据2条,或次要临床诊断依据≥3条,并除外其他疾病,可以临床诊断疑似心肌炎。凡未达到诊断标准者,应给予必要的治疗或随诊,根据病情变化,确诊或除外心肌炎。在诊断标准中,应除外的其他疾病包括:冠状动脉疾病、先天性心脏病、高原性心脏病以及代谢性疾病(如甲状腺功能亢进症及其他遗传代谢病等)、心肌病、先天性房室传导阻滞、先天性完全性右或左束支传导阻滞、离子通道病、直立不耐受、β 受体功能亢进及药物引起的心电图改变等。

(二)病毒性心肌炎的诊断

1. 病毒性心肌炎病原学诊断依据

(1)病原学确诊指标:自心内膜、心肌、心包(活体组织检查、病理)或心包穿刺液检查发现以下之一者可确诊。①分离到病毒;②用病毒核酸探针查到病毒核酸。

(2)病原学参考指标:有以下之一者结合临床表现可考虑心肌炎由病毒引起。①自粪便、咽拭子或血液中分离到病毒,且恢复期血清同型抗体滴度较第 1 份血清升高或降低 4 倍以上;②病程早期血清中特异性 IgM 抗体阳性;③用病毒核酸探针从患儿血液中查到病毒核酸。

2. 病毒性心肌炎诊断标准　在符合心肌炎诊断的基础上:①具备病原学确诊指标之一,可确诊为病毒性心肌炎;②具备病原学参考指标之一,可临床诊断为病毒性心肌炎。

3. 心肌炎病理学诊断标准　心肌炎病理诊断主要依据心内膜心肌活检结果:活检标本取样位置至少 3 处,病理及免疫组织化学结果≥14 个白细胞/mm²,包含 4 个单核细胞/mm² 且 CD3$^+$T 淋巴细胞≥7 个细胞/mm²。心内膜心肌活检阳性结果可以诊断,但阴性结果不能否定诊断。

4. 心肌炎分期

(1)急性期:新发病,症状、体征和辅助检查异常、多变,病程多在 6 个月以内。

(2)迁延期:症状反复出现、迁延不愈,辅助检查未恢复正常,病程多在 6 个月以上。

(3)慢性期:病情反复或加重,心脏进行性扩大或反复心功能不全,病程多在 1 年以上。

六、鉴别诊断

1. 风湿性心肌炎　多见于 5 岁以后学龄前和学龄期儿童,有前驱感染史,除心肌损害外,病变常累及心包和心内膜,临床有发热、大关节肿痛、环形红斑和皮下小结,体检心脏增大,窦性心动过速,心尖二尖瓣区可听到收缩期反流性杂音,偶可听到心包摩擦音。抗链球菌溶血素 O(ASO)增高,咽拭子培养 A 族链球菌生长,血沉增快,心电图可出现一度房室传导阻滞。

2. β 受体功能亢进症　是 β-肾上腺素能受体的反应性增高所引起的交感神经活动亢进的一系列临床表现及心电图非特异性 ST-T 改变。多见于 6~14 岁学龄女童,疾病的发作和加重常与情绪变化(如生气)和精神紧张(如考试前)有关,症状多样性,但都类似于交感神经兴奋性增高的表现。体检心音增强,心电图有 T 波低平倒置和 S-T 改变,普萘洛尔试验阳性。

3. 先天性房室传导阻滞　多为Ⅲ度房室传导阻滞,患儿病史中可有晕厥和阿-斯综合征发作,但多数患儿耐受性好,一般无胸闷、心悸、面色苍白等。心电图提示Ⅲ度房室传导阻滞,QRS 波窄,房室传导阻滞无动态变化。出生史及既往史有助诊断。

4. 自身免疫性疾病　多见全身型幼年型类风湿性关节炎和系统性红斑狼疮。全身性幼年型类风湿关节炎主要临床特点为发热、关节疼痛、淋巴结、肝脾大、充血性皮疹、血沉增快、C 反应蛋白增高、白细胞增多、贫血及相关脏器的损害。累及心脏可有心肌酶谱增高,心电图异常。对抗生素治疗无效而对激素和阿司匹林等药物治疗有效。系统性红斑狼疮多见于学龄女童,可有发热,皮疹,血白细胞、红细胞和血小板减低,血中可查找到狼疮细胞,抗核抗体阳性。

5. 川崎病　多见于 2~5 岁幼儿。主要临床特点为发热、眼球结膜充血、口腔黏膜弥散性充血、口唇皲裂、杨梅舌、浅表淋巴结肿大、四肢末端硬性水肿、超声心动图冠状动脉多有病变。需要注意的是,重症川崎病并发冠状动脉损害严重时,可出现冠状动脉栓塞、心肌缺血,此时心电图可出现异常 Q 波,此时应根据临床病情和超声心动图进行鉴别诊断。

七、治疗

1. 休息　卧床休息可减轻心脏负担,预防心肌内病毒复制加速。急性期至少卧床 8 周,恢复期至少半日卧床 6 个月;有严重心功能不全者,需严格卧床至心功能恢复,心脏检查好转,方可轻微活动。

2. 药物及对症治疗 目前尚无直接针对心肌炎症的药物治疗,主要支持治疗,维持足够心排血量。

(1)病原学治疗:由于早期且特异性地诊断病毒性心肌炎的水平不断提高,应用抗病毒方法治疗病毒性心肌炎的可能性也不断增加。①利巴韦林:日本学者认为利巴韦林有一定疗效,一般剂量为 10~15mg/(kg·d),分 2 次肌内注射或静脉缓滴。②干扰素:干扰素能够阻断病毒复制和调节免疫功能,每支 1.5~2.5U,肌内注射每日 1 支,7~10d 为一个疗程。国外研究证明,普可那利(pleconaril)对少数患者的治疗中证实有效,更大样本的研究尚在进行。

(2)改善心肌营养及抗氧化治疗:1,6 二磷酸果糖改善心肌能量代谢,促进受损细胞的修复,常用剂量 100~250mg/kg,静脉滴注,疗程 10~14d。维生素 C 100~200mg/kg,分次应用,疗程 2 周~1 个月。同时可选用辅酶 Q10、肌苷、维生素 E、复合维生素 B、卡维地洛尔、卡托普利、中药生脉引和黄芪等。

(3)免疫调节:大剂量丙种球蛋白可以通过免疫调节减轻心肌细胞损害,剂量 2g/kg,2~3d 内静脉滴注。

(4)糖皮质激素:通常不用,对重症合并心源性休克及严重心律失常(Ⅲ度房室传导阻滞、室性心动过速)患儿,应早期、足量应用。糖皮质激素可选用强的松或强的松龙,开始用量为 2mg/(kg·d),分 3 次口服,持续 1~2 周逐渐减量,至 8 周左右减量至 0.3mg/(kg·d),并维持此量至 16~20 周,然后逐渐减量至 24 周停药。根据患者情况,疗程可相应缩短或延长。危重病例可采用冲击治疗,甲基强的松龙用量为 10mg/(kg·d),2h 静脉输入,连续用 3d,然后逐渐减量或改口服,减量的方法及疗程同上。

(5)抗心力衰竭治疗:心力衰竭时基本药物为洋地黄及利尿剂,但患者对洋地黄的敏感性增高,易发生洋地黄中毒(常表现为心律失常),故心肌炎患者只用常规剂量的 2/3。使用利尿剂时,应注意补钾。必要时联合使用排钾和保钾性利尿剂。针对心源性休克,可用地塞米松每次 0.5~1.0mg/kg,静脉注射。大剂量维生素 C 每次 2~5g 静脉注射,每 2~6h 一次,病情好转后改为每日 1~2 次。补液、纠正酸中毒。血压仍不升高或升高不满意者,应使用升压药维持血压。使用洋地黄类改善泵功能。

(6)心律失常:针对缓慢性心律失常,严重窦性心动过缓和高度房室传导阻滞者应及时给予大剂量糖皮质激素,静脉滴注异丙肾上腺素、阿托品或山莨菪碱、大剂量维生素 C,多数患者在 4 周内恢复窦性心律和正常传导。必要时安装临时或永久心脏起搏器。针对快速性心律失常,β 阻滞剂和胺碘酮是首选的治疗药物。控制心房颤动心室率可选用 β 阻滞剂、洋地黄、地尔硫䓬或维拉帕米。若治疗室上性或室性心动过速,可使用胺碘酮。必要时行电复律治疗。严重危及生命的快速性心律失常,可给予糖皮质激素治疗。必要时置入体内自动除颤器。

八、暴发性心肌炎

暴发性心肌炎(fulminant,FM)一种伴急性心力衰竭、心源性休克或严重心律失常的疑似心肌炎的临床综合征。

国际公认的 FM 诊断标准由 Lieberman 等[5]于 1991 年提出,其包括:①发热<2 周,有前驱病毒感染史;②感染后发生急性或严重的心力衰竭;③有心肌损害的直接证据:肌钙蛋白 I 改变或心脏超声提示存在心功能障碍(左心室射血分数 <25%);④既往无心肌病病史及家族史。

1. 临床表现 FM 的首发症状多不典型,患者常以呕吐、腹痛等消化系统症状或者抽搐、晕厥等神经系统表现就诊。曾有文献报道,在欧洲流行病学所研究的 3 055 例疑似心肌炎患者中,72% 的患者有呼吸困难表现,32% 的患者有胸痛表现,还有 18% 的患者表现为心律失常。回顾性分析了 2006 年 1 月至 2013 年 8 月在北京儿童医院住院的 71 例确诊为 FM 的患儿,结果发现其临床表现多样,且多以心外症状为首发表现(呼吸道感染占 42.25%,表现为发热、咳嗽、流涕;消化道感染占 33.80%,表现为腹痛、恶心、呕吐),临床上极易造成漏诊、误诊。

2. 辅助检查 cTnI/hs-cTnI、CKMB 及 BNP 升高是暴发性心肌炎重要的实验室检查特点之一;心电图以Ⅲ度房室传导阻滞(AVB)及室性心律失常为主;超声心动图以心脏扩大、LVEF 及 LVFS 明显降低为主要表现;胸片可提示心影增大。

3. 治疗 在起病 24~48h 内可出现急性心功能不全、阿-斯综合征或严重心律失常,因此治疗需争分夺秒,目前主要采取抗心律失常药物和保护心肌为主的综合疗法,并合理使用肾上腺皮质激素。对于出现充血性心力衰竭、肺水肿、呼吸窘迫、低氧血症患儿应及时进行机械通气。心律失常属室上性者可用地高辛控制;室性者应用利多卡因,初始计量1mg/kg静脉注射,以后减量维持血浓度在1~5mg/ml,或胺碘酮,2.5~5mg/kg静脉注射,维持量10~15mg/(kg·d),至复律后改口服,如有明显血流动力学障碍者应首选电复律。

如药物治疗无效,仍反复出现严重心律失常如病态窦房结综合征,Ⅲ度AVB合并室性心动过速(简称"室速")、心室扑动交替出现时,需及时安装临时心脏起搏器,维持心搏出量,保障有效血液循环。在上海地区6家医院总结的50例暴发性心肌炎的治疗经验中,7例安装临时心脏起搏器者均存活且预后良好,提示以抗心律失常和保护心肌为主,及时应用临时心脏起搏器是一种积极有效、安全易行的治疗方法。

对于心肌受损严重的患儿,应用左心室辅助装置以维持心脏的泵功能,如体外膜氧合器(extracorporeal membrane oxygenation,ECMO)、主动脉内球囊反搏术(intra-aortic balloon pump,IABP)、心室辅助装置(left ventricular assist device,LVAD)或双心室辅助装置(biventricular assist device,Bi-VAD)等,可改善心泵功能,但仍有部分患者不能维持稳定有效的血供,需联合应用进行循环支持,提高生存率。

4. 预后　暴发性心肌炎的预后和发病年龄、心肌受损的严重程度密切相关。心电图的表现也有一定提示意义:呈广泛ST-T改变、室速、室颤者死亡率较高。因此,对于此类患者要遵循早期诊断、及时救治的原则,尤其是在出现Ⅲ度AVB时,应及时安装临时心脏起搏器,对改善患儿的预后非常重要。

(谢利剑　宗艳芳)

第三节　心律失常

正常心脏激动起源于窦房结,通过心脏传导系统(结间束、房室结、房室束、左右束支及蒲肯野氏纤维)按一定的频率、顺序及速度播散,使心脏进行收缩和舒张活动。如果窦房结激动异常或激动产生于窦房结以外,激动的传导缓慢、阻滞或经异常通道传导等均可形成心律失常。严重心律失常可导致心力衰竭、心源性休克、阿-斯发作,甚至猝死。尽管小儿心律失常的发病机理与成人基本相同,但其心律失常发生的病因、临床表现、转归等各方面都与成人存在较大差异[6]。

一、小儿心律失常特点

(一)病因

1. 先天性心脏病　先天性心脏病是小儿心律失常的常见病因,如三尖瓣下移畸形常并发室上性心律失常、大血管转位常并发完全性房室传导阻滞、继发孔房间隔缺损易并发房室传导阻滞及右束支传导阻滞等。先天性心脏病矫治手术也可引起心律失常,较严重心律失常多为完全性房室传导阻滞、房性心动过速、心房扑动、室性心动过速等。

2. 后天性心脏病　其中以风湿性心肌炎、风湿性心脏瓣膜病、感染性心肌炎最多见。

3. 其他因素　多见于电解质紊乱、药物反应或中毒、内分泌及代谢性疾病、中枢神经疾病、自主神经功能失调等。

此外新生儿及婴儿早期心律失常,可能与母亲妊娠期疾病、用药及分娩合并症有关。

(二)发病机制　按其发生原因主要可分为三大类:

1. 激动起源失常　主要为窦性心律失常、室上性和室性逸搏或逸搏心律、室上性和室性期前收缩、室上性和室性心动过速等。

2. 激动传导失常　包括传导阻滞和传导途径异常失常,前者主要为窦房传导阻滞、心房内传导阻滞、房室传导阻滞和束支传导阻滞,后者主要为心室预激。

3. 激动起源失常伴传导失常　主要为并行心律、反复心律等。

(三)临床表现　临床表现差异大,主要与心律失常对血流动力学影响程度、患者是否合并基础心脏病及心功能状态有关。常见的症状有心悸、乏力、头昏,严重的可发生晕厥、休克、心力衰竭;而婴儿可突然出现面色苍白、拒食、呕吐、嗜睡等;阵发性心动过速的患儿常有反复发作的临床特点。

（四）心律失常的转归　心脏结构功能正常且对血流动力学无影响的小儿心律失常患者预后良好;但对明显影响血流动力学的快速性或缓慢性心律失常,尤其合并心脏结构功能异常的患者,如不予以积极治疗可出现心力衰竭、心源性休克、阿-斯发作,甚至猝死。

二、小儿心律失常的治疗

由于小儿心律失常的发生、转归存在很大差异,临床需要进行详细病史询问、体格检查、超声心动图检查和心电图检查,一般还需要进行动态心电图检查,同时结合患者不同临床表现及心律失常特点必要时进行运动心电图、食管心房调搏术、心内电生理检查、心律失常相关基因检测等进行综合评价以制定个性化治疗[7,8]。

（一）药物治疗

1. 用药原则　宜先用一种药物,如无效再换用另一种药,也可联合用两种药。一般认为作用机制相同的药物合用,由于作用相同,可减少各自用量并减少各自副作用;作用机制不同的药物合用,可能增强疗效,但副作用也可能增加;作用机制相反的药物合用,则可能减低疗效。但联合用药在体内的互相作用是个复杂过程,不少情况尚不了解。

2. 小儿常用抗心律失常药物(表3-1)

表 3-1　小儿常用抗心律失常药物

药物分类	药物机理	代表药物
Ⅰ类	钠通道阻滞剂	
Ⅰa	抑制钠内流,也抑制钾外流	奎尼丁、普鲁卡因胺
Ⅰb	轻度减慢除极,缩短动作电位时间	利多卡因、美西律
Ⅰc	明显抑制钠内流,对钾无影响	普罗帕酮
Ⅱ类	β受体阻滞剂	普萘洛尔、美托洛尔
Ⅲ类	钾通道阻滞剂	胺碘酮、索他洛尔
Ⅳ类	钙通道阻滞剂	维拉帕米、地尔硫䓬

此外,三磷酸腺苷及地高辛等药物,在儿童心律失常方面也运用较多。

（二）非药物治疗

1. 射频消融治疗　是利用射频电流的热效应使组织发生凝固性坏死而达到消融目的。目前射频消融已成为治疗儿童心律失常的主要方法之一。射频消融的适应证为:

(1) Ⅰ类:一致认同实施手术或治疗方案是有益、有用且有效。①预激综合征发生心脏骤停后复苏成功;②预激综合征合并心房颤动(简称"房颤")伴晕厥,房颤时最短的 R-R 间期<250ms;③阵发性室上性心动过速(简称"室上速")反复或持续性发作伴心功能不良且药物治疗无效;④体重≥15kg,反复发作的症状性室上速;⑤体重≥15kg,心室预激导致预激性心肌病,药物治疗无效或不能耐受;⑥反复发作的单形性室速伴心功能不良。

(2) Ⅱa类:绝大部分人认为实施手术或治疗方案具有实用性和有效性。①体重≥15kg,发作的室上速长期药物治疗可有效控制;②体重<15kg(包括婴儿)的室上速,Ⅰ类及Ⅲ类抗心律失常药物治疗无效,或出现难以耐受的不良反应;③体重<15kg,心室预激导致预激性心肌病,药物治疗无效或不能耐受;④体重≥15kg,Ebstein畸形合并预激综合征,外科矫治术前;⑤体重≥15kg,反复或持续发作症状明显的特发性室速,药物治疗无效或家长不愿接受长期药物治疗者;⑥体重≥15kg,伴有相关症状的频发室性期前收缩。

(3) Ⅱb类:部分人认为实施手术或治疗方案的实用性和有效性不太成熟。①体重<15kg,反复发作的症状性室上速;②体重≥15kg,不频繁的室上速;③体重≥15kg,无症状的心室预激,未发现有心动过速发作,医生已详细解释手术及发生心律失常的风险及收益,家长有消融意愿;④无症状性预激综合征合并结构性

心脏病,需行外科矫治手术,且术后会影响导管消融途径的患儿。

(4)Ⅲ类:一致认为实施手术或治疗方案不具有实用性和有效性。①体重<15kg,无症状的心室预激;②体重<15kg,常规抗心律失常药物可以控制的室上速;③束-室旁路导致的预激综合征;④体重<15kg,药物控制良好或无明显血流动力学改变的室性心律失常;⑤可逆原因导致的室性心律失常。

2. 起搏治疗 又称人工心脏起搏,是用起搏器发放脉冲电流刺激心脏,带动心脏搏动。可为临时起搏或永久起搏。

(1)临时心脏起搏:适应症有以下几种。①急性心肌炎或手术造成的高度或完全性房室阻滞、病窦综合征或心房静止;②室上性或室性心动过速可伴有房室阻滞或窦房结功能障碍,特别是大剂量或联合使用抗心律失常药时;③无症状的完全性房室阻滞患儿,发生严重感染、需手术治疗或伴有先天性心脏病需要心血管造影时,先天性完全性房室阻滞伴有频繁发生心-脑缺氧综合征时。

(2)永久心脏起搏:适应症有以下几种。①存在高度或Ⅲ度房室传导阻滞合并症状性心动过缓、心功能不全及低心排;②窦房结功能障碍,与年龄不匹配的症状性心动过缓;③先天性心脏病术后的高度或Ⅲ度房室传导阻滞,自行恢复可能性较小或持续时间≥7d;④先天性Ⅲ度房室传导阻滞合并宽 QRS 波群、心室异位心律或心功能不全;⑤婴儿先天性Ⅲ度房室传导阻滞伴心率低于 55 次/min,或伴有先天性疾病及心率低于 70 次/min;⑥与心肌病变相关的传导阻滞;⑦长 QT 综合征伴发的传导阻滞。

3. 心律失常的电复律治疗 利用短暂高能量使心脏所有起搏点同时除极,从而消除异位起搏点并中断各折返途径,可有效地终止各种快速心律失常,使窦房结重新控制心律。一般为体外电复律、埋藏式心脏电复律除颤器(ICD)治疗。

(1)体外电复律:对血流动力学不稳定的快速性心律失常首选体外电复律,一般采用同步直流电复律,但对室颤选用非同步直流电复律。

(2)ICD 植入:是目前预防心脏性猝死最有效的措施,目前相关指南将 ICD 植入人群已从成人扩展至儿童及先天性心脏病患者。ICD 在儿童和先天性心脏病患者中的应用指征主要为:

Ⅰ类指征:①除外可逆因素的心脏骤停存活者;②先天性心脏病患者合并症状性持续性室速;③伴有心肌病和左心功能不全的症状性持续室速。

Ⅱ类指征:①先天性心脏病出现反复晕厥伴心功能不全或电生理检查可诱发室性心律失常者;②长 QT 综合征和儿茶敏感室速经足量的 β 阻滞剂治疗但仍然反复晕厥者;③对药物不耐受或有家族猝死史的长 QT 综合征患者;④肥厚型心肌病合并以下一个及以上危险因素者(家族猝死史;近期≥1 次不能解释晕厥;左室明显肥厚;运动时血压反应异常或 24h 监护中出现非持续性室速);⑤伴有猝死家族史、不能除外室性心律失常导致晕厥的致心律失常右室心肌病。

三、小儿常见心律失常

影响血流动力学的心律失常是小儿心律失常诊治的重点,主要包括快律性心律失常和慢律性心律失常两大类。

(一) 快律性心律失常

1. 快律性室上性心律失常

(1)阵发性室上性心动过速:简称"室上速",是指异位激动起源于希氏束分叉以上的心动过速。心电图特点:①3 个或 3 个以上连续的室上性(房性或交界性)期前收缩,频率多为 160~300 次/min,R-R 间距规则;②QRS 波形态与窦性 QRS 波基本相同;③可出现继发性 ST-T 波改变。

临床意义:①多数无器质性心脏病,少数见于感染、器质性心脏病、窒息、缺氧、酸中毒、电解质紊乱、药物作用(如洋地黄、交感神经兴奋剂、麻醉剂等)、甲状腺功能亢进症;新生儿、小婴儿心脏传导系统发育不成熟易发生室上速。②房室旁路折返、房室结双径路折返是室上速发作的主要机制。③心动过速骤发骤止,临床表现与心动过速发作频率及持续时间有关。年龄愈小,心率愈快,发作时间愈长,越易发生心力衰竭。④需要与窦性心动过速、房性心动过速、心房扑动等窄 QRS 心动过速鉴别;当阵发性室上性心动过速合并心室内差异传导呈 QRS 心动过速时,需要与阵发性室性心动过速鉴别(表 3-2)。

表3-2 室上速伴心室内差异传导与阵发性室性心动过速鉴别

	室上速伴心室内差异性传导	阵发性室性心动过速
心室率	较快	相对较慢
QRS 波增宽	略宽	明显增宽
R-R 间期	多匀齐	多不匀齐
QRS 波电轴	多正常或右偏,呈右束支阻滞图形,伴左前分支阻滞	明显左偏或右偏,伴左束支阻滞图形
V_1 导联 R/S	多>1	多<1
房室脱节	少见	多见
刺激迷走神经	终止或无效	无效

治疗:①刺激迷走神经,如深吸气后屏住呼吸、压舌板刺激咽部、潜水反射等。②药物治疗,普罗帕酮一般为首选用药,但明显心功能不全者忌用;三磷酸腺苷对房室结依赖的室上速有效,但往往引起一过性窦性停搏或完全性房室传导阻滞,用药过程须要密切监护;维拉帕米能终止部分室上速,但小于1岁婴儿慎用;胺碘酮由于起效慢,一般作为后备用药;如发作时间较长,有心力衰竭,可选地高辛,但对合并心室预激旁道前传的室上速忌用。③经食管心房起搏,运用超速抑制可终止部分室上速。④电击复律,对血流动力学不稳定的室上速首选同步电击复律。⑤对反复发作室上速或心动过速药物控制不佳合并心功能不全者,可行射频消融进行根治。

(2)紊乱性房性心动过速:又称多源性房性心动过速或紊乱性房性心律,多发生于新生儿、婴儿期。心电图特点为:①不规则房性心律,房率一般为140~250次/min;②同一导联有3种或3种以上不同形态的异位 P 波,不同于窦性 P 波;③P-P 波间有等电位线;④P-P、P-R、R-R 间隔不等;⑤常伴心房扑动、心房颤动。

临床意义:①多数心脏结构正常,少数见于先天性心脏病、心肌病、心肌炎、低血钙等。②发病机理不是很明确,可能与正在发育中心肌细胞的动作电位及自律性变异有关,形成心房内微折返。③心动过速呈持久发作,常持续数年至数月,常可自行缓解。临床症状的轻重往往与心动过速的频率有关,心室率较慢者一般无症状,部分心室率持久过快者可导致快速心律失常性心肌病,出现心脏扩大,心力衰竭。④需要与心房扑动、心房颤动鉴别。

治疗:①一般主要治疗伴随疾病及原有心脏病。②无症状患者多不用抗心律失常药物;对心动过速致心动过速心肌病和/或心力衰竭者,需要应用抗心律失常药物,但抗心律失常药物复律困难,抗心律失常目的是控制心室率,一般需要联合用药,常以地高辛为基础用药,联合使用胺碘酮或普罗帕酮或普萘洛尔。

(3)心房扑动:简称“房扑”。心电图特点为以下几种。①P 波消失,代之以连续、快速、规则、大小相同的锯齿状的扑动波(F 波),各波间无等电位线,频率多为260~400次/min;②QRS 波形态与窦性 QRS 波相同或增宽(伴有室内差异性传导);③心室律规则(房室传导比例固定,多为2:1,或3:1、4:1、5:1,或呈完全性房室传导阻滞),亦可不规则(房室传导比例不固定)。

临床意义:①多见于器质性心脏病,新生儿、小婴儿由于多副束的预激发生房扑;②大多数房扑是由于房内折返引起;③临床症状的轻重与基础心脏病和心室率有关。轻者无症状,重者可发生心力衰竭和心源性休克。心率快、持续时间长、反复发作的房扑易引起心动过速心肌病;④需要与窦性心动过速、房颤、阵发性房速等鉴别。

治疗:①需要对基础心脏病进行治疗,并予以适当的抗凝治疗。②地高辛为阵发性房扑首选用药,但对合并心室预激动者禁用;普罗帕酮、胺碘酮等抗心律失常药物具有一定疗效。③电击复律,同步直流电击复律效果好,用于新生儿、小婴儿无明显心脏病者效果更佳。④经食管心房起搏,以超速抑制法或者短阵快速刺激终止房扑发作。⑤射频消融治疗,对典型房扑及心脏外科手术后瘢痕折返性房扑都具有较好的疗效。

2. 快律性室性心律失常

(1)阵发性室性心动过速:简称室速",指异位激动起源于希氏束分叉以下的心动过速。电图特点:①3个或3个以上连续的室性期前收缩,频率多为140~200次/min;②QRS波增宽,时间>0.10s(婴儿>0.08s);③可有心室夺获或室性融合波。

临床意义:①多数见于器质性心脏病、窒息、缺氧、酸中毒、电解质紊乱、药物作用(如洋地黄、交感神经兴奋剂、麻醉剂等)等;②自律性增高、触发激动和折返是室速发生的主要电生理机制;③临床症状差异大,重者可发生晕厥、心源性休克,甚至猝死;④需要与室上速合并心室内差异传导、心室预激合并房颤鉴别。

治疗:血流动力学不稳定的室速是临床重症,需要积极予以治疗。需要尽快终止室速发作、祛除室速诱因、积极治疗原发病。抗心律失常的治疗有以下几种方法:①电击复律,血流动力学障碍者首选体外同步电复律;②药物治疗,利多卡因为首选用药,普罗帕酮、胺碘酮有一定疗效,但明显心功能不全者普罗帕酮忌用;③起搏治疗,对于临床猝死风险者,可以考虑植入ICD;④射频消融对部分室速具有一定疗效。

(2)特发性室性心动过速:心动过速起源点多位于希氏束分叉下左束支后分支或前分支或、右束支高位,所以也称分支性室性心动过速。心电图特点有以下几点:①单形性室性心动过速,心室率140~230次/min;②心动过速多呈右束支传导阻滞图形,少数呈左束支传导阻滞图形,QRS时限0.09~0.12s;③可见室性融合波和心室夺获。

临床意义:①多见于无器质性心脏病儿童;②折返或延迟后除极触发活动是心动过速发生的主要机制;③大多症状轻,极少部分发作频率快、持续时间长,导致心功能不全、心源性休克;④应与室上速、儿茶酚胺敏感性室性心动过速等鉴别。

治疗:①药物治疗,维拉帕米为首选药物,对终止发作和预防复发具有良好效果;普罗帕酮具有一定疗效;利多卡因一般无效。②射频消融,对于反复发作者,射频消融具有较好疗效。

(3)尖端扭转型室性心动过速:简称"尖端扭转型室速",多见于Q-T间期延长,是临床极危急心律失常。心电图特点有以下几点:①室速伴QRS波形态连续变化,节律不规则,QRS波尖端以基线为轴时而上时而下,即为尖端扭转型室速;②心室率常大于200次/min,常持续10个心动波以上,易发展为室颤;③发作前可见频发室性期前收缩,且室速的第一个期前收缩可有R-on-T现象;④先天性Q-T延长者,发作间歇期心动过缓并QT间期延长(Q-T>0.44s);获得性Q-T延长者,发作前Q-T间期延长,T或U波增宽。

临床意义:①多发生于Q-T间期延长患者,Q-T间期延长包括先天性和后天性原因,前者往往与遗传有关,后者往往与低钾、低镁、低钙等电解质紊乱、器质性心脏病、中枢神经疾病有关;②发病机理尚不明确,可能与心室复极时间延长、复极不均一性导致的不规则折返、触发活动和早期后除极有关;③反复发作晕厥、抽搐,甚至猝死是主要的临床表现;④需要与癫痫、儿茶酚胺敏感型室性心动过速鉴别。

治疗:尖端扭转型室速是心律失常急症,需要在治疗原发病基础上积极复律。由于先天性和后天性两种心律失常所致的尖端扭转型室速发病机制存在差异,所以治疗存在一定区别。

获得性Q-T间期延长致尖端扭转室速的治疗主要有以下几点:①基础疾病治疗或解除诱因;②提高基础心率缩短Q-T间期,使心室复极一致,目前认为静脉滴注异丙肾上腺素为治疗本病的首选用药;③补充电解质;④利多卡因为首选治疗心动过速药物;⑤直流电复律,但尚存在一定争议。

先天性Q-T间期延长致尖端扭转室速的治疗主要有以下几点:①避免情绪激动和剧烈活动;②避免使用交感类药物和肾上腺类药物;③首选β受体阻滞剂,应长期足量使用;苯妥英钠对控制尖端扭转型室速可能有效;④对药物治疗无效或晕厥反复发作者ICD治疗。

(4)儿茶酚胺敏感型多形性室性心动过速:又名儿茶酚胺敏感型室速,是一种原发性心电疾病,运动或情绪激动易诱发双向型和/或多形性室性心动过速为主要临床特征。心电图特点:①静息期体表心电图基本正常,Q-Tc正常。②典型发作心电图为双向性室性心动过速。③运动心电图被认为是诊断儿茶酚胺敏感性室速的重要诊断方法,并具有高度可重复性。运动试验中出现室性心律失常的心率阈值一般为 120~130 次/min,随着运动负荷量的增加,室性心律失常发生的频数逐渐增加,且由单发室性期前收缩逐渐发展为成对室性期前收缩、非持续性室速,如果继续运动最终可变成持续性室速直至室颤。

临床意义:①心脏结构及心功能常正常,目前认为与编码心肌细胞肌质网钙通道的 *RyR2* 基因突变和编码肌质网内肌集钙蛋白的 *CASQ2* 基因突变有关,是遗传性心律失常;②在交感兴奋的条件下,心肌细胞内的钙稳态发生异常,继而出现膜电位的剧烈震荡和延迟后除极是儿茶酚胺敏感性室速发生的电生理机制;③反复发作晕厥、猝死是主要临床表现;④需要与癫痫、尖端扭转型室速、特发性室速鉴别。

治疗:①避免情绪激动及剧烈活动;②β 受体阻滞剂为首选用药,且应长期足量使用;氟卡尼、维拉帕米、普罗帕酮具有一定疗效;③儿童中在足量 β 受体阻滞剂治疗仍不能控制心动过速发作者考虑 ICD 治疗;即使植入 ICD 后仍需辅以 β 受体阻滞剂治疗。

(二)慢律性心律失常

1. 窦性停搏 又称窦性静止,指窦房结在较长时间内不发出激动,窦性停搏长,间歇超过 2s,儿童中较少见。心电图特点:①在窦性心律中出现一个较长间歇,其间无 P-QRS-T 波;②长 P-P 间距与正常 P-P 间距不成倍数关系;③在窦性静止期间,可出现交界性或室性逸搏、逸搏心律等。

临床意义:①缺血、炎症、创伤是导致窦房结器质性病变的主要病因,多发生于严重窒息、心肌炎和心脏外科手术后;迷走神经张力增高、洋地黄中毒、电解质紊乱等因素是导致窦房结功能改变的结外因素;此外可能与遗传有关;②临床症状往往与病因、逸搏心律的频率有关。轻者无症状,重者可出现晕厥,甚至猝死;③阿托品试验、运动心电图、经食管心房调搏术等是评价窦房结功能的主要方法;④常需与房性期前收缩未下传鉴别。

治疗:①首先病因治疗;②急性窦房结功能不良者可用阿托品和异丙肾上腺素提高心率;③永久心脏起搏是治疗有症状窦性静止患者唯一有效治疗方法。

2. 完全性房室传导阻滞 心电图特点:①P 波与 QRS 波无关,P-P 间距和 R-R 间距各有其固定规律;②心房率>心室率,心房节律多为窦性心律,亦可为房扑或房颤,心室节律为交界性逸搏心律或室性逸搏心律;③QRS 波形态,阻滞部位在希氏束以上者,QRS 波与窦性 QRS 波相同;阻滞部位在希氏束以下者,QRS 波增宽,时间>0.10s(婴儿>0.08s);异位起搏点可来自左右束支,QRS 波可呈左、右束支阻滞型。

临床意义:①完全性房室传导阻滞分为先天性和后天性房室传导阻滞。先天性房室传导阻滞多见于胚胎期房室结发育异常、患结缔组织疾病母亲导致胎儿的单纯完全性房室传导阻滞;获得性完全性传导阻滞多发生于急性感染、心脏外科手术后 系统性红斑狼疮(SLE)等结缔组织疾病;②完全性房室传导阻滞临床表现差异大,先天性者一般耐受好,后天原因完全性房室传导阻滞者一般耐受差,往往有阿-斯综合征发作;③完全性房室传导阻滞愈后取决于阻滞部位,远端阻滞一般愈后差。

治疗:①病因治疗;②急性期治疗,心脏临时起搏治疗和/或异丙肾上腺药物治疗;③永久心脏起搏是治疗完全性房室传导最为有效的方法。

(李 筠)

第四节 川 崎 病

川崎病(Kawasaki disease,KD)是一种以持续发热、弥漫性黏膜炎症、四肢硬化性水肿、多形性皮疹及非化脓性颈部淋巴结肿大为主要临床表现的皮肤黏膜淋巴结综合征,主要发生于 5 岁以下儿童,影响中、小动脉,特别是冠状动脉,引起冠状动脉损害(CAL),包括冠状动脉扩张或冠状动脉瘤(CAA),最终导致冠状动脉狭窄、心肌梗死,甚至猝死等。自 1976 年日本川崎富作先生报道全球首例 KD 以来,目前在亚洲、中东、美洲、非洲和欧洲范围内超过 60 个国家报道过 KD,KD 已经成为发达国家儿童获得性心脏病的主要病因。经静脉免疫球蛋白(intravenous immunoglobulin,IVIG)治疗,目前 KD 并发 CAA 的发生率已从 25% 降至 4% 左右,KD 的远期预后取决于冠状动脉受累情况。

一、流行病学

日本 KD 发病率总体呈上升趋势,其历史上曾发生过 3 次大流行,分别是 1979 年、1982 年和 1986 年,是世界唯一出现过此现象的国家。韩国一项 2007~2014 年回顾性 KD 流行病学调查研究显示,发病率从每 100 000 名<5 岁儿童 168.3(2007 年)上升至 217.2(2014 年);男性发病率高于女性,每 100 000 名<5 岁儿童分别是 195.5 和 139.1(2007 年),244.5 和 188.4(2014 年)。我国由于不同省份及地区采用不同的调查方法进行流行病学研究,使得数据的可比性欠佳,KD 发病趋势与亚洲各国基本一致,均表现为近 10~20 年内呈明显上升。调查显示我国北京地区每年出现两个 KD 高发时期,分别在春季和夏季,而低峰期则出现在冬季(12 月份至次年 1 月份);上海 KD 发病率也在春夏季(5~8 月份)达到一年中最高值。

二、发病机制

KD 的具体发病机制至今尚未明确,其最可能机制是基因性易受感染机体的一种免疫反应,相关因素为:

1. 感染因素 人群中关于 KD 发病时间和空间分布的研究表明,其与儿科其他常见病毒感染的特征高度相似。

2. 免疫系统调节异常 研究显示 KD 发生主要与获得性免疫功能异常有关,而在 KD 急性期发挥作用的主要是固有免疫。

3. 遗传因素 全基因组关联分析和连锁分析加快了 KD 易感基因的研究进展,目前已研究报道的 5 个 KD 主要易感基因是 *ITPKC* 基因、*CASP3* 基因、*BLK* 基因、*CD40* 基因和 *FCGR2A* 基因,这为以后 KD 治疗、CAL 的早期预测及干预提供了新的靶点。

三、诊断

(一)KD 的诊断

KD 根据临床表现进行诊断,而无特异性诊断试验。2017 年美国心脏病学会(AHA)公布的《川崎病诊断、治疗和长期管理指南》指出:依据发热 5d 以上,以及合并有非化脓性结膜炎、口唇改变、多形性红斑、四肢改变和非化脓性颈部淋巴结肿大的主要临床特征中≥4 项者确诊 KD;而对于>4 项主要临床特征,尤其是出现手足潮红硬肿时,热程 4d 即可以诊断;对于症状典型者,有丰富临床经验的医生甚至可以在热程 3d 作出诊断。

几乎所有 KD 患者均有发热,体温多为 39~40℃以上高热,且抗感染治疗无效,若未进行积极有效治疗,发热可持续 1~3 周,部分 KD 患儿可长达 1 个月;需特别指出的是极少部分患儿发热 7d 后自愈者不能除外 KD 诊断。

(二)主要临床特征

1. 眼睛的改变 临床上约 90%的 KD 患儿可在急性期出现双侧非化脓性结膜炎,好发于球结膜,常分布在角膜缘周,长 1~2mm,经治疗后可很快消退,但少部分 KD 患儿的轻微充血可能会持续 1~2 周。

2. 唇和口腔的改变 主要表现为唇干红、皲裂、出血、口腔弥漫性红斑和杨梅舌,急性期发生率为 90%左右。

3. 皮疹 75%~98%的 KD 患儿急性期伴发皮疹,呈多形性改变,以弥散性非特异性斑疹性红斑最为常见,好发于躯干及四肢。

4. 肢端改变 77%~97%的 KD 患儿在急性期可观察到手掌、足掌发红,伴手背、脚背肿胀,这是 KD 的一个特征性表现,常在病程第 2 周完全消失;在亚急性期 KD 患儿可出现手指尖、足趾尖沿甲周脱皮,通常在病程的 10d 后出现。

5. 颈部淋巴结肿大 KD 患儿的颈部淋巴结肿大为非化脓性,常为单侧颈前淋巴结无痛性肿大,偶有压痛,直径≥1.5cm,触之硬、无波动感,相较于其他主要临床表现,颈部淋巴结肿大的发生率最低,40%~70%的 KD 患儿会有此表现。

（三）不完全 KD 的诊断

儿童发热≥5d,具备上述 4 项主要临床特征中 2 或 3 项,除外渗出性结膜炎、渗出性咽炎、溃疡性口腔炎、大疱性或水疱性皮疹、全身淋巴结肿大或脾大;婴儿发热≥7d 且无其他原因可以解释者,需要考虑不完全 KD 可能。如果相关实验室检查及经胸超声心动图(TTE)达到标准,则可确诊不完全 KD,不完全 KD 诊断流程见图 3-1。2017 年 AHA 指南提出,下列情况需要考虑到 KD:

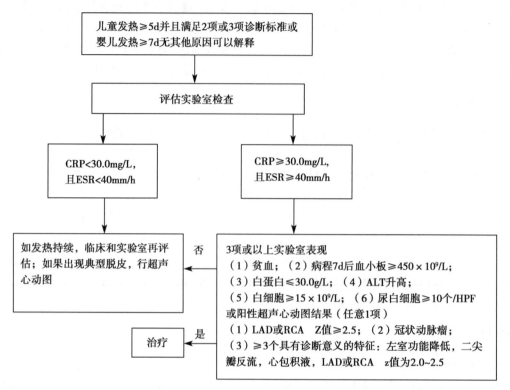

图 3-1 不完全 KD 诊断流程图

KD. 川崎病;CRP. C 反应蛋白;ESR. 红细胞沉降率;HPF. 高倍镜视野;LAD. 白细胞黏附缺陷症;RCA. 右冠状动脉。

1. <6 月婴儿长时间发热、易激惹。
2. 婴儿长时间发热伴不明原因的无菌性脑膜炎。
3. 婴儿或儿童长时间发热及不明原因或培养阴性的休克。
4. 婴儿或儿童长时间发热及颈部淋巴结炎抗生素治疗无效。
5. 婴儿或儿童长时间发热及咽后壁和咽旁蜂窝织炎抗生素治疗无效。

（四）KD 的心血管并发症

KD 最重要的心血管并发症是 CAL,80% 以上 CAL 变始于病程 10d 内。TTE 是诊断川崎病 CAL 首选检查手段,所有 KD 患儿均需在急性期、恢复期和随访过程中定期进行 TTE 检查。第 8 版《儿科学》中关于 KD 冠状动脉病变诊断如下:①正常,指冠状动脉壁光滑、回声细薄,无任何部位扩张,冠状动脉内径为 3 岁<2.5mm,3~9 岁<3.0mm,9~14 岁<3.5mm;②冠状动脉扩张,指冠状动脉内径超过上述标准但<4.0mm,冠状动脉内径/主动脉根部内径(CA/AO)<0.3;③冠状动脉瘤,指 4.0mm<冠状动脉内径<7.0mm,CA/AO>0.3,或冠状动脉呈瘤状扩张;④巨大冠状动脉瘤:冠状动脉内径≥8.0mm,CA/AO≥0.6。

由于不同年龄、体重冠状动脉直径差异较大,美国及世界各地越来越多学者主张用体表面积校正的冠状动脉值(z 值)诊断冠状动脉扩张更合适。波士顿儿童医院 z 值计算系统对冠状动脉进行分级和评估时,输入身高、体重和对应部位冠状动脉的内径即可获得 z 值。日本学者基于日本人群也建立并开放了冠状动脉 z 值数据库,该数据库可能更适合东方人群。依据 z 值对冠状动脉异常的分类:①无受累,z 值<2;②仅扩张,z 值 2~<2.5,或初始 z 值<2,但随访中 z 值下降幅度≥1;③小型冠状动脉瘤,z 值≥2.5~<5;④中型冠状动脉瘤,z 值≥5~<10,且内径绝对值<8mm;⑤巨大冠状动脉瘤,z 值≥10,或内径绝对值≥8mm。远端冠状

动脉及其他非冠状动脉血管≥相邻内径的1.5倍也定义为异常。患儿在病程1~2周内及治疗后4~6周均应行TTE检查;若急性期合并严重进展性冠状动脉异常者(z值>2.5),至少每周2次TTE检查以评估血栓风险及是否存在血栓,直至管腔内径不再扩展。

急性期KD还可合并心血管衰竭、心肌炎、心包炎及瓣膜反流等,心电图检查可以有P-R、Q-T间期延长以及非特异性ST-T改变等,胸部X线片和TTE可有心脏扩大,周围血管超声偶有发现体动脉瘤。KD伴休克患儿易发生IVIG治疗无反应、冠状动脉并发症、二尖瓣反流及迁延性心肌功能不全等临床表现。

(五)其他临床表现

KD患儿其他临床表现包括神经系统、消化系统、泌尿系统、呼吸系统及骨骼肌肉等各器官系统受累的相应改变。KD并发巨噬细胞活化综合征的发生率低,但该病凶险,严重威胁患儿生命安全,需引起警惕。

(六)辅助检查

实验室检查包括血常规中白细胞总数、血小板、C反应蛋白升高,红细胞沉降率增快,血生化中转氨酶升高,低白蛋白血症,低钠血症,纤维蛋白降解产物(FDP)、D-D二聚体升高,无菌性脓尿、脑脊液单核细胞增多,心肌酶以及N-末端B型脑钠肽升高提示心脏受累等。除TTE外,其他评价冠状动脉病变的影像学检查,包括CT、MRI、心导管检查和冠状动脉造影等。

四、鉴别诊断

需与KD临床特征相似的疾病如麻疹、EB病毒、腺病毒及肠道病毒等病毒感染引起的发热出疹性疾病鉴别,与猩红热、葡萄球菌烫伤样皮肤综合征等细菌感染性疾病鉴别,以及与幼年型类风湿关节炎全身型、渗出性多形性红斑等结缔组织病加以鉴别。

五、急性期治疗

川崎病急性期治疗目标是尽快减轻系统和组织炎症,一旦诊断尽快治疗,标准方案为输注IVIG联合阿司匹林口服。

(一)IVIG

2017年AHA最新指南指出,在病程前10d一经诊断及时使用IVIG治疗。在病程10d以后诊断KD的患者,ESR增快或CRP>30mg/L伴发热或冠状动脉瘤(z值≥2.5)者,需应用IVIG;无发热、炎性指标正常、冠状动脉正常者不用IVIG。静脉输注IVIG的方法主要有3种:①IVIG 2.0g/kg,于10~12h内静脉输注;②IVIG 400mg/(kg·d),于2~3h内静脉输注,连用5d;③IVIG 1.0g/kg,于4~6h内静脉输注,用2d;以上3种治疗方法均可预防CAL发生。2006年中华医学会儿科分会提出我国KD急性期IVIG 2.0g/kg一次性给药,是目前公认的KD标准初始治疗方案。

(二)阿司匹林

鉴于阿司匹林大剂量抗炎和小剂量抗血小板凝集作用,应用于KD患儿治疗已多年,尽管没有前瞻性研究证明阿司匹林能降低CAL的发生率,但阿司匹林已成为KD标准治疗的一部分。急性期大剂量阿司匹林30~50mg/(kg·d)口服,当发热消退达48~72h或病程14d时,阿司匹林降至小剂量3~5mg/(kg·d)口服治疗。小剂量阿司匹林治疗至少持续8周,8周内均为CAL发生的高危时期;如患儿伴有CAL时,应延长用药时间直至冠状动脉恢复正常,对于合并巨大冠状动脉瘤则需要更强烈的抗凝治疗。

(三)IVIG无反应KD治疗

临床上仍有10%~20%的KD患儿对大剂量IVIG结合口服阿司匹林这一标准治疗无反应。IVIG无反应KD定义为:患儿在发病10d内接受IVIG 2g/kg及阿司匹林口服,IVIG无论一次或分次输注后48h患儿体温仍高于38℃,或给药2~7d甚至2周内再次发热,并符合至少一项KD诊断标准。研究指出KD患儿对首次IVIG治疗无反应是CAL的危险因素,为了在首次治疗前预测IVIG无反应KD,国内外学者提出了相应的评分系统,包括Kobayashi、Egami、Sano、付培培、Formosa及Tang等评分系统,旨在指导临床治疗方案的选择、降低CAL风险及改善川崎病患儿预后。但是不同评分系统在相同的国家、地区或者人群中应用的预测效能不同,且同一评分系统在不同国家、地区或人群的预测效能差异也较大,这些差异可能与KD患儿的种族及生活环境有关,也因此限制了现有 IVIG 无反应 KD 预测评分系统的使用。

2017 年 AHA 指南对 IVIG 无反应患者的辅助治疗建议:①应用第二剂 IVIG(2g/kg);②大剂量甲泼尼松龙冲击治疗;③较长时间(2~3 周)泼尼松龙或泼尼松联合 IVIG(2g/kg)及阿司匹林;④英夫利西单抗,为 TNF-单克隆抗体,可替代第二剂 IVIG 或激素;⑤环孢霉素,主要抑制钙神经素-NFAT 通路,可用于第二剂 IVIG、英夫利西单抗、激素治疗无效的难治性 KD;⑥免疫调节单克隆抗体(除 TNF-拮抗剂)、细胞毒性药物、血浆置换可考虑用于第二剂 IVIG、长时间激素治疗、英夫利西单抗无效的难治性患者。当各种药物治疗无效时,血浆置换用于阻止 IVIG 无反应 KD 患儿冠状动脉扩张获得了良好效果。

(四)急性期 CAL 管理

大部分 KD 患儿冠状动脉病变的血栓形成和心肌梗死发生在病初 3 个月内,KD 急性期 CAL 管理:①对冠状动脉扩张患者(z 值>2)应 1 周内重复 2 次 TTE 检查,直至冠脉内径稳定;②巨大 CAA 患儿即使冠状动脉内径已经稳定,在病初 3 个月内亦应反复进行 TTE 检查以监测血栓形成;③6 个月以下患儿即使及时治疗也极具形成 CAA 危险,需要每隔几天重复 TTE 检查,直至冠状动脉内径稳定;④巨大 CAA(z 值≥10)患儿在病初 3 个月内是血栓形成的最危险时期,一方面,给予全身抗凝及抗血小板治疗直至 CAA 改善;另一方面,在婴儿甚至任何年龄患儿,急性期或者高敏 C 反应蛋白正常前,低分子量肝素都比华法林容易调整用量。

六、远期管理

KD 远期管理始于急性期末,所有具有 CAL 病史的 KD 患者均需要终生监测,目标是预防血栓形成、治疗心肌缺血及相关并发症,保持理想的心血管健康。KD 冠状动脉病变的治疗主要包括药物治疗和非药物治疗。

(一)药物治疗

主要药物包括抗血小板药、抗凝药和溶栓药。抗血小板药物是冠状动脉瘤患者的标准治疗,对于小型 CAA,阿司匹林可达到预防血栓形成的效果;对于中型 CAA,有研究提出阿司匹林可与噻吩吡啶类(如氯吡格雷)联合;对于巨大 CAA 形成、有急性心肌梗死发作病史或冠状动脉急剧扩张并血栓样回声患者应给予抗血小板联合抗凝治疗。应用华法林抗凝总体调整国际标准化比值(INR)在 1.5~2.5 范围,根据 CAA 大小和病变严重程度决定 INR 靠近下限或上限。

(二)非药物治疗

部分 KD 合并冠状动脉病变患儿发生缺血性心脏病,对药物治疗不能改善者需采用非药物治疗,包括经皮冠状动脉介入术及冠状动脉移植术。

冠状动脉介入术包括:经皮冠状动脉成形术,旋磨消融术和支架置入。适应证是应用在有缺血性症状,在负荷压力试验中有可逆性缺血表现或左前降支存在至少 75% 的重度狭窄的患儿。禁忌证为冠状动脉开口病变、多发性冠状动脉病变或者冠状动脉长段病变。出血是冠状动脉介入术最主要的并发症,发生率大约为 3%。

冠状动脉造影出现以下任何一种情况可采用冠状动脉搭桥术:

1. 冠状动脉造影发现,左冠状动脉主干、多支冠状动脉或左前降支远段出现严重闭塞性病变,侧支血管处于危险状态。

2. 已经发生过心肌梗死,而且有再发生的可能性,即使只是单独右冠状动脉系统病变亦需要考虑冠脉搭桥术;闭塞性冠状动脉再通或有侧支形成,一旦发现有严重心肌损害,应考虑冠脉搭桥术。冠状动脉搭桥术最先应用大隐静脉为移植血管,因在婴幼儿移植中出现较多失败,移植血管现开始采用内乳动脉导管。

心脏移植,对于极少部分外科搭桥术不可行者或有不可逆性心肌损害的严重 KD 患儿可考虑外科心脏移植术。

(三)随访建议

关于 KD 的随访管理,2014 年日本循环学会提出的建议:

1. 冠状动脉无扩张或一过性扩张者随访 5 年,分别于发病后 1 个月、2 个月、6 个月、1 年及 5 年进行心电图和 TTE 的检查。

2. 中小 CAA 在发病 1 个月后甚至 1~2 年内病变恢复者,需每年进行心电图及 TTE 的评估至 6~7 岁,9 岁、12 岁及 15 岁时间点各评估 1 次,且必要时予抗血小板药物如阿司匹林口服。

3. 巨大 CAA 不能恢复者可能发生心肌缺血,必须密切随访,选择性使用 TTE、磁共振成像、冠状动脉造影、心肌灌注显像等影像学检查,2~5 年专科评估 1 次,持续口服小剂量阿司匹林,必要时加用华法林等抗凝药,如发生心肌缺血情况但无冠状动脉狭窄可以考虑行冠状动脉旁路移植术。

4. 冠状动脉狭窄伴或不伴心肌缺血终生随访,每 3~6 个月专科评估 1 次,持续口服小剂量阿司匹林,加用钙通道阻滞剂、ACEI 或 β 受体阻滞剂等预防心肌缺血及心力衰竭,必要时行冠状动脉旁路移植术或经皮冠状动脉介入治疗术。

2017 年 AHA 指南基于 KD 危险分层的远期评估、血栓预防及药物治疗方法更加细化。

七、疫苗接种

KD 存在机制不明的免疫异常,但不是免疫缺陷病,其预防接种不存在安全性问题,仅存在免疫效果问题,目前没有支持疫苗接种与 KD 有因果关系的报道,因此 KD 患儿可以接种疫苗。对于没有并发症的 KD 病例,需考虑疫苗接种与 IVIG 的使用间隔,IVIG 会干扰抗体的产生,建议在经 IVIG 治疗后 9~11 个月内不宜进行麻疹、风疹、流行性腮腺炎、水痘、活性日本脑炎疫苗等疫苗的接种,其他疫苗则不需延后接种。合并冠状动脉病变、心脏扩大、心肌缺血、肝功能异常等病变的患儿,临床治疗时间较长,需要待临床停止用药后,方可安排疫苗接种,按照先灭活疫苗、后减毒活疫苗的顺序进行接种。

（黄 敏 徐 萌）

第五节 小儿晕厥

晕厥(Syncope)是指大脑一过性供血不足所致的短暂意识丧失,常伴有肌张力丧失而不能维持自主体位,是儿童和青少年期的常见病症,可由多种原因引起。流行病学资料显示女孩发病率较高,发病高峰年龄为 11~19 岁,18 岁以前儿童及青少年约 15% 有过至少一次的晕厥经历,占所有儿科急诊患儿的 1%~2%。

一、病因与分类

晕厥是一个症状,不是一个疾病,根据导致晕厥的病因可将晕厥分为自主神经介导的反射性晕厥、神经性、代谢性、精神性及心源性晕厥。其中神经介导(反射性)晕厥是最常见的病因,而血管迷走性晕厥(vasovagal syncope,VVS)是反射性晕厥中最常见的类型。

（一）自主神经介导的反射性晕厥

1. VVS(最常见)。

2. 体位性心动过速综合征。

3. 反射性晕厥(境遇性晕厥),包括咳嗽性晕厥、排尿性晕厥、吞咽性晕厥、屏气发作及排便性晕厥等。

4. 直立性低血压。

5. 颈动脉窦过敏综合征。

6. 自主神经功能障碍,包括外周神经炎、家族性自主神经功能障碍、中枢性自主神经衰竭、脊髓病变等。

（二）心源性晕厥

1. 心律失常,包括遗传性心律失常(长 QT 综合征、Brμgada 综合征、儿茶酚胺敏感性多形性室速、致心律失常性右室心肌病、短 QT 综合征、早期复极综合征)、心动过速(阵发性室上性、房颤、房扑、室性心动过速、室颤等)、心动过缓(窦性心动过缓、房室传导阻滞、病窦综合征等)。

2. 结构性心脏病(心肌缺血/梗死、肥厚型心肌病、心脏肿瘤、心包疾病、先天性瓣膜疾病、先天性冠脉异常等)。

3. 心肺大血管疾病(肺栓塞、急性主动脉夹层、肺动脉高压)。

（三）非晕厥性一过性意识丧失

1. 神经系统疾病，包括锁骨下动脉窃血综合征、短暂性脑缺血发作、复杂型偏头痛、惊厥发作等。

2. 代谢性疾病，包括低血糖、电解质紊乱、重度贫血及药物中毒（主要是镇静药、抗精神病药）等。

3. 精神性假性晕厥，包括癔症、重度抑郁假性、惊厥发作及焦虑症等。

二、诊断程序及方法

2016 年中华医学会儿科学分会心血管学组和《中华儿科杂志》编辑委员会颁布了《儿童晕厥诊断指南（2016 修订版）》[9]。

（一） 首先确定患儿是否是晕厥，晕厥发作前往往存在诱因、特殊情景下出现的意识丧失，以及意识丧失前存在先兆如头晕、恶心、多汗等提示患儿为晕厥发作。

（二） 根据欧洲心脏病学会的建议，对于晕厥患儿最初的评价：详细的病史询问、体格检查、卧立位血压测量和心电图检查，将患儿分为可明确诊断、可提示诊断及不明原因晕厥 3 种情况。

（三） 不明原因晕厥的患儿体格检查生长发育、心率、心律异常、心脏杂音及不正常的心电图决定患儿需要进一步检查，心脏彩超、24h 心电图监测、运动平板试验及心脏电生理检查等。

（四） 在心脏结构和心电图正常的患儿 VVS 是最常见的原因，如果发作次数较多，直立倾斜试验是诊断的最重要方法。直立倾斜试验可诊断 VVS、直立性低血压和体位性心动过速综合征导致的晕厥，如果晕厥的发作仅 1 次，可建议门诊随访观察，暂不行直立倾斜试验，必要时再给予进一步的评价。

（五） 经上述系统性临床评价和诊断方法的应用，一般可以对晕厥患儿建立诊断。如仍不能明确诊断，建议重新评估进行诊断。直立倾斜试验：是诊断 VVS、直立性低血压和体位性心动过速综合征的方法。

1. **试验方法** 试验要求应在安静的房间内，光线暗淡，温度适宜，实验前应让患儿平卧 20min。要准备好急救药品和心肺复苏的设备。患儿要求至少禁食 3h，停用血管活性药物至少 5 个半衰期以上，要具有同步监测心率和血压的设备。让患儿站立在具有一定倾斜角度（多为 60°~70°）的倾斜床上，每隔 1~2min 记录患儿的血压和心率变化，同时询问患儿症状，直至出现阳性反应或完成 45min 全过程。

2. **试验结果**

(1)血管迷走性晕厥：阳性标准为患儿出现以下情况之一。①晕厥；②晕厥先兆伴血压下降和/或心率减慢；③晕厥先兆伴窦性停搏、交界性逸搏心率、一过性二度或二度以上房室传导阻滞及长达 3s 的窦性停搏。

临床亚型：可分为 3 种类型。①心脏抑制型：以心率下降为特征，呈现心动过缓，收缩压升高或轻度下降；②血管抑制型：血压下降明显，伴心率增快或轻度减慢；③混合型：血压和心率均明显下降。

血压下降标准：为收缩压≤80mmHg（收缩压下降>20mmHg）或舒张压≤50mmHg 或平均血压下降≥25%。如患儿未达到以上标准，但已出现晕厥或晕厥先兆者仍为阳性。

心率减慢标准：指心动过缓：7~8 岁，心率<65 次/min；8~15 岁，心率<60 次/min，≥16 岁，心率<50 次/min。

(2)体位性心动过速综合征：在直立倾斜试验时，10min 内患者的心率比卧位时增加 30 次/min 或心率增快大于 120 次/min。

(3)直立性低血压：在直立倾斜试验的 3min 内血压持续下降超过收缩压 20mmHg，或舒张压 10mmHg。

三、诊断及鉴别诊断

晕厥的诊断及鉴别诊断主要基于各型晕厥的临床特点。

（一）自主神经介导的晕厥

(1)VVS：最常见的病因，约占所有晕厥患儿的 80%。好发于 11~19 岁的女孩，表现为持久站立时、看到流血、剧烈疼痛、闷热环境、洗热水浴、运动和紧张等诱发的晕厥发作。起病前可有短暂的头晕、注意力不集中、面色苍白、视听觉下降，恶心、呕吐、大汗、站立不稳等先兆症状。直立倾斜试验是诊断和鉴别诊断该病公认的方法。

（2）体位性心动过速综合征：慢性直立不耐受的表现之一，严重时也可导致晕厥发生，多为学龄期儿童，女性多见，多在起立后的头晕或眩晕、胸闷、头痛、心悸、面色改变、视物模糊、倦怠、晨起不适、严重时出现晕厥等症状，平卧后症状可减轻或消失，直立倾斜试验是其诊断的方法，但需除外如贫血、心律失常、高血压、内分泌疾病及其他导致晕厥的心源性或神经源性疾病。

（3）直立性低血压：药物所致是最常见的原因，常见药物有血管扩张剂、利尿剂、抗抑郁药，其次是血容量不足所致，常见消化道出血、急性胃肠炎（呕吐、腹泻等），直立倾斜试验是其诊断的方法，该病的发生机制目前不详，认为与机体自主神经反应障碍有关。

（4）境遇性晕厥：吞咽性晕厥、咳嗽性晕厥、排尿性晕厥、排便晕厥、梳头性晕厥和颈动脉窦过敏等。

（二）心源性晕厥

心源性晕厥儿童发病率并不高，但常可导致猝死等恶性心脏事件的发生，故而备受临床关注。其临床表现为：发生于坐位或仰卧位、前驱症状短（心悸）或没有任何征兆的晕厥；部分患者存在已知的有缺血性心脏病或结构性心脏病史，既往有心律失常或心功能的降低；有难以解释的早发性（<50岁）猝死的家族史、遗传性心律失常及先天性心脏病史；心脏检查结果异常，如心电图心律失常等。

对于体表心电图正常的患儿，如病史体格检查亦不支持心源性晕厥的患者，可排除心源性晕厥，但如果体表心电图正常，但病史体格检查不能排除心源性晕厥的可能，需进一步行相关检查如心脏彩超、24h心电图或长程心脏记录仪、运动平板试验、心脏磁共振、心血管造影和心内电生理检查等进一步明确病因。

（三）神经系统疾病导致的一过性意识丧失

此类疾病主要区分惊厥发作与晕厥发作，发作后有无定向力障碍、发作前有无恶心及呕吐、发作后平卧位时的意识恢复状况、发作后平卧有无四肢的强直或阵挛动作、脑电图有无异常。其他需要鉴别的偏头痛、发作性睡病、屏气发作等。

（四）病史评分鉴别惊厥和晕厥

鉴别惊厥和晕厥的病史评分见表3-3。

表3-3 鉴别惊厥和晕厥的病史评分

病史标准	评分
发作时存在舌咬伤	2
发作前存在幻觉	1
在情感刺激后出现意识丧失	1
发作后出现定向障碍	1
在丧失意识前出现头向一侧歪斜	1
发作时出现肢体抽动，发作后不能回忆	1
发作前出现多汗等前兆	-2
经常具有头晕等症状发作	-2
发作是由于长时间的站立或坐位有关	-2

注：如果评分≥1，支持患者为惊厥发作；如果评分<1，支持患者为晕厥发作。

（五）精神性假性晕厥

过度通气有时可导致晕厥发作，癔症性晕厥类似于有意识的丧失，多见于女性青少年，一般在精神紧张时出现。这些患儿在发作时没有心率、血压和皮肤颜色的改变，并且发作往往持续的时间较长，而且该病患儿在发作时往往是慢慢地倒下，没有身体伤害。

（六）代谢性疾病导致的一过性意识丧失

代谢性疾病，如低血糖导致的晕厥，在发生晕厥前往往有虚弱、饥饿、出虚汗、头昏最后出现意识丧失，与体位无关，无心率和血压的变化，偶可伴有心动过缓。其他代谢紊乱如电解质紊乱导致的晕厥发作往往与代谢异常导致的心律失常有关。

四、治疗

主要是针对病因进行治疗，尤其对心源性晕厥的患儿，针对病因进行有效的治疗，是预防患儿发生心血管疾病不良事件的关键。如针对先天性长 QT 综合征的患儿给予口服普萘洛尔治疗，具有流出道梗阻的患者解除梗阻的治疗等。

最常见的导致小儿晕厥的病因是 VVS，根据 2018 年中华医学会儿科学分会心血管学组发表的儿童血管迷走性晕厥及体位性心动过速综合征治疗专家共识[10]，其治疗包括对患儿进行教育、物理疗法和药物治疗。

（一）健康教育

明确告知患儿及家长 VVS 是一种预后良好的疾病，不必过度紧张和焦虑，提高对该病的认识，增强自我保护意识，尽量避免诱发因素包括闷热环境、过度疲劳、脱水、长时间站立等。适量的运动可增加机体血容量和对直立的耐受，因此对于 VVS，尤其是症状程度较轻的 VVS 患者，可鼓励其进行适量的、循序渐进的运动。

（二）物理疗法

物理疗法包括两种方法：第一种是在患者出现晕厥先兆时进行对抗压力动作，即进行四肢肌肉的等长收缩如交叉腿，以及上肢肌张力增加如上臂肌肉收缩、握拳等对抗压力的动作。第二种治疗是倾斜训练，重复进行倾斜训练可以提高患者对直立体位的耐受力，并有可能恢复患者异常的压力反射活动。

（三）药物治疗

1. 增加盐及液体摄入疗法　饮食中增加盐的摄入和增加液体的摄入是治疗 VVS 的基础。增加盐类的摄入能增加细胞外液量和血浆，从而减少由于体位变化而引起的血流动力学改变。

2. β受体阻滞剂　是治疗 VVS 最常用的药物。通过减少对心脏压力感受器的刺激或者阻滞循环高水平的儿茶酚胺而发挥作用的。研究显示，直立倾斜试验中，在阳性反应前存在明显心率增快者（心率较基础值>30 次/min）应用 β受体阻滞剂效果更显著。

3. α-受体激动剂　该药通过增加外周血管的收缩和减少静脉的血容量来发挥治疗作用。

4. 氟氢可的松　该药通过增加肾脏对钠盐的重吸收来发挥其扩充血容量的作用而治疗 VVS 患者，其亦可影响压力感受器的敏感性，增加血管缩血管物质的反应和减低副交感神经活性来发挥治疗作用。

5. 5-HT 前摄抑制剂　此类药物通过抑制突触间隙 5-HT 再摄取，使突触间隙 5-HT 浓度增高，突触后膜 5-HT 受体代偿性下调，对中枢的 5-HT 快速变化反应减弱，从而减弱交感神经的快速抑制反应，防止晕厥发作。在儿童 VVS 患者应用的报道均是经验性应用报道，没有进行随机对照的研究。

（四）起搏治疗

对于某些晕厥反复发作、药物控制效果欠佳的，可考虑起搏治疗，但目前在儿童中应用起搏治疗 VVS 的报道非常少。

（黄玉娟）

参 考 文 献

［1］杨思源，陈树宝. 小儿心脏病学. 4 版. 北京：人民卫生出版社，2012.

［2］中国医师协会儿科医师分会先天性心脏病专家委员会，中华医学会儿科分会心血管学组，《中华儿科杂志》编辑委员会. 儿童常见先天性心脏病介入治疗专家共识. 中华儿科杂志，2015，53（1）：17-24.

［3］黄国英. 小儿超声心动图学. 上海：上海科学技术出版社，2015.

［4］中华医学会儿科学分会心血管学组，中华医学会儿科学分会心血管学组心肌炎协作组，中华儿科杂志编辑委员会，等. 儿童心肌炎诊断建议（2018 年版）. 中华儿科杂志，2019，57（2）：87-89.

［5］LIEBERMAN EB，HUTCHINS GM，HERSKOWITZ A，et al. Clinicopathologic description of myocarditis. J Am Coll Cardiol 1991，18：1617-1626.

［6］中华医学会心电生理和起搏分会小儿心律学工作委员会，中华医学会儿科学分会心血管学组，中国医师协会儿科分会心血管专业委员会. 中国儿童心律失常导管消融专家共识. 中华心律失常学杂志，2017（6）：462-470.

［7］全国儿童心内电生理检查及射频消融多中心资料分析. 中华心律失常学杂志,2014,18(1):9-16.

［8］李小梅. 儿童先天性心脏病相关心律失常的诊治进展. 中华实用儿科临床杂志,2017,32(13):961-965.

［9］中华医学会儿科学分会心血管学组,《中华儿科杂志》编辑委员会. 儿童晕厥诊断指南(2016 年修订版). 中华儿科杂志,
    2016,54(4):246-250.

［10］中华医学会儿科学分会心血管学组,《中华儿科杂志》编辑委员会. 儿童血管迷走性晕厥及体位性心动过速综合征治疗
    专家共识. 中华儿科杂志,2018,56(1):6-9.

第四章

泌尿系统疾病

第一节　泌尿系统感染

泌尿系统感染(urinary tract infection,UTI)是由病原体侵入尿路黏膜或组织引起的尿路炎症。感染可累及上、下泌尿路,儿童因其定位困难,故统称为 UTI。对伴有泌尿系统解剖或功能异常,反复或持续发作的尿路感染称为复杂性尿路感染(complicated urinary tract infection,cUTI)。UTI 是 2 岁以内儿童最常见的细菌感染,据报道,16 岁以前,11.3%的女孩及 3.6%的男孩患过一次 UTI,女孩第一次诊断 UTI 的年龄多在 2~4 岁,而男孩大多数发生在生后第一年。

一、病因和发病机制

1. 致病菌　80%~90%小儿首次 UTI 是由大肠杆菌引起,其次有克雷伯菌、变形杆菌及腐生葡萄球菌。病原体的毒力因子是决定能否引起 UTI 的主要因素,包括溶血素/、M-血凝素/内毒素等。

2. 感染途径　91%~96%的 UTI 是由于尿道周围细菌上行至膀胱、输尿管、肾盂引起,血源感染多发生在新生儿及小婴儿,少数由于淋巴感染、直接蔓延或尿路器械检查。

3. 易感因素

(1)儿童生理特点:婴儿使用尿布,尿道口常受粪便污染,女婴尿道口短,男婴包皮。

(2)宿主防御机制:如尿路上皮产生抗菌肽抵抗附着在尿路上皮的细菌;尿路上皮 Toll 样受体的表达能够识别病原的相关分子,使尿路上皮活化,产生炎症介质,引起局部炎症反应清除细菌等。当宿主抗菌能力差时,易引起 UTI,尤其是婴幼儿。

(3)先天或获得性尿路畸形或功能异常:如膀胱输尿管反流(VUR)、梗阻、排空功能紊乱等,有 25%~30%的 UTI 儿童存在膀胱输尿管反流。

(4)尿道周围有寄生细菌:抗生素治疗破坏尿道周围良性共生体。

(5)母亲对婴儿的影响:母亲妊娠期菌尿增加婴儿患 UTI 风险,另外,缺乏母乳喂养的婴儿,UTI 危险性增加。

(6)儿童既往疾病:糖尿病、高血压、慢性肾脏病、长期使用激素或免疫抑制剂的儿童 UTI 的发病率增高,最近研究表明精神病患儿更易患 UTI。

4. 基因背景　目前已证明易使患儿 UTI 复发和肾瘢痕形成的基因包括血管紧张素转换酶基因的插入或缺失、白介素-8 受体 *CXCR*1 和 *CXCR*2 基因、热休克蛋白 72 基因、Toll 样受体通路基因等。

二、临床表现

1. 急性 UTI 病程 6 月以内,不同年龄症状不同,新生儿及婴幼儿症状和体征是非特异性的,多以全身症状为主,儿童则上尿路感染时全身症状明显,下尿路感染时多以尿路刺激症状为主(表 4-1)。

表 4-1　小儿尿路感染症状/体征

年龄	常见临床表现	症状/体征	少见临床表现
新生儿	发热 呕吐 嗜睡 黄疸 易激惹	喂养困难 生长发育迟缓	腹痛 血尿
婴幼儿（≤3 岁）	发热	腹痛或腹部腰部触痛 呕吐 厌食 黄疸 易激惹 嗜睡	血尿 生长发育迟缓
儿童（>3 岁）	尿频 尿急 尿痛	排尿异常（如尿失禁等） 腹痛或腹部腰部触痛	发热 全身不适 呕吐 血尿 尿异味 尿液浑浊

2. 慢性 UTI　病程 6 个月以上，症状轻重不等，可从无明显症状直至肾衰竭。可表现为间歇性发热、腰酸、乏力、消瘦、进行性贫血及局部尿路刺激症状等。患儿多合并 VUR 或尿路结构异常。

三、辅助检查

1. 尿标本收集方法及尿培养　尿培养是诊断 UTI 的金标准，需要在抗生素使用前留取尿标本。

(1) 清洁中段尿培养是目前最常用的留取方法，诊断标准是 >10^5 菌落数/ml。

(2) 对于婴儿，可以通过无菌集尿袋来收集标本，优点是无创且方便，缺点是标本易污染，尤其是女孩，假阳性率为 30%~75%，当菌落计数 <10^4 时，可除外 UTI。

(3) 耻骨上膀胱穿刺是诊断 UTI 的最可靠方法，但有凝血功能障碍或腹壁缺损的患儿是禁忌的，在超声引导下穿刺可以提高成功率，只要有细菌生长即可确诊。

(4) 导尿术也是留取标本的一种方法，但是不常规推荐，可造成患儿排尿困难、血尿等创伤，且增加膀胱感染的风险，诊断标准是 >1 000 菌落数/ml，敏感性 95%，特异性 99%。

2. 其他实验室检查

(1) 镜检尿白细胞：清洁中段离心尿中，白细胞 >5 个/HP 应考虑可能为 UTI，其敏感性为 73%，特异性为 81%。

(2) 尿白细胞酯酶：通过组织化学方法检测中性粒细胞酯酶反映尿中白细胞的存在，敏感性为 83%，特异性为 78%。

(3) 亚硝酸盐试验：利用大多数尿致病菌能使硝酸盐变为亚硝酸盐的特点，其敏感性为 53%，特异性为 98%。

(4) 沉渣涂片镜检细菌：敏感性为 81%，特异性为 83%。

(5) 其他：中性粒细胞、C 反应蛋白升高，血沉增快可以提示急性肾盂肾炎，但这些检查特异性较低。研究表明，降钙素原水平的高低可以作为区分急性肾盂肾炎和下尿路感染的指标，其临界值（cut-off 值）为

0.5ng/l[1]，但还需要更深入的研究。

　　快速尿液检测的假阴性率约为10%，因此不能取代尿培养诊断UTI，然而，快速尿液检测是良好的筛选测试，与尿培养可提高其诊断准确性。如果尿培养为阴性，但患儿存在症状或尿涂片存在细菌，应进行厌氧菌培养。如果在未污染的尿液标本中，尿培养产生特殊细菌或多种细菌，需要排除免疫缺陷或肾脏、尿路畸形。

　　3. 影像学检查　UTI患儿影像检查流程图(图4-1)。

　　(1)泌尿系超声：具有无创、安全、无辐射、易操作等优点，最适用于检查解剖异常和肾脏大小，但是敏感性较低，不能明确感染的部位和VUR。指南建议首次UTI患儿需行泌尿系超声检查[2]，以减少潜在的泌尿系畸形的漏诊。

　　(2)静态同位素(DMSA)：在急性期可以检测急性肾盂肾炎，在UTI后4~6个月可以评估肾脏瘢痕，但存在辐射大和成本高。NICE指南建议反复UTI的患儿或者3岁以下出现非典型UTI的患儿，在UTI后4~6个月进行DMSA检查[3]。

　　(3)静脉尿路造影：可评价肾脏大小、瘢痕和肾功能，但婴儿很难得到清晰的显像。

　　(4)排泄性膀胱逆行造影(VCUG)：是诊断VUR的金标准，可检出尿道和膀胱的解剖异常，并对VUR的严重程度分级，但该检查为侵入性，且存在辐射。

　　(5)磁共振泌尿系水成像(MRU)：可明确解剖结构、输尿管融合及输尿管开口位置，具有无辐射，无造影剂过敏等优点，但价格昂贵，在一定程度上限制其应用。

　　(6)膀胱镜：可用于怀疑泌尿系重复畸形、输尿管囊肿、尿道梗阻、神经源性膀胱等疾病的患儿。

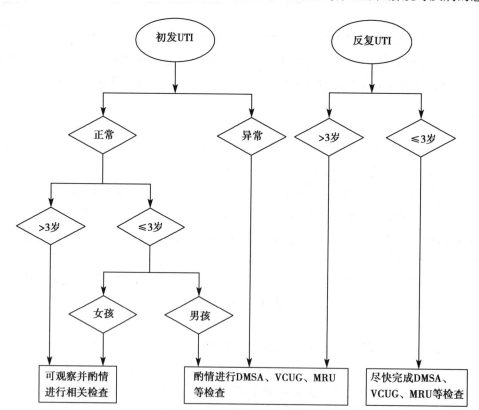

图4-1　UTI患儿影像检查流程图

UTI. 泌尿系统感染；DMSA. 静态同位素；VCUG. 排泄性膀胱逆行造影；

MRU. 磁共振泌尿系水成像。

四、诊断和鉴别诊断

1. 诊断

（1）临床表现：膀胱或尿路刺激征（尿频、尿痛、尿急）伴腰痛腰酸或全身症状（发热、呕吐等），年龄越小全身症状越重、表现不典型（见上，注意儿童尤其小婴儿表现的特殊性）

（2）尿液检查：①清洁新鲜离心尿沉渣，白细胞≥5 个/HP；②清洁中段尿培养菌落计数≥10^5/ml。

上述临床表现+尿液检查 1 项；或具备尿液检查两条可确诊，或 2 次尿培养细菌均>10^5 菌落数/ml，且两次细菌相同者同样可确诊。

典型病例根据临床症状和实验室检查诊断多不难，新生儿具有表 4-1 任何一项症状/体征、婴幼儿出现表 4-1 中症状/体征两项或以上者、儿童具有表 4-1 中常见症状/体征之一或者不常见症状/体征两项或以上者需怀疑 UTI，应进行尿液检查。

若患儿符合 UTI 诊断同时，存在泌尿生殖系结构或功能异常，可诊断为 cUTI，儿童常见因素包括尿路梗阻性病变（如尿道瓣膜狭窄）、排尿功能障碍（如 VUR、神经源性膀胱）、使用泌尿外科装置（如留置导尿）、其他异常（如海绵肾结石、多囊肾）等。

2. 鉴别诊断

（1）急性肾小球肾炎：初期可有轻微尿路刺激症状，尿常规检查中可有血尿、蛋白尿，伴少数白细胞，多伴水肿、高血压，尿培养阴性有助鉴别。

（2）肾结核：多见于年长儿，病原多通过血源途径播散至肾脏，原发灶主要在肺。可出现血尿、脓尿及尿路刺激症状，尿液中可查到结核分枝杆菌，有结核接触史，结核菌素试验阳性可鉴别。

（3）肾结石：临床上可表现为腰痛、恶心、呕吐、血尿等，影像学检查可见肾结石存在，部分患儿存在高钙尿症，多有家族史，典型临床表现或从尿中排出结石可鉴别诊断。

五、治疗

1. 急性期治疗

（1）一般治疗：多饮水、多排尿，注意外阴清洁，避免便秘、憋尿等。

（2）抗感染治疗

1）选用抗生素原则：①经验治疗选用对充分覆盖 G-杆菌的强效杀菌药物，最好是广谱抗生素；②上尿路感染应选择血浓度高的药物，下尿路感染选择尿浓度高的药物；③选择无肾毒性或肾毒性小的药物；④根据尿培养和药敏试验结果选用敏感抗生素；⑤如 24~48h 症状和尿检无改善需重新评估，调整方案，必要时可联合使用抗生素；⑥可选择的抗生素包括：头孢菌素类（如头孢克洛、头孢克肟、头孢地尼、头孢泊肟、头孢呋辛、头孢曲松等）、青霉素类（如阿莫西林/克拉维酸钾、氨苄西林/舒巴坦等）、磺胺类（如复方新诺明，剂量 50mg/（kg·d），分 2 次口服，适用于年长儿，注意多饮水防止结晶形成，肾功能不全时慎用）、呋喃妥因（剂量 5~7mg/（kg·d），分 3 次口服，易引起呕吐等胃肠道反应，饭后服用）、β内酰胺类（如美罗培南，剂量每次 20mg/kg，每 8h 一次）、其他（如喹诺酮类、氨基糖苷类等药物酌情使用）。

2）抗生素治疗疗程：①上尿路感染。年长儿及一般情况良好者口服抗生素 10~14d 或 3~5d 静脉给药，然后改口服，总疗程 10~14d；婴幼儿或年长儿一般情况不佳者先静脉给药，然后改口服，总疗程 2~3 周。②下尿路感染。年长儿及一般情况良好者口服抗生素，疗程 3~5d，一般不超过 1 周；婴幼儿或年长儿一般情况不佳者先静脉用药 2~4d，好转后改口服，总疗程 10~14d。③疗程结束前 3d 再行中段尿培养及尿液检查，协助判断是否停药，停药后 3d 行中段尿培养及尿液检查，阴性为临床痊愈。

3）cUTI 治疗原则：选择抗生素原则多同单纯性 UTI。①经验治疗需要了解可能的病原菌谱和当地的耐药情况，对基础疾病的严重程度进行评估。儿童 cUTI 病原体多为耐药菌，可先选用广谱耐酶抗生素，再根据尿培养及药敏结果调整为窄谱敏感抗生素。②长疗程抑菌，由于 cUTI 的成因及临床表现各不相同，疗程很难统一,至少抗生素治疗 2 周。③对可以手术纠正的复杂因素,必要时手术治疗。

2. 预防性抗生素治疗　适用于 cUTI 的患儿。

(1)选择药物及剂量:敏感药物抗生素,剂量为治疗剂量的 1/3,睡前顿服。敏感药物交替服用:每 2~4 周更换。

(2)抗生素选择:呋喃妥因、复方磺胺甲基异噁唑;小婴儿可选阿莫西林/克拉维酸钾或头孢克洛口服,疗程 3~6 个月。

3. 随访　适用于 cUTI 的患儿。

(1)伴有肾瘢痕者每 6 个月记录身高、体重、生长发育评估及血压。

(2)每 3~6 个月随访肾脏超声、尿系列蛋白、肾功能。

(3)VUR 保守治疗者,每月随访尿培养及尿液检查,每 6~12 个月随访 DMSA、VCUG。

4. 预后　没有 VUR 或肾脏瘢痕的 UTI 患儿预后是良好的。

(黄文彦　孙利文)

第二节　肾病综合征

肾病综合征(nephrotic syndrome,NS)是由于肾小球滤过膜通透性增加,导致大量白蛋白自尿中丢失所引起的一组临床综合征。临床特征包括以下 4 点:大量蛋白尿[(>50mg/(kg·d)]、低白蛋白血症(<25g/L)、高脂血症和水肿。该病的发病率仅次于急性肾炎,是儿童常见的肾小球疾病,发病率为 3~5/100 000,常见于学龄前儿童,3~5 岁为发病高峰[1]。本文着重介绍儿童原发性肾病综合征。

一、病因与发病机制

按照病因分类,肾病综合征可分为原发性、继发性和先天性。原发性肾病综合征病因至今尚未明确,但往往与电荷屏障或机械屏障的损伤有关。肾小球滤过膜的电荷屏障被破坏后,可使得带阴离子电荷的中分子血浆白蛋白丢失,形成高选择性的蛋白尿;当机械屏障损伤后,则可导致中大分子量的蛋白丢失,形成低选择性蛋白尿。儿童微小病变型肾病综合征可能与 T 细胞免疫功能异常相关,如调节性 T 细胞(Treg)与 Th17 细胞的失衡[2]。近年来,因 B 淋巴细胞单抗可诱导肾病综合征缓解,因此,也有学者认为 B 淋巴细胞可能也参与该病的发生过程[3]。非微小病变肾病的肾组织内常可存在免疫球蛋白和(成)补体成分的沉着,故提示有免疫复合物、局部免疫病理过程而损伤滤过膜的结构屏障面引发蛋白漏出。

继发性肾病综合征,常指继发于有明确病因的肾病综合征。目前已知,它可继发于感染、自身免疫性疾病。此外,先天性肾病一般指出生后 3 个月内起病的肾病综合征,常由足细胞骨架蛋白编码基因突变、感染和重金属中毒等引起[4]。

二、病理

儿童原发性肾病综合征存在多种病理类型,其中,微小病变是儿童最为常见的病理类型,具体如下:

1. 微小病变(minimal change nephrotic syndrome,MCNS)　光镜下结构无明显改变或极轻微病变,电镜下可见弥漫性肾小球足细胞足突融合,免疫荧光阴性或少许免疫复合物沉积。

2. 系膜增生性肾小球肾炎(mesangial proliferative glomerulonephritis,MSPGN)　系膜细胞和/或系膜基质弥漫增生,光镜下基膜正常,系膜区有免疫球蛋白和/或补体沉积。

3. 局灶节段性肾小球硬化(focal segmental glomerulosclerosis,FSGS)　肾小球局灶节段性玻璃样变和硬化为特点,肾活检取到的肾小球中有病变肾小球数<50%(局灶),有病变肾小球中只有一部分发生硬化(节段)。在 FSGS 早期,病变常从皮髓交界处(髓旁)肾小球开始;毛细血管袢与包曼氏囊粘连,常有均匀的玻璃样变;肾小球基质增加,毛细血管腔闭塞。免疫荧光检查提示在硬化和系膜基质增多区有大块电子致密物

(lgM、C3)沉积。

4. 膜增生性肾炎(mesangial proliferative glomerular nephritis, MPGN)　系膜细胞和其基质重度弥漫性增生,广泛的系膜内皮下插入,基底膜增厚及"双轨"形成。免疫荧光下,可见 IgG、C3 沿毛细管壁及系膜区粗颗粒沉积。

5. 膜性肾病(MN)　肾小球上皮侧见电子致密物沉积,表现为基底膜弥漫性增厚及"钉突"形成,免疫荧光可见 lgG、C3 沿毛细血管祥呈颗粒状沉积。

此外,还存在其他病理类型,如 lgA 肾病、IgM 肾病和 C1q 肾病等。

三、病理生理

儿童原发性肾病综合征因肾小球滤过膜破坏产生大量蛋白尿,进而引起以下病理生理改变:

1. 低白蛋白血症　由于大量血浆白蛋白自尿液中丢失,继发出现低白蛋白血症,这是 NS 病理生理改变的中心环节,在儿童患者,当白蛋白降低至 25g/L 时,这将显著影响血浆胶体渗透压及血容量,进而出现脂质代谢异常等内环境改变。大量蛋白尿与低蛋白血症为诊断 NS 的必需条件。

2. 高脂血症　这是 NS 临床四大特点之一,也是重要的病理生理改变,影响疾病的预后。表现为血清总胆固醇、甘油三酯、低密度和极低密度脂蛋白增高。高脂血症的原因主要在于代偿性合成白蛋白时肝合成脂蛋白增多,此外,由于脂代谢环节的酶活性减低,导致脂蛋白清除率下降。持续的高脂血症可能导致肾小球硬化,也可增加血小板的聚集,可促发高凝及血栓栓塞合并症。

3. 水肿　为 NS 中常见的临床表现,机制较为复杂,可能受多种因素影响,不同患者、不同疾病时期其机制不一。目前认为,大量蛋白尿导致血浆白蛋白下降,进而出现血浆胶体渗透压降低,根据 Starling 原理,血浆中水分自血管内进入组织间隙,造成水肿;由于部分体液移位导致血容量下降,容量和压力感受器触发后,导致体内神经体液因子活化,如抗利尿激素增加、肾素血管紧张素醛固酮系统活化、交感神经活动增强等,从而引起水钠潴留,导致全身水肿。

四、临床表现

本病可发生于各年龄阶段,学龄前为发病高峰,男:女比例为 1.5～3.7:1。患儿多因水肿就诊,起初多为眼睑水肿,可逐渐累及全身,水肿多为凹陷性,男孩可出现阴囊水肿,严重者可出现胸腔积液、腹水和心包积液。患儿常伴有尿少及泡沫尿,约15%的患儿可伴有短暂的镜下血尿,少数患儿可出现高血压、肉眼血尿等,这些临床表现往往提示患儿的肾脏病理类型为非微小病变。此外,患儿可出现精神萎靡,倦怠乏力、食欲减退、大量腹水形成时可伴腹痛和呼吸急促等症状。疾病反复发作或持续不缓解的患者,由于长期应用糖皮质激素和免疫抑制剂,可出现面色苍白、皮肤干燥、毛发干枯和生长发育落后等。

五、实验室及影像学检查

1. 大量蛋白尿是本病实验室检查结果的主要特点,尿常规提示尿蛋白+++～++++,尿蛋白/肌酐大于2.0,或者24h 尿蛋白定量大于50mg/kg。尿沉渣可见透明管型及少数颗粒管型。

2. 血白蛋白显著降低,通常低于 25g/L。

3. 高脂血症,胆固醇及甘油三酯显著升高,可伴有低密度和极低密度脂蛋白显著升高。

4. 肾功能一般正常,少数患儿出现短暂的尿素氮和肌酐升高。

5. 电解质测定一般正常,有时可见低钠血症,血钙也可有减低倾向。

6. 凝血功能检查,多表现为高凝状态,如 D-二聚体或 FDP 显著升高。

7. 肾脏超声检查可见肾脏实质呈现弥漫性改变,部分患儿伴有肾脏增大。

此外,水肿严重的患儿,由于循环容量下降,导致血液浓缩,故出现血红蛋白和血细胞比容增加。

六、合并症

1. 感染　这是肾病综合征患儿最为常见的并发症,长期应用糖皮质激素和免疫抑制剂导致体液免疫和细胞免疫功能低下所致。可继发细菌、病毒和真菌等感染,常见的感染部位为呼吸道、消化道、泌尿道和皮肤。呼吸道感染以病毒感染为主,细菌性感染既往以肺炎球菌感染为多见,近年杆菌亦见增加。宜引起重视的是,免疫抑制剂的长期应用,机体免疫力低下,可能导致结核或真菌感染,早期识别对于疾病的预后至关重要。

2. 低血容量　由于血浆胶体渗透压及体液神经调节因子的改变,导致血容量下降。患者表现为精神萎靡、口渴、甲床血循环差、血压降低,严重者出现低血容量休克。

3. 电解质紊乱　可出现低钠、低钙和低钾血症,多因患儿食欲缺乏、呕吐、腹泻、利尿剂过多使用、限盐过度等导致。此外,由于高脂血症可导致检测时出现假性低钠血症。

4. 高凝状态及血栓形成　可发生于颅内静脉、肾静脉、肺部血管和四肢血管等,表现为头痛、呕吐、腹痛、水肿难以消退、肢体大小不对称等症状。这可能与凝血物质合成增加、抗凝血酶Ⅲ自尿中丢失、血浆纤溶酶原活性下降、血小板聚集、利尿剂导致血液浓缩等有关。

5. 急性肾损伤　急性肾损伤可由以下原因引起:利尿剂、中草药等 NS 治疗药物急性间质性肾炎、部分MCNS 可因严重的肾间质水肿和/或大量蛋白管型导致近端肾小管和鲍氏囊中静水压力增高,肾小球有效滤过压下降而致、由血容量减少至肾前性氮质血症或合并肾静脉血栓形成而导致短期内肾功能减退逐步进展的慢性肾功能减退等。

七、诊断

1. 大量蛋白尿　1 周内 3 次尿蛋白定性呈阳性+++ ~ ++++,或随机或晨尿尿蛋白/肌酐(mg/mg)≥2.0;24h 尿蛋白定量≥50mg/kg。

2. 低蛋白血症　血浆白蛋白低于 25g/L。

3. 高脂血症　血浆胆固醇高于 5.7mmol/L。

4. 不同程度的水肿。

以上 4 项中以 1 和 2 为诊断的必要条件。

(一)原发性肾病综合征临床分型

1. 按临床表现　分为单纯型和肾炎型,凡具有以下四项之一或多项者属于肾炎型:

(1)2 周内分别 3 次以上离心尿检查红细胞(RBC)>10 个/高倍镜视野(HPF),并证实为肾小球源性血尿者。

(2)反复或持续高血压(学龄儿童≥130/90mmHg,学龄前儿童≥120/80mmHg;1mmHg = 0.133kPa),并除外使用糖皮质激素等原因所致。

(3)肾功能不全,并排除由于血容量不足等所致。

(4)持续低补体血症。

2. 按糖皮质激素(简称"激素")反应分为以下 3 型:

(1)激素敏感型肾病综合征(steroid sensitive nephrotic syndrome,SSNS):以泼尼松足量[2mg/(kg·d),不超过 60mg/d]治疗≤4 周尿蛋白转阴者。

(2)激素耐药型肾病综合征(steroid resistant nephrotic syndrome,SRNS):以泼尼松足量治疗 4 周尿蛋白无改善或加重,或 8 周仍未转阴者。

(3)激素依赖型综合征(steroid dependent nephrotic syndrome,SDNS):对激素敏感,但连续两次减量或停药 2 周内反复者。

(二)鉴别诊断

1. 继发性肾病综合征　该类患儿可表现为水肿、大量蛋白尿、低蛋白血症和高脂血症等,但患儿合并有原发性疾病,比如系统性红斑狼疮、过敏性紫癜和乙肝病毒感染等。

2. 先天性肾病综合征 患儿常于生后 3 个月内起病,临床表现与原发性肾病综合征一致,常见病因包括:肾小球足细胞骨架蛋白基因突变、病毒感染和重金属中毒等引起。

3. 链球菌感染后急性肾小球肾炎 患儿往往存在前驱感染病史,表现为水肿、尿量减少、蛋白尿、血尿和氮质血症等,部分患者合并高血压脑病、肺循环充血等。血沉和抗 O 可见升高,补体 C_3 下降。

八、治疗

1. 一般治疗

(1)注意休息,病情缓解后可逐渐增加运动量。

(2)严重水肿及高血压时,应严格限制水钠摄入,病情缓解后不必严格限盐;水肿明显时,供盐 1~2g/d,采用鱼、蛋、乳等高效价动物蛋白饮食,蛋白摄入量 1.5~2g/(kg·d)。

(3)防治感染:有细菌感染时,采用抗生素积极控制感染。

(4)利尿消肿:一般以呋塞米 1~2mg/(kg·次)或拖拉塞米 10~40mg/次。也可采用低分子右旋糖酐[5~10ml/(kg·次)]联合呋塞米利尿。对于难治性顽固的水肿,可予白蛋白输注后再予利尿,但白蛋白输注不宜频繁。需注意的是,低右与白蛋白使用前必须明确肾病诊断,如肾炎等高血容量性水肿禁止使用、肾功能不全时禁止使用。

2. 糖皮质激素治疗 目前临床上以糖皮质激素的中~长程疗法为标准治疗方案,分为两个阶段[5]:①诱导缓解阶段。足量泼尼松 2mg/(kg·d)(按身高的标准体重计算)或 60mg/(m²·d),最大剂量 60mg/d,先分次口服,尿蛋白转阴后改为晨顿服,共 4~6 周,但足量最短不应少于 4 周,最长不超过 8 周。②巩固维持阶段。泼尼松诱导缓解后尿蛋白转阴至少 2 周(足量不得少于 4 周)后减量,泼尼松 2mg/kg(按身高的标准体重计算),最大剂量 60mg/d,隔日晨顿服,维持 4 周,然后逐渐减量,每 4 周减 5~10mg,总疗程 7~9 个月为中程,9~12 个月为长程。

3. 并发症的处理原则

(1)低血容量性休克:患儿由于血浆胶体渗透压下降,常表现为血容量不足,甚至引起休克,及时采用生理盐水和白蛋白扩容,必要时可加用多巴胺和多巴酚丁胺等血管活性药物。

(2)急性肾损伤:常因为血容量不足,导致肾前性肾衰竭,及时采用生理盐水等对症处理后,往往可逆转病情。

(3)感染:为原发性肾病综合征最常见的并发症,也是引起该病复发的高危因素,因此,一旦存在感染,应及时抗感染治疗。

(4)血栓形成:肾病急性期,多数患儿伴有高凝状态,易形成血栓,如实验室检查存在高凝指标,及时应用对症药物如低分子量肝素钙[100IU/(kg·d)]等。

(5)电解质紊乱:患儿可出现低血钠、低血钙等,临床视电解质紊乱严重程度,给予相应电解质补充等对症治疗。

(6)其他:长期应用激素者,由于存在骨质疏松的风险,可补充钙剂及维生素 D。

九、预后及随访

80%~90%的患儿对激素治疗敏感,但其中约 80%的患者可演变为激素依赖,另 10%~20%的患儿表现为激素耐药型肾病综合征[6]。每月随访 1~2 次,复查尿常规。随访过程中出现病情变化重新评估,每 3 个月复查血常规及肝肾功能。每年复查腹部超声 1~2 次。注意随访过程皮质激素及免疫抑制剂的副反应。

(黄文彦　康郁林)

第三节　急性肾小球肾炎

急性肾小球肾炎泛指各种因素(感染性或非感染性)引起的一组免疫相关性肾小球炎症性疾病。其中感染是最常见的诱发因素,在儿童中以链球菌感染后肾小球肾炎最为常见。临床表现为急性起病,以血尿(和/或蛋白尿)、水肿(和/或少尿)伴或不伴高血压、肾小球滤过率下降为特点,病程一般在 3 个月内,又可称为急性肾炎综合征。该病多发生于儿童(6~10 岁)和青年人群中,男女比例为 2~3∶1。本节将就感染后肾小球肾炎进行详细阐述。

一、分类

分为急性链球菌感后肾小球肾炎和急性非链球菌感后肾小球肾炎。

二、病因和发病机制[7]

1. 急性链感后肾小球肾炎　由 A 组 β 溶血性链球菌感染所致。
2. 急性非链感后肾小球肾炎　由其他病原微生物感染所致。如:
(1)其他细菌:如肺炎球菌、脑膜炎球菌、克雷伯菌、布氏杆菌、伤寒杆菌等。
(2)病毒:如水痘病毒、麻疹病毒、腮腺炎病毒、EB 病毒、巨细胞病毒、乙型肝炎病毒等。
(3)梅毒螺旋体。
(4)原虫及寄生虫(如疟疾、旋毛虫、弓形虫等)。
(5)其他(如支原体、立克次体、真菌等)。

急性肾小球肾炎目前认为是一组免疫相关性肾小球疾病。链球菌感染后肾小球肾炎是因为机体对链球菌的某些抗原成分(如胞壁的 M 蛋白或胞浆中某些抗原成分)产生抗体,形成循环免疫复合物,并沉积于肾小球,进而激活补体,造成肾小球局部免疫病理损伤而致病。但近年还提出了其他机制:如链球菌阳离子蛋白酶外毒素 B 和链球菌甘油醛磷酸脱氢酶的作用,它们可与纤溶酶或纤溶酶原相互作用,通过激活潜在的金属蛋白酶或胶原酶降解肾小球基底膜,造成肾小球受损而致病。

三、临床表现

1. 潜伏期　大部分患者有前驱咽部或皮肤感染史,从感染到出现临床表现的时间为 3~33d,平均 7~14d。
2. 临床表现
(1)全身表现:常有发热、疲乏、厌食、恶心、呕吐、嗜睡、头晕、视物模糊及腰部钝痛等。
(2)血尿:最常见的临床表现。25%~60% 的患者可出现肉眼血尿,表现为茶色或可乐色尿液。
(3)蛋白尿:大部分患者也可合并蛋白尿,24h 定量在 0.5~3.5g 之间,常为非选择性蛋白尿。仅有 2%~4% 的患者会出现肾病综合征水平的蛋白尿。
(4)水肿:70%~90% 的患者可出现水肿,为起病早期表现。轻者表现为晨起眼睑水肿,严重者可波及全身,甚至出现肾病综合征样凹陷性水肿(少于 20% 的患者)。循环充血严重患者还可能出现心力衰竭,表现为心脏扩大、听诊可闻及奔马律。
(5)高血压:80%~90% 的患者可出现高血压表现,这与水钠潴溜、血容量扩张相关。30%~35% 的儿童中可合并高血压的脑病,表现为头痛、癫痫、精神状态变化和视物模糊等。高血压一般在 1~2 周内消退,一般无须长期治疗。
(6)少尿:33.6% 的患儿可出现少尿,尿量常 <500ml/d,2 周后尿量逐渐增加。
(7)肾功能下降:急性期可出现一过性氮质血症,表现为血肌酐和尿素氮轻度升高,占所有患者的 60%~65%,严重者也可出现急性肾衰竭。肾小管功能的受累较轻,部分患者可能合并尿糖阳性、尿钠及尿钙下降,尿液浓缩功能正常。
3. 非典型或亚临床表现　大多急性肾炎患者临床表现不典型,部分临床仅有轻度尿检异常而无明显水肿、高血压和氮质血症等,常见于非链球菌感后肾小球肾炎;部分以水肿和高血压起病而无明显尿检异常;极少数患者还可出现过敏性紫癜样皮疹。

四、辅助检查

1. 尿液检测　尿常规可见红细胞增多和尿蛋白阳性,尿蛋白/肌酐升高,尿沉渣显示红细胞管型、颗粒管型及少量肾小管上皮细胞和白细胞。尿白细胞可达每高倍镜下 10 个左右,中性粒细胞占 75% 以上,但非尿路感染,在疾病早期,尿白细胞可能较红细胞增加更为显著。

2. 血液检测

(1)血常规:常可见血红蛋白下降,约占 50% 的患者血红蛋白低于 10g/dl,极少数患者可出现严重贫血,个别病例可表现为自身免疫性溶血性贫血。

(2)血沉增快:2~3 个月内恢复正常。

(3)血生化:提示血肌酐和尿素氮正常或升高,血白蛋白轻度下降,大量蛋白尿患者可出现低蛋白血症;循环充血严重患者可有稀释性低钠血症,少尿者则可能出现高钾血症。

(4)补体:大部分患者血清总补体(CH50)及 C_3、C_5、备解素均明显下降,约 10% 的患者 C_1q、C_4 等短暂轻微下降。其中最有效的辅助检查是补体 C_3 水平。典型的链感后肾小球肾炎 C_3 水平在病程的早期就会下降,并在治疗后恢复到正常水平,通常为 6~8 周。

(5)抗链球菌抗原的抗体水平:抗链球菌抗原抗体包括抗链球菌溶血素 O(ASO)、抗透明质酸酶(A-H)和抗 DNA 酶。咽部感染常表现为 ASO 升高,其敏感性高达 97%,特异性为 80%,通常在感染后 1 周开始增加,在感染后 3~5 周达到峰值;而皮肤感染者 90% 可出现血清抗 DNA 酶和 A-H 升高,有较高的诊断意义。

3. 影像学检查　泌尿系统超声可发现肾脏正常或实质回声增强,以及继发于水肿和炎症的肾脏体积增大。

五、病理

肾脏较正常明显增大,被膜下组织光滑[8]。

1. 光镜表现　主要表现为弥漫性内皮及系膜细胞增生伴细胞浸润(中性粒细胞、单核细胞、嗜酸性粒细胞等),这种毛细血管内高细胞性可能导致毛细血管腔隙的减少,与肾功能不全的初始程度相关。轻者仅表现为部分系膜细胞增生,重者可出现内皮细胞增生,甚至形成新月体,呈急进性肾炎改变。肾小管改变不显著,部分有上皮细胞变性,肾间质水肿等。

2. 免疫荧光表现　可见以 IgG、C_3 为主的颗粒状沉积,按其分布可分为 3 种类型:系膜型、星空型和花环型。系膜型:免疫沉积物主要位于系膜区;星空型:免疫球蛋白和 C_3 在肾小球基底膜和系膜区呈弥漫性、不规则分布;花环型:免疫沉积物大部沿肾小球基底膜分布,系膜区少见。

3. 电镜表现　急性链感后肾炎可见肾小球基底膜上皮下可见电子致密物呈“驼峰样”沉积。

六、诊断

1. 急性起病(3 个月之内)。

2. 典型临床表现(血尿、蛋白尿、水肿伴少尿、高血压、氮质血症等)。

3. 分型诊断,链球菌感染证据(ASO 升高、补体降低)或其他病原学证据。

4. 病理表现以毛细血管内皮细胞和系膜细胞增生性变化为主,急性链球菌感后肾炎电镜可见上皮下“驼峰样”电子致密物沉积。

七、鉴别诊断

1. 以肉眼血尿和/或蛋白尿起病的急性肾小球肾炎,需与泌尿系统感染、结石、结核、肿瘤等非肾小球源性疾病相鉴别。后者临床上可有发热、尿路刺激症状,肉眼血尿呈非全程性表现,尿常规以尿白细胞显著升高为主要表现,尿红细胞畸形率小于 30%,尿培养、影像学检查等可明确。

2. 以急性肾炎综合征起病的肾小球疾病需与多种原发性肾小球疾病相鉴别。

（1）IgA 肾病：常在感染后出现血尿伴或不伴蛋白尿，40%的患者可出现肉眼血尿和肾功能不全表现。但 IgA 肾病临床多表现为反复发作，血清补体正常，约 30%患者血 IgA 升高，肾穿刺活检免疫荧光可见以 IgA 为主的免疫复合物在肾小球系膜区沉积。

（2）C_3 肾小球病：临床上常表现为血尿蛋白尿合并高血压、肾功能损害及持续低补体血症，肾穿刺活检与急性链球菌感后肾小球肾炎表现相似，但 8 周后补体 C_3 水平不能恢复正常，部分患者存在补体调节蛋白基因、H 因子相关基因和补体相关基因突变。

（3）遗传性肾脏疾病：部分遗传性肾小球疾病如奥尔波特综合征（Alport 综合征）、肾脏相关纤毛病可以急性肾炎综合征起病。但该类患儿可合并肾外表现，多有肾脏疾病相关家族史，基因检测可明确病因。

3. 全身系统性疾病继发性肾脏损害

（1）系统性红斑狼疮：临床可表现为急性肾炎或肾病综合征，但该病常伴有皮肤黏膜、血液系统、肝脏、呼吸系统和神经系统等多系统受累表现，血清自身抗体阳性，肾活检病理免疫荧光可见所有肾小球、肾小管、包氏囊及毛细血管基底膜有各种免疫球蛋白及补体沉积，呈"满堂亮"现象。

（2）过敏性紫癜：紫癜性肾炎亦可引起血尿、蛋白尿和肾功能不全表现，但临床上有典型的皮肤紫癜，部分患儿伴有腹痛和关节肿痛等肾外症状，血清补体大都正常，不典型者可行肾穿刺活检鉴别，免疫荧光可见 IgA 系膜区沉积。

（3）溶血尿毒症综合征：以微血管性溶血性贫血、血小板减少及急性肾衰竭为特征的一种综合征。多由感染或药物诱发，常可见皮肤黏膜出血点，非典型患者常合并补体因子如 H 因子、I 因子等基因变异。

（4）结节性多动脉炎：是一种累及中、小动脉的坏死性血管炎性疾病。累及肾脏时可出现急性肾小球肾炎、急性肾衰竭表现，但该病亦可累及循环系统、消化系统、皮肤、神经系统等多系统，出现紫癜、关节痛、周围神经病变等多系统表现，可作鉴别。

（5）Goodpasture 综合征：临床常表现为血尿、蛋白尿、急进性肾衰竭合并严重咯血和呼吸困难，血清抗肾小球基底膜抗体阳性，胸片可提示进行性、游走性、不对称的双侧性绒毛状致密影。

八、治疗

无特异性治疗方案，以一般治疗和对症治疗为主。

1. 休息 急性期需卧床休息，肉眼血尿消失、水肿消退、血压恢复正常（2～3 周）可下床，血沉正常可以上学。

2. 饮食 低盐（<3g/d）、肾小球滤过率<60ml/（min·1.73m²）需限制蛋白质入量。

3. 利尿 噻嗪类利尿剂（氢氯噻嗪口服 1～2mg/（kg·d），不超过 100mg/d，分 1～2 次），袢利尿剂（口服或静脉使用呋塞米 1～2mg/（kg·d），不超过 600mg/d），禁用保钾利尿剂（螺内酯）。

4. 降压 利尿剂、钙离子通道阻滞剂（硝苯地平 0.5～2mg/（kg·d），分 3～4 次口服，不超过 120mg/d），严重时可予佩尔（盐酸尼卡地平注射液）、硝普钠、酚妥拉明维持。

5. 高血钾症 限制摄入、使用排钾利尿剂。

6. 控制心力衰竭 利尿、降压治疗。

7. 肾替代治疗 非梗阻性少尿（<200ml/d）或无尿、严重酸中毒（PH<7.0）、氮质血症（BUN>30mmol/L）、高钾血症（K^+>6.5mmol/L）、利尿无效的水肿等需立即行透析治疗。

（黄文彦　匡新宇）

参考文献

［1］王卫平. 儿科学. 8 版. 北京：人民卫生出版社，2013.

［2］SHAO XS，YANG XQ，ZHAO XD，et al. The prevalence of Th17 cells and FOXP3 regulate T cells（Treg）in children with primary nephrotic syndrome. Pediatric nephrology，24（2009）：1683-1690.

［3］SALEEM MA，KOBAYASHI Y. Cell biology and genetics of minimal change disease. F1 000Res，2016，5：412.

［4］Jalanko H. Congenital nephrotic syndrome，Pediatric nephrology，2009，24：2121-2128.

［5］中华医学会儿科学分会肾脏学组. 儿童激素敏感、复发/依赖肾病综合征诊治循证诊治指南（2016）. 中华儿科杂志，2017，
55：729-734.

［6］KIDNEY DISEASE：IMPROVING GLOBAL OUTCOMES（KDIGO）GLOMERULONEPHRITIS WORK GROUP. KDIGO Clinical
Practice Guideline for Glomerulonephritis. Kidney inter.，Suppl，2012，2：139-274.

［7］VAN DEVOORDE，RG. Acute poststreptococcal glomerulonephritis：the most common acute glomerulonephritis. Pediatr Rev，2015，
36（1）：3-12.

［8］王海燕. 肾脏病学. 3 版. 北京：人民卫生出版社，2018.

第五章

风湿和免疫系统疾病

第一节　过敏性紫癜

过敏性紫癜(Henoch-Schonlein purpura,HSP)为好发于儿童的一种不伴有血小板下降的主要累及皮肤、关节、胃肠道、肾脏的全身免疫性小血管炎症[1]。多发于2~8岁儿童,男孩多于女孩;一年四季均有发病,以春秋两季居多。CHCC2012(2012 International Chapel Hill Consensus Conference)新的血管炎分类标准中,根据血管壁异常的 IgA 沉积的病理特点将过敏性紫癜(HSP)改名为 IgA 血管炎(IgAV)。

一、病因

本病的病因尚未明确,虽然感染(细菌、病毒、寄生虫)、食物(蛋类、乳类、海鲜、豆类等)、药物(阿司匹林、抗生素等)、疫苗接种、麻醉、恶性疾病等与过敏性紫癜发病有关,但均无确切证据。

二、发病机制

以 B 淋巴细胞多克隆活化为其特征,患儿 T 淋巴细胞和单核细胞 CD40 配体(CD40L)过度表达,促进 B 淋巴细胞分泌大量 IgA 或 IgE。急性期外周血 IgA^+ B 淋巴细胞数、IgA 类免疫复合物或冷球蛋白均增高。IgA、补体 C_3 和纤维蛋白沉积于肾小球系膜、皮肤和肠道毛细血管,提示本病为 IgA 免疫复合物疾病。某些炎症因子如 TNF-a 和 IL-6 等亦在 HSP 发病中起到作用。

三、病理

过敏性紫癜的病理变化为广泛的白细胞碎裂性小血管炎,以毛细血管炎为主,亦可波及小静脉和小动脉。血管壁可见胶原纤维肿胀和坏死,中性粒细胞浸润,周围散在核碎片。间质水肿,有浆液性渗出,同时可见渗出的红细胞。内皮细胞肿胀,可有血栓形成。病变累及皮肤、肾脏、关节及胃肠道,少数涉及心、生殖器、肺、胰腺等脏器。在皮肤和肾脏荧光显微镜下可见 IgA 为主的免疫复合物沉积。

四、临床表现

多为急性起病,各种症状可以不同组合,出现先后不一,首发症状以皮肤紫癜为主。少数病例以腹痛、关节炎或肾脏症状首先出现。起病前 1~3 周常有上呼吸道感染史,可伴有低热、食欲缺乏、乏力等全身症状。

1. 皮肤紫癜　反复出现皮肤紫癜为本病特征,多见于四肢及臀部,对称分布。伸侧较多。分批出现,面部及躯干较少。初起呈紫红色斑丘疹,高出皮面,压之不褪色,数日后转为暗紫色,最终呈棕褐色而消退。少数重症患儿紫癜可融合成大疱伴出血性坏死。部分病例可伴有荨麻疹和血管神经性水肿。皮肤紫癜一般在 4~6 周后消退,部分患儿间隔数周、数月后又复发。

2. 胃肠道症状　由血管炎引起的肠壁水肿、出血、坏死或穿孔是产生肠道症状及严重并发症的主要原因。一般以阵发性剧烈腹痛为主,常位于脐周或下腹部。可伴呕吐,但呕血少见。部分患儿可有黑便或血便,偶见并发肠套叠、阑尾炎、肠梗阻或肠穿孔者。

3. 关节症状 患儿可出现膝、踝、肘、腕等大关节肿痛,活动受限。关节腔有浆液性积液,但一股无出血,可在数日内消失,不留后遗症。

4. 肾脏症状 过敏性紫癜病程 6 个月内出现肾脏损害时(血尿和/或蛋白尿,伴或不伴水肿、少尿、高血压、肾功能损害等),称为紫癜性肾炎。肾脏受累发生在紫癜病程 6 个月内为 97%,病程 3 个月内为 95%。少数则以肾炎作为首发症状。症状轻重不一,与肾外症状的严重度无一致性关系。虽然有些患儿的血尿、蛋血尿持续数月甚至数年,但大多数都能完全恢复,少数发展为慢性肾脏病、慢性肾衰竭。

5. 其他表现 偶可发生颅内出血,导致惊厥、瘫痪、昏迷、失语。出血倾向包括鼻出血、牙龈出血、咯血、睾丸出血等。偶尔累及循环系统发生心肌炎和心包炎,累及呼吸系统发生喉头水肿、哮喘、肺出血等。

五、辅助检查

尚无特异性诊断试验,以下试验有助于了解病程和并发症。

1. 外周血象 白细胞正常或增加,中性粒细胞和嗜酸性粒细胞可增高;除非严重出血,一般无贫血。血小板计数正常甚至升高,出血和凝血时间正常,继发性纤溶系统多亢进,部分患儿毛细血管脆性试验阳性。

2. 尿常规可有红细胞、蛋白,重症有肉眼血尿。

3. 大便隐血试验阳性。

4. 血沉轻度增快;血清 IgA 可升高,IgE、IgG 和 IgM 正常,亦可轻度升高;C_3、C_4 正常,重症 HSP C_3 可降低;抗核抗体及类风湿因子阴性;重症血浆黏度增高。

5. 腹部超声检查有利于早期诊断肠套叠。肾脏症状较重或迁延者可行肾穿刺,以了解病情,给予相应治疗。

六、诊断和鉴别诊断

目前国内外诊断标准较为统一,尤其对于典型皮肤紫癜诊断并不困难。即可触性(高出皮面)不伴血小板减少性紫癜(必须条件)并伴有下列任何一项者即可诊断:①弥散性腹痛;②任何部位活检示 IgA 沉积为主;③急性关节炎/关节痛;④肾脏受累(血尿和/或蛋白尿)。如果皮肤紫癜不典型建议皮肤活检明确。

该病需与特发性血小板减少性紫癜、风湿性关节炎、败血症、其他肾脏疾病和外科急腹症等鉴别。

七、治疗

1. 一般治疗 卧床休息,积极寻找和祛除致病因素,如控制感染,补充维生素。有荨麻疹或血管神经性水肿时,可应用抗组胺药物;腹痛时应用解痉剂;消化道出血时应禁食,可静脉静推奥美拉唑注射剂(每次 0.4~0.8mg/kg),必要时可用肠镜及输血治疗。

2. 糖皮质激素和免疫抑制剂 急性期对腹痛和关节痛可予缓解,但预防肾脏损害的发生尚不确定,亦不能影响预后。泼尼松,每日 1~2mg/kg,分次口服,或用琥珀氢考,或甲泼尼松龙,每日 4~10mg/kg,静脉滴注,症状缓解后即可停用。严重过敏性紫肾炎可加用免疫抑制剂,如吗替麦考酚酯、环磷酰胺、环孢霉素等。

3. 抗凝治疗

(1)阻止血小板聚集和血栓形成的药物:双嘧达莫,每日 3~5mg/kg,分次服用。阿司匹林,每日 3~5mg/kg,或每日 25~50mg,每日 1 次。

(2)肝素:每次 0.5~1mg/kg,首日 3 次,次日 2 次,以后每日 1 次,持续 7d。低分子量肝素钙注射液 100IU/(kg·d),最大不超过 4 000IU/d,持续 7d。

(3)尿激酶:每日 1 000~3 000IU/kg,静脉滴注。

4. 其他 非甾体抗炎药,如吲哚美辛,每日 2~3mg/kg,分次服用,均有利于血管炎的恢复。中成药,如阿魏酸哌嗪片、贞芪扶正冲剂、复方丹参片、银香叶片,口服 3~6 个月,可补肾益气,活血化瘀。

八、预后

本病预后一般良好,除少数重症患儿可死于肠出血、肠套叠、肠坏死或神经系统损害外,大多痊愈。病程一般1~2周至1~2个月,少数可长达数月或1年以上。本病的远期预后取决于肾脏是否受累及程度。肾脏病变常较迁延,可持续数月或数年,少数病例发展为持续性肾脏疾病至肾功能不全。

　　附: 　　　　　　　　　　　　　　**紫癜性肾炎**

(一)紫癜性肾炎临床分型

1. 孤立性血尿型　临床上仅有血尿,包括持续性或间歇性镜下血尿,或伴复发性肉眼血尿。无高血压、水肿、少尿等其他症状。

2. 孤立性蛋白尿型　临床上仅有蛋白尿,无血尿、水肿、少尿、高血压等其他临床症状。

3. 血尿和蛋白尿型　血尿和蛋白尿同时存在,不伴水肿、少尿、高血压等其他临床症状。

4. 急性肾炎型　表现为水肿、少尿、高血压、血尿、氮质血症等,部分患儿伴急性肾功能不全。

5. 肾病综合征型　有"三高一低"肾病综合征表现。必备条件:①低蛋白尿血症,血白蛋白<30g/L;②大量蛋白尿:24h尿蛋白定量>50mg/kg。

6. 急进性肾炎型　较少见,有持续性肉眼血尿、血压进行性升高、尿量进行性减少、肾功能进行性下降。

7. 慢性肾炎型　病程1年以上,临床上表现为血尿、蛋白尿、贫血、高血压、氮质血症等。部分患儿腹部超声提示双肾缩小。

(二)紫癜性肾炎病理分型

表5-1　1975年国际儿童肾病研究会(ISKDC)分型

分级	病理改变
Ⅰ级	肾小球轻微异常
Ⅱ级	单纯系膜增生 　　a. 局灶分布;b. 弥漫分布
Ⅲ级	系膜增生伴新月体/节段性病变<50% 　　a. 局灶系膜增生;b. 弥漫系膜增生
Ⅳ级	系膜增生伴新月体/节段性病变50%~75% 　　a. 局灶系膜增生;b. 弥漫系膜增生
Ⅴ级	系膜增生伴新月体/节段性病变>75% 　　a. 局灶系膜增生;b. 弥漫系膜增生
Ⅵ级	假性膜增生性肾炎

(三)紫癜性肾炎的治疗[2,3]

紫癜性肾炎患儿的临床表现与肾病理损伤程度并不完全一致,需结合临床和病理程度综合分析选择治疗方案。若无病理诊断时,蛋白尿的程度是选择治疗方案的依据。

1. 孤立性血尿或病理Ⅰ级

(1)仅对过敏性紫癜进行相应治疗,定期随访。酌情应用中成药。

(2)如在随访过程中出现病情变化(如出现蛋白尿、血尿加重、高血压等)应重新评估。

2. 孤立性蛋白尿、血尿和蛋白尿或病理Ⅱa级　ACEI或ARB,随访3个月,若无效可二者联合使用(ACEI及ARB肾功能不全时禁用,血Cr超过原有正常值30%以上慎用),酌情加用激素等免疫抑制剂,抗凝治疗。

3. 非肾病水平蛋白尿或肾脏病理Ⅱb、Ⅲa级　对该组患儿的积极治疗可能有利于对患儿的远期疗效和预后,可参照前一级治疗,也可选择激素联合免疫抑制剂(CTX、MMF、CsA或FK506)治疗,辅助ACEI或ARB和抗凝治疗。

4. 肾病水平蛋白尿、肾病综合征或肾脏病理 Ⅲb、Ⅳ级　该组临床症状和病理损伤均较重,现多倾向于激素联合免疫抑制剂治疗;若临床症状重,病理呈弥漫性改变或伴新月体形成者,可先予 MP 冲击治疗必要时联合 CTX 冲击治疗 1~2 个疗程后改为口服治疗:①激素(包括口服及 MP 冲击治疗);②免疫抑制剂(首选环磷酰胺);③抗凝;④ACEI/ARB。

5. 急进性肾炎或肾脏病理Ⅳ、Ⅴ级以上　该组病情进展快,临床症状严重,先予 MP 冲击治疗必要时联合 CTX 冲击治疗 1~2 个疗程后,采用三或四联疗法:①皮质激素;②免疫抑制剂;③抗凝、抗血小板凝集。

6. 慢性肾炎型　按照慢性肾功能不全的诊疗方案。

7. 对症支持治疗　控制血压、利尿,ACEI 和/或 ARB(肾功能不全慎用)。①饮食:低盐低蛋白低钾低磷高能量饮食;②防治感染;③进入终末期肾衰竭:肾替代治疗或肾移植。

(四)随访及注意事项

儿童过敏性紫癜(IgA 血管炎)肾脏损害 85% 发生在病程 4 周,91% 发生在病程 6 周内,97% 发生在病程 6 个月内,因此对尿液分析正常患儿至少随访半年,随访半年后尿液检查无异常者少见长期肾损害发生,6 个月后尿液检查异常者需继续随访 3~5 年。

紫癜性肾炎虽大多预后较好,但仍有部分患儿病程迁延,甚至进展至慢性肾功能不全,稳定治疗中患儿 1~2 月随访一次,持续尿检异常者应延长随访时间,至少随访 3~5 年。

(黄文彦　冯　丹)

第二节　幼年特发性关节炎

幼年特发性关节炎(juvenile idiopathic arthritis,JIA)是指 16 岁以前起病,持续 6 周或 6 周以上的单关节炎或多关节炎(关节炎定义为关节肿胀/积液,或存在下列体征中的两项或两项以上:①活动受限;②关节触痛;③关节活动时疼痛;④关节表面皮温增高),并除外其他疾病所致。

一、病因和发病机制

目前,JIA 病因不明,普遍认为是由于多种因素共同作用所导致[4]。

1. 遗传因素　已有研究表明 6 号染色体人类白细胞抗原(human leukocyte antigen,HLA)及主要组织相容性复合体(histocompatibility complex,MHC)基因异常与 JIA 相关。

2. 固有免疫及适应性免疫　JIA 是一种慢性炎症性疾病。在关节滑膜炎中具有活化的 T 细胞和巨噬细胞参与,与很多免疫反应相关;在 JIA 的发生发展过程中,很多炎症因子参与其中;部分免疫缺陷也与 JIA 的发生相关。

3. 性激素水平　不同亚型 JIA 男女发病比例的不同提示性激素水平在其发生发展过程中具有一定作用。脱氢表雄酮和睾酮在正常人群和 JIA 患者中表达不同。

4. 感染和疫苗接种感染　其引起的关节炎大部分能自愈。但有研究表明微小病毒 B19、HIV 病毒与 JIA 有关。

5. 心理因素　过大的心理压力容易导致 JIA 的发生。

6. 外伤　一些外伤后出现并导致慢性关节炎症。

7. 环境因素　有研究显示如果母亲怀孕时吸烟容易造成女性患儿少关节型 JIA 的发生。

二、临床表现

根据国际抗风湿病联盟(International League of Association for Rheumatology,ILAR)2001 年 JIA 的分类标准,JIA 临床上可以分为 7 种亚型,分别是全身型 JIA(systemic juvenile idiopathic arthritis,sJIA)、少关节型 JIA、多关节型(类风湿因子(rheumatoid factors,RF)阴性)JIA、多关节型(RF 阳性)JIA、银屑病型 JIA、与附着点炎症相关型 JIA(enthesitis-related arthritis,ERA)、未分化型 JIA。JIA 是一组异质性疾病,不同亚型其临床表现、诊断和治疗原则均不完全相同。

1. sJIA sJIA 定义为关节炎伴随全身症状,典型弛张热持续 2 周以上,每日最高温度 39℃或以上,至少合并以下症状之一:易消散的皮疹、淋巴结肿大、多浆膜炎或肝脾大。本型特点为起病急,伴有明显全身症状。发热呈弛张热,体温可波动于 36~41℃之间,骤升骤降,可伴有寒战和全身中毒症状。皮疹可在全身各个部位,胸部和四肢近端多见,伴随体温的升降而出现或者消退。关节炎或者关节痛是主要症状之一,在发热时加剧,可伴有肌肉酸痛。膝关节最常受累,其次可累及手指关节、腕关节、肘关节、踝关节等。最终可导致关节强直畸形。同时,可伴有肝脾、淋巴结肿大,胸膜炎、心包炎等多浆膜腔积液,亦可出现神经系统症状,如头痛、呕吐、抽搐等。其最严重的并发症是巨噬细胞活化综合征(macrophage activated syndrome, MAS),是儿童风湿免疫性疾病常见的具有潜在生命危险的并发症,由于炎症因子暴发所导致,其临床表现为高热、肝脾淋巴结肿大、出血倾向以及中枢神经系统障碍,可伴有白细胞、血红蛋白、血小板下降,CRP、ESR 由高突然变低,血清铁蛋白升高,骨髓穿刺可发现吞噬细胞。

2. 少关节型 JIA 少关节型 JIA 是最常见的亚型,在发病最初 6 个月内,1~4 个关节受累,如果病程大于 6 个月,受累关节数大于 4 个以上,则定义为扩展性少关节型 JIA;病程中受累关节数始终在 4 个以内,则定义为持续性少关节型。膝关节、踝关节、腕关节和肘关节为好发部位,常为非对称性,颞颌关节也常受累。多数患儿表现为关节疼痛、肿胀和晨僵,较少致残。常见的关节外症状是虹膜睫状体炎(慢性葡萄膜炎),可造成视力障碍甚至失明。

3. 多关节型 JIA(RF 阴性) 多关节型 JIA 是指在发病 6 月内,5 个或 5 个以上关节受累,并且 RF 阴性。发病年龄高峰在 3.5 岁和 10~11 岁,可同时累及大小关节,呈对称性或者非对称性分布。小关节受累时以指间关节最易受累。ANA 阳性的患儿易发葡萄膜炎。

4. 多关节型 JIA(RF 阳性) 多关节型 JIA 更多见于女性患儿,是指发病 6 个月内,5 个或 5 个以上关节受累,并且间隔 3 个月以上的两次 RF 阳性。典型的临床表现为渐进性、对称性的多关节炎,多累及手部小关节。可伴有发热,但不同于全身型 JIA 的弛张热,可发生 Felty 综合征(脾大伴白细胞减少)。约 10% 患儿可出现类风湿结节,常见于肘关节。本型葡萄膜炎少见,但关节症状较重,约半数以上患者发生关节强直变形而影响关节功能。

5. 银屑病型 JIA 银屑病型关节炎具有明显遗传倾向,是指同时有关节炎和银屑病,或者关节炎合并以下 2 条者:指/趾炎、指甲异常(2 个以上指甲凹陷或者松动)、一级亲属有银屑病史。银屑病可晚于关节炎发病。关节炎多为非对称性分布,大小关节均可受累,大关节常累及膝关节和踝关节。典型症状为指趾炎,足趾及远端指间关节更为明显,可伴有葡萄膜炎。

6. ERA 本型男性多发,以 8~15 岁儿童多见,具有遗传易感因素。一般认为本病的发病与 HLA-B27 明显相关。典型临床表现为 6 岁以上男孩起病,以骶髂关节、脊柱和四肢大关节的慢性炎症为特征。髌骨下韧带、跟骨肌腱和跖腱膜最常累及。髋关节、膝关节和踝关节最易受累,可呈对称性分布,表现为关节肿痛和活动受限,肌腱附着点肿胀、压痛。部分患儿可逐步进展累及脊柱关节,具有骶髂关节炎和脊柱炎的特征。表现为下腰部疼痛,可放射至臀部甚至大腿,体格检查可及骶髂关节压痛,髋关节 4 字征阳性。腰椎受累时可导致腰部活动受限,严重者可累及胸椎和颈椎,脊柱呈强直状态。可伴有急性前葡萄膜炎,不治疗可致盲。可伴有全身症状如低热、乏力、消瘦、发育障碍等。

7. 未分化型 JIA 由于 ILAR 分类标准中包括剔除标准,导致一些关节炎患儿无法归类。因此,对于不完全符合任何一型关节炎或同时符合一型以上关节炎者定义为未分化型 JIA。其治疗与其他关节炎一致。

三、辅助检查

JIA 是排他性诊断,缺乏特异性实验室检查以及辅助检查。

1. 实验室检查 血常规白细胞可正常或者升高,以中性粒细胞为主,血红蛋白可降低,血小板增高,C 反应蛋白、血沉增高,血清铁蛋白升高,凝血功能异常。尤其是 sJIA 患者,白细胞、C 反应蛋白、血沉、血清铁蛋白升高明显。多关节型 RF 阳性患者 RF 因子阳性,部分 ERA 患者 HLA-B27 阳性,部分患者抗 CCP 抗体阳性,还有部分患者可伴有 ANA 异常。

2. 关节超声 可看到急性期关节腔积液、滑膜炎等各种关节改变。

3. 关节 MRI　可发现早期关节炎的改变,有利于早期诊断。

4. 骨髓穿刺　排除血液系统疾病,明确 MAS 的诊断。

四、诊断和鉴别诊断

(一)诊断

JIA 临床表现缺乏特异性,是一种排除性诊断,需要排除引起相关症状的其他疾病,如感染、血液系统疾病、外伤、肿瘤性疾病等。临床医生必须认真询问病史、体格检查,仔细观察病情变化并完善大量实验室检查以及辅助检查方能确诊。目前临床上仍然使用 ILAR 的 JIA 诊断分类标准(表 5-2)。

表 5-2　2001 年 ILAR 关于 JIA 分类标准

分类	定义	剔除标准
全身型	1 个以上关节炎症,发热(弛张高热),至少连续 3d,伴有以下一项或以上的症状: 1. 间断出现的(非固定性的)红斑样皮疹 2. 全身淋巴结肿大 3. 肝和/或脾大 4. 浆膜炎	A. 患银屑病或者一级亲属有银屑病病史 B. 大于 6 岁,HLA-B27 阳性的男性关节炎患者 C. 患强直性脊柱炎、附着点炎症相关关节炎、伴炎症性肠病的骶髂关节炎、瑞特综合征或者急性前葡萄膜炎,或一级亲属中有上述疾病之一 D. 至少 2 次类风湿因子 IgM 阳性,两次间隔至少 3 个月
少关节型	发病最初 6 月,1~4 个关节受累。分 2 个亚型: 1. 持续性少关节型:整个疾病过程中受累关节≤4 个 2. 扩展性少关节型:病程 6 个月后受累关节数>4 个	A、B、C、D E. 有全身型 JIA 的表现
多关节型(RF 阴性)	发病最初 6 个月,受累关节≥5 个	A、B、C、D、E
多关节型(RF 阳性)	发病最初 6 个月,受累关节 ≥5 个,在疾病的前 6 个月至少 2 次 RF 阳性,两次间隔至少 3 个月	A、B、C、D、E
银屑病型	关节炎合并银屑病,或关节炎合并以下至少 2 项: 1. 指/趾炎 2. 指甲凹陷或脱离 3. 一级亲属患银屑病	B、C、D、E
与附着点炎症相关型	关节炎和附着点炎症,或关节炎或附着点炎症伴以下至少 2 项: 1. 骶髂关节压痛或炎症性腰骶部疼痛或既往有上述疾病 2. HLA-B27 阳性 3. 6 岁以后发病的男性关节炎患者 4. 急性(症状性)前葡萄膜炎 5. 一级亲属中有强直性脊柱炎、附着点炎症相关关节炎、伴炎症性肠病的骶髂关节炎、瑞特综合征或者急性前葡萄膜炎	A、D、E
未分化型	不符合上述任何一项或者符合上述两类以上的关节炎	

注:ILAR. 国际抗风湿病联盟;JIA. 幼年特发性关节炎。

(二)鉴别诊断

1. 反应性关节炎是指继发于身体其他部位感染后数天至数周出现的非对称性、非感染性的关节炎症,典型者伴有眼部炎症和尿道炎症,乙型溶血性链球菌、肠道及泌尿生殖道病原菌感染后常见。本病呈自限性,大部分患者在 6 个月内能自行缓解。根据临床表现,前驱明显的感染病史,抗感染治疗有效,检测病原菌阳性可进行鉴别,必要时可予以关节腔积液检查以鉴别。

2. 化脓性关节炎是由化脓性细菌直接感染并引起关节破坏及功能丧失的关节炎,好发于儿童,多为单一大关节受累,可伴有明显全身症状,局部关节红肿热痛,根据临床表现,相关病原学检查以及关节腔积液检查、培养有助于诊断及鉴别诊断。

3. 结核性关节炎是由于原发病灶(如肺、胸膜、肾脏等)中的结核分枝杆菌通过血液循环或者淋巴循环直接蔓延至骨、关节而引起的关节炎,往往表现为慢性单一关节炎。根据结核感染或者接触史,临床表现及X线片,以及关节腔积液检查及培养可以诊断和鉴别诊断。

4. 血液系统疾病如恶性淋巴瘤、白血病等,起病时可伴有发热、皮疹、游走性关节疼痛等表现,需要与JIA相鉴别,骨髓穿刺有助于鉴别诊断。

5. 结缔组织疾病如系统性红斑狼疮、硬皮病等,可有发热、乏力等全身症状,可伴有关节疼痛,需要与JIA相鉴别。往往这类结缔组织疾病可伴有其他全身各个脏器的累及,伴有自身抗体阳性,关节为非侵袭性炎症。

6. 骨肿瘤可出现关节疼痛等表现,需要与JIA相鉴别。影像学检查可以辅助鉴别诊断。

五、治疗

JIA需要早期诊断早期治疗,预防关节破坏,避免致残,改善预后[5]。

1. 局部治疗　关节炎急性发作时,可予以局部制动,关节腔注射类固醇激素治疗等。

2. 全身治疗

(1)非甾体类消炎药(nonsteroidal anti-inflammatory drugs,NSAIDs):作为JIA首选用药,NSAIDs可以控制炎症,减轻疼痛,缓解关节肿胀,但不能改善病程。对于轻症JIA患者,也可予以NSAIDs类药物治疗。但个体疗效反应不同,如果用药4周无效,可考虑换用另一种NSAIDs药物,但应避免两种NSAIDs药物同时使用,可与其他药物一起使用。常用有布洛芬[30~40mg/(kg·d),最大2 400mg/d,分3~4次口服],也可用萘普生[10~15mg/(kg·d),最大1 000mg/d,分2次口服]、双氯芬酸钠[1~3mg/(kg·d),最大200mg/d,分3次口服]、美洛昔康[0.25mg/(kg·d),最大15mg/d,每日1次口服]、西乐葆[6~12mg/(kg·d),最大400mg/d,分2次口服]等。需注意胃肠道反应及过敏反应。

(2)糖皮质激素:主要用于是sJIA患者,但对于部分有明显全身炎症表现的少关节或者多关节型患者也可短期小剂量应用。NSAIDs药物不能控制发热及关节炎症时,可加用泼尼松治疗,每日0.5~1mg/kg,顿服或者分次服用,症状得意控制后即可逐渐减量至停药。合并心包炎或者合并MAS时,泼尼松需要加大剂量,2mg/(kg·d),后逐渐减量,或者使用甲泼尼龙冲击治疗,15~30mg/(kg·d),连续3d,可重复疗程,随后给予口服泼尼松治疗并逐渐减量至停药。

(3)缓解病情抗风湿药物(disease-modifying antirheumatic drugs,DMARDs):JIA患者尤其是伴有关节症状者,通常需要加用DMARDs药物,如甲氨蝶呤(Methotrexate,MTX)(每周1次顿服,10~15mg/m²,最大剂量15mg)、柳氮磺胺嘧啶(30~50mg/kg,最大2g/d,分2~3次口服)、来氟米特(体重<20kg者,10mg/d隔日顿服;体重20~40kg者,10mg/d顿服;体重>40kg者,10~20mg/d口服)、羟氯喹[5~6.5mg/(kg·d),分次口服]等。MTX作为首选药物,需注意胃肠道及肝肾功能情况。不能耐受者,可予以换用其他DMARDs药物。尽量单一用药,病情重时,可考虑选择联合用药。

(4)生物制剂:随着医学科技的发展,越来越多的生物制剂可以用于JIA的治疗,可以迅速控制病情,缓解症状。如抗肿瘤坏死因子抑制剂、托珠单抗(IL-6拮抗剂)、阿那白滞素(IL-1拮抗剂)等,可用于MTX等治疗无效的难治性JIA患者。对于ERA患者来说,抗肿瘤坏死因子抑制剂是首选用药。

(5)免疫抑制剂:如环孢霉素A(Cyclosporine,CsA),可用于对激素治疗无效或者依赖的sJIA患者,或者发生MAS患者,3~5mg/(kg·d),分2次口服,定期检测血常规、肝肾功能及血药浓度,注意药物毒副作用。MAS时可考虑CsA静脉用药[2~7mg/(kg·d)]。

(6)静脉丙种球蛋白:IVIG可用于支持治疗或者发生MAS时大剂量应用以封闭抗体,抑制炎症。

(黄文彦　钮小玲)

第三节　原发性免疫缺陷病

原发性免疫缺陷障碍(primary immunodeficiency,PID)是一组罕见的遗传性疾病,且大部分为单基因遗传病,其特征是免疫系统的一个或多个组成部分功能低下或缺失,临床表现为机体感染的频率和严重程度增加、易患自身免疫性疾病、自身炎症性疾病、过敏性疾病以及恶性肿瘤。迄今为止,已经发现的PID有430多种[6],新的疾病也在不断被发现。

一、病因

PID大多数为单基因疾病,种类繁多,其中许多疾病的发病机制和病因尚未完全阐明,随着临床医生对PID的认识提高和高通量测序在临床的快速推广应用,大数据和生物信息学的快速进步,PID病种将持续增加[7]。目前根据发病机制和病因将PID分为9大类:①联合免疫缺陷病;②伴有典型症状的免疫缺陷综合征;③抗体免疫缺陷病;④免疫失调性疾病;⑤先天性吞噬细胞缺陷;⑥固有免疫和先天免疫缺陷;⑦自身炎症性疾病;⑧补体缺陷;⑨骨髓衰竭;⑩免疫出生缺陷的拟表型。

二、流行病学

据国外报道,除了IgA缺乏症外,PID发病率在活产婴儿中占1/1 200,IgA缺乏症是最常见的PID,发生率在1/500~1/300。PID属罕见病,疾病种类繁多,但单个疾病发病率很低,大约在1/30万~1/20万。最常见的是抗体为主的免疫缺陷病和联合免疫缺陷病。目前国内尚没有大规模的发病率统计,相对发病百分率大致为体液免疫缺陷占50%,细胞免疫缺陷10%,联合免疫缺陷30%,吞噬细胞功能缺陷6%,补体缺陷4%。

三、临床表现

PID的临床表现由于病因不同具有高度的异质性,但是大多数疾病都与感染的易感性增加有关,此外还有易患肿瘤、自身免疫性疾病和自身炎症性疾病。

1. 感染　无论是原发还是继发性免疫缺陷病,最主要的症状是反复发作、迁延不愈的感染,如不积极治疗多数人最终发生持续、反复或者导致并发症的严重细菌、低毒病原菌、真菌等感染。一些不常见的致病菌或毒力低下的细菌在PID患者中发现。感染的部位以呼吸道最常见,如咽扁桃体炎、中耳炎、鼻窦炎、支气管炎或肺炎。也可以表现为慢性发作性胃肠道感染和皮肤感染,如慢性肠炎、脓皮病、疣等。部分年幼患儿也可表现为严重的全身感染,包括脓毒症、中枢感染等。感染的病原体根据不同的免疫缺陷可能有所不同,抗体缺陷、吞噬细胞和补体缺陷时的感染主要为化脓性细菌如葡萄球菌、链球菌和肺炎双球菌等,T细胞缺陷主要为病毒、结核和沙门菌属等细胞内病原体感染以及真菌和原虫感染,中心粒细胞功能缺陷容易感染金黄色葡萄球菌。PID患者感染的病原体可能毒力并不强,常常为条件致病菌。

2. 自身免疫性疾病和自身炎症性疾病　长期存活的PID患者易伴发自身免疫性疾病和自身炎症性疾病,包括溶血性贫血、血小板减少性紫癜、系统性血管炎、系统性红斑狼疮、皮肌炎、免疫复合物性肾炎、1型糖尿病、免疫性甲状腺功能减退和关节炎等。据国外注册研究显示,26.2%的PID患者并发了一种或多种自身免疫和炎症性表现,而且整个生存期均有发病的风险,其中免疫相关血细胞减少症的风险比一般人群高120倍以上,儿童炎症性肠病的风险高80倍以上,其他自身免疫表现的风险增高约10倍。此外,部分PID也可表现为感染(免疫缺陷)和自身免疫并存的现象,如激活磷脂酰肌醇-3激酶δ综合征等。

3. 肿瘤　据世界卫生组织(WHO)报告,PID患者中T细胞免疫缺陷者恶性肿瘤的发病率比同龄正常人群高100~300倍,以白血病和淋巴系统肿瘤等居多。

4. 严重炎症反应　引起严重炎症反应的PID为家族性噬血淋巴组织增多综合征(familial hemophagocytosis syndrome,FLH)和X连锁淋巴增生综合征(X-linked lymphproliferative disease,XLP)。

5. 多系统受累　PID的类型不同症状各异,即使同样疾病不同患者表现也可不同,PID患者的症状可累及呼吸系统、消化系统、造血系统、内分泌系统、骨关节系统、神经系统和皮肤黏膜等,并出现相应的功能障碍症状。

6. 其他临床表现 PID 可能作为综合征的组成部分连同其他症状一起发生,这些症状经常比免疫缺陷病本身更容易识别。例如,DiGeorge 综合征表现为低位耳、回缩的小下颌和宽眼距;Chediak-Higashi 综合征(白细胞异常白化综合征)的特点为眼部和皮肤白化症伴有白细胞吞噬功能缺陷。

此外,由于反复、持久的感染和炎症或者慢性腹泻等胃肠道症状,儿童也可表现为营养不良、发育落后。

四、并发症

PID 的并发症是其最主要的临床表现,即感染、肿瘤和自身免疫/炎症性疾病,如不妥善治疗,会出现如脓毒症、休克、噬血细胞活化综合征等致命性并发症。

五、辅助检查

临床上如果有怀疑免疫缺陷的可能,可参照 PID 的四步筛查法选用以下筛查实验:

1. T 细胞数量和功能测定,主要是流式细胞仪全血细胞计数、分类,淋巴细胞分型。

2. B 细胞数量和功能测定,主要是血清免疫球蛋白水平测定。

3. 吞噬细胞功能测定,四唑氮蓝试验(NBT)。

4. 补体水平检测。

若初筛试验结果提示 PID 可能性大,再进一步行基因分析明确诊断。近年来,随着基因分析技术不断成熟完善,基因分析的应用越来越广泛,以基因诊断确诊的病例也在逐年增加。随着部分 PID 基因及发病机制的逐步明确,基于功能学或蛋白质水平的快速诊断手段成为现实。部分病情严重、进展迅速的患儿可以选择快速蛋白检测,如湿疹血小板减少伴免疫缺陷(WAS)综合征的 WAS 蛋白检测可以确定病情严重程度,尽快促成免疫重建治疗。

六、诊断和鉴别诊断

PID 的诊断主要依据病史、体检和相应辅助检查。临床诊断是 PID 的诊断基础,临床医生必须首先怀疑免疫缺陷病的存在,才能进行后续的初筛检查、深入检查来判断特异的免疫系统异常,最后通过基因诊断明确其类型。因此,基层儿科医师应提高对表现特殊的感染、自身免疫、变态反应等症状体征的警觉性,如当某人出现反复感染(通常为鼻窦炎、支气管炎、中耳感染或肺炎)、不寻常的严重感染、少见的病原体严重感染(例如肺囊虫属真菌或巨细胞病毒)时,或者发病年龄较小的自身免疫性疾病等,应怀疑 PID 的可能性。既往史和家族史的询问非常重要,特别是疫苗接种史以及疫苗不良反应史,家族中过敏性疾病如哮喘、湿疹、自身免疫性疾病和肿瘤病史可能为诊断提供线索。体格检查除了一些疾病的特殊体征外,可能发现患儿反复感染所致的营养不良、发育迟缓、肝脾大以及口腔和皮肤感染的体征。开始出现反复或不寻常感染的年龄对 PID 的类型判断有一定帮助,6 月龄以下通常 T 细胞异常,6~12 月龄可能存在涉及 B 细胞和 T 细胞的问题,12 月龄以上通常 B 细胞和抗体产生异常。此外,感染的类型也有助于判断免疫缺陷病的类型。

由于 PID 种类繁多,临床表现多样,差异很大,2003 年由 Jeffrey Model 基金会根据临床研究就提出了 10 条 PID 预警症状:①1 年内发生 8 次以上的化脓性中耳炎;②1 年内发生 2 以上的严重鼻窦感染;③口服抗生素治疗 2 个月以上无明显疗效;④1 年内发生 2 次以上肺炎;⑤婴儿期生长发育迟滞;⑥反复深部组织或脏器脓肿;⑦1 岁以后持续性鹅口疮或皮肤真菌感染;⑧需静脉使用抗生素治疗才能清除感染;⑨超过 2 次深部感染(包括败血症);⑩PID 家族史。然而,上述 10 条预警症状主要针对的是具有抗体缺陷的儿童及青少年患者,并不能完全识别所有 PID,国内赵晓东教授[8]提出了适合我国国情的 PID 早期识别线索:①活疫苗接种后感染;②慢性破坏性气道感染;③反复皮肤软组织感染;④男性、早发、血小板顽固性减少;⑤婴儿期外周血淋巴细胞计数明显降低(<3×10^9/L);⑥男性婴儿糖尿病伴严重水样腹泻;⑦男性重症 EB 病毒感染;⑧婴幼儿噬血细胞性淋巴组织细胞增生症(hemophagocytic lymphohistiocytosis,HLH);⑨良性淋巴结、脾大伴自身免疫反应;⑩严重过敏伴高 IgE 现象。充分认识 PID 早期表现的重要线索,结合患儿具体情况进行综合分析,再通过上述辅助检查明确疾病诊断。

七、治疗

PID 的早期识别与正确诊断的最终目的在于早期对 PID 患儿进行干预治疗,以提高患儿存活率,改善生存质量,延长生存期。PID 的治疗较复杂,大体上可以分为一般治疗、替代治疗和免疫重建治疗。

1. 一般治疗　包括预防和治疗感染,注重营养,加强宣教,增强父母和患儿对抗疾病的信心等。抗感染治疗的原则为早期识别特殊症状、准确定位感染部位,通过影像学检查、培养和组织化学等检测确定病原。要结合不同类型的 PID 判断感染的病原和严重程度,也要注意 PID 患儿发生的隐匿性感染,除了细胞免疫缺陷以外,应该常规每两年做一次结核菌素试验监测结核感染。抗感染治疗需足量、足疗程,如抗生素治疗无效应考虑结核、真菌及原虫感染的可能,有时需长期预防性使用抗生素或抗真菌药物。在免疫接种方面,严重抗体和细胞免疫缺陷的患者禁用减毒活疫苗,包括天花、脊髓灰质炎、麻疹、腮腺炎、风疹和卡介苗等,而灭活疫苗接种是安全的,同时建议患儿接触的家庭成员正规接种灭活疫苗。T 细胞缺陷患儿不宜输血或新鲜血制品,以免发生移植物抗宿主反应,如必须输血或新鲜血制品时,应先将血液进行放射照射,剂量为 2 000~3 000rad,同时供血者应做 CMV 筛查。此外,PID 患儿不宜行扁桃体和淋巴结切除术,切脾术为禁忌证,如特殊原因脾切患者应长期予抗菌药物预防感染。

2. 替代治疗　PID 患儿有 85% 以上伴有免疫球蛋白缺乏,因此最主要的替代治疗是补充 IgG,规律使用免疫球蛋白可以暂时缓解临床症状,提高生活质量。其他的替代治疗有特异性免疫血清、输注白细胞和细胞因子等。静脉注射丙种球蛋白(intravenous immunoglobulin,IVIG)仅限于低 IgG 血症的患儿,剂量在 400~600mg/kg,皮下注射型免疫球蛋白为每周 100~150mg/kg。维持血清 IgG 水平有利于感染的控制,因此剂量应个体化,以能控制感染、缓解症状和维持正常发育为主要目标。在免疫球蛋白输注过程中需注意发热、寒战、恶心、头痛、腹痛、低/高血压、面部潮红等,可以通过减慢输注速度、使用抗组胺药、糖皮质激素、肾上腺素等药物处理减轻不良反应,严重的不良反应该在严密监护下使用。其他的替代治疗方法临床应用较少。

3. PID 的免疫重建　造血干细胞移植(hematopoietic stem celltransplantation,HSCT)可以治愈部分 PID,包括 WAS、联合免疫缺陷病、Chediak-Higashi 综合征、高 IgM 综合征、慢性肉芽肿病(CGD)等。造血干细胞组织的来源包括骨髓、脐带血和外周血。国外移植组织资料显示,患儿移植年龄越小,移植后短期生存率越高,预后越好,因此应尽快明确 PID 的诊断,对适合的患者尽早实施干细胞移植。

由于大部分 PID 为单基因病,而且随着基因检测手段的进步,基因治疗成为可能。基因治疗是将外源性正常的目的基因通过基因转移技术导入靶细胞,以纠正 PID 患儿的缺陷基因。目前已有基因治疗 WAS、腺苷脱氨酶缺乏症、X 连锁联合免疫缺陷病、CGD 的临床试验取得了一定的治疗效果,但是其安全性和有效性仍然需要进一步研究。

八、预防

PID 为先天/遗传性疾病,可以通过产前诊断/遗传咨询和出生筛查,阻断致病基因的遗传,早期发现患病新生儿并早期干预,改善预后。

(黄文彦　郝　胜)

参考文献

[1] KIDNEY DISEASE:IMPROVING GLOBAL OUTCOMES. KDIGO Clinical Practice Guideline for Glomerulonephritis. Kindey Int, 2012(Suppl 2):S139-274.

[2] 中华医学会儿科学分会肾脏病学组. 儿童常见肾脏疾病诊治循证指南(二):紫癜性肾炎的诊治循证指南(试行). 中华儿科杂志,2009,47(12):911-913.

[3] 全国儿童常见肾脏病诊治现状调研工作组. 儿童紫癜性肾炎诊治现状多回顾性调查分析. 中华儿科杂志,2013,51(12):881-887.

[4] PETTY RE,LAXER RM,LINDSLEY CB,et al. Textbook of pediatric rheumatology. Seventh ed. Amsterdam:Elsevier,2016.

［5］全国儿童风湿病协作组. 儿童风湿病诊断及治疗专家共识(一). 临床儿科杂志,2010,28(10):984-991.

［6］TANGYE SG.AL-HERZ W,BOUSFIHA A,et al. Human Inborn Errors of Immunity:2019 Update on the Classification from the International Union of Immunological Societies Expert Committee. Journal of Clinical Immunology,2020,40(1):24-64.

［7］何庭艳,赵晓东,杨军. 原发性免疫缺陷病分类更新(2019 版)解读. 中华儿科杂志,2020,58(8):624-627.

［8］吴俊峰,赵晓东. 原发性免疫缺陷病早期识别. 中国实用儿科杂志,2011,26(11):805-807.

第六章

神经系统疾病

第一节　热　性　惊　厥

热性惊厥(febrile seizure,FS),患病率为2%~5%,是婴幼儿时期最常见的惊厥性疾病,儿童期患病率为3%~4%。FS是指在生后3月龄~5岁,发热初起或体温快速上升期出现的惊厥,排除中枢神经系统感染和导致惊厥的其他原因,既往无热惊厥病史。

一、病因及发病机制

引起FS的常见病因包括急性上呼吸道感染、鼻炎、中耳炎、肺炎、急性胃肠炎、出疹性疾病、尿路感染及个别非感染性的发热疾病等,病毒感染是主要原因。

FS的确切发病机制尚不明确,主要是患儿脑发育未完全成熟、髓鞘形成不完善、遗传易感性及发热等多方面因素相互作用所致。遗传因素可能在该病发生过程中为关键因素。临床上可见其有明显的家族遗传倾向,常为多基因遗传或常染色体显性遗传伴不完全外显,同卵双胎临床表现一致性高于双卵双胎。已报道多个基因和/或染色体异常与FS相关。

二、临床表现

热性惊厥发生于3月龄~6岁,多发生于6月龄~3岁,高峰期为18个月。根据临床特点,热性惊厥可分为单纯型和复杂型(表6-1)。

单纯型热性惊厥多数呈全身性强直-阵挛性发作,少数为其他发作形式如肌阵挛、失神等。持续数秒至数分钟,可伴有发作后短暂嗜睡。发作后除原发疾病表现外,一切恢复如常,不留任何神经系统体征。在一次热程中,大多仅发作一次,少数有两次发作。此型在热性惊厥的75%左右。

复杂型热性惊厥具有以下特征之一:发作时间≥15min;局灶性发作;惊厥在24h之内或一次热程中发作≥2次。

表 6-1　单纯型与复杂型热性惊厥的鉴别

	单纯型热性惊厥	复杂型热性惊厥
发病率	在 FS 中占 75% 左右	在 FS 中占 80% 左右
惊厥发作形式	全身性发作	局灶性发作
惊厥持续时间	持续时间<15 分钟	持续时间>15 分钟
惊厥发作次数	24h 内或一次热程中仅发作 1 次	24h 内或一次热程中仅发作≥2 次

注:FS. 热性惊厥。

三、辅助检查

根据病情选择相应的辅助检查,以明确发热的原因,排除引起惊厥的其他疾病,同时评估复发及继发癫痫的可能性,为进一步的治疗提供依据。

1. 常规检查 根据病情酌情选择血常规、血生化、尿便常规检查,如夏秋季节可选择完善粪常规,以鉴别中毒性细菌性痢疾。

2. 脑脊液检查 反复呕吐、或神经系统体格检查异常如嗜睡、脑膜刺激征等应完善脑脊液检查;已使用抗生素治疗,尤其是<18个月小儿,颅内感染症状体征可不典型或6~12月龄未接种流感疫苗、肺炎球菌疫苗者,应酌情腰穿检查。

3. 脑电图检查 惊厥呈局灶性发作、神经系统发育异常、一级亲属有特发性癫痫病史、复杂热性惊厥、惊厥发作次数多者,均为继发性癫痫的危险因素,推荐性脑电图检查和随访。

发热和惊厥发作后均可影响脑电图背景电活动,因此推荐在热退后一周后完善脑电图检查。

4. 神经影像学检查 存在以下情况时推荐行颅脑影像学检查以寻找病因:头围异常、皮肤异常色素斑、局灶性神经体征、神经系统发育缺陷或惊厥后神经系统异常持续时间长等。

四、诊断和鉴别诊断

热性惊厥的诊断主要是排除性诊断。根据特定的发病年龄、典型的临床表现,并排除其他可能导致发热期惊厥的其他各种疾病后,如中枢神经系统感染、中毒性脑病、代谢紊乱等后,方可诊断。

五、治疗

FS的治疗分为急性发作期治疗、间歇性预防治疗及长期预防治疗。需根据患儿个体情况和家长意愿进行综合评估和选择。

1. 急性发作期的治疗 首先应保持呼吸道通畅,防止跌落或受伤;切忌掐人中、撬开牙关、按压或摇晃患儿导致其进一步伤害;抽搐期间分泌物较多,可让患儿平卧头偏向一侧或侧卧位,及时清理口鼻腔分泌物;同时监测生命体征、保证正常心肺功能,必要时吸氧,建立静脉通路。

大多数FS呈短暂发作,持续时间1~3min,不必急于止惊药物治疗。

若惊厥发作持续>5min,则需要使用药物止惊药物。首选静脉缓慢注射地西泮0.3~0.5mg/kg(≤10mg/次),速度1~2mg/min,如推注过程中发作终止即停止推注,若5min后发作仍未控制或控制后复发,可重复一剂;如仍不能控制,按惊厥持续状态处理。注意该药推注速度过快可能出现抑制呼吸、心跳和降血压的不良反应。

如尚未建立静脉通路,可予咪达唑仑0.3mg/kg(≤10mg/次)肌内注射或10%水合氯醛溶液0.5ml/kg灌肠。

对于FS持续状态的患儿,需要静脉用药积极止惊,并密切监护发作后表现,积极退热,寻找并处理发热和惊厥的原因。

2. 间歇期预防 在发热开始即给予地西泮口服,每8h口服0.3mg/kg,≤3次大多可有效防止惊厥发生。国外有使用新型抗癫痫药物左乙拉西坦在发热期间歇性用药预防FS复发。指征如下:①短时间内频繁惊厥发作(6个月内≥3次或1年内I>4次);②发生惊厥持续状态,需止惊药物治疗才能终止发作者。

六、预后

FS总体预后良,为年龄依赖性的自限性疾病。FS复发的危险因素:①起始年龄小;②发作前发热时间短(<1h);③一级亲属中有FS史;④低热时出现发作。具有危险因素越多,复发风险越高。

95%以上的患儿将来并不会患癫痫。FS继发癫痫的主要危险因素包括:①存在神经系统发育异常;②一级亲属患有特发性或遗传性癫痫病史;③复杂型FS。危险因素越多,则继发癫痫的风险越高。另外惊厥发作前发热时间短及FS发作次数多也与继发癫痫有关。

(吴革菲)

第二节　癫　痫

癫痫（epilepsy）是一种由多种病因引起的慢性脑部疾病，以脑神经元过度放电导致反复性、发作性和短暂性的中枢神经系统功能失常为特征。癫痫在任何年龄、地区和种族的人群中都有发病，但以儿童和青少年发病率较高。癫痫是一种病程长和以临床反复发作为特点、严重威胁患者身心健康的疾病，癫痫的确诊和发作类型的准确判断是正确治疗、合理用药以及预后判断的先决条件。

国内流行病学资料显示，我国癫痫的患病率在 4‰~7‰ 之间，我国活动性癫痫患病率为 4.6‰，年发病率在 30/100 000 左右。据此估算，我国约有 1 000 万癫痫患者，600 万左右的活动性癫痫患者，同时每年有 40 万左右新发癫痫患者。癫痫是神经内科最常见的疾病之一。癫痫患者的死亡危险性为一般人群的 2~3 倍。

各国临床研究表明，新诊断的癫痫患者，如果接受规范、合理的抗癫痫药物治疗，70%~80% 患者的发作可以控制，其中 60%~70% 的患者经 2~5 年的治疗可以停药。因我国各地区发展不平衡，我国活动性癫痫患者的治疗缺口达 63%。据此估算我国大约有 400 万左右活动性癫痫患者没有得到合理的治疗。

一、癫痫相关概念

（一）癫痫发作

癫痫发作（epileptic　seizure）是由于大脑部分神经元异常过度放电导致的临床表现。包括运动、感觉、自主神经及精神事件，发作具有突发突止、一过性、自限性的特点，发作同时伴有大量神经元异常过度同步化放电，放电需通过脑电图证实，但对于深部的放电，头皮脑电图不一定能记录到异常放电。癫痫持续状态是一种表现持续或反复发作的特殊情况。

（二）癫痫

癫痫（epilepsy）是一种具有能够产生癫痫发作的持久易患性和出现相应的神经生物、认知、心理及社会等方面的后果为特征的脑部疾病。癫痫不是单一的疾病实体，而是一种有着不同病因基础、临床表现各异但以反复癫痫发作为共同特征的慢性脑部疾病状态。按照传统，临床出现两次（间隔至少 24h）无诱因的癫痫发作时就可确诊为癫痫。

（三）癫痫综合征

癫痫综合征（epilepsy syndrome）指由一组特定的临床表现和脑电图改变组成的癫痫疾患（即脑电临床综合征）。临床上常结合发病年龄、发作类型、病因学、解剖基础、发作时间规律、诱发因素、发作严重程度、其他伴随症状、脑电图及影像学结果、既往史、家族史、对药物的反应及转归等资料，作出某种癫痫综合征的诊断。诊断癫痫综合征对于治疗选择、判断预后等方面具有一定指导意义，但同一种综合征的病因和预后不一定相同。

（四）癫痫性脑病

癫痫性脑病（epileptic encephalopathy）指由频繁癫痫发作和/或癫痫样放电造成的进行性神经精神功能障碍或退化，如认知、语言、感觉、运动及行为等方面。它是一组癫痫疾患的总称。癫痫性脑病强调的是由于癫痫性异常本身造成的进行性脑病。大多为新生儿、婴幼儿或儿童期发病，脑电图明显异常，药物治疗效果差，临床总体表现为慢性进行性神经功能衰退。West 综合征、大田原综合征、伦诺克斯-加斯托（Lennox-Gastaut）综合征、德拉韦（Dravet）综合征、兰道-克勒夫纳（Landau-Kleffner）综合征等均属于癫痫性脑病。

二、癫痫的分类

国际抗癫痫联盟癫痫发作分为全面性癫痫、局灶性癫痫和发作类型不明的癫痫，见图 6-1[1]。

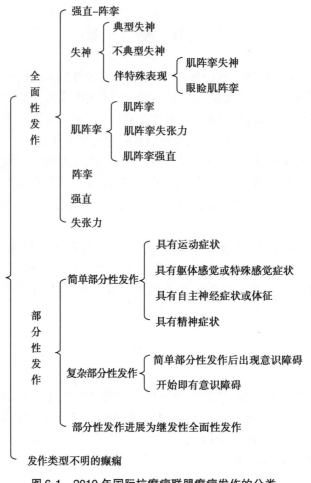

图 6-1　2010 年国际抗癫痫联盟癫痫发作的分类

三、癫痫的病因

儿童癫痫患者不同年龄组常见病因见表 6-2。

表 6-2　儿童癫痫患者不同年龄组常见病因

发病年龄	常见原因
新生儿及婴儿期	先天以及围产期因素(缺氧、窒息、头颅产伤)、遗传代谢性疾病、皮质发育畸形等
儿童及青春期	特发性(与遗传因素有关)、先天以及围产期因素(缺氧、窒息、头颅产伤)、中枢神经系统感染、脑发育异常、头颅外伤、海马硬化等

四、癫痫的临床及脑电图表现

(一)全面性发作(generalized seizures)

1. 全面性强直-阵挛发作(generalized tonic-clonic seizures,GTCS)　也称为大发作(grand mal),发作时突然意识丧失,瞳孔散大,全身肌肉持续强烈收缩,躯干的轴性强直扩散到四肢→跌倒在地,头后仰,双眼上翻→逐渐发绀→频率较快而幅度较小的抖动→频率逐渐减慢,肌肉松弛期延长→结束,阵挛期多伴有心率增加、血压升高、出汗、支气管分泌物增多等自主神经表现。发作全称一般 1~2min,根据最新评价标准,此类型发作超过 5min 即为癫痫持续状态。脑电图表现为背景活动正常或轻度异常,发作间期见少量散发棘波或 3~5Hz 棘慢复合波,广泛分布或以额区为主。发作期强直期以突然而广泛的低电压去同步化开始,逐渐演变为 10~20Hz 低波幅快节律,因该期全身肌肉持续强烈收缩,脑电活动夹杂大量伪差,有时完全掩盖脑电活动,阵挛期棘波频率减慢,并有不规则的慢波插入,发作后期可出现数秒的低电压或等电位图形,并伴有强度不等的持续肌电活动。

2. 失神发作(absence seizures)

(1)典型失神:发作突发突止,表现为双眼茫然呆视,动作突然中止或明显变慢变得刻板,意识障碍,可能有短暂双眼上翻,伴或不伴轻微的运动症状(如阵挛/肌阵挛/强直/自动症等),一般不伴持物落地。发作通常持续 5~20s(<30s)。发作时 EEG 呈双侧对称同步 3Hz(2.5Hz~4Hz)的棘慢综合波暴发,该类型脑电图持续 3s 以上即可引起一次发作,发作该类型脑电图发作间期背景活动一般正常,睡眠 NREM 期该类棘慢复合波增多,多呈 2~4Hz 片段性发放,历时 0.5~3s,REM 期 3Hz 棘慢复合波节律性暴发类似于清醒期,持续 2~4s,约 90%的典型失神患者可被过度换气诱发,对不能被过度换气诱发的患儿需了解过度换气的配合程度及警惕误诊可能,18%患者闪光刺激可诱发发作。主要见于儿童和青少年,如儿童失神癫痫和青少年失神癫痫,罕见于成人。

(2)不典型失神:发作起始和结束均较典型失神缓慢,可有数秒至数十秒甚至 2min 的朦胧期,意识障碍程度较轻,伴随的运动症状(如自动症)也较复杂,肌张力通常减低,发作持续可能超过 20s。发作时 EEG 表现为广泛性高波幅 15~25Hz 棘慢复合波发放,棘波成分常在前头部最高,睡眠期广泛性棘慢复合波频率更慢,可在 1~1.5Hz,常见大量长程发放,甚至在睡眠期出现电持续状态,但一般不伴发作。见于 Lennox-Gastaut 综合征、多泽(Doose)综合征及其他多种儿童癫痫综合征,常伴不同程度的精神运动发育落后。

(3)肌阵挛失神:主要见于小儿,发作首先表现为双侧肩部、上肢和下肢节律性肌阵挛抽动伴强制成分,随着发作持续,出现意识障碍,肌阵挛成分一般较伴轻微肌阵挛成分的典型失神重,失神程度较不典型失神轻。发作时 EEG 为双侧 3Hz 左右棘慢复合波节律暴发,持续 10~60s,同步 EMG 显示肌阵挛抽动与棘慢复合波发放同步,也易被过度换气诱发,14%有光敏性。

(4)失神伴眼睑肌阵挛:表现为失神发作的同时,眼睑和/或前额部肌肉出现 5~6Hz 肌阵挛动作。发作时 EEG 显示全面性 3~6Hz 多棘慢波综合。

3. 强直发作(tonic seizures) 表现为躯体中轴、双侧肢体近端或全身肌肉持续性的收缩,肌肉僵直,没有阵挛成分。通常持续 2~10s,偶尔可达数分钟,发作时常伴自主神经症状,包括呼吸深度和频率改变,心动过速或过缓,瞳孔散大,面色潮红,严重时可由跌倒致伤。发作时 EEG 显示广泛的波幅渐增的棘波节律(10~25Hz)或低波幅约 10Hz 节律性放电活动,额区最突出,持续数秒,很少超过 10s,发作间期棘波节律暴发在清醒期 EEG 很少能记录到,多出现在 NREM 睡眠期。强直发作和广泛性棘波节律暴发是 Lennox-Gastaut 综合征最具特征性电-临床表现之一。

4. 阵挛发作(clonic seizures) 表现为双侧肢体节律性(1~3Hz)的抽动,远端更明显,也可伴眼睑、下颌及面肌抽动伴有或不伴有意识障碍,抽搐幅度逐渐减轻直至消失,多持续数分钟。发作时 EEG 为全面性(多)棘波或(多)棘-慢复合波,多棘慢复合波发放,与阵挛运动不完全同步,发作后抑制不明显或较短暂。

5. 肌阵挛发作(myoclonic seizures) 指一组肌群或全身肌肉快速的不自主收缩,一般主动肌和拮抗肌同时收缩,表现为不自主、快速短暂、电击样肌肉抽动,每次抽动历时 10~50ms,很少超过 100ms。可累及全身也可限于某局部肌肉或肌群。可非节律性反复出现。发作期典型的 EEG 表现为暴发性出现的全面性多棘慢复合波。肌阵挛发作既可见于一些预后较好的特发性癫痫患者(如青少年肌阵挛性癫痫),也可见于一些预后较差的、有弥漫性脑损害的癫痫性脑病(如 Dravet 综合征、Lennox-Gastaut 综合征)。

6. 失张力发作(atonic seizures) 表现为头部、躯干或肢体肌肉张力突然丧失或减低,发作之前没有明显的肌阵挛或强直成分。发作持续 1~2s 或更长。临床表现轻重不一,轻者可仅有点头动作,重者则可导致站立时突然跌倒,跌倒的姿势多为低头、弯腰、屈膝、臀部着地瘫倒在地,而后迅速起来,持续不足 1s,意识丧失不明显。发作时同步肌电图表现为电静息,EEG 表现为广泛性电抑制或低波幅去同步化,或广泛性慢波暴发,或低波幅或高波幅快活动,有时肌电静息时间短暂但脑电暴发的时间持续更长,如无 EMG,常难与肌阵挛引起的跌倒发作鉴别。失张力发作多见于癫痫性脑病(如 Lennox-Gastaut 综合征、Doose 综合征)。

(二)局灶性发作(partial seizures)

1. 简单部分性发作(simple partial seizures,SPS)　发作时无意识障碍。根据放电起源和累及的部位不同,简单部分性发作可表现为运动性、感觉性、自主神经性和精神性发作四类,后两者较少单独出现,常发展为复杂部分性发作。

2. 复杂部分性发作(complex partial seizures,CPS)　发作时有不同程度的意识障碍,可伴有一种或多种简单部分性发作的内容。

3. 继发全面性发作(secondarily generalized seizures)　简单或复杂部分性发作均可继发全面性发作,可继发为全面性强直-阵挛、强直或阵挛发作。本质上仍为部分性发作。

(三)癫痫性痉挛(epileptic spasms)

在 2010 年国际抗癫痫联盟分类工作报告中,明确把癫痫性痉挛作为一种发作类型[1]。癫痫性痉挛可以是全面性起源、局灶性起源和起源不明。癫痫性痉挛表现为突然、主要累及躯干中轴和双侧肢体近端肌肉的强直性收缩,历时 0.2~2s,突发突止。临床可分为屈曲型或伸展型痉挛,以前者多见,表现为发作性点头动作,常在觉醒后成串发作。发作间期 EEG 表现为高峰失律或不典型高峰失律,发作期 EEG 变现多样化(电压低减、高幅双相慢波或棘慢波等)。癫痫性痉挛多见于婴幼儿,如 West 综合征,也可见于其他年龄。

(四)反射性发作(reflex seizures)

反射性发作不是独立的发作类型。它既可以表现为局灶性发作,也可以为全面性发作。发作具有特殊的外源性或内源性促发因素,即每次发作均为某种特定感觉刺激所促发,并且发作与促发因素之间有密切的锁时关系。促发因素包括视觉、思考、音乐、阅读、进食、操作等非病理性因素。可以是简单的感觉刺激(如闪光),也可以是复杂的智能活动(如阅读、下棋)。发热、酒精或药物戒断等病理性情况下诱发的发作,则不属于反射性发作。反射性发作和自发性发作可同时出现在一个癫痫患者中。

五、癫痫综合征

有些癫痫在起病年龄、发作表现、脑电图特征、治疗反应、自然病程和预后方面具有相似性,可以帮助临床医生选择合适的治疗方案和做早期预后判断。

(一)新生儿期

良性家族性新生儿癫痫(BFNE)、早期肌阵挛脑病(EME)、大田原(Ohtahara)综合征、婴儿期、婴儿癫痫伴游走性局灶性发作、West 综合征、婴儿肌阵挛癫痫(MEI)、良性婴儿癫痫、良性家族性婴儿癫痫、Dravet 综合征、非进行性疾病中的肌阵挛脑病。

(二)儿童期

热性惊厥附加症(FS+)(可始于婴儿期)、Panayiotopoulos 综合征、癫痫伴肌阵挛失张力(以前称为站立不能)、良性癫痫伴中央颞区棘波(BECTS)、常染色体显性遗传的夜间额叶癫痫(ADNFLE)、晚发性儿童枕叶癫痫(Gastaut 型)、肌阵挛失神癫痫、Lennox-Gastaut 综合征、癫痫性脑病伴慢波睡眠期持续棘慢波(CSWS)、Landau-Kleffner 综合征(LKS)、儿童失神癫痫(CAE)。

(三)青少年-成年期

青少年失神癫痫(JAE)、青少年肌阵挛癫痫(JME)、仅有全面性强直-阵挛发作的癫痫、伴有听觉特点的常染色体显性遗传癫痫(ADEAF)、其他家族性颞叶癫痫。

(四)发病年龄可有变化

伴可变起源灶的家族性局灶性癫痫(儿童至成人)、进行性肌阵挛癫痫(PME)、反射性癫痫。

(五)其他

一组癫痫/外科综合征、颞叶内侧癫痫伴海马硬化(MTLE 伴 HS)、Rasmussen 综合征、发笑发作伴下丘脑错构瘤、半侧抽搐-半侧瘫-癫痫。

（六）非综合征的癫痫、结构性-代谢性病因引起的癫痫、皮质发育畸形（半侧巨脑回，灰质异位等）、神经皮肤综合征（结节性硬化，Sturge-Weber 综合征等）、肿瘤、感染、创伤、血管瘤、胎儿期及围产期损伤、卒中等。

（七）不明原因的癫痫。

（八）有癫痫发作，但传统上不诊断为癫痫：良性新生儿惊厥（BNS）、热性惊厥（FS）。

六、常见的癫痫综合征及癫痫性脑病

（一）早期肌阵挛脑病

早期肌阵挛脑病（early myoclonic encephalopathy，EME）是一种少见的严重癫痫性脑病，多有先天性代谢障碍等病因，如非酮症高甘氨酸血症。特征为生后第一天至几周（一般 1 个月内）出现节段性、游走性肌阵挛，累及四肢远端及面部小肌群（眉、眼、手指、口角、脚趾等），以后有频繁的局灶性发作，常形成肌阵挛持续状态，部分患者有明显的肌阵挛和强直痉挛性发作。脑电图表现为暴发抑制图形，其暴发波持续 1~5s，由高波幅慢波夹杂棘波、尖波构成，与持续 3~10s 的抑制段交替出现，醒睡各期均出现[2]。病情严重，死亡率高，存活者常有精神运动发育迟滞，预后差，属于癫痫性脑病。

（二）大田原综合征

大田原综合征（Ohtahara 综合征）又称婴儿早期癫痫性脑病（early infantile epileptic encephalopathy），一般出生 3 个月内起病，可早至生后数天即起病，多数伴有先天性脑结构异常或严重围生期脑损伤，少数为先天性遗传代谢病。主要特征为婴儿早期出现强直痉挛性发作，主要表现为痉挛性发作，脑电图表现为暴发-抑制，本病发作多难以控制，预后差，存活者常演变为 West 综合征和 Lennox-Gastaut 综合征，常遗留严重的精神运动障碍，属于癫痫性脑病。

（三）婴儿痉挛症

婴儿痉挛症（Infantile spasms）又称为 West 综合征，其实两个术语又不完全相同，起病于 3~12 个月，高峰在 4~6 个月，90% 在 1 岁内发病，23~60 患儿在 3~4 岁演变为 Lennox-Gastaut 综合征（LGS），病因复杂多样，可分为症状性、隐源性和特发性。特征性表现为癫痫性痉挛发作、脑电图高度失律和精神运动发育障碍三联征。典型的痉挛性发作表现为成串短暂点头伴四肢屈曲或伸展样强直，多在刚睡醒出现，一串痉挛发作少则数下，多则数百下，一般每日均有发作。脑电图主要表现为间歇期高峰失律，即高波幅无节律慢波，伴大量多灶杂乱棘波、尖波发放，整个图形既没有正常结构，也没有典型的棘慢复合波、尖慢复合波[2]。为临床最常见的癫痫性脑病，总体预后不良。

治疗上对于非结节性硬化患儿，可选用促肾上腺皮质激素（ACTH）、泼尼松和氨己烯酸，对于结节性硬化引起的婴儿痉挛症，氨己烯酸为首选，如无效，再考虑用 ACTH 和泼尼松。如一线药物不能耐受或不合适，可选托吡酯、丙戊酸、氯硝西泮或拉莫三嗪作为添加治疗[1]。

有些医生常常把痉挛样发作、婴儿痉挛症和 West 综合征混淆，尤其不能区分婴儿痉挛症和 West 综合征，一般认为 West 综合征需同时满足癫痫性痉挛发作、脑电图高度失律和精神运动发育障碍，图 6-2 为三者之间的关系[2]。

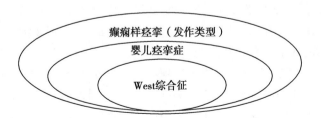

图 6-2　癫痫样痉挛、婴儿痉挛症和 West 综合征的关系

（四）Dravet 综合征

Dravet 综合征既往又称婴儿严重肌阵挛癫痫（severe myoclonic epilepsy in infancy），因本病有 1/4 的患儿可始终不出现肌阵挛发作，2001 年国际抗癫痫联盟将本病更名为 Dravet 综合征。其临床特点为 1 岁以内起

病,首次发作多表现为热性惊厥,1岁以内主要表现为发热诱发持续时间较长的全面性或半侧阵挛抽搐,1岁后逐渐出现多种形式的无热抽搐,包括全面性或半侧阵挛或强直-阵挛发作、肌阵挛发作、不典型失神、局灶性发作,发作常具有热敏感性,在闷热环境及洗热水澡均可能诱发。早期发育正常,1岁后逐渐出现智力运动发育落后或倒退,可出现共济失调和锥体束征。脑电图早期与临床发作呈现不平行的进展过程,在1岁以前脑电图常无异常,1~2岁期间尽管发作频繁且难以控制,但癫痫样放电出现率仅50%,癫痫样放电广泛性棘慢波、多棘慢波或局灶性、多灶性痫样放电[2]。约70%的患儿可发现钠离子通道SCN1A基因突变[3]。多数患儿对抗癫痫药物疗效差,预后不良,属于癫痫性脑病。治疗上首选丙戊酸、氯巴占,二线药物为托吡酯或生酮饮食,如仍无效,可予氯硝西泮、左乙拉西坦作为添加治疗[1]。

(五)Lennox-Gastaut 综合征

Lennox-Gastaut 综合征(LGS)是一种临床常见的年龄相关性癫痫性脑病。多发生于1~8岁儿童。病因复杂多样,发病机制不清,部分病例由 West 综合征演变而来。主要特征为多种癫痫发作类型、脑电图广泛性慢的(1.5~2.5Hz)棘-慢综合波和精神智能发育迟滞三联征。最常见的发作类型有强直、不典型失神及失张力发作,也可有肌阵挛、全面性强直-阵挛和局灶性发作,其中强直发作是 LGS 最具特征性的发作形式,非惊厥性癫痫持续状态常见,表现为精神萎靡迟钝,少语少动,意识存在,可以行走,常伴醉酒样步态,间断出现轻微肌阵挛或失张力发作,常持续数小时、数天甚至数月。脑电图背景活动常频率变慢,广泛性棘波节律或快节律暴发为 LGS 最具特征性的 EEG 改变,见于97%的患儿,常出现在 NREM 期,弥漫性15~25Hz 慢棘慢复合波也常见[2],如清醒状态下持续时间较长(8~10s),多伴不同程度的不典型失神发作。LGS 通常发作频繁,药物难以控制,总体预后不良。治疗上首选丙戊酸,如不能耐受或无效,可添加拉莫三嗪、托吡酯、左乙拉西坦。

(六)肌阵挛失张力癫痫

肌阵挛失张力癫痫(epilepsy with myoclonic atonic seizures,EMAS)又称为 Doose 综合征、肌阵挛-站立不能性癫痫(epilepsy with myoclonic astatic seizures)。临床少见,起病年龄在7个月至6岁,高峰年龄为2~4岁,特征为肌阵挛和猝倒发作,后者主要是失张力所致。起病早期多为发热性惊厥或强直-阵挛发作,而后出现频繁肌阵挛发作、失张力发作和肌阵挛-失张力发作,一半以上患者会出现不典型失神发作,脑电图早期背景活动正常,随着病情的发展,可出现弥漫性慢波,发作期脑电图为广泛不规则的2.5~3Hz(多)棘-慢综合波,同步肌电图可见短暂电静息期,发作间期表现为广泛的2~4Hz 高波幅不规则棘慢复合波、多棘慢复合波短阵或长程发放,睡眠期增多[2]。病因不明,半数以上患者发作最终可缓解,预后良好。多数患者智力正常或接近正常。治疗上首选丙戊酸,如果无效或不耐受,可予托吡酯或氯硝西泮,如仍无效,左乙拉西坦、拉莫三嗪可作为添加治疗[1]。

(七)儿童良性癫痫伴中央颞区棘波

儿童良性癫痫伴中央颞区棘波(benign childhood epilepsy with centrotemporal spikes,BECTS)又称良性 Rolandic 癫痫。是儿童期最常见的癫痫综合征,占儿童癫痫的16%~24%,有明显年龄依赖性,多数患者5~10岁发病[4]。主要特点是面部和口咽部局灶运动性和感觉性发作,偶有继发全面性发作。大多数病例仅在睡眠中发作,通常发作不频繁,有些病例在家长发现时已经泛化至全身发作,在就诊过程中描述为全面性发作。EEG 的特征为背景活动正常,中央颞区棘慢复合波,即 Rolandic 区棘波慢复合波,在 NREM Ⅰ~Ⅱ期发放明显增多。一般预后良好,几乎所有病例在16岁前缓解。

少数患儿在起病时表现为 BECT,但在病程中出现不典型发作表现,脑电图出现睡眠期癫痫性电持续状态(electrical status epilepticus during sleep,ESES),部分可遗留不同程度的认知损伤。

治疗上选择卡马西平、奥卡西平或左乙拉西坦为一线药物,如果不合适或不耐受,可选择拉莫三嗪或丙戊酸。

(八)儿童失神癫痫

儿童失神癫痫(childhood absence epilepsy)是儿童期常见的特发全面性癫痫综合征。发病与遗传有关。一般起病于4~10岁。临床表现为频繁典型失神发作,短暂的典型失神发作持续4~20s,发作频繁,每人可达数十次,突发突止,伴有意识障碍。脑电图背景正常,发作期为双侧广泛、同步、对称性2.5~3.5Hz 棘-慢复合波。患儿体格智能发育正常,常在 12 岁前缓解,预后良好,大部分无后遗症。治疗上首选丙戊酸,如不能耐受或治疗无效,可考虑拉莫三嗪、左乙拉西坦、氯硝西泮、托吡酯。

(九) Landau-Kleffner 综合征

Landau-Kleffner 综合征(Landau-Kleffner syndrome,LKS)又称获得性癫痫性失语(Acquired epileptic aphasia)。本病少见,是儿童期特有的癫痫综合征,病因不清。起病多在 3~12 岁,在癫痫发作之前或之后的数月出现失语,大部分起病前发育正常。临床主要表现为获得性失语、癫痫发作、脑电图异常和行为心理障碍。癫痫发作和脑电图改变呈年龄依赖性,常在 15 岁后缓解,半数以上患者持续有语言、心理和行为障碍。脑电图以慢波睡眠期连续出现的棘慢综合波为特征,多为双侧性,颞区占优势[2]。属于癫痫性脑病。治疗上首选丙戊酸,如无效,可予氯硝西泮或类固醇(ACTH 或者泼尼松)治疗,如仍不能控制,可予左乙拉西坦、拉莫三嗪或托吡酯。

(十) 癫痫性脑病伴慢波睡眠期持续棘慢波

癫痫性脑病伴慢波睡眠期持续棘慢波(epileptic encephalopathy with continuous spike and waves during slow wave sleep,CSWS),病因不明,属于一种癫痫性脑病。为年龄依赖性综合征,主要见于儿童。主要特征为脑电图慢波睡眠期电持续状态、多种类型癫痫发作、神经心理和运动行为障碍。脑电图表现的 CSWS 是本病的实质和标志。CSWS 与 LKS 有重叠,两者是否为各自独立的综合征尚有争议,许多学者认为两者属于同一疾病实体中的两种表现形式。在 CSWS,神经心理障碍多表现全面性智力倒退,间期脑电图异常主要在前头部(额叶);而在 LKS,神经心理障碍主要表现为获得性失语,可能不伴有癫痫发作,脑电图异常主要位于双侧颞叶。治疗同 LKS。

(十一) 青少年肌阵挛癫痫

青少年肌阵挛癫痫(juvenile myoclonic epilepsy,JME)为常见的特发性全面性癫痫综合征。通常起病于12~18 岁,生长发育及神经系统检查正常,40%~50%有癫痫家族史。临床主要表现为觉醒后不久出现肌阵挛发作,临床表现为不自主抖动、动作不稳、持物落地等,发作是意识清楚,睡眠不足、疲累、情绪紧张及散光刺激容易诱发发作。发作间期脑电图特征为双侧性 4~6Hz 多棘-慢复合波,多棘慢复合波可在连续 2~20个之后跟随一个慢波[2]。本病对药物治疗反应好,但多数患者需长期治疗。治疗上首选丙戊酸,如丙戊酸不耐受,考虑拉莫三嗪、左乙拉西坦或者托吡酯。

(十二) 遗传性癫痫伴热性惊厥附加症

遗传性癫痫伴热性惊厥附加症(genetic epilepsy with febrile seizures plus,GEFS+)既往称为全面性癫痫伴热性惊厥附加症(generalized epilepsy with febrile seizures plus,GEFS+)。GEFS+为家族性遗传性癫痫综合征,发病年龄主要在儿童期和青少年期。家系成员的临床表型具有异质性,最常见的表型为热性惊厥(FS)和热性惊厥附加症(FS+),其次为 FS/FS+伴肌阵挛发作、FS/FS+伴失神发作、FS/FS+伴失张力发作、FS/FS+伴局灶性发作,其他少见的表型为部分性癫痫、特发性全面性癫痫(如 CAE、JAE、JME),个别患者表现为 Dravet综合征或肌阵挛失张力癫痫。家族成员中有 FS 和 FS+病史是 GEFS+家系诊断的重要依据[1]。GEFS+家系成员的具体表型诊断根据其发作类型和脑电图特点确定。GEFS+家系成员总体预后良好,青春期后不再发作,但如果为 Dravet 综合征,则预后不良。

(十三) Rasmussen 综合征

Rasmussen 综合征又称 Rasmussen 脑炎。主要在儿童期发病,病因和发病机制均不清楚。病理特征为一侧大脑半球慢性局限性炎症。临床表现为药物难治性部分运动性癫痫发作、进行性偏瘫和智力倒退等神经功能缺陷为主要特征,病理学证实脑内有淋巴细胞等炎症反应,可能与感染或非感染因素诱发的自身免疫性脑损伤有关。常发展成部分性癫痫发作持续状态(epilepsia partialis continua,EPC)、进行性偏身力弱和智力障碍。脑结构影像学显示一侧脑皮质进行性萎缩。本病对药物治疗反应差,手术可有效控制癫痫发作,阻止病程进展。本病预后不良,多留有神经系统后遗症。

(十四) 进行性肌阵挛癫痫

进行性肌阵挛癫痫(progressive myoclonic epilepsies)包括多种少见的神经系统遗传代谢病或变性病,其共同临床特点为肌阵挛发作(癫痫性或者非癫痫性的)、其他形式的癫痫发作和进行性神经功能及精神智能衰退。肌阵挛可累及肢体远端、面部或全身,双侧对称或不对称,可自发出现,也可由外部刺激或主动运动诱发,病情呈进展性,进展情况与病因有关,多数预后不良。常见的具体疾病包括 Lafora 病、神经元蜡样质脂褐质沉积症、肌阵挛癫痫伴破碎红纤维及 Unverricht-Lundborg 病等。

七、癫痫的诊断

临床出现两次无诱因下癫痫发作,且两次发作间隔 24h 就可以诊断癫痫。详细询问病史尤其是发作史就可确定发作性症状是否为癫痫性发作,甚至可以初步进行发作类型和癫痫(综合征)类型的诊断,后期的脑电图及影像学检查往往作为进一步验证或明确前期诊断的手段。脑电图异常不一定要诊断癫痫,脑电图正常也不能排除癫痫。

在诊断癫痫之前,需鉴别患儿的发作是否为癫痫发作,其中询问病史尤为重要,需详细了解患儿发作前、发作中、发作后表现,发作持续时间和有没有诱发因素。有的癫痫发作可能是心源性因素,如严重心律失常、阿-斯综合征发作等,所以需详细了解患儿病情,在发作时能够同步记录脑电图+心电监测+肌电监测尤为重要。

按照定义,癫痫发作期同步发现脑电图异常即可诊断,但因头皮电极很难记录到深部放电,有些癫痫发作时头皮电极不能记录到异常,则需要多次记录,甚至做深部电极脑电图记录。

八、癫痫相关检查

(一)实验室检查

1. 凡是对有癫痫发作者需进行血生化、电解质、血糖、乳酸、血氨等检查,以排除电解质紊乱、低血糖、中毒等原因导致的癫痫发作。

2. 串联质谱、极长链脂肪酸检测,了解是否为氨基酸代谢异常,脂肪酸代谢异常导致的癫痫发作。

(二)脑电图检查

脑电图是诊断癫痫的重要依据,头皮脑电图可记录到大部分癫痫样放电,但对于深部颅内放电,头皮脑电图可能无法记录到癫痫样放电,必要时可行深部电极脑电图,如蝶骨电极等。

(三)颅脑影像学

颅脑 MRI 是颅内结构成像的首选检查,在显示小病变和大脑皮质异常的敏感性和特异性比 CT 都高。MRI 对海马硬化诊断极为重要。颅脑 CT 对颅内钙化敏感性较高,如多发性硬化患者的钙化点。

九、鉴别诊断

(一)婴幼儿屏气发作

发病年龄为 6~18 月龄,典型表现为大哭后呼吸停止→青紫→全身肌张力低下,可能存在短暂意识障碍,一般不超过 1min,再次出现自主呼吸时发作停止,与癫痫的区别主要为发作前有哭闹诱因,一般青紫早于肌张力低下,脑电图无异常,一般 5 岁以后不再发作。

(二)婴幼儿擦腿综合征

发作时患儿表情专注,双腿用力内收或相互摩擦,可伴双上肢同时用力,伴大汗。发作时意识清楚,无青紫,可随时被人中断,发作时无脑电图异常。

(三)抽动障碍

主要表现为单个或多个肌群不自主抖动,如眨眼、清喉咙、耸肩、头部抖动或突然出现含糊不清的声音,主要发生于年长儿及青少年,往往在情绪紧张、疲劳、激动时加重,发作次数多,每日可高达数百次,与癫痫的主要鉴别点为睡眠时无发作,发作期间脑电图异常。对于眨眼患者,尤其需警惕是抽动障碍还是眼睑肌阵挛。

(四)晕厥

为短暂的脑血流灌注不足导致一过性意识障碍,年长儿多见,常发生于久站尤其是太阳下暴晒、或突然站立时出现,患儿可表现为眼前发黑、头晕、面色苍白、出冷汗、无力等,继而出现短暂意识障碍随后倒地,个别会出现抖动。晕厥患者很少出现外伤,其脑电图无异常,失张力发作或强直发作导致的患者倒地容易导致外伤。

(五) 走神

单纯的走神没有意识障碍,容易被打断,失神发作存在意识障碍,呼之不应,发作时间短暂者易与走神混淆,失神发作脑电图表现为 2.5~3.5Hz 棘慢波全脑发放,绝大部分会被过度通气诱发,对于不能被过度通气诱发的发呆,诊断失神癫痫需慎之又慎。

十、癫痫的治疗

癫痫常用治疗的方法包括药物治疗、外科治疗(包括迷走神经刺激术、病灶切除术等)和生酮饮食。其中抗癫痫药物治疗是癫痫治疗最重要和最基本的治疗,也往往是癫痫的首选治疗。药物治疗原则首选单药治疗,如一种药物控制不住,添加药物还是换药治疗仍存在争议,如 2 种以上药物联合治疗仍不能控制,可考虑生酮饮食或外科干预(表 6-3)。

表 6-3　癫痫发作类型的选药原则表[1]

发作类型	一线药物	添加药物	可以考虑的药物	可能加重发作的药物
全面性强直-阵挛发作	**丙戊酸** **拉莫三嗪** 左乙拉西坦 苯巴比妥	左乙拉西坦 **托吡酯** **丙戊酸** 拉莫三嗪		
强直或失张力发作	丙戊酸	拉莫三嗪	**托吡酯**	卡马西平 奥卡西平
失神发作	**丙戊酸** 拉莫三嗪	**丙戊酸** 拉莫三嗪	氯硝西泮 左乙拉西坦 托吡酯	卡马西平 奥卡西平 苯妥英钠
肌阵挛发作	**丙戊酸** 左乙拉西坦 托吡酯	左乙拉西坦 **丙戊酸** 托吡酯	氯硝西泮	卡马西平 奥卡西平 苯妥英钠
局灶性发作	**卡马西平** **拉莫三嗪** **奥卡西平** 左乙拉西坦 丙戊酸	卡马西平 左乙拉西坦 拉莫三嗪 奥卡西平 **丙戊酸** 托吡酯	**苯妥英钠** 苯巴比妥	

(陈育才　罗晓娜)

第三节　化脓性脑膜炎

化脓性脑膜炎(purulent meningitis),简称"化脑",系由各种化脓菌感染引起的脑膜炎症。小儿中婴幼儿相对常见。临床典型表现为发热、头痛、呕吐及精神改变。虽然其病死率自使用抗生素后明显下降,但神经系统后遗症发生率仍然较高,因此如能早期识别、诊断,及时治疗,对于患儿的预后十分重要。然而临床中部分患儿可能并不典型,临床工作中应警惕婴幼儿发热伴有意识状态改变、易激惹及外周循环不良者,均应注意除外本病[4]。

一、病因

(一) 病原菌

在我国常见的致病菌为脑膜炎双球菌、肺炎链球菌及流感嗜血杆菌等,因不同地区、不同年代、不同年龄而异。新生儿期及 2 月龄内婴儿以革兰氏阴性杆菌(大肠杆菌、绿脓杆菌)、B 组溶血性链球菌、葡萄球菌等为主;2 月龄以上至儿童期以流感嗜血杆菌、肺炎链球菌、脑膜炎双球菌为主;12 岁以上小儿以肺炎链球菌、脑膜炎双球菌多见。

(二)机体的免疫与解剖缺陷

年龄幼小,机体免疫力较弱,血脑屏障功能发育不完善是小儿易发生化脑的主要原因。先天性免疫球蛋白、补体系统缺陷,长期使用肾上腺皮质激素等均可导致免疫功能低下;颅底骨折、颅脑手术、皮肤窦道、脑脊膜膨出等所致的解剖缺陷可增加化脑的发病率。

二、病理

脑组织表面、基底部、脑沟、脑裂、脊髓表面均有不同程度的炎性渗出物覆盖,蛛网膜和软脑膜普遍受累。病变严重时可累及动静脉,血管痉挛、血管炎、血管闭塞,继发脑出血或脑梗死。感染扩散至脑室内膜则形成脑室膜炎。脑实质亦可有炎性细胞浸润、出血、坏死和变性,进而形成脑膜脑炎。脓液阻塞、粘连及纤维化,可使马氏孔、路氏孔或大脑导水管流通不畅,导致阻塞性脑积水。大脑表面或基底部蛛网膜颗粒粘连和萎缩,影响脑脊液回吸收,产生交通性脑积水。血管通透性增加及桥静脉发生栓塞性静脉炎,可见硬膜下积液或积脓。脑水肿和脑脊液循环障碍导致高颅压,甚至脑疝。高颅压、炎症侵犯或海绵窦栓塞时可见视神经、动眼神经、面神经和听神经等脑神经损伤。

三、发病机制

化脑多数是由体内感染灶(如上呼吸道感染,最常见)的致病菌通过血行播散侵犯脑膜所致。通常感染过程如下:上呼吸道感染或皮肤等处的化脓菌感染;致病菌由局部感染灶进入血循环产生菌血症或败血症;致病菌随血循环通过血脑屏障到达脑膜;在蛛网膜和软脑膜处大量繁殖引起炎症性病变。

决定细菌入血后能否引起持续性菌血症的主要因素为机体抵抗力和细菌致病力。机体特异性抗体是机体抵抗力的主要成分,其水平随年龄而增加。细菌数量和是否具有荚膜决定细菌的致病力。细菌荚膜有抑制巨噬细胞吞噬和补体活性的作用,有利于细菌的生存和繁殖。婴幼儿机体抵抗力弱,且往往缺乏抗荚膜抗体,加之脑脊液中补体成分和免疫球蛋白水平低下,当细菌播散至蛛网膜下腔时,容易迅速繁殖,引起脑膜炎[5]。

少数可由鼻窦炎、中耳炎、乳突炎、头面部软组织感染、颅脑外伤或脑脊膜膨出继发感染等邻近组织感染直接扩散引起。

四、临床表现

(一)起病

多数急性起病,于发病前数日常有上呼吸道感染或胃肠道症状。骤然起病者多系脑膜炎双球菌感染所致的危重暴发型,可迅速出现进行性休克、皮肤出血点或瘀斑、意识障碍和弥散性血管内凝血等。

(二)全身感染中毒症状

患儿可表现为高热、头痛、精神萎靡、疲乏无力、关节酸痛、皮肤出血点、瘀斑或充血性皮疹等;小婴儿常表现为拒食、嗜睡、易激惹、烦躁哭闹、目光呆滞等。一般年龄越小,症状越重。

(三)神经系统表现

1. 颅内压增高　头痛和喷射样呕吐为典型表现。可伴有血压增高、心动过缓、呼吸暂停或过度通气。婴儿可出现前囟饱满、紧张、颅缝增宽。重症患儿可出现呼吸、循环功能受累,甚至昏迷、脑疝。眼底检查一般无视盘水肿等,如出现,则提示可能已有颅内脓肿、硬膜下积液或静脉栓塞等慢性病变。

2. 惊厥　可在 20%～30% 的患儿中出现,可为全身性或局灶性发作,以流感嗜血杆菌及肺炎链球菌脑膜炎多见。

3. 意识障碍　表现为嗜睡、意识模糊、谵妄、昏迷等意识变化。

4. 脑膜刺激征　颈强直、Brudzinki 征及 Kernig 征阳性。但 1 岁半以下患儿可不明显。

5. 局灶体征　Ⅱ、Ⅲ、Ⅳ、Ⅵ、Ⅶ、Ⅷ对脑神经受累（局灶炎症所致）或肢体瘫痪、感觉异常（血管闭塞引起）等。

新生儿尤其是早产儿患儿起病隐匿，颅内压增高和脑膜刺激征常不典型，主要表现为少动、拒食、呕吐、哭声弱或呈高调、黄疸、发绀、呼吸不规则等非特异性症状，可有发热或体温不升，极易误诊。应及时腰穿检查脑脊液明确诊断。

五、并发症

（一）硬膜下积液

约30%的患儿出现，多发生在起病7～10d后，其临床特征为：①在治疗化脓性脑膜炎过程中体温不降，或退而复升；②病程中出现进行性前囟饱满、颅缝分离、头围增大、呕吐、惊厥、意识障碍等。可进行颅脑透光检查，必要时超声或CT扫描，小婴儿可行前囟穿刺明确诊断。当积液量大于2ml。蛋白质定量0.4g/L以上，少数可呈脓性，涂片可找到细菌时可明确诊断。

（二）脑室管膜炎

多见于婴幼儿诊疗不及时的革兰氏阴性杆菌脑膜炎。常造成严重后遗症。表现为治疗中发热不退、频繁惊厥、前囟饱满；CT可见脑室稍扩大。当高度怀疑时可行侧脑室穿刺，穿刺液如白细胞数>50×10^6/L、糖<1.6mmol/L，或蛋白质>400mg/L时，即可诊断。

（三）抗利尿激素异常分泌综合征

可引起低钠血症和血浆渗透压降低，即脑性低钠血症，并加重脑水肿，促发惊厥发作，加重意识障碍。

（四）脑积水

前囟扩大而饱满，头围进行性增大，颅缝分离，头皮静脉扩张，叩颅呈破壶音，晚期可出现落日眼，神经精神症状逐渐加重。

（五）其他

视神经和听神经受累可导致失明、耳聋，脑实质病变可出现继发性癫痫、瘫痪、智力低下等。下丘脑和垂体病变可继发中枢性尿崩症。

六、实验室检查

（一）外周血象

白细胞总数明显增高，分类以中性粒细胞为主。重症患儿白细胞总数也可减少。

（二）脑脊液检查

1. 脑脊液常规及生化检查　典型化脓性脑膜炎的脑脊液：压力明显增高、外观浑浊；白细胞总数显著增高，多在（500～1 000）×10^6/L以上，以中性粒细胞为主；血糖显著降低，常在1.1mmol/L以下；蛋白质显著增高，多在1g/L以上。

2. 脑脊液病原学检查　涂片检菌是早期的重要的方法；脑脊液培养是明确病原菌最可靠的方法。为提高培养的阳性率，尽可能在使用抗生素前采集。

（三）其他检查

1. 血培养　不一定获得阳性结果，早期未用抗生素者相对可能性大，新生儿阳性率较高。
2. 皮肤瘀点涂片　是脑膜炎双球菌脑膜炎的病原诊断方法之一。
3. 局部病灶分泌物培养　咽拭子培养、皮肤脓液、新生儿脐部分泌物培养等，有助于明确病原。
4. 影像学检查　急性化脓性脑膜炎通常不需CT或MRI检查，但对于有显著颅内压增高、出现局限性神经系统异常体征、治疗中持续发热、头围增大等情况时，应尽早进行。以便及时处理和随访。

七、诊断

早期正确的诊断和治疗是决定预后的关键。因此，对于有发热并伴有一些神经系统异常症状体征的患儿应及时进行脑脊液检查，以明确诊断。如若疾病早期，脑脊液检查无明显异常但临床仍高度怀疑化脑者，可在 24h 后复查脑脊液。

即刻进行腰椎穿刺,应注意其禁忌证:①颅内压明显增高者,特别是有早期脑疝可能者。如必须完成的患儿,应先静脉注射 20% 甘露醇,减低颅内压后 30min 再行穿刺,以防发生脑疝。②腰穿部位皮肤感染。③严重心肺功能不全及休克。

八、鉴别诊断

各种致病微生物如细菌、病毒、真菌等引起的脑膜炎,在临床表现上有许多相似之处,鉴别主要依靠脑脊液检查(表 6-4)。

(一)病毒性脑膜炎

全身感染中毒症状较轻,脑脊液外观清亮,细胞数为零至数百个,以淋巴细胞为主,糖及蛋白质含量多正常,病毒分离与鉴定可助诊,细菌学检查阴性。

(二)结核性脑膜炎

多起病缓慢(婴儿可急性起病),常有结核接触史和肺部等处结核病灶。脑脊液外观呈毛玻璃状,细胞数多 $<500×10^6$/L,以淋巴细胞为主,糖和氯化物含量减少,蛋白含量增高;静置 $12\sim24h$ 可见网状薄膜形成;抗酸染色可找到结核菌,细菌培养有利于诊断,PPD 试验和血沉检查有重要参考价值。

(三)脑膜炎双球菌脑膜炎

具有流行性,属于我国法定传染病,需及时诊治并采取预防措施。本病多在冬、春季发生,且皮肤多有出血点或瘀斑,必须依靠细菌学检查确定诊断。

(四)新型隐球菌性脑膜炎

起病较慢,主要表现为剧烈头痛(进行性高颅压而致),脑脊液改变与结核性脑膜炎相似,墨汁染色见厚荚膜的发亮圆形菌体,培养或乳胶凝集阳性可确诊。

(五)Mollaret 脑膜炎

病因不明,反复出现类似化脓性脑膜炎的临床表现和脑脊液改变,但脑脊液病原学检查均为阴性,可找到 Mollaret 细胞,用肾上腺皮质激素治疗有效,应注意与复发性化脑鉴别(表 6-4)。

表 6-4 神经系统常见感染性疾病的脑脊液改变

情况	压力/kPa	外观	潘氏试验	白细胞数/($10^6 \cdot L^{-1}$)	蛋白质/($g \cdot L^{-1}$)	糖/($mmol \cdot L^{-1}$)	氯化物/($mmol \cdot L^{-1}$)	其他
正常	0.69~1.96	清	−	0~10 (小婴儿 0~20)	0.2~0.4 0.2~1.2	2.8~4.5 3.9~5.0	117~127 110~122	
化脓性脑膜炎	升高	混浊	2+~3+	数百至数千,多核占优势	升高(常>1)	减少(常<1.1)	减少	涂片、培养(+)
病毒性脑膜炎	正常或升高	清亮	±~2+	正常至数百,单核为主	正常或轻度升高	正常	正常	病毒分离、PCR、抗体
结核性脑膜炎	升高	混浊(毛玻璃状)	+~3+	数十至数百,多单核细胞	明显升高	减少	减少	抗酸染色、培养
隐球菌脑膜炎	升高	清亮或混浊	+	数十至数百,早期多核为主,晚期单核为主	增加	明显减少	减少	墨汁染色、真菌培养、乳胶凝集试验

注:PCR. 聚合酶链式反应。

九、治疗

(一) 抗生素治疗

1. 用药原则 应早期、足量、静脉给予抗生素治疗;力争选药准确;所选药物具有良好的血脑屏障通透性;疗程适当;注意联合用药时药物之间的相互作用;注意药物的毒副作用。

2. 药物选择及疗程

(1)病原菌未明时的初始治疗:可选择抗菌谱广,血脑屏障通透性较好的第三代头孢菌素,如头孢噻肟钠或头孢曲松。头孢噻肟钠每日 200mg/kg,分次静脉滴注;头孢曲松钠半衰期较长,每日 100mg/kg。对于生后 1 个月以上的患儿,推荐万古霉素加一种三代头孢霉素(头孢噻肟钠或头孢曲松钠)为初始治疗方案,病原明确后,再根据不同病原菌和药物敏感试验结果调整用药[6]。

(2)已知病原菌:应参照细菌药物敏感试验结果选用抗生素。

抗生素的选用及疗程可参考表 6-5。

表 6-5 治疗化脓性脑膜炎的抗生素选择

病原菌	推荐抗生素	疗程
流感嗜血杆菌	氨苄西林、头孢曲松、氯霉素	2~3 周
肺炎链球菌	青霉素-G、头孢噻肟、头孢曲松、美罗培南、万古霉素	2~3 周
脑膜炎双球菌	青霉素-G、磺胺嘧啶、氯霉素、头孢曲松	7~10d
大肠杆菌	头孢曲松、阿科米星、美罗培南	3~4 周以上
金黄色葡萄球菌	萘夫西林、氨基糖苷类、头孢噻肟、万古霉素、利福平	3~4 周以上

尽管国外有人主张治疗顺利的化脑疗程为 10~12d,但国内多数主张症状消失、热退 1 周以上,脑脊液完全恢复正常后方可停药。

鞘内注射抗生素的疗法在临床上应用的越来越少,只有遇到难治性病例时尚可考虑。

(二) 肾上腺皮质激素

可以降低炎症反应,减轻脑水肿和颅内炎症粘连等。通常使用地塞米松,每日 0.2~0.6mg/kg,分次静脉注射,一般 3~5d。

(三) 对症和支持治疗

1. 监护 对急性期患儿应严密观察病情变化,如生命体征、高颅压表现及意识等。

2. 对症处理 降颅内压、退热、止惊等对症治疗。

3. 支持治疗 注意热量及液体的供应,对于新生儿或免疫功能低下的患儿,可予少量血浆或丙种球蛋白等支持治疗。

(四) 并发症的治疗

1. 硬膜下积液 少量液体不需要处理,积液较多出现明显高颅压或局部刺激症状时,应行穿刺放液。有硬膜下积液时可予局部冲洗并注入适当抗生素。

2. 脑室管膜炎 除全身抗生素治疗外,可行侧脑室穿刺引流,减低脑室内压,并注入抗生素。

3. 脑性低钠血症 适当限制液体入量,酌情补充钠盐。

4. 脑积水 一旦发生应密切观察,必要时需外科手术治疗。

十、预后

与化脑相关的因素:年龄、细菌种类、病情轻重、治疗早晚、有无并发症及细菌对抗生素的敏感性等。

十一、预防

应以普及卫生知识,改善生活环境,提高机体免疫力为主。

(陈育才 张元凤)

第四节 病毒性脑炎

一、病毒性脑膜炎

病毒性脑炎(viral encephalitis,VE)是由病毒感染脑实质并发生病变而使神经系统功能发生障碍的疾病,是儿童时期最常见的脑炎,其临床表现轻重不一,轻者几乎无后遗症,重者可导致死亡,病变累及的部位可单独累及脑实质,亦可合并脑膜炎、脊髓炎、脊神经根炎及神经炎。

(一)病原学及流行病学

引起病毒性脑炎的病毒有明显的地域、季节分布特征,并且受到疫苗接种的影响。病毒可分为以下几类:

1. 虫媒病毒 主要是黄病毒科的虫传媒病毒及蜱传媒病毒,如圣路易斯脑炎病毒、日本乙型脑炎病毒、西尼罗河病毒、中欧蜱传脑炎病毒、俄罗斯春夏季脑炎病毒等,黄科病毒为单股正链 RNA 病毒,传染源是感染的人、脊椎动物和鸟类,通过蚊虫及蜱叮咬传播,儿童因为缺乏特异性抗体为易感人群。虫媒病毒性脑炎的地理分布常受到气温、雨水、洪水、灌溉等影响,并存在明显的地域性,如圣路易斯脑炎和 Powassan 脑炎主要在北美、中欧蜱传脑炎及俄罗斯春夏季脑炎主要在欧洲,日本乙型脑炎主要在亚洲地区有明显的季节性,每年 7~9 月为发病高峰期,可在人群中暴发,20 世纪中、末期我国曾发生三次乙脑暴发,自大范围使用乙脑疫苗预防接种后,病例数逐年降低。

2. 肠道病毒 是我国儿童病毒性脑炎最常见的病原体,约占病毒性脑炎 30%,主要为柯萨奇病毒、埃可病毒、脊髓灰质炎病毒及肠道病毒 71 型等,具有全球分布的特点,传播方式为直接或间接感染,好发于 5~10 月,一般为散发。

3. 疱疹病毒科病毒 包括单纯疱疹病毒、EB 病毒、水痘带状疱疹病毒等。单纯疱疹病毒(herpes simplex virus,HSV)为双链线状 DNA 病毒,有 HSV-1 及 HSV-2 两个血清型,HSV 脑炎呈全球范围分布,约占 20% 的病毒性脑炎,HSV-1 型脑炎发病率高于 HSV-2 型脑炎。水痘带状疱疹病毒脑炎发病率约为病毒性脑炎的 7%。

4. 其他病毒 如腮腺炎病毒、麻疹病毒、狂犬病毒和某些腺病毒等,其中腮腺炎病毒脑炎发病率略高,约病毒性脑炎的 16%;狂犬病毒脑炎目前无有效的治疗方法,病死率几乎达 100%[4]。

(二)怀疑病毒性脑炎的处理流程

根据余婕、郭虎等提出的《病毒性脑炎患儿的管理》,怀疑病毒性脑炎的处理流程如图 6-3[7]。

(三)临床表现

病毒性脑炎患儿神经系统可出现以下改变:

1. 意识水平改变,如兴奋、淡漠、嗜睡、昏迷,嗜睡通常提示深部脑组织结构受累,并且严重者可出现昏迷。

2. 认知障碍,如思维障碍、定向障碍、记忆障碍及行为改变。

3. 语言障碍。

4. 惊厥发作。

5. 脑神经病变。

6. 局部肢体瘫痪。

7. 运动障碍。

8. 类脑膜炎表现,如畏光、颈强直、头痛。

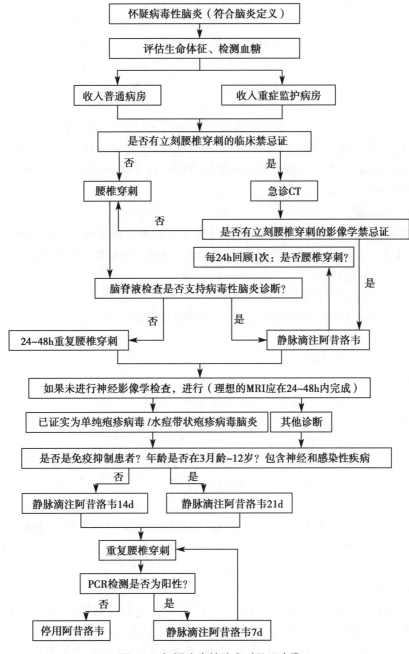

图 6-3　怀疑病毒性脑炎时处理步骤

CT. 计算机断层扫描术;MRI. 磁共振成像;PCR. 聚合酶链式反应。

(四) 常用的辅助检查

1. 脑脊液常规、生化检查(cerebrospinal fluid,CSF)　病毒性脑炎 CSF 中葡萄糖正常,蛋白轻度或中度升高,白细胞轻度或中度增多,早期以中性粒细胞为主,但很快消失并以单个核细胞为主。发病 48h 后 CSF 中如仍有相当多的多形核白细胞,需警惕细菌、钩端螺旋体或阿米巴感染,此外,少部分病毒性脑炎患者 CSF 正常或白细胞、蛋白明显升高,EB 病毒脑炎及极少的 CMV 和 HSV 脑炎患者 CSF 中出现不典型性淋巴细胞。

2. 病毒核酸 PCR 及抗体检测　虽然 CSF 病毒核酸的 PCR 检查具有较好的特异性和敏感性,目前已成为诊断病毒性脑炎常用的方法,但该方法检测结果容易受到来自血液或外界环境的影响,同时,病毒的种类及检测的时机也影响结果。如单纯疱疹病毒性脑炎在出现神经系统症状的 72h 内 CSF 中 HSV-1 核酸 PCR 存在假阴性,水痘病毒性脑炎在出现神经系统症状的 1~3 周后病毒 PCR 常呈阴性,EB 病毒脑炎 CSF 病毒核酸 PCR 检测并无特异性。CSF 中病毒特异性 IgM 抗体阳性可明确诊断,此外 CSF 中病毒特异性 IgG 水平高于血清,两者比值指数≥1.5,同样提示该病毒引起的中枢感染。

3. 影像学检查　脑炎患者的神经影像学可表现为正常,也可表现为脑水肿和大脑皮质、灰白质交界区、丘脑或基底节炎症,HSV 脑炎患儿可有出血表现,国外研究表明 30%~37% 的患儿在入院时有神经影像学结果异常,住院期间该比例上升至约 70%。颅脑 CT 和 MRI 是评价脑炎患者最常用手段,MRI 特异性及灵敏优于 CT,是首选的神经影像学检查,其 T2 加权成像优于 CT,但在新生儿和婴儿中,弥散加权成像(DWI)似乎更为敏感,在早期有应用价值[9]。

4. 脑电图　约 2/3 的病毒性脑炎患者在早期脑电图可提示异常,并早于影像学表现,可协助诊断病毒性脑炎,不同年龄阶段病毒性脑炎患儿与对照组脑电图特征相比:各年龄段均表现为调幅差、慢波增多、慢波呈阵发性出现、脑电图结论异常。病毒性脑炎异常脑电图结论主要与诊断标准中持续性慢波活动相关,表现为慢波增多并呈阵发性出现。

(五)病毒性脑炎的诊断

2013 年国际脑炎联盟提出了假设病因是感染或自身免疫的脑炎和脑病的诊断标准[8]:持续≥24h 的精神状态改变(即意识水平下降或改变、嗜睡或人格改变)而未发现其他病因,附加以下至少 2 条为疑诊脑炎,附加以下至少 3 条为拟诊或确诊脑炎:

1. 发病前或后 72h 内记录到发热大于等于 38℃。

2. 全面性或部分性癫痫发作,无法完全归因于已有的癫痫发作疾病。

3. 新出现的局灶性神经系统表现。

4. CSF 白细胞计数大于等于 $5×10^6$/L。

5. 神经影像学检查提示脑实质异常。

6. 与脑炎相符合的 EEG 异常,并且无法归因于其他原因。

为了证实脑炎的诊断,需符合以下条件中的一条:

1. 病理学证实与脑炎相符合的脑部炎症。

2. 急性感染某种与脑炎密切相关的微生物的证据(病理学、微生物学、血清学证据)。

3. 实验室检查发现与脑炎密切相关的自身免疫性疾病证据。

(六)治疗

1. 抗病毒治疗　引起病毒性脑炎的病毒种类很多,但目前的抗病毒治疗通常只适用于由疱疹病毒感染引起,尤其是 HSV 病毒引起的疾病,早期使用阿昔洛韦抗病毒可降低单纯疱疹病毒脑炎的死亡率及后遗症发生率。巨细胞病毒及人类疱疹病毒 6 可应用更昔洛韦和膦甲酸钠,麻疹病毒脑炎可应用利巴韦林、亚急性硬化性全脑炎可鞘内注射利巴韦林。

2. 支持治疗　对于肠道病毒、虫媒病毒、腺病毒、蜱媒病毒、流行性腮腺炎病毒、风疹病毒引起的脑炎,无特异性的抗病毒药物,主要以支持治疗,如应用丙种球蛋白及糖皮质激素。

3. 抗惊厥治疗　可选用咪唑安定、安定、水合氯醛、鲁米那等药物控制惊厥发作,对癫痫持续状态的患儿可予咪唑安定静脉维持或静脉注射苯巴比妥。

(七)并发症和预后

轻症者症状在数天至 2~3 周消失,约 2/3 患者在出院之前痊愈,余可存在后遗症,如轻瘫或者痉挛、认知障碍、无力、共济失调和反复抽搐。由于单纯疱疹病毒、东方马脑炎或者支原体引起的疾病预后相对较差。

二、单纯疱疹病毒 1 型脑炎

单纯疱疹病毒 1 型(herpes simplex virus type 1, HSV-1)是几乎所有非新生儿期疱疹性脑炎病例的病原体,是致命性脑炎的最常见原因,以急性发热、头痛、癫痫发作、神经系统定位体征和意识受损为特征。其并发症的发生率及死亡率较高。

(一)流行病学

在美国,HSV-1 脑炎发病率约占病毒性脑炎病例的 10%~20%,我国的比例为 13.9%,感染可发生于各年龄段人群,1/3 的病例见于儿童和青少年。在瑞典,一项关于 HSV-1 脑炎发病率的全国性回顾性研究

（1990~2001年）表明 HSV-1 脑炎发病率为每年 2.2/1 000 000 人[4]。

感染途径　①原发性口咽 HSV-1 感染后，通过三叉神经或嗅神经束直接侵入 CNS；②复发性 HSV-1 病毒再激活后播散、感染侵入 CNS；③CNS 内潜伏的 HSV 原位再激活病毒可沿着从面部到三叉神经节的轴突而进入脑部。在大部分情况下，坏死发生在颞叶，临床表现与受损区域相一致。

（二）临床特征

1. 局灶性神经系统受累，常呈急性，表现为神志和意识水平改变、局灶性脑神经功能障碍、轻偏瘫、言语障碍、共济失调或局灶性癫痫发作等，90% 以上的患者伴有发热。其他症状包括：大小便失禁、无菌性脑膜炎、吉兰-巴雷综合征等。在病程后期，患者可能出现认知功能受损和情绪失控。

2. 与 HSV-1 脑炎相关的行为综合征，如轻躁狂、Klüver-Bucy 综合征、遗忘，研究表明与病变累及颞叶或边缘系统相关。

（三）实验室检查

参考病毒性脑炎概述之常用的辅助检查。

（四）影像学检查

脑部影像显示颞叶异常提示单纯疱疹性脑炎，通常为单侧病变，并且可能伴有占位效应。颅脑 CT 扫描在疾病早期的敏感性低，约 50%，CT 异常病灶通常提示严重损伤或预后差。MRI 较 CT 敏感且特异性最高，弥散加权成像（diffusion-weighted imaging，DWI）序列可能有助于早期诊断 HSV-1 脑炎。单光子发射计算机断层扫描（single photon emission computed tomography，SPECT）可协助 HSV 脑炎的诊断：受累颞叶内的放射性示踪剂积累量增加，而其他病因所致病毒性脑炎患者中均未观察到示踪剂积累。

（五）脑电图

脑电图检查结果不具特异性，受累区域通常显示显著的间歇性高振幅慢波（δ 和 θ 减慢），偶尔显示为连续的周期性单侧癫痫样放电。

（六）诊断

1. PCR　通过 PCR 检测到脑脊液中有 HSV DNA 是诊断的金标准，PCR 具有极高的敏感性（98%）和特异性（94%~100%），且在病程早期就可呈阳性。

2. 脑活检　在 PCR 检查开展之前，脑活检曾作为确诊疱疹性脑炎的唯一方式，该操作是侵入性的，可导致神经系统后遗症，临床很少使用，对于接受抗病毒治疗但临床病情仍恶化的患者，或在考虑其他诊断时，脑活检仍有一定意义。

3. 抗原抗体测定　纯化的 HSV 糖蛋白 B 检测脑脊液中抗体的敏感性为 97%，特异性为 100%。但是，病毒抗体在起病 10d~2 周后才首次表现出阳性，滴度在病程中可升至 4 倍，故脑脊液中的抗原和抗体测定对 HSV 脑炎的早期诊断没有帮助。

4. 脑脊液病毒培养　阳性率低。

（七）治疗

余婕、郭虎等提出的《病毒性脑炎患儿的管理》推荐：年龄<3 月龄，每次 20mg/kg，q. 8h. ；3 月龄~12 岁，每次 500mg/m² ，q. 8h. ；>12 岁，每次 10mg/kg，q. 8h. ；免疫功能正常者应用至少 14d，免疫功能低下者至少 21d[8]。

（八）转归

该病死亡率高，经积极治疗后，死亡率约 20%~30%，可能出现严重的并发症：表现包括严重行为异常、顺行性遗忘、KBS 特征和严重认知功能损害，并且与自身免疫性脑炎的发生相关。

（陈育才　袁　芳）

参考文献

［1］中华医学会. 临床诊疗指南 癫痫病分册. 修订版. 人民卫生出版社. 2015.

［2］刘晓燕. 临床脑电图学. 2 版. 北京：人民卫生出版社，2017.

［3］ELAINE C，WIRRELL MD，LINDA LAUX MD，et al. Optimizing the Diagnosis and Management of Dravet Syndrome：Recommendations From a North American Consensus Panel. Pediatric Neurology,2017,68:18-34.

［4］江载芳,申昆玲,沈颖. 实用儿科学. 8 版. 北京:人民卫生出版社,2015.

［5］GRES V,KOLTER J,ERNY D. The role of CNS macrophages in streptococcal meningoencephalitis. Journal of leukocyte biology, 2019:1-10.

［6］韩慰,蒋莉,马建南. 大肠杆菌与肺炎链球菌所致儿童化脓性脑膜炎临床特点对比分析. 中国当代儿科杂志,2016,18(7): 573-576.

［7］余婕,郭虎,郑帼. 病毒性脑炎患儿的管理. 中华实用儿科临床杂志,2015,30(23):1838-1840.

［8］VENKATESAN A,TUNKEL AR,BLOCH KC,et al. Case definitions,diagnostic algorithms,and priorities in encephalitis: consensus statement of the international encephalitis consortium. Clin Infect Dis,2013,57:1114.

［9］KOLSKI H,FORD-JONES EL,RICHARDSON S,et al. Etiology of acute childhood encephalitis at The Hosptial for Sick Children, Toronto,1994-1995. Clin Infect Dis,1998,26:398.

第七章

血液系统疾病

第一节 儿童贫血

一、概述

(一) 定义

贫血(anemia)是指外周血中单位容积内的红细胞数、血红蛋白量或血细胞比容低于正常值。参照世界卫生组织的诊断标准,在海平面地区,静脉血 Hb 为以下情况可诊断为贫血:6 个月~6 岁<110g/L,6~14 岁<120g/L。海拔每升高 1 000m,Hb 升高约 4%。6 个月内婴儿因生理性贫血等因素,目前尚无统一标准,我国暂定为新生儿血红蛋白<145g/L,1~4 月龄<90g/L,4~6 月龄<100g/L 者为贫血[1]。

(二) 病因

贫血是临床常见的症状,引起贫血的原因很多,一般分为三大类。

1. 失血性贫血 失血性贫血可以分为急性失血和慢性失血,前者如外伤后的脏器出血、各种原因引起的消化道出血等;后者如钩虫病、胃肠道溃疡畸形过敏等引起的消化道出血、特发性含铁血黄素沉着症等。

2. 溶血性贫血 可以由红细胞内在异常和外在因素引起。红细胞内在异常包括红细胞酶的缺乏、红细胞膜结构的异常以及血红蛋白的异常。红细胞外在的因素包括免疫性因素、感染、脾功能亢进等。

3. 红细胞生成减少 包括造血原料不足如铁缺乏、叶酸、维生素 B_{12} 缺乏等;骨髓造血功能异常如再生障碍性贫血;造血调节异常所致如感染、肾功能不全、慢性病贫血等[2]。

(三) 严重程度的分度

贫血的严重程度可以根据红细胞和/或血红蛋白的数量分为 4 度。①血红蛋白从正常下限到 90g/L,红细胞在(3.00~4.00)×10^9/L 为轻度;②血红蛋白 60~90g/L,红细胞在(2.00~3.00)×10^9/L 为中度;③血红蛋白 30~60g/L,红细胞在(1.00~2.00×)10^9/L 为重度;④血红蛋白<30g/L,红细胞在<1.0×10^9/L 为极重度。

(四) 细胞形态分类

贫血根据平均红细胞血细胞比容(MCV)、平均红细胞血红蛋白蛋白量(MCH)、平均红细胞血红蛋白浓度(MCHC)可以分为 4 类(表 7-1)。

表 7-1 贫血细胞形态分类

类型	MCV/fl	MCH/pg	MCHC/%
正常值	80~94	28~32	32~38
大细胞性贫血	>94	>32	32~38

续表

类型	MCV/fl	MCH/pg	MCHC/%
正细胞性贫血	80~94	28~32	32~38
单纯小细胞性贫血	<80	<28	32~38
小细胞低色素性贫血	<80	<28	<32

注:MCV. 平均红细胞血细胞比容;MCH. 平均红细胞血红蛋白蛋白量;MCHC. 平均红细胞血红蛋白浓度。

(五) 贫血的诊断

根据患儿的红细胞数量血红蛋白量及血细胞比容,可以作出贫血的诊断。需要注意海拔高度、血浆容量增多(低蛋白血症、充血性心力衰竭、液体量过多等)或减低(脱水、失血等)对贫血诊断以及其严重程度判断的影响。贫血是各种原因引起的综合征,发生于多种疾病,有时甚至是多种原因引起的,因此贫血诊断重要的一个环节是查明贫血的原因。应该通过详细的病史询问、全面的体格检查以及合理的实验室检查来进行此诊断。

1. 病史询问　应该特别注意询问出生史及围生期有无异常、是否按时添加辅食、辅食的种类、奶量及饮食的量、体重增长情况等。既往史中是否有寄生虫感染、慢性失血、慢性炎症或消耗性疾病、慢性肾病等。家族中有无类似贫血患者或不明原因黄疸、脾大、胆石症等病例。患儿的性别、籍贯。患儿是否接触放射线、化学品、特殊药物或特殊食物等。现病史询问中要特别注意询问清楚贫血发生的年龄、病程的长短、伴随症状如黄疸、便血、呕血、咯血、骨痛等。

2. 体格检查　除常规检查外,还要特别注意以下事项:有无特殊面容或特异性体征(如额骨突出、宽眼距、低鼻梁、匙状甲、干黄绒毛状头发等);有无肢体畸形;皮肤黏膜(有无黄疸、出血、肤色等);肝脾、淋巴结有无肿大等。

3. 实验室检查　由于贫血的原因比较复杂,相关的实验室检查也比较繁多。临床上应该遵循由简入繁的原则。从病史询问及体格检查,有些患者可以有比较倾向性的诊断。对于一些复杂的患者,根据一些简单的实验室检查结果对其分类,再进行进一步的检查以确诊。

(1)全血细胞检查:是贫血诊断中最基本的检查,包括红细胞、白细胞、血小板计数、血红蛋白量、MCV、MCH、MCHC、网织红细胞等,可以判断是单纯的红系异常,或伴有血小板、白细胞异常,如白血病、再生障碍性贫血、脓毒症等。根据 MCV、MCH、MCHC 可以将贫血分为 4 类,为诊断提供思路。网织红细胞可以反映骨髓造血的速度,在增生性贫血中可以升高,如溶血性贫血、失血性贫血,而低增生性贫血中则降低。但在发生溶血的再障危象时,网织红细胞计数可以降低。这时需要计算网织红细胞生成指数(reticulocyte production index,RPI)来进行鉴别。RPI≥3 表示骨髓红系造血代偿充分,而 RPI<2 则表明骨髓红系造血代偿不足。

(2)外周血涂片:外周血涂片可以为贫血的诊断提供重要的线索,有作者用血涂片为线索对贫血疾病进行总结(图 7-1)。可以观察红细胞的大小,如小细胞、中央淡染区增大可以考虑缺铁性贫血、地中海贫血等;可以观察红细胞的形态,如靶形红细胞、球形红细胞、椭圆形红细胞、口形红细胞、镰状红细胞等特异性的红细胞增多,提示相应的疾病,可以此做进一步相关检查;可以同时观察其他两系的形态,如果出现异形红细胞或破碎红细胞伴有血小板聚集,可以考虑微血管血栓性疾病。如果有原始幼稚细胞出现,则要考虑白血病或其他肿瘤性疾病。

(3)骨髓检查:骨髓涂片可以了解造血的质和量,可以直接诊断白血病、再生障碍性贫血、转移性肿瘤等。通过骨髓涂片还可能发现一些特殊的细胞如尼曼匹克氏病的泡沫细胞、真菌孢子、寄生虫等。

(4)其他特殊检查:如红细胞脆性试验,增高可见于遗传性球形红细胞增多症、减低见于地中海贫血;红细胞酶活力的测定;抗人球蛋白试验;基因检测遗传性贫血性疾病。

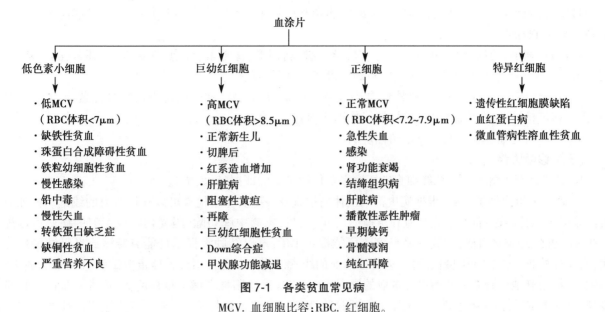

图 7-1　各类贫血常见病

MCV. 血细胞比容;RBC. 红细胞。

二、溶血性疾病

(一) 定义

溶血性贫血(hemolytic anemia)是指由于各种原因导致红细胞寿命缩短、破坏增加,超过了骨髓造血潜在代偿功能而引起贫血的一组疾病[3]。

(二) 分类及病因

1. 按红细胞破坏的部位可以分为血管内溶血和血管外溶血。血管内溶血是指血管内的红细胞被大量破坏,血红蛋白被释放到血液循环,出现血红蛋白血症,一般贫血较重、血浆游离血红蛋白增高、血清结合珠蛋白明显降低,可以出现血红蛋白尿、高铁血红蛋白血症阳性,慢性者尿 Rouse 试验可以阳性。后天性获得性原因多见,如阵发性睡眠性血红蛋白尿、药物、理化、感染等因素引起的溶血。血管外溶血是指异常红细胞在脾等单核巨噬细胞系统中被破坏,贫血与黄疸比较轻,溶血危象时会严重,无血红蛋白尿,尿含铁血黄素阴性而单核巨噬细胞中可见含铁血黄素,常见于遗传性球形红细胞增多症等[4]。

2. 按病程可以分为急性溶血和慢性溶血。急性溶血多为血管内溶血,可以表现为腰背四肢酸痛、寒战、高热、呕吐、苍白、黄疸,重症者可以发生休克及肾衰竭。慢性溶血一般为血管外溶血,临床表现为贫血、黄疸、脾大,可以发生胆石症、骨皮质变薄、骨骼变形,感染等因素可能加重溶血,发生溶血危象及再障危象。

3. 按病因可以分为红细胞自身异常和红细胞外部因素引起。具体如下:

(1)红细胞自身因素

1)红细胞膜缺陷:遗传性球红细胞增多症、遗传性椭圆形红细胞增多症、遗传性口形红细胞增多症、婴儿固缩红细胞增多症、阵发性睡眠性血红蛋白尿(可能是获得性的)。

2)红细胞酶缺陷:丙酮酸激酶(PK)缺乏;葡糖-6-磷酸脱氢酶(G6PD)缺乏等。

3)血红蛋白病:地中海贫血、镰状红细胞贫血(Hgb SS 和 SC 变异体);不稳定血红蛋白病(HbE 等)、变形血红蛋白病(HbM)等。

(2)红细胞外部因素

1)过敏/炎症/免疫:自身免疫性溶血(温抗体介导、冷抗体介导)、溶血性输血反应。

2)先天性/解剖结构:母婴间 ABO 血型不合和 Rh 血型不合、心脏病变伴湍流(左侧比右侧更常见)、人工心脏瓣膜(特别主动脉瓣)、卡-梅综合征(Kasabach-Merritt syndrome)、脾功能亢进。

3)感染:先天性感染,如梅毒、风疹、巨细胞病毒和弓形虫;疟疾;巴尔通氏体病;产气荚膜梭菌(通过毒素);HIV;溶血尿毒症综合征。

4)毒素、环境、药物:对乙酰氨基酚、头孢、异烟肼、利福平、青霉素、头孢、红霉素、四环素、α-甲基多巴、利巴韦林(一般轻度,临床上不显著)、蛇和蜘蛛毒液、大面积烧伤。

5)机械性溶血:心源性溶血、血栓性血小板减少性紫癜(TTP)、弥散性血小板减少性紫癜(DIC)、血管瘤、肾脏移植排异、行军性血红蛋白尿(持续物理活动)。

6)肿瘤:淋巴瘤、胸腺瘤、淋巴增殖性疾病。

(三) 诊断思路

1. 确定是否为溶血　寻找红细胞破坏增多及代偿增生的证据,见表7-2。

2. 确定为溶血性贫血后,根据病史询问及体格检查及一些实验室检查可以获得贫血的线索。比如血红蛋白尿提示急性溶血;首次发生贫血和黄疸的时间、籍贯、家族中脾切除、胆囊切除或黄疸的病史可以提示一些遗传性红细胞贫血病;皮肤见瘀点瘀斑可能提示 DIC;淋巴结肿大提示可能有肿瘤或淋巴结增殖性疾病;血涂片检查可以发现机械性溶血、遗传性溶血的线索。临床上更常用抗人球蛋白试验(Coomb's 试验)为线索,再结合其他检查来诊断溶血性贫血的原因。Coomb's 试验阳性考虑免疫性溶血,再进一步区分自身免疫性、药物性或同种免疫性溶血。Coomb's 试验阴性则考虑非免疫性因素,包括遗传性溶血性贫血和机械性、感染性、药物性及中毒等引起的溶血性贫血[5]。

表 7-2　溶血性贫血筛查试验

红细胞破坏增加的检查		红系代偿性增生的检查	
胆红素代谢	血间接胆红素升高	网织红细胞计数	升高
	尿胆原升高	外周血涂片	可见有核红细胞
	尿胆红素阴性	骨髓检查	红系增生旺盛
血浆游离血红蛋白*	升高		粒红比例降低或倒置
血清结合珠蛋白*	降低		
尿血红蛋白*	阳性		
尿含铁血黄素*	阳性		
外周血涂片	破碎和畸形红细胞升高		
红细胞寿命测定(^{51}Cr 标记)	缩短(临床少用)		

注:* 为血管内溶血的实验室检查。

(四) 治疗

1. 一般治疗　加强护理、避免诱发因素(某些药物、蚕豆等),重症患者可予吸氧、监测尿量、生命体征。

2. 药物治疗　①碱化尿液:5%碳酸氢钠 5ml/kg,q. d. ,静脉滴注,适当补液,使尿量维持在 100ml/(kg·d)以上。②糖皮质激素(用于 AIHA):泼尼松 1~3mg/(kg·d),分次口服;或短疗程大剂量给药:甲基泼尼松龙 15~30mg/(kg·d)或地塞米松 0.5~1.0mg/(kg·d),静脉滴注,3~5d,然后减量。或甲基泼尼松龙 40mg/(kg·d),应用 1d;然后改为 20mg/(kg·d),应用 4d;再改为 15mg/(kg·d),应用 3d;病情稳定者改为泼尼松 1~2mg/(kg·d)口服直至停药。③抗氧化剂:维生素 E 100mg,t. i. d. 或小剂量(如慢性溶血者)5~15mg/d,口服,维生素 C 100mg t. i. d. 口服。④补充造血原料:叶酸片 5mg,q. d. ,口服。

3. 输血治疗　血红蛋白小于 60g/L 时考虑红细胞输注,红细胞悬液每次 10~15ml/kg;AIHA 予洗涤红细胞;G-6-PD 患者予 G-6-PD 正常红细胞。

4. 脾切除术　主要用于遗传性球形红细胞增多症及其他类型溶血性贫血(如地中海贫血、温抗体型AIHA 等)有切脾适应证者,手术年龄一般大于 5 岁。

5. 其他 难治 AIHA 可以使用丙球、免疫抑制剂;重症地中海贫血可行造血干细胞移植根治;积极控制感染;饮食及药物禁忌等。

三、缺铁性贫血

(一)定义

缺铁性贫血(IDA)是体内铁缺乏导致血红蛋白合成减少,临床上以小细胞低色素性贫血、血清铁蛋白减少和铁剂治疗有效为特点的贫血症。包括铁减少期、红细胞生成缺铁期和缺铁性贫血期。据 WHO 统计资料显示,发展中国家儿童 IDA 发病率约为 20%,中国的研究显示我国 7 月龄~7 岁儿童缺铁和 IDA 发病率分别为 40.3% 和 7.8%,农村儿童发病率明显高于城市儿童。

(二)病因

铁的摄入不足及丢失过多。摄入不足包括体内铁储备不足、饮食中缺铁、吸收不良、需求量相对增多等。丢失过多主要是由于长期少量失血如长期腹泻、寄生虫、月经过多、胃肠道出血及反复咯血等。

(三)临床表现

临床可以表现为皮肤黏膜逐渐苍白,易疲劳、头晕、食欲缺乏、异食癖、记忆力减退、心率增快及免疫力降低等。

(四)诊断

1. 缺铁诊断标准

(1)具有导致缺铁的危险因素,如喂养不当、生长发育过快、胃肠疾病和慢性失血等。

(2)血清铁蛋白<15μg/L,伴或不伴血清转铁蛋白饱和度降低(<15%)。

(3)Hb 正常,且外周血成熟红细胞形态正常。

2. IDA 的诊断标准

(1)Hb 降低,符合 WHO 儿童贫血诊断标准,即 6 月龄~6 岁<110g/L;6~14 岁<120g/L。由于海拔高度对 Hb 值的影响,海拔每升高 1 000 米,Hb 上升约 4%。

(2)外周血红细胞呈小细胞低色素性改变:平均血细胞比容(MCV)<80fl,平均红细胞血红蛋白含量(MCH)<27 pg,平均红细胞血红蛋白浓度(MCHC)<310g/L。

(3)具有明确的缺铁原因:如铁供给不足、吸收障碍、需求增多或慢性失血等。

(4)铁剂治疗有效:铁剂治疗 4 周后 Hb 应上升 20g/L 以上。

(5)铁代谢检查指标符合 IDA 诊断标准:下述 4 项中至少满足两项,但应注意血清铁和转铁蛋白饱和度易受感染和进食等因素影响,并存在一定程度的昼夜变化。①血清铁蛋白(serum ferritin,SF)降低(<15μg/L),建议最好同时检测血清 CRP,尽可能排除感染和炎症对血清铁蛋白水平的影响;②血清铁(serum iron,SI)<10.7μmol/L(60μg/dl);③总铁结合力(total iron binding capacity,TIBC)>62.7μmol/L(350μg/dl);④转铁蛋白饱和度(transferrin saturation,TS)<15%。

(6)骨髓穿刺涂片和铁染色:骨髓内染色铁显著减少甚至消失、骨髓细胞外铁明显减少(0~±)(正常值:+~+++)、铁粒幼细胞比例<15%仍被认为是诊断 IDA 的金标准;但由于为侵入性检查,一般情况下不需要进行该项检查。对于诊断困难,或诊断后铁剂治疗效果不理想的患儿,有条件的单位可以考虑进行,以明确或排除诊断。

(7)排除其他小细胞低色素性贫血:尤其应与轻型地中海贫血鉴别,注意鉴别慢性病贫血、肺含铁血黄素沉着症等。

凡符合上述诊断标准中的第 1 和第 2 项,即存在小细胞低色素性贫血者,结合病史和相关检查排除其他小细胞低色素性贫血,可拟诊为 IDA。如铁代谢检查指标同时符合 IDA 诊断标准,则可确诊为 IDA。基层单位如无相关实验室检查条件可直接开始诊断性治疗,铁剂治疗有效可诊断为 IDA。

(五)治疗

1. 一般治疗

(1)改善饮食,合理喂养(婴儿可加蛋类、菜泥、肝和肉末等;幼儿和儿童纠正偏食,给予富含铁质、维生素 C 和蛋白质的食物)。

(2)病因治疗:尽可能查找导致缺铁的原因和基础疾病,并采取相应措施祛除病因。纠正厌食和偏食等不良饮食行为习惯、治疗慢性失血疾病等。

2. 药物治疗

铁剂治疗

口服铁剂治疗:二价铁盐容易吸收,故临床应选用二价铁盐制剂。口服铁剂按铁元素 2～6mg/(kg·d),分 2～3 次,两餐间服用。以下常用铁剂可供选择:硫酸亚铁片(每片 0.3g,含元素铁 20%)、富马酸亚铁片(颗粒)(每片/包 0.2g,含元素铁 33%)、琥珀酸亚铁片(每片 0.1g,含元素铁 35%)、右旋糖酐铁分散片(每片含元素铁 25mg)和多糖铁复合物胶囊(每粒含元素铁 150mg)等。维生素 C 50～100mg/次,口服,与铁剂同时服用。早产儿和低出生体重儿应从 2～4 周龄开始补铁,剂量 1～2mg/(kg·d)元素铁,直至 1 周岁。

注射铁剂:容易引起不良反应,故应慎用。以下情况可以考虑使用:①诊断肯定,但口服铁剂治疗后无治疗反应者;②口服后胃肠反应严重,虽改变制剂种类、剂量及给药时间仍无改善者;③胃肠疾病及胃肠手术无法给予口服铁剂治疗或口服治疗吸收不良者。常用的注射剂:①右旋糖酐铁,为氢氧化铁与右旋糖酐的复合体,每毫升含铁 50mg,给药方式为深部肌内注射。需铁(mg)总量=[血红蛋白正常值(g/L)-患者血红蛋白值(g/L)]×体重(kg)×80×3.4×1.5÷1 000。其中 80 为每千克体重血容量毫升数,3.4 为每克血红蛋白含铁毫克数,1.5 为供储铁需要倍数。②山梨醇枸橼铁复合制剂,每次 1.5～2ml(相当于铁 75～100mg)。

循证医学资料表明,间断补充元素铁,1～2mg/(kg·次),每日一次或 1～2 次/周,亦可达到补铁的效果,疗程 2～3 个月。①不良反应:胃肠道不适,食欲减退、腹痛、腹泻等,偶可见便秘。②注意事项:服用铁剂时以两餐之间口服为宜,同时服用维生素 C50～100mg/次可促进铁的吸收,避免与牛奶、茶、咖啡、鞣酸蛋白、碳酸氢钠、考来烯胺、青霉胺、胰酶、抗酸药等同时服用。应在 Hb 正常后继续补铁 2 个月,恢复机体储存铁水平。必要时可同时补充其他维生素和微量元素:如叶酸 5～15,mg/d,p.o.,维生素 B_{12},0.5～1mg/次,q.d. 或 q.o.d.,肌内注射。

3. 其他治疗 输血治疗:一般营养性缺铁性贫血不需输血治疗,但当发生贫血严重,尤其是发生心力衰竭者、合并感染者、急需外科手术者,需要根据病情输注红细胞悬液。

(苗 慧 翟晓文)

第二节 出血性疾病

出血性疾病是一类由于止血机制异常所致的疾病统称。一般指因先天或获得性原因,导致患者血管、血小板、凝血、抗凝及纤维蛋白溶解等止血机制的缺陷或异常而引起的一组以自发性出血或轻度损伤后过度出血或出血不止为特征的疾病。

出血性疾病大体上可分为遗传性和获得性两大类,临床表现主要为不同部位的出血。出血性疾病种类繁多,发病机制各异,对于出血性疾病进行初步评估时,详细询问患者的出血病史、家族史、症状并仔细检查患者的出血体征等,对于患者的诊断非常重要。在采集病史时应注意患者的性别、出血时年龄、出血频度、药物、手术、外伤史、无家族史等。临床上应根据不同病因及发病机制给予相应治疗措施。

出血性疾病按机制可分为三类:

1. 血管因素异常 包括血管本身异常和血管外因素异常引起的出血性疾病。

(1)血管本身异常:过敏性紫癜、维生素 C 缺乏症,遗传性毛细血管扩张症。

(2)血管外异常:老年性紫癜、高胱氨酸尿症。

2. 血小板异常 包括血小板数量改变和黏附、聚集、释放效应等功能障碍引起的出血。

(1)数量改变:特发性血小板减少性紫癜、药源性血小板减少症及血小板增多症。

(2)功能障碍:血小板无力症、巨型血小板病。

3. 凝血因子异常 先天性凝血因子异常和后天获得性凝血因子异常。

(1)先天性:血友病甲(缺乏Ⅷ因子)和血友病乙(缺乏Ⅳ因子)。

(2)后天获得性:维生素K缺乏,肝脏疾病所致的出血。

一、血友病

血友病是一组遗传性出血性疾病,为X性联隐性遗传。临床上分为血友病甲(凝血因子Ⅷ缺乏)和血友病乙(凝血因子Ⅳ缺乏)两型。以血友病甲较为常见。临床特征为关节、肌肉、内脏和深部组织自发性或轻微外伤后出血难止,常在儿童期起病[6]。

(一)临床表现

血友病患儿绝大多数为男性,女性患者罕见。血友病甲和乙的临床表现相似,很难依靠临床症状鉴别。

1. 临床特点 延迟、持续而缓慢的渗血。血友病的出血在各个部位都可能发生,以关节最为常见,肌肉出血次之;内脏出血少见,但病情常较重。其他部位有黏膜出血,如鼻出血、口腔出血、消化道出血、泌尿道出血等;严重的内脏出血、颅内出血可危及生命。出血发作是间歇性的,数周、数月甚至多年未发生严重出血并不少见。除颅内出血外,出血引起的突然死亡并不多见,但年幼儿可因失血性休克致死。

2. 出血程度 取决于患儿体内的凝血因子水平。血友病根据其体内凝血因子水平分为轻、中、重3种类型。①重型患儿常在无明显创伤时自发出血;②中型患儿出血常有某些诱因;③轻型患者极少出血,常由明显外伤引起,患儿常在外科手术前常规检查或创伤后非正常出血时被发现。

需注意血友病患儿首次关节出血被误诊为关节炎者并不少见。血友病患儿出血量与出血持续时间相关,因此,早期判断和处理非常重要。如发现患儿有异常的瘀斑增多、黏膜出血、手术或外伤后过度出血、延迟出血、不寻常的血肿、无确定病因的关节肿痛等,应考虑出血性疾病的可能。对可疑患儿需追问家族史,并行下列实验室检查以确诊。

(二)实验室检查

由于血友病无特异性临床表现,实验室检查尤为重要。

1. 筛选试验 内源途径凝血试验(部分凝血活酶时间,APTT)、外源途径凝血试验(凝血酶原时间,PT)、纤维蛋白原(Fg)或凝血酶时间(TT)、出血时间、血小板计数、血小板聚集试验等。以上试验除APTT外,其他均正常。

2. 确诊试验 因子Ⅷ活性(FⅧ:C)测定和因子Ⅸ活性(FⅨ:C)测定可以确诊血友病甲和血友病乙,并对血友病进行程度分型。同时应行von Willebrand因子(vWF):Ag和瑞斯托霉素辅因子活性测定(血友病患者正常)与血管性血友病鉴别。抗体筛选试验和抗体滴度测定诊断因子抑制物是否存在。

3. 分型 血友病按照凝血因子活性不同,分为轻型、中间型、重型3型:凝血因子活性<1%为重型;≥1%且≤5%为中间型;>5%且≤40%为轻型。理论上,轻型、中间型、重型血友病患儿分布大致各占1/3,而我国统计以重型患儿居多,考虑原因与部分轻型患儿未得到诊断有关。

4. 基因诊断试验 主要用于携带者检测和产前诊断。产前诊断可在妊娠8~10周进行绒毛膜活检确定胎儿的性别,以及通过胎儿的DNA检测致病基因;妊娠的15周左右可行羊水穿刺进行基因诊断。女性携带者与健康男性所生的男孩中50%为患者,女孩50%为携带者;而健康女性与血友病患者父亲所生男孩100%健康,女孩100%是携带者。

基因诊断检测到相应FⅧ基因(血友病甲)或FⅨ基因(血友病乙)突变是确诊血友病的直接依据,同时也有助于进行致病基因携带者的诊断。

(三)诊断和鉴别诊断

本病是X连锁隐性遗传性出血性疾病,绝大多数患儿是男性,女性罕见,通过详细询问出血病史、家族史(如果无家族史也不能除外)、上述临床表现和实验室检查可以明确诊断;如父亲是血友病患者或兄弟中有血友病患者,则注意女性携带者的诊断。在血友病的诊断中实验室检查至关重要。

根据患儿血浆中FⅧ或FⅨ的水平将血友病临床严重程度分为3型(表7-3)。主要鉴别诊断如下:

表7-3 血友病甲/乙临床分型

因子活性水平	临床分型	出血症状
>5%且≤40%	轻型	手术或外伤可致非正常出血
≥1%且≤5%	中间型	小手术/外伤后可有严重出血,偶有自发出血
<1%	重型	肌肉或关节自发性出血,血肿

1. 血管性血友病(vWD) vWD是常染色体显性遗传性疾病,患者常见的临床症状是皮肤和黏膜出血,如鼻出血,手术或拔牙后出血难止以及青春期女性患儿月经过多等。根据不同的类型,vWD患者出血的严重程度差异很大。由于vWD患者的出血病史和临床症状无特异性,因此确诊vWD必须依赖于实验室检查,主要通过VWF:Ag、瑞斯托霉素辅因子活性、FⅧ:C等检查来确诊。

2. 获得性凝血因子缺乏 比较常见的有维生素K依赖性凝血因子缺乏、肝功能衰竭和弥散性血管内凝血。常有诱因,起病急,病程短,实验室检查还有APTT以外的异常。患儿常在病毒感染后出现一过性凝血因子抑制物,但很快恢复,很少引起严重的出血。

3. 获得性血友病 抗FⅧ抗体属自身免疫抗体。多成年发病,很少关节畸形,往往表现为软组织血肿。既往无出血史,无阳性家族史,男女均可发病,有原发和继发性之分。抗体筛选试验(APTT延长的纠正试验)和抗体滴度测定(Bethesda法)以诊断因子抑制物阳性。

4. 遗传性凝血因子XI缺乏 过去被定义为血友病丙(血友病C),但由于遗传方式和疾病特点与血友病不同而从血友病中分出。本病是常染色体隐性遗传性疾病,男女均可发病,自发性出血少见。实验室检查APTT延长,FXI:C降低。

5. 其他遗传性凝血因子缺乏性疾病 如因子Ⅱ、Ⅶ、Ⅴ、Ⅹ、Ⅷ+Ⅴ、遗传性维生素K依赖因子缺乏、纤维蛋白原缺乏等,常为常染色体隐性遗传,有一定(不明确)的出血表现,实验室相应凝血因子检测可以明确诊断。

6. 生理性凝血因子缺乏 生后≤6月龄的新生儿和婴幼儿,尤其是早产儿,FⅨ会有一定程度减低,一般为正常水平的20%~30%,但随月龄达6月龄后逐渐升至正常,需注意鉴别。

7. 迟发型维生素K依赖凝血因子缺乏症 2周~4月龄的婴儿,发生严重出血现象,排除血小板异常原因,凝血相关发现检查异常(APTT,PT延长),可考虑迟发型维生素K依赖凝血因子缺乏症。其原因可能由于长期应用光谱抗生素抑制了肠道内正常细菌的生长可致维生素K缺乏;另外。新生儿肺炎、败血症及病毒感染等任何原因引起的肝脏损害,也可影响维生素K依赖因子合成。

(四) 抑制物的检测

有条件的患儿应该在开始接受凝血因子治疗后的前20暴露日(ED)内每5ED定期检测,在21~50ED内每10ED检测1次,此后每年至少检测2次,直至150ED。若出现治疗效果不如既往,首先应该考虑患儿可能产生了抑制物,应进行凝血因子抑制物滴度测定。此外,患儿接受手术前必须检测抑制物。

(五) 血友病的治疗

1. 急性出血时的治疗

(1)出血后替代治疗原则:凝血因子替代治疗仍然是目前血友病最有效的急性出血的止血措施。原则是早期、足量、足疗程。替代治疗剂量和疗程应考虑出血部位和出血严重程度。①血友病甲的替代治疗。首选基因重组FⅧ制剂或者病毒灭活的血源性FⅧ制剂,无条件者可选用冷沉淀或新鲜冰冻血浆等。输注1U/kg体重的FⅧ制剂可使体内FⅧ:C提高2%,FⅧ在体内的半衰期为8~12h。因此,要使体内FⅧ保持在一定水平,需每8~12h输注1次。②血友病乙的替代治疗。首选基因重组FⅨ制剂或者病毒灭活的血源性凝血酶原复合物,无条件者可选用新鲜冰冻血浆等。输注1U/kg体重的FⅨ制剂,可使体内FⅨ:C提高1%,FⅨ在体内的半衰期为18~24h。因此,要使体内FⅨ保持在一定水平,需每24h输注1次。严重出血或手术时,可每12h输注1次。

(2)辅助治疗:

1)PRICE原则:即制动(prohibition)、休息(rest)、冷敷(ice)、压迫(compression)、抬高(elevation)原则。

PRICE 原则是肌肉和关节出血时除输注凝血因子以提高凝血因子水平外很重要的处理措施。及时制动使用夹板、模具、拐杖或轮椅可使出血的肌肉和关节处于休息体位,使用冰块或冷物湿敷可有效减少炎性反应。建议冰敷每 4~6h 使用 1 次,每次 20min 左右,直至肿胀和疼痛减轻。

2)1-去氨基-8-D-精氨酸加压素(DDAVP):轻型血友病甲患儿出血时可选 DDAVP,重型患儿无效。适用于>2 岁的患儿,应用时需要限水,须行预试验。推荐剂量为 0.3~0.4μg/kg 体重,50ml 生理盐水稀释后缓慢静脉滴注(至少 30min),每 12h 1 次,可用 1~3 d。使用后凝血因子浓度升高>30%或较前上升>3 倍为有效。试验有效患儿也可使用专供血友病患儿使用的 DDAVP 鼻喷剂喷鼻来控制轻微出血。

3)抗纤溶药物:临床常用的抗纤溶药物有氨甲环酸、6-氨基己酸、氨甲苯酸等。此类药物对口腔、舌、扁桃体、咽喉部出血及拔牙引起的出血有效,但对关节腔、深部肌肉和内脏出血疗效较差,泌尿系统出血时严禁使用。避免与凝血酶原复合物合用。使用剂量:6-氨基己酸 50~100mg/(kg·次),每 8~12h 1 次;氨甲环酸 10mg/(kg·次),静脉注射或 25mg/(kg·次),口服;氨甲苯酸 2~6mg/kg,每 8h 1 次。也可漱口使用,尤其在拔牙和口腔出血时,5%的氨甲环酸溶液 10ml 含漱 2min,每日 4 次,连用 7 d。

4)肾上腺皮质激素:肾上腺皮质激素对减轻肌肉水肿及对神经的压迫,减轻关节肌肉出血所引起的局部炎性反应有一定效果。但疗程不宜长。

5)止痛药:根据病情,选用对乙酰氨基酚和弱或强阿片类药物,或应用 COX-2 类解热镇痛药。禁用阿司匹林和其他非甾体消炎药。

6)物理治疗和康复训练:可以促进肌肉、关节积血吸收,消炎消肿。维持正常肌纤维长度,维持和增强肌肉力量,维持和改善关节活动范围。在非出血期积极、适当的运动对维持身体肌肉的强壮并保持身体的平衡以预防出血非常重要。

2. 预防治疗 预防治疗是指出血前有规律地替代,以保证血浆中凝血因子长期维持在一定水平,从而减少出血、降低致残率、改善患儿生活质量。对儿童患者应设定年关节出血次数(AJBR)或年出血次数(ABR)<3 次的目标,以尽量避免关节损伤的发生以及由于关节出血造成不可逆性关节残疾。预防治疗是儿童血友病的首选治疗方法。世界血友病联盟和世界卫生组织已将预防治疗确定为重型血友病患儿预防出血和关节损伤,从而达到保留正常肌肉骨骼功能这一最终治疗目标的标准治疗方法。

(1)预防治疗分级:根据预防治疗开始的时间分为初级、次级和三级预防治疗。①初级预防:婴幼儿在确诊后、第 2 次关节出血前,且患儿年龄<3 岁,无明确证据(体格检查和/或影像学检查)证实存在关节病变的情况下,即开始实施预防治疗。②次级预防:在两次或两次以上关节出血后,体格检查和影像学检查尚未发现关节病变之前,即开始预防治疗。③三级预防:体格检查和影像学检查证实已有关节病变,才开始预防治疗。重型患儿、有过关节出血和关节病变的患儿应该根据病情及早开始预防治疗,已尽可能达到 AJBR 或 ABR<3 次的目标。

(2)预防治疗方式:①临时预防(单剂预防)法,在估计可能诱发出血的事件前,单一剂量保护性注射凝血因子制品。②短期预防法,在一段时期内(1~3 个月),定期注射凝血因子,以阻止"靶关节"反复出血的恶性循环或严重出血事件,防止损伤加重或延缓并发症的发生。③长期预防(持续预防)法,长期定期使用凝血因子制品,尽可能减少出血,以保证患儿维持接近正常间龄儿的健康生活。

(3)预防治疗方案:①血友病甲,标准剂量为浓缩凝血因子Ⅷ 25~40U/(kg·次),每周 3 次或隔日一次。根据我国目前经济现状和治疗条件,可考虑减低剂量的方案,如小剂量方案,在国内一些临床实验中也取得了比较好的效果,即:浓缩凝血因子Ⅷ 10U/(kg·次),每周 2 次。②血友病乙,标准剂量为浓缩凝血因子Ⅸ 25~40U/(kg·次),每周两次。同上述原因,可考虑小剂量治疗方法。即浓缩凝血因子Ⅸ制品或凝血酶原复合物浓缩剂(PCC)20U/(kg·次),每周 1 次。

(六)并发症治疗

1. 血友病抑制物 血友病抑制物是血友病患儿体内产生的同种中和抗体,重型血友病甲和乙抑制物发生率分别为 20%~30%和 1%~5%,而且 5%~10%的中间型或轻型血友病甲患儿也会产生抑制物。某些基因突变类型(大片段缺失、无义突变或内含子 1,22 倒位)、抑制物阳性家族史、手术及严重出血时大剂量凝血因子输注、颅内出血等是抑制物产生的高危因素。合并持续性抑制物则是血友病严重并发症,将导致血友病患儿出血症状更难控制,致命性出血发生风险增高,进一步降低生活质量。

(1)抑制物的诊断:①临床表现,血友病患儿突发临床出血症状加重、频率增加,或对以往替代治疗措施无效。②实验诊断,检测 FⅧ/FⅨ抑制物,并排除狼疮抗凝物(LA)和抗心磷脂抗体(ACA)存在。低滴度抑制物:抑制物滴度<5BU/ml;高滴度抑制物:抑制物滴度≥5BU/ml。

(2)抑制物的治疗:①急性出血治疗。血友病甲患儿,低滴度者可以加大剂量使用凝血因子制品,高滴度者使用猪 FⅧ、rhFⅦa 或凝血酶原复合物;血友病乙患儿,低滴度者可以加大剂量使用凝血因子制品,高滴度者使用 rhFⅦa 控制出血。②消除抑制物治疗。免疫耐受治疗,疗效肯定。规律性使用相同凝血因子制品 25~200U/kg,每日至隔日 1 次,连续数月至数年,减少抑制物的产生。还可使用免疫抑制剂(首选泼尼松、环磷酰胺、6-巯基嘌呤等),对获得性血友病疗效肯定,但对于血友病出现抑制物的疗效欠肯定。

2. 血友病关节病变 血友病关节病变是血友病患儿常见和严重的并发症,关节受损和残疾发生时间取决于关节出血的严重程度和治疗方式。为保护关节和避免致残,需要立即开始有效的三级预防治疗和多学科治疗:患儿应当在保证一定凝血因子谷浓度的前提下,进行正规的物理治疗和康复训练,治疗同时定期进行评估,如关节结构评估[磁共振成像(MRI)或 X 线,每 3 个月至半年随访 1 次超声检查]和功能评估。还需要根据病情开展滑膜切除、骨关节矫形治疗;为减轻疼痛可适当应用镇痛剂。

3. 血液传播性感染 虽然通过严格的献血者筛查、血制品制造过程中的病毒灭活手段,以及重组凝血因子的广泛使用,血友病患儿病毒感染率已明显下降,但新的挑战仍不断出现,如一些新型感染,可能无法用现有的病毒灭活方式清除等。使用不含任何血液成分的基因重组因子能杜绝已知和未知病原体感染风险。

(邵静波 蒋 慧)

第三节 免疫性血小板减少性紫癜

免疫性血小板减少性紫癜(immune thrombocytopenic purpura,ITP)是一种以持续性外周血小板减少为特征的自身免疫性疾病。过去称为"特发性血小板减少性紫癜"(idiopathic thrombocytopenic purpura);近年发现其发病机制与多种细胞因子参与的免疫介导反应有关,部分患者血小板减少但并未见出血点或紫癜,故目前国内外学者更倾向于命名为"免疫性血小板减少症"(immune thrombocytopenia),仍保留 ITP 的缩写。其发病机理为自身抗体与血小板抗原结合,导致它们在未成熟时即被网状内皮系统,尤其是在脾脏中破坏而引起血小板减少。免疫介导的血小板减少症包括:药物诱导的血小板减少、新生儿同种免疫性血小板减少、输血后紫癜、急慢性 ITP 和继发性 ITP[7]。

一、流行病学

成人慢性 ITP 的发病率美国和英国相似,每年为百万人口 58~66 例新病例(5.8~6.6/10^6)。儿童 ITP 发病率为 4.0~5.3/10^6,且多表现为急性突发性 ITP,常发生于病毒感染与免疫接种之后。约 15%~20% 的患儿可发展成慢性 ITP,儿童慢性 ITP 发病率估计为每年 0.46/10^6。据报道,儿童颅内出血的发生率接近 0.1%~0.5%。20 世纪 90 年代进行的一项大规模前瞻性研究显示,严重新生儿血小板减少(<50×10^9)的发生率为 8.9%~14.7%,新生儿颅内出血(ICH)发生率为 0%~1.5%。

二、诊断标准

儿童期 ITP 可发生在任何年龄。新生儿期 ITP 应于母亲 ITP 或异体免疫性血小板减少症相区别。儿童 ITP 的诊断主要通过排除法。通常儿童 ITP 是一种良性疾病,需要对患者进行仔细地解释和劝告,而不是积极地治疗。这是因为儿童 ITP 很少发生严重的出血,80% 在患病的 6~8 周内能自发缓解。

儿童 ITP 与成人 ITP 有很大差别;多数以急性起病、部分发病与病毒感染或与免疫接种有关;发病前常有急性病毒感染和免疫接种史。麻疹流行性腮腺炎和风疹疫苗等可引起 ITP,通常在接种后 6 周发病。年龄大于 10 岁的儿童多发生慢性 ITP,诊断时应考虑其他与血小板减少相关的自身免疫性疾病,其中特别是系统性红斑狼疮和抗磷脂综合征。部分患者可以自发缓解(或自限性),并发颅内出血罕见。新诊断 ITP,必须先排除其他原因导致的继发性血小板减少症。

(一)临床表现

见于小儿各年龄时期。主要表现为出血,以皮肤/黏膜出血点、瘀斑/或瘀点为主,严重者可见内脏出血(消化道、鼻腔等),以颅内出血死亡约 0.5%。体格检查一般无肝脾大。

(二)实验室检查

1. 外周血涂片检查提示血小板计数<100×10^9/L(至少 2 次),血细胞形态无异常。急性出血时期或反复多次出血之后,红细胞及血红蛋白轻度减少,网织红细胞于大出血后可增多。

2. 骨髓细胞学检查(选择性检查),主要针对不典型或排除骨髓性疾病的必要检查,提示骨髓增生活跃,巨噬细胞成熟障碍。

3. 血小板相关抗体检查,特异性较差。单克隆抗体特异性俘获血小板抗原试验法(monoclonal antibody immobilization of platelet antigen assay,MAIPA),特异性高,可区别免疫性和非免疫性的 ITP。但此项检查在国内少有单位开展。

4. 促血小板生成素(TPO)和网织血小板比例测定对区别血小板生成减少或破坏增加有一定意义,但 TPO 的检查对于 ITP 的诊断价值则有限。

三、分型

(一)根据发病时间分型

1. 新诊断的 ITP   诊断后 3 个月内血小板减少的所有患者。

2. 持续性 ITP   诊断后 3~12 个月血小板减少患者。

3. 慢性 ITP   血小板减少持续超过 12 个月的所有患者。

4. 难治性 ITP   满足以下所有 3 个条件的患者:脾切除后无效或者复发;需要(包括小剂量肾上腺皮质激素及其他治疗)治疗以降低出血的危险;除外其他引起血小板减少症的原因,确诊为 ITP。

5. 重症 ITP   血小板<10×10^9/L,显著的皮肤黏膜多部位出血和/或内脏出血。

(二)根据出血程度分型

1. 轻度   血小板<100×10^9/L,只在外伤后出血。

2. 中度   血小板<50×10^9/L 而>25×10^9/L,可见自发出血,尚无广泛出血。

3. 重度   血小板<25×10^9/L 而>10×10^9/L,见广泛出现出血,外伤处出血不止。

4. 极重度   血小板<10×10^9/L,自发出血不止,危及生命。

四、治疗

通常来说,儿童 ITP 是一种良性疾病。80% 的儿童 ITP 在发病后 6~8 个月内能够自行缓解,因此对急性 ITP 患儿的治疗,不应受血小板计数的影响,而主要依赖于症状,如无临床表现、缺乏显著出血症状或仅有小瘀斑时可不予提升血小板的治疗。控制出血、减少血小板破坏,使血小板数量达到充分止血(不出现大出血),而不是使血小板达到正常数量,即维持 ITP 患儿安全地不发生大出血是治疗的主要目的。

(一)一般疗法

发病初期,应减少活动,避免创伤,重度者卧床休息。积极预防及控制感染,给予足量液体和易消化软食,避免口腔黏膜损伤。为减少出血倾向,常给大量维生素 C。局部出血者压迫止血,若出血严重或疑有颅内出血者,应积极采取各种止血措施。

(二)临床观察

对血小板计数≥30×10^9/L,无明显出血症状或体征,且近期无手术的 ITP 患者做临床观察,动态监测 BPC 数以及出血倾向,若有感染及积极控制感染。

（三）糖皮质激素

为 ITP 的一线治疗药物。国内外学者推荐指征为血小板计数 $<30\times10^9/L$，或伴有明显出血症状或体征患者。常规剂量[泼尼松剂量 $1\sim2mg/(kg\cdot d)$]$[max\ 60mg/(m^2\cdot d)]$，初始选择静脉滴注；待出血倾向改善、血小板稳定可给予口服（等剂量静脉换算）；血小板正常后缓慢减量至停药观察。如糖皮质激素治疗 2 周仍无反应者应尽快减量和停用，并寻找原因。

（四）静脉丙种球蛋白

静脉丙种球蛋白（IVIg）为重度出血或短期内血小板进行性下降者选用。其作用机制为中和以及抑制抗体产生，有效率达 75%。剂量：$0.4g/(kg\cdot d)\times3\sim5d$ 或 $1g/(kg\cdot d)\times2d$。

（五）输注血小板

血小板输注仅在颅内出血（ICH）或其他发生有威胁生命的出血时应用，而且剂量要比骨髓衰竭类疾病大，同时给予大剂量静脉类固醇或 IVIg 免疫调节。

（六）脾切除术

脾切除术是否恰当基于不同的临床状态。如果将计划进行择期的脾切，适当的术前治疗包括：血小板计数 $<30\times10^9/L$ 时给予 IVIg，而当血小板计数 $<10\times10^9/L$ 时给予 IVIg，激素治疗和抗 Rh-(D)。不恰当的术前治疗包括：当血小板计数超过 $50\times10^9/L$ 时给予 IVIg，口服激素或抗 Rh-(D) 治疗；还有当血小板计数超过 $30\times10^9/L$ 时给予静脉激素治疗，当血小板计数超过 $20\times10^9/L$ 时输注血小板。ITP 患儿在经过起始治疗（激素，IVIg）和脾切后，如症状持续存在，且血小板计数 $<30\times10^9/L$ 并伴有活动性出血时应给予进一步治疗。

（七）慢性/难治性 ITP 治疗

往往为激素依赖/或激素无效患者。如对一线治疗无效者，则应对诊断进行重新判断；如在一线治疗不规范或激素减量过快者，则视病情可作重新评价并调整激素使用。如一线治疗无效者，则酌情使用二线药物治疗。但临床疗效无确定。

（八）重症 ITP

血小板 $<10\times10^9/L$，皮肤黏膜多部位出血和/或内脏出血。应迅速提高患者血小板计数至安全水平（血小板数 $\geqslant50\times10^9/L$），有严重出血或有危及生命的出血可紧急输注浓缩 BPC 制剂。同时处理如下：①静脉输注丙种球蛋白；②甲泼尼龙静脉或冲击治疗（$4\sim5mg/(kg\cdot d)$ 共用 3d，有效者逐渐过渡到常规剂量）。对于贫血症状明显的急性失血性贫血者可输注浓缩红细胞。

五、疗效判断

（一）完全反应

治疗后血小板计数 $\geqslant100\times10^9/L$ 且没有出血表现。

（二）有效

治疗后血小板计数 $>30\times10^9/L$，并且至少比基础 BPC 数增加 2 倍，且没有出血表现。

（三）激素依赖

需要持续使用皮质激素，使血小板计数 $>30\times10^9/L$ 或避免出血。

（四）无效

治疗后血小板计数 $<30\times10^9/L$ 或者 BPC 数增加不到基础值的 2 倍或者有出血表现。在 ITP 的疗效判断时，应至少检测两次血小板计数，两次检测之间间隔 7 d 以上。

六、注意点

（一）新诊断 ITP，糖皮质激素治疗有效者，治疗时间在 3 个月内。

（二）在糖皮质激素治疗期间，禁止注射预防接种，至完全停药 1~3 个月后，视使用激素时间长短而定。

（三）以上方案不适合新生儿 ITP 治疗。

七、随访管理

（一）严格掌握儿童 ITP 诊断和鉴别诊断。

（二）严格按照儿童 ITP 分级指征观察、治疗和随访。

（三）二线治疗必须在儿童血液专科医师监控下酌情使用。

八、新生儿 ITP

新生儿期的 ITP 要和母亲的 ITP 或异种免疫性血小板减少症相区别。在多数情况下，大多数新生儿出血发生在分娩后 24~48h，此时血小板计数最低，分娩后所有病例都应测定脐带血小板计数。那些血小板计数异常的婴儿应从临床和血液学方面严密观察，出生后 2~5d 血小板计数会进一步降至最低点。因此，新生儿 ITP 时应在出生后 3~4d 测定血小板计数，如果出生时血小板计数 $<20\times10^9/L$。需进行影像学的检查，如颅脑超声波，如果血小板计数介于 $<20\sim50\times10^9/L$ 之间，即使缺乏新生儿的其他疾病表现，也建议行颅脑超声检测。新生儿很少需要进行治疗，临床有出血或血小板计数 $<20\times10^9/L$ 的患者应用 1g/kg 的 IVIg 治疗很快产生疗效，发生威胁生命的出血时应采用血小板输注和 IVIg 治疗。新生儿没有颅内出血（ICH）的证据时，如果血小板计数 $<20\times10^9/L$，可以应用 IVIg 治疗，当血小板计数介于 $(20\sim50)\times10^9/L$ 之间时，可不需要输注 IVIg，血小板计数 $>50\times10^9/L$，不用激素或 IVIg 治疗；新生儿如存在颅内出血的证据时，当血小板计数 $<20\times10^9/L$ 时，需联用激素和 IVIg 而不应单独使用激素。需额外提醒的是，母亲患有 ITP 时，不应放弃母乳喂养。

（邵静波 蒋 慧）

第四节 儿童白血病

一、概述

白血病是儿童期最常见的恶性疾病，约占该年龄段所有恶性肿瘤的 30% 左右，其特点造血细胞恶性增生，破坏正常造血，并浸润至其他组织和器官。急性儿童白血病是儿童白血病的主要类型，约占 95%，15 岁以下儿童急性白血病发病率为 4/10 万左右，其中最常见的是急性淋巴细胞白血病（acute lymphoblasticleukemia，ALL），占急性白血病的 70%~80%。目前我国传染病和其他感染性疾病的发病率和死亡率逐年下降，恶性肿瘤已成为小儿时期主要死亡原因之一，但随着精确诊断分型和治疗水平的提高，白血病的治愈率也在不断提高，ALL 5 年以上无事件生存率（even-freesurvival，EFS）可达 80% 左右。

（一）病因与发病机制

根据目前的认识，白血病的确切病因尚不明确。既有环境因素，也有遗传因素，最终引起血细胞多次基因突变而发病。已知的环境因素有：病毒感染、辐射和一些化学物质。而遗传因素方面的研究至少发现有 *BCR-ABL*、*PML-RARα* 等基因突变和白血病的发病有关。这些遗传因素有些可以导致基因序列的不稳定，有些是在发生突变后有利于变异克隆的恶性生长，还有些是导致免疫监视功能减弱不能清除突变克隆而发生白血病。

（二）白血病分类

儿童白血病主要分为两大类：以分化不良的幼稚细胞增生为主的急性白血病和以成熟细胞增生为主的慢性白血病。儿童白血病以急性白血病为主，主要可以按恶变的血细胞谱系分为急性淋巴细胞白血病（常简称"急淋"）和急性髓细胞白血病（亦称急性非淋巴细胞白血病，简称"急非淋"）。慢性白血病在儿童期可见慢性髓细胞白血病，以及小年龄儿童特有的幼年型粒单核细胞白血病。

二、急性淋巴细胞白血病

（一）临床表现

由于骨髓内白血病细胞的异常增殖，导致正常造血功能受抑，出现贫血、出血、发热及感染；由于肿瘤细胞浸润导致肝脾大、淋巴结肿大、骨关节疼痛，中枢神经系统浸润可能出现头痛、呕吐等高颅压症状，睾丸浸润会出现睾丸无痛性增大，其他脏器浸润，如纵隔占位可能引起呼吸窘迫、肾脏浸润可能出现肾功能不全、皮肤浸润可能出现皮下结节。另外还有癌症的一般症状，如发热、体重下降、食欲减退等。

（二）诊断

急性淋巴细胞白血病通过形态学（M，morphology）、免疫学（I，immunophenotyping）、细胞遗传学（C，cytogenetics）以及分子遗传学（M，molecular genetics）进行分类，简称 MICM 分型。

1. 形态学分型　多采用 FAB 系统，即根据细胞的大小、细胞核的形状及细胞核的核仁及细胞质等的形态，将急淋分为 L1、L2、L3。但 FAB 分型对预后的意义并不重要，最重要的是通过形态学及细胞化学检查将急淋与急非淋分开，因为两者的治疗方法和预后有很大差异。急淋的糖原染色（PAS）多呈强阳性，而过氧化物酶染色（POX）和非特异性酯酶染色（NSE）阴性。

2. 免疫学分型　这是通过检测白血病细胞表面或细胞内的各种抗原确定白血病细胞性质的检查方法，常用流式细胞仪来进行。急淋主要分为 B 细胞性和 T 细胞性两大类，B 细胞性占 85% 左右，T 细胞性较为少见。B 系的 CD19 及 T 系的 CD7 为高度敏感的标记，而 cCD79 及 cCD22 是 B 系的特异性标记，而 cCD3 则为 T 系的特异性标记。

3. 细胞遗传学　改变包括染色体数量异常及染色体结构异常。染色体数目可增加或减少；结构异常表现为易位、倒位、缺失等。一般的染色体异常可以通过培养细胞的染色体分型发现，也可以结合荧光原位杂交技术（FISH）得以明确。

4. 分子遗传学　目前常用的分析方法包括聚合酶链反应（PCR）。也有采用基因芯片或基因测序技术进行检测。根据细胞遗传学和分子遗传学，急性淋巴细胞白血病可以分为以下几种常见的类型：t（12；21）/ETV6-RUNX1+ALL、t（9；22）/BCR-ABL/ph+ALL、t（1；19）/TCF3-PBX1+ALL、染色体 11q23/MLL 重排+ALL 等类型。这些遗传学分类直接和疾病预后以及治疗方案的选择有关。如高二倍体 ALL 和 t（12；21）/ETV6-RUNX1+ALL 预后良好，而染色体 11q23/MLL 重排+ALL 及 t（9；22）/BCR-ABL/ph+ALL L 预后较差，其中 t（9；22）/BCR-ABL/ph+ALL L 通过靶向治疗可以明显提高疗效。

（三）鉴别诊断

1. 以"出血"症状起病　患者需要与免疫性血小板减少性紫癜（ITP）鉴别，但 ITP 患者通常无肝脾淋巴结肿大，除血小板减少外通常白细胞和血红蛋白是正常的，无幼稚细胞。必要时通过骨穿检查可明确。

2. 以"肝脾淋巴结肿大"起病　患者需要与传染性单核细胞增多症或其他病毒感染，如巨细胞病毒（CMV）感染相鉴别，通常无出血及贫血症状，外周血涂片异型淋巴细胞比例增高，病毒 IgM 抗体或 DNA 扩增阳性。

3. 以"骨关节痛"起病　患者需要与幼年型特发性关节炎（JRA）相鉴别，JRA 患者可有贫血，但通常程度不重，且无出血，肝脾淋巴结无明显肿大。

4. 以"三系下降"起病　患者需要与再生障碍性贫血鉴别，后者通常没有肝脾淋巴结肿大，血涂片无幼稚细胞，骨髓检查可确诊。

5. 其他癌症的骨髓转移　如神经母细胞瘤、横纹肌肉瘤、非霍奇金淋巴瘤等，与急淋的临床表现相似，但大多可以通过体检和影像学检查发现原发肿块。

6. 朗格汉斯细胞组织细胞增生症（LCH）中多系统累及　患者临床表现与白血病相近，有发热、肝脾淋巴结肿大、血象异常，但通常骨髓检查无异常增高的幼稚细胞，特征性的皮疹做皮肤印片或皮肤活检可明确诊断。

（四）实验室检查

1. 外周血象　白细胞通常升高，有时也可能正常或降低，并常伴有不同程度的贫血和/或血小板减少。

外周血涂片大多有幼稚细胞。

2. 骨髓象 确诊白血病必须做骨髓检查,原始及幼稚淋巴细胞比例>25%可诊断为急性淋巴细胞白血病,另外骨髓液需进行 MICM 分型。

3. 中枢神经系统 少于5%的患者起病时会伴有中枢神经系统白血病(CNS Leukemia,CNSL)。通常可以通过脑脊液检查发现幼稚细胞得以诊断。有时 CNSL 仅表现为脑神经瘫痪或影像学的脑实质浸润。

4. 影像学检查 一般不需要进行全身的影像学评估,但少数 T-ALL 起病时胸部 X 线片可见纵隔占位。此外怀疑 CNSL 或颅内出血时需要进行颅脑 CT 或磁共振检查。

5. 其他检查 化疗前脏器功能的评估,如肝肾功能、电解质、凝血功能、心脏彩超评估心功能等,如有感染征象,还需进行相应的病原学检查,如血培养、分泌物或排泄物培养。

(五)预后因素及临床危险度分组

在对既往研究方案的回顾性分析发现了一些影响预后的因素,公认的预后不良的因素包括:起病时白细胞数≥50×10^9/L、发病年龄<1岁或>10岁、T细胞性、低二倍体、Ph染色体、11q23/MLL重排+、起病时有中枢或睾丸浸润、早期治疗反应差。根据上述预后因素,通常将急淋分为标危组及高危组,不同的研究方案危险度分组的标准可能略有不同。

(六)治疗

一线治疗为多药联合化疗。常用的化疗药物有巯嘌呤(6-MP)、硫鸟嘌呤(6-TG)、柔红霉素(DNR)、长春新碱(VCR)、阿糖胞苷(Ara-C)和甲氨蝶呤(MTX)和环磷酰胺(CTX)。糖皮质激素对绝大多数 ALL 有特异的杀伤作用,是 ALL 联合化疗最常用的组成之一。

ALL 的化疗通常是分阶段进行的,一般包括诱导治疗、巩固治疗、继续治疗。而继续治疗还可以分为早期继续治疗和维持治疗,总疗程约 2~2.5 年[8,9]。

1. 诱导治疗 主要目的是将 ALL 细胞迅速减少,一般 4~8 周,大多数患者骨髓幼稚细胞可<5%,达到形态学缓解(complete remission,CR)。经典的诱导方案为糖皮质激素+长春新碱+柔红霉素+门冬酰胺酶即 PVDL 方案。在治疗早期由于肿瘤细胞大量死亡,需警惕肿瘤细胞溶解综合征,可出现少尿、电解质紊乱(高钾、低钙、高磷)及肾功能损害,应积极水化,监测尿量、肾功能和电解质情况。

2. 巩固治疗 是紧接着诱导治疗后以一些不同的化疗药物施予强烈治疗,进一步清除体内残留的肿瘤细胞,降低复发的风险,常用的药物包括环磷酰胺、阿糖胞苷、巯嘌呤、大剂量甲氨蝶呤、门冬酰胺酶等。

3. 继续治疗 一般有两个阶段,早期阶段由化疗强度较弱的间期治疗以及间歇性的高强度再诱导化疗组成,一般半年左右;后期便是维持治疗常采用巯嘌呤和甲氨蝶呤,一般一年半到两年。维持治疗,强度较轻,患者可以在家中服药,但由于个体差异,药物作用和副作用各不相同,需要定期监测血常规和肝功能,以便及时调整治疗。社区及家庭医生的介入将有利于提高维持治疗的安全性和依从性。

4. 髓外白血病的预防和治疗 ALL 容易发生 CNSL 和睾丸白血病,而大多数化疗药物不能透过血脑屏障和血生精小管屏障,因此需要特别注意髓外白血病的预治。由于放疗的远期副作用很大,除复发的髓外白血病外,放疗一般不作为一线防治手段。鞘内注射化疗药物(甲氨蝶呤、阿糖胞苷、地塞米松三联鞘注)和大剂量甲氨蝶呤可有效预防髓外白血病。

5. 支持治疗 如感染的预防和治疗,尤其是中性粒细胞缺乏时的发热应及时应用广谱抗生素治疗,并积极查找病原菌和感染部位。常用的抗生素为氨基糖苷类+头孢菌素或碳青霉烯类,万古霉素一般作为二线用药。如广谱抗生素用药 48~72h 体温未控制,则应预防性使用抗真菌药物,如氟康唑、伏立康唑、米卡芬净、卡泊芬净、两性霉素等。由于急淋患者的治疗时间较长,属于免疫低下人群,肺孢子菌肺炎感染机会较高,应采用复方磺胺甲噁唑预防,25mg/(kg·d),每周 3d 口服。集落刺激因子(G-CSF)的使用可缩短白细胞低下的时间,有助于感染的控制。有明显的贫血症状可输注红细胞悬液。血小板严重减少或有出血症状时可输注浓缩单采血小板。化疗期间应保持良好的营养,可减少感染及其他并发症,患儿应进食高蛋白高能量的食物,如因口腔溃疡、门冬相关胰腺炎、消化道出血等原因不能进食者,可考虑静脉营养。此外还要对患者及家庭进行心理辅导,帮助他们排解忧虑、抗拒、愤怒等负面情绪,对治疗建立信心。

6. 造血干细胞移植(HSCT) 儿童 ALL 仅少数患者需要 HSCT。HSCT 一方面通过摧毁性的治疗最大限度地杀灭白血病细胞;另一方面通过植入的移植物抗白血病作用(GVL),进一步清除白血病细胞。所以,针对白血病的 HSCT 应选择同种异体来源的供体。HSCT 除相关费用高昂外,并发症风险也较高,如移植物抗宿主病(GVHD),严重者可致死。

7. 靶向治疗和细胞免疫治疗 随着研究的不断深入,更多的新兴治疗手段逐步应用于临床。靶向治疗是针对特定分子靶点进行治疗的新型治疗手段。非常有代表性的是针对 BCR-ABL 融合基因的酪氨酸激酶抑制剂(TKI)治疗,代表药物有伊马替尼和达沙替尼。TKI 联合化疗的使用,使得该组患者长期生存率明显升高。在难治性 B 淋巴细胞白血病患者中使用 CD19-嵌合抗原受体 T 细胞(CART)技术并获得成功,是现代白血病治疗策略里程碑式的进步。其原理是通过改造患者自身的 T 淋巴细胞,使其表达人工组装的识别 CD19 的抗原受体和共刺激分子,从而赋予其精准杀伤癌细胞的能力。

三、急性髓系白血病

急性髓系白血病(AML)约占儿童白血病的 20% 左右。近年来,随着对 AML 细胞形态学、免疫表型、细胞遗传学和分子遗传学特性的深入了解,治疗策略和方法的不断改进和创新,化疗强度的增加,大剂量阿糖胞苷在缓解后的应用,同种异体造血干细胞移植技术的进步,支持治疗的不断完善,儿童 AML 完全缓解率已达 80%~85%,5 年 EFS 接近或超过 60%[10]。

(一) 临床表现

与急性淋巴细胞白血病类似,可有贫血、出血、感染、肝脾淋巴结肿大及其他脏器的肿瘤浸润。出血的原因除了血小板减少外,白血病细胞中促凝颗粒的释放可触发弥散性血管内凝血(DIC)。急性早幼粒细胞白血病(APL)的出血表现尤为明显,是早期死亡的主要原因之一,因此,一旦怀疑 APL 应尽早使用全反式维 A 酸,不必等待确诊。此外,AML 可以有软组织浸润,常见于眶周组织形成绿色瘤或于皮肤形成无色或暗红色结节。CNSL 和睾丸白血病的发生率明显比 ALL 少,多见于 M4、M5 型。

(二) 诊断及分型

1. 形态学分型

根据 FAB 分型将 AML 分为 M0~M7 型。分别为 M0 原粒细胞未分化型、M1 原粒细胞白血病微分化型、M2 原粒细胞白血病部分分化型、M3 早幼粒细胞白血病、M4 粒单核细胞白血病、M5 单核细胞白血病、M6 红白血病、M7 巨核细胞白血病。

7 个亚型的细胞化学特征不尽相同,过氧化物酶(POX)和苏丹黑(SB)染色对分化较差的原粒细胞呈阴性,而分化较好的呈阳性,因此 M1 以阴性和弱阳性为主,而 M2 及 M3 多呈强阳性。非特异性酯酶(NSE)部分呈阳性,但不被氟化钠抑制或抑制率<50%,中性粒细胞碱性磷酸酶(NAP)明显减少甚至消失。糖原(PAS)染色多呈阴性,M3 呈弥漫性淡红色反应。M5 的 POX 和 SB 染色呈阴性或弱阳性,NSE 呈阳性或强阳性反应,但可被氟化钠抑制,抑制率>50%。M4 兼具粒单两系的特征。M6 的幼红细胞 PAS 染色可呈阳性。这些细胞化学的特征结合细胞形态学特点可作为 AML 各亚型的诊断和鉴别诊断的依据。

2. 免疫表型

AML 通常表达 CD33、CD13、CD14、CD15、CD16、CD11、CD45、MPO。其中 MPO 是 AML 的特异标记。此外,红系表达血型糖蛋白,巨核系表达 CD41、CD42、CD61。

3. 细胞遗传学和分子遗传学特点

80%~90% 的 AML 可发现有克隆性的细胞遗传学和分子遗传学异常,这种异常仅发生在白血病细胞中,并成为检测肿瘤细胞的标记。细胞形态学达到缓解时,这些染色体异常或融合基因可能消失,达到细胞遗传学和分子遗传学缓解,而临床复发时再现。

AML 的染色体构型异常和融合基因往往与 FAB 亚型密切相关,如 M3 常见 t(15;17) 即 *PML-RARα* 融合基因、M2 常见 t(8;21) 即 *AML-ETO1* 融合基因、M4 及 M5 多见 MLL 重排的 11q23 异常等。

(三) 鉴别诊断

1. 外周血三系减低并肝脾淋巴结并不肿大者需与再生障碍性贫血相鉴别,骨髓涂片检查是决定性的客观依据,后者骨髓有核细胞增生减低或极度减低,无幼稚细胞比例增高。

2. 外周血白细胞异常增高者需与类白血病鉴别,类白血病时除了白细胞计数增高外,外周血可有不同程度的幼稚细胞和过渡期细胞比例增多,多由严重感染和溶血引起,NAP 积分增高,祛除病因后类白反应可很快消失,骨髓检查可助诊断。

(四) 实验室检查

1. 血象初诊时可表现为三系减少或白细胞增高/正常伴两系下降,外周血涂片中原始细胞和幼稚细胞不同程度的增多,低白细胞计数者外周血中可不出现幼稚细胞。

2. 骨髓象骨髓呈增生活跃、明显活跃或极度活跃,涉及的血细胞系列原始幼稚细胞明显增生,原始幼稚细胞比例>20%可确诊 AML。过渡期和成熟细胞明显低下,呈分化停滞显像。原粒或早幼粒细胞胞质中见棒状小体(auer body)是特征性的形态学标记。

(五) 治疗

随着化疗的加强和完善,儿童 AML 的 CR 率可达 80%~90%,5 年 EFS 接近 60%。主要的治疗方法还是化疗,AML 化疗分为诱导缓解治疗和巩固治疗两个阶段。而急性早幼粒细胞白血病(APL)由于存在特征性的 PML-RARα 融合基因,砷剂联合维 A 酸通过诱导分化和凋亡机制可使患者达到长期缓解并治愈,其 5 年 EFS 已经超过 90%。

1. 诱导缓解治疗 强烈有效的化疗是提高完全缓解(complete remission,CR)率的关键,而 1 疗程达 CR 是争取长期无病生存的先决条件。国际通用的标准方案为柔红霉素、阿糖胞苷(DA),缓解率达 60%~70%,在此基础上增加依托泊苷可将 CR 率进一步提高。我国,部分病例用高三尖杉酯碱(HHT)替代柔红霉素可以获得额外的 CR 率。

2. 缓解后治疗 CR 后可以根据治疗反应采用诱导化疗相同或不同方案进行再次诱导治疗,进一步减少残留的白血病细胞,也可以直接进入巩固治疗。巩固化疗方案不尽统一,但一般以大剂量阿糖胞苷为主线,或联合柔红霉素、米托蒽醌、依托泊苷或高三尖杉酯碱等进行治疗。巩固治疗一般 3~5 个疗程不等。巩固治疗后,是否维持治疗尚有争议,但一般倾向于不做维持治疗。

3. APL 的诱导分化和诱导凋亡治疗 全反式维 A 酸(ATRA)联合砷剂已成为 APL 的标准治疗方案。一般患者在第 28~42d 获得 CR,并可以明显减轻出血倾向。但严重出血仍然是 APL 的最主要死亡原因,因此一旦怀疑 APL 应尽早使用全反式维 A 酸,不必等待确诊。ATRA 和砷剂治疗的主要不良反应有治疗 1 周左右发生的分化综合征(DS),表现为白细胞计数明显升高,伴发热、关节肌肉疼痛、体液潴留、呼吸窘迫等。DS 可以应用地塞米松进行防治。

4. 髓外白血病的治疗 AML 的髓外白血病发生率明显低于 ALL,其中主要是 M_4、M_5。大剂量阿糖胞苷和定期做鞘内化疗可以有效预防髓外白血病发生。

5. 异基因造血干细胞移植 高危患者第一次获 CR(CR1)或复发后再次缓解(CR2),如有合适供体即可进行异基因造血干细胞移植。

6. 靶向治疗 FLT3 突变是 AML 独立的预后不良因子,临床研究显示 FLT3 抑制剂米多托林可以显著提高疗效。针对 CD33 抗原的单克隆抗体药物吉妥珠单抗奥唑米星也已证明可以提高 AML 的生存率。表观遗传学异常也是肿瘤发生的重要机制之一,地西他滨是 DNA 甲基化酶的抑制剂,可有效逆转白血病细胞的异常甲基化,在临床研究中显示了一定的有效性。

(六) 预后

根据细胞形态学、细胞遗传学及分子遗传学特征、早期治疗反应等因素,将 AML 分为预后良好型、中等预后型和预后不良型。

1. 预后良好型 APL、伴有 Down 综合征的 AML、存在 AML/ETO 或 inv(16)。

2. 预后不良型 存在 3 种及以上染色体结构异常的复杂核型、FLT3 突变、MDS 转化成的 AML 及早期治疗反应差。

3. 不属于以上两种的称为预后中等型。

(胡文婷 沈树红)

参 考 文 献

［1］中华医学会儿科学分会. 儿科血液系统疾病诊疗规范. 北京：人民卫生出版社，2014.

［2］胡亚美，江载芳. 诸福棠实用儿科学. 7 版. 北京：人民卫生出版社，2002.

［3］黄绍良，陈纯，周敦华. 实用小儿血液病学. 北京：人民卫生出版社，2014.

［4］郭霞，高举. 儿童贫血的诊断思路. 中国实用儿科杂志，2014，29（11）：805-810.

［5］葛均波，徐永健，王辰. 内科学. 9 版. 北京：人民卫生出版社，2018：532-561.

［6］中华医学会儿科学分会血液学组. 儿童血友病诊疗建议. 中华儿科杂志，2011，49（3）：193-195.

［7］中华医学会儿科学分会血液学组. 儿童原发性免疫性血小板减少症诊疗建议. 中华儿科杂志，2013，51（5）：382-384.

［8］EISER C，STRIDE CB，VORA A，et al. Prospective evaluation of quality of life in children treated in UKALL 2003 for acute lymphoblastic leukaemia：A cohort study. Pediatr Blood Cancer，2017，64（11）：1008-1009.

［9］郑胡镛. 儿童急性淋巴细胞白血病治疗进展. 中国实用儿科杂志. 2007，22（3）：167-169.

［10］沈树红. 儿童急性髓细胞白血病诊断治疗进展. 中华实用儿科临床杂志. 2016，31（3）：165-171.

第八章

呼吸系统疾病

第一节　急性上呼吸道感染

急性上呼吸道感染（acute upper respiratory infection, AURI）简称"上感"，俗称"感冒"，是小儿最常见的疾病，主要是鼻、鼻咽和咽部黏膜的炎症，导致急性鼻咽炎，急性咽炎、急性扁桃体炎等，常统称上呼吸道感染。

一、病因

各种病毒、细菌及支原体均可引起上感，但 90% 以上为病毒，主要有鼻病毒、呼吸道合胞病毒、流感病毒、副流感病毒、腺病毒、肠道病毒等，少数为细菌感染所致，常见的有溶血性链球菌，其次为肺炎链球菌、流感嗜血杆菌等，肺炎支原体亦可引起。

婴幼儿时期由于上呼吸道的解剖和免疫特点易患本病。若患有营养性疾病如维生素 D 缺乏性佝偻病、营养不良、维生素 A 缺乏、锌缺乏症或护理不当、气候变化等因素，则易发生反复上呼吸道感染。

二、流行病学

全年都可发生，冬春较多。在幼儿期发病最多，学龄儿童逐渐减少。致病病毒的传播一般通过飞沫传染及直接接触，偶尔通过肠道。可以流行或散发。传染期在轻症只限于最初几天，重症则较长，继发细菌感染后则更延长。

三、病理变化

早期仅有上呼吸道黏膜下水肿，主要是血管扩张和单核细胞浸润，有较多量浆液性及黏液性炎性渗出，继发细菌感染后，有中性粒细胞浸润和脓性分泌物。上皮细胞受损后剥脱，到恢复期重新增生修复至痊愈。

四、临床表现

本病症状轻重不一，与病原、年龄和机体抵抗力不同有关，年长患儿症状较轻，而婴幼儿较重。

（一）普通感冒

1. 局部症状　鼻塞、喷嚏、流涕、轻咳、咽部不适或咽痛等。

2. 全身症状　发热、乏力、头痛、全身酸痛、食欲缺乏、恶心、呕吐、腹泻、腹痛，腹痛多为阵发性脐周疼痛，无压痛，与肠痉挛或肠系膜淋巴结炎有关，婴幼儿局部症状不显著而全身症状重，多骤然起病，6月龄~3 岁的部分患儿可发生热性惊厥。年长患儿以局部症状为主。体检可见咽部充血，扁桃体肿大，颌下和颈部淋巴结肿大、触痛等，肺部听诊正常。肠道病毒感染可有不同形态的皮疹。一般病程 3~5d，为自限性疾病。

（二）流行性感冒

流行性感冒是由流感病毒、副流感病毒所致，有明显流行病学史。全身症状重，如发热、头痛、咽痛、肌肉酸痛等。上呼吸道其他症状可不明显。

（三）两种特殊类型上感

1. 疱疹性咽峡炎（herpangina）　是柯萨奇 A 组病毒所致，好发于夏秋季。起病急，表现高热、咽痛、流涎、厌食、呕吐等。体检可见咽部充血，咽腭弓、悬雍垂、软腭处有疱疹，周围有红晕，破溃后形成小溃疡。病程 1 周左右。

2. 咽-结合膜热（pharyngo-conjunctival fever）　由腺病毒 3、7 型所致，好发于春夏季，可在儿童集体机构中流行。以发热、咽炎、结膜炎为特征。多呈高热、咽痛、眼部刺痛、咽部充血。一侧或两侧滤泡性眼结膜炎、颈部、耳后淋巴结肿大。病程 1~2 周。

五、并发症

本病多数预后良好，但是如果处理不妥可能出现并发症，婴幼儿多见。并发症分 3 大类。第 1 类：可波及邻近器官或向下蔓延，引起中耳炎、鼻窦炎、咽后壁脓肿、颈淋巴结炎、喉炎、气管炎、支气管肺炎等。第 2 类：病原通过血液循环播散到全身，细菌感染并发败血症时，可导致化脓性病灶，如皮下脓肿、脓胸、脑膜炎、骨髓炎和泌尿系统感染等。第 3 类：由于感染和变态反应对机体的影响，可引起急性肾炎、风湿热、心肌炎、紫癜、类风湿病等。

六、辅助检查

病毒感染者外周血白细胞计数正常或偏低，鼻咽分泌物病毒分离、抗原及血清学检测可明确病原。细菌感染者外周血白细胞计数增高，咽培养可有病原菌生长。链球菌感染者 ASO 滴度增高。

七、诊断和鉴别诊断

根据临床表现不难诊断，但需注意与以下疾病鉴别：

（一）急性传染病早期

各种传染病的前驱症状类似上感，如麻疹、流行性脑脊髓膜炎、百日咳、猩红热、脊髓灰质炎等，应结合流行病学史、临床表现及实验室资料综合分析，并观察病情演变加以鉴别。

（二）急性阑尾炎

上感伴腹痛者应与本病鉴别。急性阑尾炎腹痛常先于发热，以右下腹为主，呈持续性，固定压痛点、反跳痛及腹肌紧张。外周血白细胞及中性粒细胞增高。

八、治疗

（一）一般治疗

休息、多饮水。呼吸道隔离，预防并发症。

（二）对症治疗

高热可服解热镇痛药，亦可用冷敷、温湿敷或乙醇擦浴降温；热性惊厥应予镇静、止惊等处理；鼻塞明显可局部滴入减轻充血药；咽痛可含服咽喉片。

（三）病因治疗

尚无专门针对普通感冒的特异性抗病毒药物，普通感冒者无须全身使用抗病毒药物。流感感染可在病初应用磷酸奥司他韦口服，疗程 5d。若病情重，有继发细菌感染或有并发症可加用抗菌药物，常用青霉素类、头孢菌素类、大环内酯类等，疗程 3~5d。如证实为溶血性链球菌感染或既往有风湿热、肾炎病史者，青霉素应用至 10~14d。

九、预防

（一）加强体格锻炼、增强抵抗力。

（二）避免去人多拥挤的公共场所，避免交叉感染。

（三）注射疫苗。如流感季节可提前注射流感疫苗预防流感病毒感染。

（丁　颖　陆　敏）

第二节　支气管哮喘

支气管哮喘（asthma）是一种气道的慢性炎症，这种慢性炎症主要有 4 种形式：急性支气管痉挛、气道壁肿胀、慢性黏液栓形成和气道壁的重建，造成气道狭窄，从而产生气流受限、气道高反应性和相应的呼吸道症状。

一、定义、发病机制、分级

（一）支气管哮喘的定义

支气管哮喘是由多种细胞，包括炎性细胞（嗜酸性粒细胞、肥大细胞、T 淋巴细胞、中性粒细胞等）、气道结构细胞（气道平滑肌细胞和上皮细胞等）和细胞组分参与的气道慢性炎症性疾病。这种慢性炎症导致易感个体气道高反应性，当接触物理、化学、生物等刺激因素时，发生广泛多变的可逆性气流受限，从而引起反复发作性喘息、咳嗽、气促、胸闷等症状，常在夜间和/或清晨发作或加剧，多数患儿可经治疗缓解或自行缓解。

（二）发病机制

1. 遗传机制　目前大多数学者认为哮喘是一种具有多基因遗传倾向的疾病。有人认为至少在两个水平存在遗传基因调控，一个是决定炎症反应的性质，一个是决定气道易感性。

2. 哮喘的免疫学发病机制　免疫反应的一个关键步骤是 T 淋巴细胞被抗原激活，并分化为 TH_1 和 TH_2 两种亚群。TH1 主要分泌白介素-2（IL-2）、IL-10 和 γ 干扰素（IFNγ）。IL-2 刺激 T 细胞增殖而 IL-10 和 IFNγ 则有抗炎作用。TH2 分泌 IL-3，4，5，9，13 和粒细胞-巨噬细胞集落刺激因子（GM-CSF）。研究表明，哮喘患者 TH_1 功能下降，而 TH_2 功能异常增高。TH_2 分泌的细胞因子引起嗜酸性粒细胞、肥大细胞和巨噬细胞聚集和激活并释放多种炎症介质，导致哮喘的气道炎症反应，属非 IgE 依赖的 T 细胞调控机制，即迟发型变态反应。TH_2 通过释放 IL-4 调控 B 细胞合成和分泌特异性 IgE。这些特异性 IgE 结合在位于肥大细胞、巨噬细胞、嗜碱性粒细胞、嗜酸性粒细胞和血小板表面的特异性受体。一旦机体再次接触相同抗原，抗原与细胞表面特异性 IgE 交联，从而导致炎症介质释放的级联反应属 IgE 依赖的 T 细胞调控机制，即速发型变态反应。

3. 神经源性机制　神经源性机制在哮喘发病中亦有重要协同作用。患者往往有肾上腺素能神经和胆碱能神经失衡，非肾上腺素能、非胆碱能神经（NANC）功能失调参与神经源性气道炎症支气管壁感觉神经末梢受刺激（如炎症介质）可导致胆碱能支气管收缩并释放神经肽类，如 P 物质（SP）、神经激肽 A（NKA）、降钙素基因相关肽（CGRP）等。炎症介质可促使气道神经释放神经递质，如神经肽类，加重气道炎症和气道平滑肌收缩，并引起血管扩张，血管壁通透性增加。

（三）分级

哮喘的分级包括病情严重程度分级、哮喘控制水平分级和急性发作严重度分级。

1. 病情严重程度的分级　病情严重程度分级主要用于初次诊断和既往虽被诊断但尚未按哮喘规范治疗的患儿，作为制定起始治疗方案级别的依据。

2. 控制水平的分级　哮喘控制水平分级用于评估已规范治疗的哮喘患儿是否达到哮喘治疗目标及指导治疗方案的调整以达到并维持哮喘控制。以哮喘控制水平为主导的哮喘长期治疗方案可使患者得到更充分的治疗，使大多数哮喘患者达到临床控制。儿童哮喘症状控制水平分级参见表 8-1 和表 8-2。

表 8-1　≥6 岁儿童哮喘症状控制水平分级

评估项目[a]	良好控制	部分控制	未控制
日间症状>2 次/周			
夜间因哮喘憋醒	无	存在 1~2 项	存在 3~4 项
应急缓解药物使用>2 次/周			
因哮喘而出现活动受限			

注:[a] 用于评估近 4 周的哮喘症状。

表 8-2　<6 岁儿童哮喘症状控制水平分级

评估项目[a]	良好控制	部分控制	未控制
持续至少数分钟的日间症状>1 次/周			
夜间因哮喘憋醒或咳嗽	无	存在 1~2 项	存在 3~4 项
应急缓解药物使用>1 次/周			
因哮喘而出现活动受限(较其他儿童跑步/玩耍减少,步行/玩耍时容易疲劳)			

注:[a] 用于评估近 4 周的哮喘症状。

3. 哮喘急性发作严重度分级　哮喘急性发作常表现为进行性加重的过程,以呼气流量降低为其特征,常因接触变应原、刺激物或呼吸道感染诱发。其起病缓急和病情轻重不一,可在数小时或数天内出现,偶尔可在数分钟内即危及生命,故应对病情作出正确评估,以便给予及时有效的紧急治疗。哮喘急性发作时病情严重程度分级见表 8-3。

表 8-3　≥6 岁儿童哮喘急性发作严重度分级

临床特点	轻度	中度	重度	危重度
气短	走路时	说话时	休息时	呼吸不整
体位	可平卧	喜坐位	前弓位	不定
讲话方式	能成句	成短句	说单字	难以说话
精神意识	可有焦虑、烦躁	常焦虑、烦躁	常焦虑、烦躁	嗜睡、意识模糊
辅助呼吸肌活动及三凹征	常无	可有	通常有	胸腹反常运动
哮鸣音	散在、呼气末期	响亮、弥漫	响亮、弥漫、双相	减弱乃至消失
脉率	略增加	增加	明显增加	减慢或不规则
PEF 占正常预计值或本人最佳值的百分数/%	SABA 治疗后:>80	SABA 治疗前:>50~80 SABA 治疗后:>60~80	SABA 治疗前:≤50 SABA 治疗后:≤60	无法完成检查
血氧饱和度(吸空气)	0.90~0.94	0.90~0.94	0.90	<0.90

注:1. 判断急性发作严重度时,只要存在某项严重程度的指标即可归入该严重度等级。

2. 幼龄儿童较年长儿和成人更易发生高碳酸血症(低通气)。

3. PEF. 最大呼气峰流量;SABA. 短效 β_2 受体激动剂。

二、病理生理

哮喘病理上可见肺呈过度充气状态,大小气道均充满了由黏液、血浆蛋白、炎性细胞和细胞碎片所组成的黏液栓,气道上皮细胞损伤脱落,基底膜增厚,血管扩张,黏膜和黏膜下水肿,支气管壁有大量的嗜酸性粒细胞、淋巴细胞和中性粒细胞浸润。支气管平滑肌增生和肥厚,黏膜下腺和杯状细胞增生,黏液分泌增加,支气管壁增厚。

三、临床表现

（一）典型症状

反复发作的喘息、气促、胸闷或咳嗽,常在夜间和/或清晨发作、加剧;或可追溯与某种变应原或刺激因素有关,时有突发突止的情况,常表现于并发变应性鼻炎的患者,发作前常有流清水样鼻涕、鼻痒、鼻塞、打喷嚏等过敏性鼻炎症状;或有除变应原以外其他多种诱发因素,比如冷空气、病毒感染、运动、药物、食物添加剂、吸烟、情绪激动或其他物理化学等刺激。严重发作的患儿因气促而说话不能成句,行走和平卧均有呼吸困难,多端坐呼吸,病情危重者可以出现呼吸暂停、谵妄甚至昏迷。

（二）不典型症状

有相当一部分哮喘患者缺乏典型的发作性喘息症状,往往反映在体育运动或体力活动时乏力、呼吸急促或胸闷,婴幼儿则常在哭闹、玩闹或大笑后出现喘息和喘鸣音;或在食入过甜或其他刺激性食物后剧烈咳嗽;亦可仅在夜间和清晨咳嗽,予以抗感染和镇咳治疗无效,抗哮喘治疗有效,需警惕哮喘可能。

四、辅助检查

（一）肺通气功能检测

肺通气功能检测是诊断哮喘的重要手段,也是评估哮喘病情严重程度和控制水平的重要依据。哮喘患儿的肺功能损害主要表现为可逆性的阻塞性通气功能障碍。尤其在哮喘发作时,常出现 FEV_1（正常 ≥80% 预计值）和 $FEV_1/VCmax$（正常 ≥92%）等参数的降低。对疑诊哮喘儿童,如出现肺通气功能降低,可考虑进行支气管舒张试验;如果肺通气功能正常,则可考虑进行支气管激发试验;同时建议患儿使用峰流速仪每日两次测定 PEF,连续监测 2 周;如患儿支气管舒张试验阳性、支气管激发试验阳性,或 PEF 日间变异率 ≥13% 均有助于确诊。

（二）过敏状态检测

吸入变应原致敏是儿童哮喘的主要危险因素,同时在儿童早期的食物致敏也可增加吸入变应原致敏的危险性,吸入变应原的早期致敏（≤3 岁）是预测发生持续性哮喘的高危因素。因此,对于反复喘息怀疑哮喘的儿童,均推荐进行变应原皮肤点刺试验或血清变应原特异性 IgE 测定,以了解患儿的过敏状态,协助哮喘诊断。有助于制定环境干预措施和确定变应原特异性免疫治疗方案。但是变应原检测阴性不能作为排除哮喘的依据。

（三）气道炎性指标测定

嗜酸性粒细胞性气道炎症可通过诱导痰嗜酸性粒细胞分类计数和呼出气一氧化氮（FeNO）水平等无创检查方法进行评估。

1. 诱导痰嗜酸性粒细胞分类计数　大年龄儿童通常能配合进行诱导痰检查操作。诱导痰嗜酸性粒细胞水平增高程度与气道阻塞严重程度、哮喘严重程度以及过敏状态相关。

2. FeNO 检测　FeNO 水平与过敏状态密切相关,但不能有效区分不同种类过敏性疾患者群（如过敏性哮喘、变应性鼻炎、变应性皮炎）,且哮喘与非哮喘儿童 FeNO 水平有一定程度重叠,因此 FeNO 是非特异性的哮喘诊断指标。目前有研究显示,反复喘息和咳嗽的学龄前儿童,上呼吸道感染后如 FeNO 水平持续升高 4 周以上,可作为学龄期哮喘的预测指标指引。但不推荐单纯以 FeNO 水平高低作为决定哮喘患儿是否使用 ICS 治疗,或 ICS 升/降级治疗的依据。

（四）胸部影像学检查

哮喘诊断时,不建议进行常规胸部影像学检查。仅当反复喘息或咳嗽的患儿,怀疑哮喘以外其他疾病,如气道异物、结构性异常（如血管环、先天性气道狭窄等）、慢性感染（如结核）以及其他有影像学检查指征的疾病时,选择进行胸部 X 线或 CT 检查。

（五）支气管镜检查

反复喘息或咳嗽的患儿，经规范哮喘治疗无效，怀疑其他疾病或哮喘合并其他疾病，如气道异物、气道局灶性病变（如支气管内膜结核、气道内肿物等）和先天性结构异常（如先天性气道狭窄、食管-气管瘘）等，应考虑予以支气管镜检查以进一步明确诊断。

（六）哮喘临床评估工具

临床常用的哮喘评估工具有：哮喘控制测试（asthma control test，ACT）、儿童哮喘控制测试（childhood asthma control test，C-ACT，适用于 4~11 岁儿童）、哮喘控制问卷（asthma control questionnaire，ACQ）和儿童呼吸和哮喘控制测试（test for respiratory and asthma control in kids，TRACK）等，应根据患儿年龄和就诊条件，选用合适的评估工具定期评估。

五、诊断及鉴别诊断

（一）诊断标准

儿童处于生长发育过程，各年龄段哮喘儿童由于呼吸系统解剖、生理、免疫、病理特点不同，哮喘的临床表现不同，对药物治疗反应和协调配合程度等的不同，哮喘的诊断和治疗方法也有所不同。

1. 反复发作喘息、咳嗽、气促、胸闷，多与接触变应原、冷空气、物理、化学性刺激、呼吸道感染及运动等有关，常在夜间和/或清晨发作威加剧。

2. 发作时在双肺闻及散在或弥漫性，以呼气相为主哮鸣音，呼气相延长。

3. 上述症状和体征经抗哮喘治疗有效或自行缓解。

4. 除外其他疾病所引起的喘息、咳嗽、气促和胸闷。

5. 临床表现不典型者（如无明显喘息和哮鸣音），应至少具备以下 1 项

（1）支气管激发试验阳性。

（2）证实存在可逆性气流受限：①支气管舒张试验阳性，即吸入速效 β_2 受体激动剂［如沙丁胺醇（salbutamol）后 15min 第一秒用力呼气量（FEV1）增加 ≥12%］；②抗哮喘治疗有效，使用支气管舒张剂和口服（或吸入）糖皮质激素治疗 1~2 周后，FEV1 增加 ≥12%；③最大呼气流量（PEF）每日变异率（连续监测 2 周）≥13%。

符合第 1~4 条或第 4、5 条者，可以诊断为哮喘。

（二）鉴别诊断

1. 呼吸道感染性疾病　婴幼儿呼吸道感染易引起喘息，如毛细支气管炎、闭塞性支气管炎（BO）等，需注意鉴别。还应注意与咽后壁脓肿、咽白喉、支气管淋巴结结核、支气管内膜结核鉴别。此外，由于各种原因引起的上气道炎症或阻塞导致反复持续咳嗽（即上气道咳嗽综合征）应注意与咳嗽变异性哮喘鉴别。

2. 先天性喉、气管、支气管异常　先天性喉、气管软化缺乏软骨支撑，造成吸气性喘鸣，即先天性喉喘鸣。先天性肺叶气肿为支气管缺乏支架所致，主要症状为气短，可有哮鸣和间歇性发绀。先天性喉噗、气管食管瘘使大气道受压也可出现哮鸣。

3. 先天性心、血管异常　严重的左向右分流，引起肺动脉扩张或心脏扩大，可压迫气道引起哮鸣，易发生在 2~9 月龄的婴儿。主动脉弓处的环状血管畸形或双主动脉弓可出现吸气时胸骨上窝凹陷伴哮鸣和哮吼样咳嗽，喂奶和俯卧时明显。

4. 异物吸入　多发生在学龄前儿童，尤其 3 岁以下婴幼儿。一般有吸入异物的病史，但仍有一些粗心的家长无法提供准确的病史，典型胸部 X 线可见阻塞性气肿的表现，胸部 CT 可提高异物的检出率。

5. 心源性哮喘　由左心衰引起，多见于老年人。小儿可见于急、慢性肾炎和二尖瓣狭窄的病儿。初次发作与哮喘急性发作极相似，需注意鉴别。

6. 纵隔气道周围肿物压迫　由于气道阻塞可出现呼气性或双相哮喘，多见于甲状腺瘤、畸胎瘤、结核性淋巴结炎、淋巴瘤和转移性肿瘤。

7. 胃食管反流　大部分婴儿进食后都会发生反流，但只有在患儿食管黏膜有炎症变化时反流才引起反射性气管痉挛，从而导致咳嗽和喘息。可用测定 24h 食管 pH 方法鉴别。

8. 喉返神经麻痹 双侧声带外展性麻痹,可出现喘鸣,但同时伴有声音嘶哑。

9. 肺部变态反应性疾病 肺部的其他变态反应性疾病,如过敏性肺炎、变态反应性支气管肺曲霉菌病、肺嗜酸性粒细胞增多症、过敏性肉芽肿等亦可引起咳嗽、胸闷、气短喘息的症状,需注意鉴别。

六、治疗

(一) 治疗的目标

①达到并维持症状的控制;②维持正常活动,包括运动能力;③使肺功能水平尽量接近正常;④预防哮喘急性发作;⑤避免因哮喘药物治疗导致的不良反应;⑥预防哮喘导致的死亡。

(二) 防治原则

哮喘控制治疗越早越好。要坚持长期、持续、规范、个体化治疗原则。

1. 急性发作期 快速缓解症状,如平喘、抗感染治疗。

2. 慢性持续期和临床缓解期 防止症状加重和预防复发,如避免触发因素、抗炎、降低气道高反应性、防止气道重塑,并做好自我管理。注重药物治疗和非药物治疗相结合,不可忽视非药物治疗如哮喘防治教育、变应原回避、患儿心理问题的处理、生命质量的提高、药物经济学等诸方面在哮喘长期管理中的作用。

(三) 长期治疗方案

根据年龄分为5岁及以上儿童哮喘的长期治疗方案和5岁以下儿童哮喘的长期治疗方案。长期治疗方案分为5级,从第2级到第5级的治疗方案中都有不同的哮喘控制药物可供选择。对以往未经规范治疗的初诊哮喘患儿根据病情严重程度分级,选择第2级、第3级或第4级治疗方案。在各级治疗中,每1~3个月审核1次治疗方案,根据病情控制情况适当调整治疗方案。如哮喘控制,并维持至少3个月,治疗方案可考虑降级,直至确定维持哮喘控制的最小剂量。如部分控制,可考虑升级治疗以达到控制。但升级治疗之前首先要检查患儿吸药技术、遵循用药方案的情况、变应原回避和其他触发因素等情况。如未控制,升级或越级治疗直至达到控制。在儿童哮喘的长期治疗方案中,除每日规则地使用控制治疗药物外,根据病情按需使用缓解药物。吸入型速效 β_2 受体激动剂是目前最有效的缓解药物,是所有年龄儿童急性哮喘的首选治疗药物,通常情况下1d内不应超过3~4次。亦可以选择联合吸入抗胆碱能药物作为缓解药物。5岁及以上儿童如果使用含有福莫特罗和布地奈德单一吸入剂进行治疗时,可作为控制和缓解药物应用。目前奥马珠单抗、IL-4、IL-13、IL-5 等单抗的陆续面市,为哮喘患者开辟了一条新的治疗之路。

吸入用糖皮质激素:ICS 是哮喘长期控制的首选药物,可有效控制哮喘症状、改善生命质量、改善肺功能、减轻气道炎症和气道高反应、减少哮喘发作,降低哮喘死亡。但目前认为 ICS 不能根治哮喘。ICS 对间歇性、病毒诱发性喘息的疗效仍有争论。ICS 通常需要长期、规范使用才能起预防作用,一般在用药1~2周后症状和肺功能有所改善。主要药物有丙酸倍氯米松、布地奈德和丙酸氟替卡松。

白三烯调节剂:白三烯调节剂可分为 LTRA(孟鲁司特、扎鲁司特)和白三烯合成酶(5—脂氧化酶)抑制剂。白三烯调节剂是一类新的非激素类抗炎药,能抑制气道平滑肌中的白三烯活性,并预防和抑制白三烯导致的血管通透性增加、气道嗜酸性粒细胞浸润和支气管痉挛。目前应用于儿童临床的主要为 LTRA,可以单独使用于轻度持续性哮喘的治疗,尤其适用于无法应用或不愿使用 ICS、或伴过敏性鼻炎的患儿。但单独应用的疗效不如 ICS。LTRA 可部分预防运动诱发性支气管痉挛。与 ICS 联合治疗中重度持续哮喘患儿,可以减少糖皮质激素的剂量,并提高 ICS 的疗效。此外,有证据表明 LTRA 可减少2~5岁间歇性哮喘患儿的病毒诱发性喘息发作。该药耐受性好,副作用少,服用方便。

(四) 急性发作期治疗

主要根据急性发作的严重程度及对初始治疗措施的反应,在原基础上进行个体化治疗。如哮喘急性发作经合理应用支气管舒张剂和糖皮质激素等哮喘缓解药物治疗后,仍有严重或进行性呼吸困难者,称为哮喘危重状态(哮喘持续状态,status asthmaticus)。如支气管阻塞未及时得到缓解,可迅速发展为呼吸衰竭,直接威胁生命,此时称之为危及生命的哮喘发作(1ife threatening asthma)。对任何危重哮喘患儿应置于良好的医疗环境中,供氧以维持血氧饱和度在0.92~0.95以上,进行心肺监护,监测血气分析和通气功能,对未做气管插管者,禁用镇静剂。

1. 吸入速效 β_2 受体激动剂　使用氧驱动(氧气流量 6~8 L/min)或空气压缩泵雾化吸入,第 1h 可每 20min1 次,以后根据病情每 1~4h 重复吸入治疗。药物剂量:每次吸入沙丁胺醇 2.5~5mg 或特布他林(Terbutalin)2.5~5mg。如无雾化吸入器,可使用压力型定量气雾剂(pMDI)经储雾罐吸药,每次单剂喷药,连用 4~10 喷,用药间隔与雾化吸入方法相同。如无条件使用吸入型速效如受体激动剂,可使用肾上腺素皮下注射,但应加强临床观察,预防心血管等不良反应的发生。药物剂量每次皮下注射 1:1 000 肾上腺素 0.01ml/kg,最大剂量不超过 0.3ml。必要时可每 20min1 次,但不可超过 3 次。经吸入速效 β2 受体激动剂治疗无效者,可能需要静脉应用 β_2 受体激动剂。药物剂量:沙丁胺醇 15μg/(kg·min)缓慢静脉注射,持续 10min 以上;病情严重时需静脉维持滴注时剂量为 1~2μg/(kg·min)[≤5μg/(kg·min)]。静脉应用 β_2 受体激动剂时容易出现心律失常和低钾血症等严重不良反应,使用时要严格掌握指征及剂量,并作必要的心电图、血气及电解质等监护。

2. 糖皮质激素　全身应用糖皮质激素是治疗儿童重症哮喘发作的一线药物,早期使用可以减轻疾病的严重度,给药后 3~4h 即可显示明显的疗效。药物剂量:口服泼尼松 1~2mg/(kg·d)。重症患儿可静脉注射琥珀酸氢化可的松 5~10mg/(kg·次),或甲泼尼龙 1~2mg/(kg·次),根据病情可间隔 4~8h 重复使用。

大剂量 ICS 对儿童哮喘发作的治疗有一定帮助,选用雾化吸入布地奈德悬液 1mg/次,每 6~8h 用 1 次。但病情严重时不能以吸入治疗替代全身糖皮质激素治疗,以免延误病情。

3. 抗胆碱药　是儿童危重哮喘联合治疗的组成部分,其临床安全性和有效性已确立,对 β_2 受体激动剂治疗反应不佳的重症者应尽早联合使用。药物剂量:异丙托溴铵每次 250~500μg,加入 β_2 受体激动剂溶液作雾化吸入,间隔时间同吸入 β_2 受体激动剂。

4. 氨茶碱　静脉注射氨茶碱可作为儿童危重哮喘附加治疗的选择。药物剂量:负荷量 4~6mg/kg(≤250mg),缓慢静脉滴注 20~30min,继之根据年龄持续滴注维持剂量 0.7~1mg/(kg·h),如已用口服氨茶碱者,直接使用维持剂量持续静脉滴注。亦可采用间歇给药方法,每 6~8h 缓慢静脉滴注 4~6mg/kg。

5. 硫酸镁　有助于危重哮喘症状的缓解,安全性良好。药物剂量:25~40mg/(kg·d)(≤2g/d),分 1~2 次,加入 10% 葡萄糖溶液 20ml 缓慢静脉滴注(20min 以上),酌情使用 1~3d。不良反应包括一过性面色潮红、恶心等,通常在药物输注时发生。如过量可静脉注射 10% 葡萄糖酸钙拮抗。

儿童哮喘危重状态经氧疗、全身应用糖皮质激素、β_2 体激动剂等治疗后病情继续恶化者,应及时给予辅助机械通气治疗。

(五)临床缓解期的处理

为了巩固疗效,维持患儿病情长期稳定,提高其生命质量,应加强临床缓解期的处理。

1. 鼓励患儿坚持每日定时测量 PEF、监测病情变化、记录哮喘日记。

2. 注意有无哮喘发作先兆,如咳嗽、气促、胸闷等,一旦出现应及时使用应急药物以减轻哮喘发作症状。

3. 病情缓解后应继续使用长期控制药物,如使用最低有效维持量的 ICS 等。

4. 控制治疗的剂量调整和疗程。单用中高剂量 ICS 者,尝试在达到并维持哮喘控制 3 个月后剂量减少 50%。单用低剂量 ICS 能达到控制时,可改用每日 1 次给药。联合使用 ICS 和 LABA 者,先减少 ICS 约 50%,直至达到低剂量 ICS 才考虑停用 LABA。如使用最低剂量 ICS 患儿的哮喘能维持控制,并且 1 年内无症状反复,可考虑停药。有相当比例的 5 岁以下患儿哮喘症状会自然缓解,因此对此年龄儿童的控制治疗方案,每年至少要进行两次评估以决定是否需要继续治疗。

5. 根据患儿具体情况,包括了解诱因和以往发作规律,与患儿及家长共同研究,提出并采取一切必要的切实可行的预防措施,如避免接触变应原、防止哮喘发作、保持病情长期控制和稳定。

6. 并存疾病治疗。70%~80% 哮喘儿童同时患有过敏性鼻炎,有的患儿并存鼻窦炎及胃食管反流等,这些共存疾病可影响哮喘的控制,需同时进行相应的治疗。

七、哮喘防治教育与管理

哮喘对患者、患者家庭及社会有很大的影响。虽然目前哮喘尚不能根治,但通过有效的哮喘防治教育与管理,建立医患之间的伙伴关系,可以实现哮喘临床控制。哮喘防治教育是达到哮喘良好控制目标最基本的环节。

（一）哮喘防治教育

1. 教育内容

（1）哮喘的本质、发病机制。

（2）避免触发、诱发哮喘发作的各种因素的方法。

（3）哮喘加重的先兆、症状规律及相应家庭自我处理方法。

（4）自我监测，掌握 PEF 的测定方法，记哮喘日记。应用儿童哮喘控制问卷判定哮喘控制水平，选择合适的治疗方案。常用的儿童哮喘控制问卷有"儿童哮喘控制测试（C-ACT）"程"哮喘控制问卷（ACQ）"等。

（5）了解各种长期控制及快速缓解药物的作用特点、药物吸入装置使用方法（特别是吸入技术）及不良反应的预防器处理对策。

（6）哮喘发作的征象、应急措施和急诊指征。

（7）心理因素在儿童哮喘发病中的作用。

2. 教育方式

（1）门诊教育：是最重要的基础教育和启蒙教育，是医患合作关系起始的个体化教育。通过门诊教育，使患者及其家属初步了解哮喘的基本知识，学会应用吸入药物。

（2）集中教育：通过座谈、交流会、哮喘学校（俱乐部）、夏（冬）令营和联谊会等进行集中系统的哮喘防治教育。

（3）媒体宣传：通过广播、电视、报纸、科普杂志、书籍等推广哮喘知识。

（4）网络教育：应用电子网络或多媒体技术传播哮喘防治知识。通过中国哮喘联盟网（www. Chinaasthma. net）、全球哮喘防治创议（GINA）网（www. ginaasthma. org）等或互动多媒体技术传播哮喘防治信息。

（5）定点教育：与学校、社区卫生机构合作，有计划开展社区、患者、公众教育。

（6）医生教育：注意对各级儿科医生的教育。普及普通儿科医生的哮喘知识，更新和提高专科医生的哮喘防治水平，定期举办哮喘学习培训班。

（二）哮喘管理

1. 建立医生与患者及家属间的伙伴关系　以医院专科门诊先基础，建或哮喘之家、哮喘俱乐部、哮喘联谊会等组织，与患者及家属建立伙伴关系，让哮喘患儿及其亲属对哮喘防治有一个正确、全面的认识和良好的依从性，坚持治疗，有问题及时沟通。

2. 确定并减少与危险因素接触　许多危险因素可以引起哮喘急性加重，被称为"触发因素"，包括变应原、病毒感染、污染物、烟草烟雾及药物等。通过临床变应原测定及家长的日常生活观察寻找变应原，尽可能避免或减少接触危险因素，以预防哮喘发病和症状加重。减少患者对危险因素的接触，可改善哮喘控制并减少治疗药物需求量。

3. 建立哮喘专科病历　建立哮喘患者档案、制定长期防治计划。定期（1～3 个月）随访。随访内容包括检查哮喘日记，检查吸药技术是否正确，监测肺功能。评估哮喘控制情况，维持用药情况，指导治疗。

4. 评估、治疗和监测哮喘　通过评估、治疗和监测来达到并维持哮喘控制。大多数患者通过医患共同制定的药物干预策略，能够达到这一目标。患者的初始治疗以患者哮喘的严重度为依据，治疗方案的调整以患者的哮喘控制水平为依据，包括准确评估哮喘控制、持续治疗以达到哮喘控制，以及定期监测哮喘控制这样一个持续循环过程。哮喘控制的客观手段是肺功能及 PEF 的测定。有条件可以每 3 个月做 1 次肺功能测定，5 岁以上的患者有条件可以每日坚持测 PEF，并记录在哮喘日记中。一些经过临床验证的哮喘控制评估工具如 C-ACT 和 ACQ 可用于评估哮喘控制水平。作为肺功能的补充，既适用于医生，也适用于患者自我评估哮喘控制，患者可以在就诊前或就诊期间完成哮喘控制水平的自我评估。这些问卷是有效的儿童控制评估方法，并可增进医患双向交流，提供连续评估的客观指标，有利于长期监测。

（吴蓓蓉　陆　敏）

第三节　毛细支气管炎

毛细支气管炎是一种婴幼儿较常见的下呼吸道感染,主要发生于 2 岁以下的婴幼儿,峰值年龄为 2~6 个月,临床表现为卡他症状,有时伴有低热,几日后出现咳嗽、阵发性喘息、气促,胸壁吸气性凹陷(三凹征),听诊肺部出现湿啰音、哮鸣音或两者并存。临床症状如肺炎,喘憋症状更显著。

一、病因和发病机制

毛细支气管炎主要由嗜支气管上皮细胞的病毒引起,呼吸道合胞病毒(RSV)为最常见的病原体,占 50%以上,也是最易引起重症的病原体。在我国南方流行高峰主要在夏秋季,而在北方则发生在冬春季,其他病原菌有副流感病毒、腺病毒、流感病毒、鼻病毒、人偏肺病毒、博卡病毒等。除病毒外,肺炎支原体、肺炎衣原体亦可引起毛细支气管炎。该疾病多发生在 2~6 月龄婴儿,主要与该年龄段支气管解剖学特点有关,病变主要侵及毛细支气管,微小的管腔易由黏性分泌物、水肿及支气管痉挛而发生梗阻,并引起肺气肿或肺不张。

二、临床表现

早期呈现病毒性上呼吸道感染症状,鼻部卡他症状、咳嗽、低至中等度发热(>39℃高热不常见),2~3d 后咳喘症状加重,严重时出现呼吸困难、苍白、发绀。其他临床症状还包括:呕吐、烦躁、易激惹、喂养量下降。呼吸暂停多见于小婴儿、早产儿或低出生体重儿。本病具有自限性,一般病程5~15d。体征除可出现低至中等度发热,还可出现气促,肺部听诊可闻及细湿啰音及哮鸣音,呼气相延长,严重时可出现发绀、心动过速、脱水、三凹征及鼻翼翕动等表现。

三、辅助检查

(一)经皮血氧饱和度监测
呼吸急促、病情较重或有重症毛细支气管炎危险因素的患儿可进行血氧饱和度监测。

(二)鼻咽拭子或抽吸物病原学检测
常见呼吸道病毒病原检查方法包括抗原检测[免疫荧光法、酶联免疫吸附测定(ELISA)和金标法]、PCR、RT-PCR 等方法。

(三)血常规
白细胞总数多正常或偏低,约半数病例在 $10×10^9/L$ 一下,很少达 $20×10^9/L$。分类中性粒细胞比例不增高。

(四)胸部 X 线检查
急性期 X 线表现为肺门阴影扩大,肺纹理增粗、模糊,病变多为两侧性。一般肺部过度充气征明显,可出现斑片状浸润影,支气管周围炎,少数有局部肺不张。

(五)出现以下情况,需要做进一步检查[1]。
1. 有脱水征象时需要检测血清电解质;
2. 当体温>38.5℃或有感染中毒症状时需做血培养;
3. 重症,尤其是具有机械通气指征时需及时进行动脉血气分析。

四、病理

病变主要侵及直径 $75~300\mu m$ 的毛细支气管,小气道上皮细胞的急性炎症、水肿和坏死,黏液分泌增加,致细支气管狭窄与阻塞是该病的病理基础。炎症可波及肺泡、肺泡壁及肺间质。肺不张、肺气肿较为明显。

五、诊断和鉴别诊断

根据病史、临床表现和体格检查基本可得出临床诊断,需进一步评估其严重程度,见表8-4。

表8-4　病情严重度分级[1]

项目	轻度	中度	重度
喂养量	正常	下降至正常一半	下降至正常一半以上或拒食
呼吸频率	正常或稍增快	>60 次/min	>70 次/min
胸壁吸气性三凹征	轻度(无)	中度(肋间隙凹陷较明显)	重度(肋间隙凹陷极明显)
鼻翼翕动或呻吟	无	无	有
血氧饱和度	>92%	88%~92%	<88%
精神状况	正常	轻微或间断烦躁、易激惹	极度烦躁不安、嗜睡、昏迷

注:中-重度毛细支气管炎判断标准为存在其中任何1项即可判定。

该疾病患儿年龄偏小,根据明显的喘憋特征,体检及X线检查出现肺气肿,该病与其他急性肺炎较易区别。有时需与以下疾病鉴别:粟粒性肺结核、哮喘、百日咳、吸入性肺炎、肺发育畸形、先天性心脏病及心血管发育畸形等。

六、治疗

毛细支气管炎的基本处理原则包括监测病情变化,保持呼吸道通畅(体位、吸痰等),必要时予供氧,对症支持治疗。对于病情严重度评估轻度者,可予居家雾化治疗。对于中度或重度患儿需入院治疗。以下为入院后相关处理。

(一)评估病情变化

反复评估患儿病情,处于急性期且病情较重的患儿可进行经皮血氧饱和度监测。

(二)保证呼吸道通畅,保证足够的供氧

保证呼吸道通畅,可予吸痰清理气道,必要时可予吸氧,维持血氧饱和度≥95%。

(三)避免误吸,补液支持:呼吸频率大于60 次/min,且呼吸道分泌物多,为避免吐奶、呛奶导致误吸时可考虑鼻胃管喂养。呼吸急促的患儿存在不显性失水,可根据病情补充液体。但注意输液速度要慢,以免增加心脏负担。

(四)药物治疗

1. 雾化吸入治疗

(1)雾化吸入型糖皮质激素联合支气管扩张剂(短效 β_2 受体激动剂或/和短效抗胆碱能药物)可以有效缓解喘息症状,尤其对存在变应性体质或有变异性体质家族史(如哮喘、过敏性鼻炎,湿疹等疾病)的患儿效果可能更好。

(2)3%高渗盐水雾化吸入可适当减少毛细支气管炎患儿的住院时间并改善临床严重程度评分,但其证据的质量评估为低到中等。住院患儿如尝试3%高渗盐水雾化吸入需在严密监测下使用,使用前可雾化吸入支气管舒张剂;使用中若咳喘加重需立即停用,并注意吸痰、保持呼吸道通畅。

2. 全身糖皮质激素　不推荐常规使用。但对于中-重度患儿,如病情需要,可联合雾化同时给予全身使用糖皮质激素。

3. 抗菌药物　不推荐常规使用,除非有合并细菌感染的证据。

4. 抗病毒药物　不推荐常规使用

(五)经鼻高流量湿化氧疗

为一种用于呼吸窘迫的无创呼吸支持方法。近年来,作为治疗毛细支气管炎引起的急性呼吸窘迫的新型替代方法,已被证明比标准治疗更有效,并在中重度毛细支气管炎的治疗中降低了插管/有创通气的概率[2]。

(六) CPAP 或机械通气等指征

①进行性加重的三凹征、鼻翼翕动、呻吟及呼吸急促,鼻导管或面罩吸氧下仍不能维持正常的血氧饱和度;②呼吸暂停,特别是频繁的呼吸暂停。

七、预防

(一) 加强宣教,提高家长对该疾病的认识,提倡母乳喂养。

(二) 合并慢性肺疾病、早产儿(<32 周)或先天性心脏病等高危儿可给予帕利珠单抗预防。

(三) 婴幼儿应避免暴露于拥挤的人群或被动吸烟的环境中。

(四) 洗手是预防 RSV 院内传播的最重要措施。

(董　娜　陆　敏)

第四节　肺　炎

一、肺炎

肺炎(pneumonia)是指不同病原体或其他因素(如吸入羊水、油类或过敏反应等)所引起的肺部炎症。主要临床表现为发热、咳嗽、气促、呼吸困难和肺部固定性中、细湿啰音等。

小儿肺炎是婴幼儿时期的常见病,我国北方地区以冬春季多见,是我国住院小儿死亡的第一位原因,严重威胁小儿健康,被卫生部(原)列为小儿四病防治之一,故加强对本病的防治十分重要。

(一) 分类[3]

1. 病理分类　大叶性肺炎、小叶性肺炎、间质性肺炎。

2. 病因分类

(1)细菌性肺炎:由肺炎链球菌、流感嗜血杆菌、葡萄球菌、铜绿假单胞菌所致。

(2)病毒性肺炎:由腺病毒、流感病毒、呼吸道合胞病毒、麻疹病毒所引致。

(3)支原体肺炎:由肺炎支原体所致。

(4)衣原体肺炎:由沙眼衣原体(CT)、肺炎衣原体(CP)和鹦鹉热衣原体引起,以 CT 和 CP 多见。

(5)真菌性肺炎:由白念珠菌,曲霉菌、卡氏肺囊虫等所致。

3. 病程分类

(1)急性肺炎:病程<1 个月。

(2)迁延性肺炎:病程 1~3 个月。

(3)慢性肺炎:病程>3 个月。

4. 病情分类

(1)轻型肺炎:呼吸系统症状为主,无全身中毒症状。

(2)重型肺炎:除呼吸系统,其他系统(循环、消化、神经等)亦受累,全身中毒症状明显。

5. 临床表现典型与否分类

(1)典型肺炎:肺炎链球菌、金黄色葡萄球菌、肺炎克雷伯菌、流感嗜血杆菌、大肠埃希菌等引起的肺炎。

(2)非典型肺炎:肺炎支原体、衣原体、嗜肺军团菌、某些病毒(如汉坦病毒)等引起的肺炎。

6. 肺炎发生的地点分类

(1)社区获得性肺炎(community acquired pneumonia,CAP)指原本健康的儿童在医院外获得的感染性肺炎[4]。

(2)医院获得性肺炎(hospital acquired pneumonia,HAP),又称医院内肺炎(nosocomial pneumonia,NP),指患儿入院时不存在、也不处于潜伏期而在入院≥48h 发生的感染性肺炎,包括在医院感染而于出院 48h 内发生的肺炎。

（二）病因

最常见为细菌和病毒感染,也可由病毒、细菌"混合感染"。发达国家儿童肺炎病原体以病毒为主,主要有 RSV、ADV、流感病毒、副流感病毒及鼻病毒等。发展中国家则以细菌为主,细菌感染仍以肺炎链球菌多见,近年来支原体、衣原体和流感嗜血杆菌感染有增加趋势。病原体常由呼吸道入侵,少数经血行入肺。

（三）病理

1. 肺泡炎症为主 ①肺泡毛细血管扩张充血;②肺泡壁水肿;③肺泡腔内有大量中性粒细胞、红细胞、纤维素性渗出。

2. 支气管壁与肺泡间质炎性病变较轻。

3. 融合成片,肺气肿,肺不张。

4. 细菌性肺炎以肺实质受累为主;而病毒性肺炎则以间质受累为主,亦可累及肺泡。

（四）病理生理

主要变化是由于支气管、肺泡炎症引起通气和换气障碍,导致缺氧和二氧化碳潴留,从而产生一系列病理生理改变。

1. 呼吸功能不全 呼吸加深加快,发绀、鼻扇、三凹征等,甚至出现呼吸衰竭(PaO_2,$<50mmHg$,$PaCO_2 \geqslant 50mmHg$)。

2. 酸碱平衡失调及电解质紊乱 严重缺氧→氧代谢障碍→无氧酵解↑,酸性代谢产物↑→代谢性酸中毒;同时二氧化碳潴留→呼吸性酸中毒;因此,严重者存在不同程度的混合性酸中毒。缺氧和 CO_2 潴留→肾小动脉痉挛→水钠潴留→抗利尿激素(ADH)↑→稀释性低钠血症。

3. 心血管系统 病原体和毒素可致中毒性心肌炎;缺氧→肺小 A 收缩→肺 A 高压→右心负荷↑;诱发心力衰竭,甚至微循环障碍、休克和弥散性血管内凝血(DIC)。

4. 神经系统 缺氧和 CO_2 潴留→脑血管舒缩功能失调、脑血管扩张、血管通透性↑→血管源性脑水肿;同时脑血流缓慢,脑组织缺血缺氧和毒素→Na-K-ATP 酶活性↓→细胞中毒性脑水肿,因此引起弥漫性脑水肿。

5. 胃肠道功能紊乱 缺氧和毒血症→胃肠功能紊乱→厌食、呕吐、腹泻、便血,甚至中毒性肠麻痹→腹胀。

（五）临床表现

1. 一般症状 有发热、拒食、烦躁、喘憋等症状,早期体温为 38～39℃,亦可高达 40℃。除呼吸道症状外,患儿可伴有精神萎靡、烦躁不安、食欲缺乏、腹泻等全身症状。小婴儿常见拒食、呛奶、呕吐及呼吸困难。

2. 呼吸系统症状

(1)咳嗽开始为频繁的刺激性干咳,随后咽喉部出现痰鸣音,咳嗽剧烈时可伴有呕吐、呛奶。

(2)呼吸表浅增快,鼻翼翕动,部分患儿口周、指甲可有轻度发绀。肺部体征早期可不明显,以后可闻及湿啰音。合并胸腔积液时可有叩诊实音和/或呼吸音消失。

3. 重症肺炎的表现 重症肺炎由于严重的缺氧及毒血症,除有呼吸衰竭外,可发生心血管、神经和消化等系统严重功能障碍。

(1)心血管系统:婴儿肺炎时常伴有心功能不全。如患儿心率增至 160～200 次/min,肝脏短时间内增大或明显增大、面色苍白、口周发绀、四肢水肿、尿少,应考虑充血性心力衰竭。

(2)神经系统:在确诊肺炎后出现下列症状与体征,可考虑为缺氧中毒性脑病。①烦躁、嗜睡,眼球上窜、凝视;②球结膜水肿,前囟隆起;③昏睡、昏迷、惊厥;④瞳孔改变,对光反射迟钝或消失;⑤呼吸节律不整,呼吸心跳解离(有心跳,无呼吸);⑥有脑膜刺激征,脑脊液检查除压力增高外,其他均正常。在肺炎的基础上,除外热性惊厥、低血糖、低血钙及中枢神经系统感染(脑炎、脑膜炎),如有①、②项则提示脑水肿,伴其他一项以上者可确诊。

(3)消化系统:严重者发生缺氧中毒性肠麻痹时,表现为频繁呕吐、严重腹胀、呼吸困难加重,听诊肠鸣音消失。重症患儿还可呕吐咖啡样物,大便潜血阳性或柏油样便。

(4)DIC:可表现为血压下降、四肢凉、脉速而弱,皮肤、黏膜及胃肠道出血。

（六）并发症

1. 脓胸（empyema） 临床表现有高热不退、呼吸困难加重；患侧呼吸运动受限；语颤减弱；叩诊呈浊音；听诊呼吸音减弱，其上方有时可听到管状呼吸音。当积脓较多时，患侧肋间隙饱满，纵隔和气管向健侧移位。胸部 X 线（立位）示患侧肋膈角变钝，或呈反抛物线状阴影。胸腔穿刺可抽出脓液。

2. 脓气胸（pyopneumothorax） 肺脏边缘的脓肿破裂并与肺泡或小支气管相通，即造成脓气胸。表现为突然呼吸困难加剧、剧烈咳嗽、烦躁不安、面色发绀。胸部叩诊积液上方呈鼓音，听诊呼吸音减弱或消失。若支气管破裂处形成活瓣，气体只进不出，形成张力性气胸，可危及生命，必须积极抢救。立位 X 线检查可见液气面。

3. 肺大疱（pneumatocele） 由于细支气管形成活瓣性部分阻塞，气体进的多、出的少或只进不出，肺泡扩大、破裂而形成肺大疱，可一个亦可多个。体积小者无症状，体积大者可引起呼吸困难。X 线可见薄壁空洞。

（七）辅助检查

1. 外周血检查

（1）白细胞检查：细菌性肺炎白细胞计数升高，中性粒细胞增多。病毒性肺炎时白细胞计数大多正常或偏低，亦有少数升高者，时有淋巴细胞增高或出现异型淋巴细胞。

（2）C 反应蛋白（CRP）：细菌感染时血清 CRP 值多上升，非细菌感染时则上升不明显。

（3）前降钙素（PCT）：细菌感染时可升高，抗菌药物治疗有效时，可迅速下降。

2. 病原学检查 病原学的检测包括直接涂片镜检及细菌分离鉴定。标本可为痰、咽拭子、胸腔积液、肺泡灌洗液等。病原的分离为最可靠的方法。亦可做细菌或是病毒抗原的检测、核酸的检测以及抗体的检测。

3. 胸部 X 线检查 早期可见肺纹理增强，以后可见到双肺中下野有大小不等的点片状浸润，或融合成片状阴影，常并发肺气肿、肺不张。胸部 X 线未能显示肺炎征象而临床又高度怀疑肺炎、难以明确炎症部位、需同时了解有无纵隔内病变等，可行胸部 CT 检查。

（八）诊断

根据临床表现及影像学检查可作出诊断。但仍需要依靠病原学检测以明确病因，指导治疗与估计预后。

（九）鉴别诊断

1. 急性支气管炎 一般不发热或仅有低热，全身状况好，以咳嗽为主要症状，肺部可闻及干湿啰音，多不固定，随咳嗽而改变。X 线片示肺纹理增多、排列紊乱。若鉴别困难，则按肺炎处理。

2. 支气管异物 有异物吸入史，突然出现呛咳，可有肺不张和肺气肿，可资鉴别。若病程迁延，有继发感染则类似肺炎或合并肺炎，需注意鉴别。

3. 支气管哮喘 儿童哮喘可无明显喘息发作，主要表现为持续性咳嗽，X 线片示肺纹理增多、排列紊乱和肺气肿，易与本病混淆。患儿具有过敏体质，肺功能检查及激发和舒张试验有助于鉴别。

4. 肺结核 一般有结核接触史，结核菌素试验阳性，X 线片示肺部有结核病灶可资鉴别。粟粒性肺结核可有气促和发绀，从而与肺炎极其相似，但肺部啰音不明显。

（十）治疗

采用综合治疗，原则为改善通气、控制炎症、对症治疗、防止和治疗并发症。

1. 一般治疗及护理 室内空气要流通，以温度 18~20℃、湿度 60% 为宜。给予营养丰富的饮食，重症患儿进食困难，可给予肠道外营养。经常变换体位，以减少肺部淤血，促进炎症吸收。

注意隔离，以防交叉感染。注意水、电解质的补充，纠正酸中毒和电解质紊乱，适当的液体补充还有助于气道的湿化。但要注意输液速度，过快可加重心脏负担。

2. 抗感染治疗

（1）抗菌药物治疗：明确为细菌感染或病毒感染继发细菌感染者应使用抗菌药物。

1）原则：①有效和安全是选择抗菌药物的首要原则。②根据病原菌选用敏感药物；在未获培养结果前，可根据经验选择敏感药物。③选用的药物在肺组织中应有较高的浓度。④轻症患者口服抗菌药物有效且安全，对重症肺炎或因呕吐等致口服难以吸收者，可考虑胃肠道外抗菌药物治疗。⑤适宜剂量、合适疗程。

⑥重症患儿宜静脉联合用药。

2)根据不同病原选择抗菌药物:①肺炎链球菌。青霉素敏感者首选青霉素或阿莫西林;青霉素过敏者选用大环内酯类抗生素,如红霉素等。②金黄色葡萄球菌。甲氧西林敏感者首选苯唑西林钠或氯唑西林,耐药者选用万古霉素或联用利福平。③流感嗜血杆菌。首选阿莫西林/克拉维酸、氨苄西林/舒巴坦。④大肠埃希菌和肺炎克雷伯菌。不产超广谱β内酰胺酶(ESBLs)菌首选头孢他啶、头孢哌酮;产 ESB1s 菌首选亚胺培南、美罗培南。⑤铜绿假单胞菌首选替卡西林/克拉维酸。⑥卡他莫拉菌。首选阿莫西林/克拉维酸。⑦肺炎支原体和衣原体。首选大环内酯类抗生素,如阿奇霉素、红霉素及罗红霉素。

3)用药时间:一般应持续至体温正常后 5~7d,症状、体征消失后 3d 停药。支原体肺炎至少使用抗菌药物 2~3 周。葡萄球菌肺炎在体温正常后 2~3 周可停药,一般总疗程≥6 周。

(2)抗病毒治疗:①利巴韦林。可口服或静脉滴注,肌内注射和静脉滴注的剂量为 10~15mg/(kg·d),可抑制多种 RNA 和 DNA 病毒。②a-干扰素(interferon-a,IFN-a)。5~7d 为 1 个疗程,亦可雾化吸入。若为流感病毒感染,可用磷酸奥司他韦(oseltamivir)口服。部分中药制剂有一定抗病毒疗效。

3. 对症治疗

(1)氧疗:有缺氧表现,如烦躁、发绀或动脉血氧分压<60mmHg 时需吸氧,多用鼻前庭导管给氧,经湿化的氧气的流量为 0.5~1L/min,氧浓度不超过 40%。新生儿或婴幼儿可用面罩、氧帐、鼻塞给氧,面罩给氧流量为 2~4L/min,氧浓度为 50%~60%。

(2)气道管理:及时清除鼻痂、鼻腔分泌物和吸痰,以保持呼吸道通畅,改善通气功能。气道的湿化非常重要,有利于痰液的排出。雾化吸入有助于解除支气管痉挛和水肿。必要时进行机械通气(人工呼吸机),接受机械通气者尤应注意气道湿化、变换体位和拍背,保持气道湿度和通畅。

(3)腹胀的治疗:低钾血症者,应补充钾盐。缺氧中毒性肠麻痹时,应禁食和胃肠减压,亦可使用酚妥拉明(Regitine),每次 0.3~0.5mg/kg,加 5%葡萄糖 20ml 静脉滴注,每次最大量≤10mg。

(4)其他:高热患儿可用物理降温,如温热擦身和/或减少衣物、冷敷(冰袋置于腋窝、腹股沟或头部);口服对乙酰氨基酚或布洛芬等。若伴烦躁不安,可给予氯丙嗪、异丙嗪,每次各 0.5~1.0mg/kg 肌内注射,水合氯醛或苯巴比妥每次 5mg/kg 肌内注射。

4. 糖皮质激素　糖皮质激素可减少炎症渗出,解除支气管痉挛,改善血管通透性和微循环,降低颅内压。主要应用于休克、喘憋、中毒症状严重的患者,甲泼尼龙 1~2mg/(kg·d)、琥珀酸氢化可的松 5~10mg/(kg·d)或用地塞米松 0.1~0.3mg/(kg·d)加入瓶中静脉滴注,疗程 3~5d。

5. 并发症及并存症的治疗

(1)肺炎合并心力衰竭的治疗:吸氧、镇静、利尿、强心、应用血管活性药物。

(2)肺炎合并缺氧中毒性脑病的治疗:脱水疗法、改善通气、扩血管、止痉、糖皮质激素、促进脑细胞恢复。

(3)脓胸和脓气胸者应及时进行穿刺引流,若脓液黏稠,经反复穿刺抽脓不畅或发生张力性气胸时,宜行胸腔闭式引流。

二、几种不同病原体所致肺炎的特点

(一)呼吸道合胞病毒肺炎(respiratory syncyfial virus pneumonia)

1. 最常见的病毒性肺炎　本病多见于婴幼儿,尤多见于 1 岁以内儿童。

2. 临床特点　轻症患者发热、呼吸困难等症状不重;中、重症者有较明显的呼吸困难、喘憋、口唇发绀、鼻翼翕动及三凹征,发热可为低、中度热和高热。肺部听诊多有中、细湿啰音。

3. X 线检查　表现为两肺可见小点片状、斑片状阴影,部分患儿有不同程度的肺气肿。

4. 外周血　白细胞总数大多正常。

(二)腺病毒肺炎(adenovirus pneumonia)

1. 腺病毒(ADV)感染所致　本病多见于 6 月龄~2 岁儿童,冬春季节多发。

2. 临床特点　起病急骤、高热持续时间长、中毒症状重、啰音出现较晚、X 线改变较肺部体征出现早,易合并心肌炎和多器官功能障碍。

3. X 线检查　肺部 X 线改变较肺部啰音出现早,故强调早期摄片;大小不等的片状阴影或融合成大病灶,甚至一个大叶;病灶吸收较慢,需数周或数月。

4. 外周血　白细胞多轻度增高。

(三) 金黄色葡萄球菌肺炎(staphylococcal aureus pneumonia)

1. 病原　为金黄色葡萄球菌,多发生于婴幼儿时期。

2. 临床特点　起病急、病情严重、进展快,全身中毒症状明显,重症者可发生休克。肺部体征出现较早,两肺有散在中、细湿啰音,发生脓胸、脓气胸和皮下气肿时则有相应体征。

3. X 线检查　可有小片状影,病变发展迅速,甚至数小时内可出现小脓肿、肺大疱或胸腔积液,因此在短期内应重复摄片。

4. 外周血　白细胞多明显增高,中性粒细胞增高伴核左移并有中毒颗粒。

(四) 肺炎支原体肺炎(mycoplasma pneumoniae pneumonia)

1. 概况　学龄儿童及青年常见的一种肺炎,婴幼儿亦不少见。本病全年均可发生。

2. 临床特点　咳嗽为本病突出的症状,一般于病后 2~3d 开始,初为干咳,后转为顽固性剧咳,常有黏稠痰液,偶带血丝,少数病例可类似百日咳样阵咳,可持续 1~4 周。肺部体征多不明显,甚至全无。

少数可闻及干、湿啰音,但多很快消失,故体征与剧咳及发热等临床症状不一致,为本病特点之一。

3. X 线检查　本病的重要诊断依据为肺部 X 线改变。特点为影像多样、游走性浸润。体征轻而 X 线改变明显是肺炎支原体肺炎的又一特点。

4. 外周血　无异常改变。相关抗体(+)。

(丁国栋　陆　敏)

第五节　慢　性　咳　嗽

咳嗽是儿童最常见的呼吸道症状之一,也是人体最基本的防御反射之一。根据病程的长短,儿童咳嗽分为急性咳嗽(病程在 2 周以内)、迁延性咳嗽(病程在 2~4 周)和慢性咳嗽(病程超过 4 周)。所以儿童慢性咳嗽定义为:咳嗽为主要或唯一的临床表现,病程>4 周、胸部 X 线片未见明显异常者。另外,慢性咳嗽按照咳嗽有无咳痰,又可分为干性咳嗽和湿性咳嗽两种。

一、病因

大致可分为特异性咳嗽(specific cough)和非特异性咳嗽(non-specific cough),特异性咳嗽指伴有能够提示咳嗽特异性病因的其他症状或体征,即咳嗽是这些诊断明确的疾病症状之一;非特异性咳嗽指咳嗽是主要或唯一表现,胸部 X 线片未见明显异常的慢性咳嗽。

二、年龄因素

儿童有别于成人,需考虑年龄因素,不同年龄存在不同的常见病因。婴幼儿期、学龄前期(0~6 周岁)需考虑呼吸道感染和感染后咳嗽、咳嗽变异性哮喘、上气道咳嗽综合征、迁延性细菌性支气管炎、胃食管反流等;学龄期(>6 周岁至青春期)则多见咳嗽变异性哮喘、上气道咳嗽综合征、心因性咳嗽等。

三、常见的病因[5]

(一) 咳嗽变异性哮喘

咳嗽变异性哮喘(cough variant asthma,CVA)是引起我国学龄前和学龄期儿童慢性咳嗽的最常见原因。CVA 的临床特征和诊断:①持续咳嗽>4 周,常为干咳,多在夜间和/或清晨发作,运动、遇冷空气后咳嗽加重,临床上无感染征象或经过较长时间抗菌药物治疗无效;②支气管舒张剂诊断性治疗有效;③肺通气功能正常,支气管激发试验提示气道高反应性;④有过敏性疾病史,以及过敏性疾病阳性家族史。过敏原检测阳性可辅助诊断;⑤除外其他疾病引起的慢性咳嗽。

(二) 上气道咳嗽综合征

上气道咳嗽综合征(upper airway cough syndrome,UACS),又称鼻后滴流综合征(postnasal drainage syndrome,PNds),是引起学龄前与学龄期儿童慢性咳嗽第 2 位主要病因。鼻炎、鼻窦炎、慢性咽炎、腭扁桃体和/或腺样体肥大等上气道疾病均可能引起慢性咳嗽。UACS 临床特征和诊断:①持续咳嗽>4 周,伴有白色泡沫痰(过敏性鼻炎)或黄绿色脓痰(鼻窦炎),咳嗽以晨起、睡前或体位变化时明显,伴有鼻塞、流涕、咽干并有异物感和反复清咽等症状;②咽后壁滤泡明显增生,可见鹅卵石样改变,或见黏液样或脓性分泌物附着;③抗组胺药、白三烯受体拮抗剂和鼻用糖皮质激素对过敏性鼻炎引起的慢性咳嗽有效,化脓性鼻窦炎引起的慢性咳嗽需要抗菌药物治疗 2~4 周;④鼻咽喉镜检查或头颈部侧位片、鼻窦 X 线片或 CT 片可有助于诊断。

(三) 呼吸道感染后咳嗽

呼吸道感染后咳嗽(post-infection cough,PIC)是引起幼儿和学龄前儿童慢性咳嗽的常见原因。PIC 的临床特征和诊断线索:①近期有明确的呼吸道感染病史;②咳嗽持续>4 周,呈刺激性干咳或伴有少许白色黏痰;③胸部 X 线片检查无异常或仅显示双肺纹理增多;④肺通气功能正常,或呈现一过性气道高反应;⑤咳嗽通常有自限性,如果咳嗽时间超过 8 周,应考虑其他诊断;⑥除外其他原因引起的慢性咳嗽。

(四) 胃食管反流性咳嗽

胃食管反流性咳嗽(gastroesophageal reflux cough,GERC)约占儿童慢性咳嗽的 4.7%~30.77%。24h 食管下端 pH 监测是诊断 GERC 的金标准,但完成该项操作有一定难度和/或家长不同意进行此项侵入性操作,由此可能低估了我国 GERC 的发病率;另外,咽喉部 pH 监测逐渐应用于临床,其优势在于检查时不适感较小,较食管下端 pH 监测更能为家长及患儿所接受,且反流至咽喉部的酸性固体、液体或气体,与慢性咳嗽的相关度更高。值得注意的是:长期咳嗽也可能导致儿童胃食管反流。儿童 GERC 的 1 临床特征与诊断:①阵发性咳嗽最好发的时相在夜间;②咳嗽也可在进食后加剧;③24h 食管下端 pH 或咽喉部 pH 监测呈阳性;④除外其他原因引起的慢性咳嗽。

(五) 心因性咳嗽

ACPP 建议:儿童心因性咳嗽(psychogenic cough)应在除外多发性抽动症,并且经过行为干预或心理治疗后咳嗽能得到改善时才能诊断,常见于学龄期和青春期的儿童。心因性咳嗽的临床特征与诊断:①年长儿多见;②日间咳嗽为主,专注于某件事情或夜间休息咳嗽消失,可呈雁鸣样高调的咳嗽;③常伴有焦虑症状,但无器质性疾病;④除外其他原因引起的慢性咳嗽。

(六) 其他原因引起的慢性咳嗽

1. 非哮喘性嗜酸性粒细胞性支气管炎　1989 年 Gibson 首先报道非哮喘性嗜酸性粒细胞性支气管炎(non-asthma eosionphilic bronchitis,NAEB),在成人慢性咳嗽病因中占 13.5%,"构成比研究"报告中 NAEB 仅占 0.57%,如此低的构成比例也尚需思索,或许与国内儿科开展诱导痰技术和嗜酸性粒细胞计数尚不普及有关。NAEB 的临床特征与诊断:①刺激性咳嗽持续>4 周;②胸部 X 线片正常;③肺通气功能正常,且无气道高反应性;④痰液中嗜酸性粒细胞相对百分数>3%;⑤支气管舒张剂治疗无效,口服或吸入糖皮质激素治疗有效;⑥除外其他原因引起的慢性咳嗽。

2. 过敏性(变应性)咳嗽　临床上某些慢性咳嗽患儿,具有特应性体质,抗组胺药物、糖皮质激素治疗有效,但其又非支气管哮喘、CVA 或 NAEB 等。过敏性(变应性)咳嗽(atopic cough,AC)临床特征与诊断:①咳嗽持续>4 周,呈刺激性干咳;②肺通气功能正常,支气管激发试验阴性;③咳嗽感受器敏感性增高;④有其他过敏性疾病病史,变应原皮试阳性,血清总 IgE 和/或特异性 IgE 升高;⑤除外其他原因引起的慢性咳嗽。

3. 药物诱发性咳嗽　儿童不常见。血管紧张素转换酶抑制剂、β 肾上腺素受体阻断剂,如普萘洛尔等药物可诱发慢性咳嗽,通常表现为持续性干咳,夜间或卧位时加重,停药 3~7d 咳嗽明显减轻乃至消失。

4. 耳源性咳嗽　人群中 2%~4% 具有迷走神经耳支(arnold 神经),当中耳发生病变时,迷走神经受到刺激会引起慢性咳嗽。耳源性咳嗽是儿童慢性咳嗽的一个少见原因。

（七）多病因的慢性咳嗽

要注意儿童慢性咳嗽病因的复杂性和可变性,有些病因彼此间是有重叠的。"构成比研究"报告:多病因致慢性咳嗽患儿占总合格病例的8.54%,尤其是UACS合并CVA,占了多病因病例的50.13%,其次是PIC合并UACS占26.10%。

四、需要鉴别诊断的特异性咳嗽病因

（一）先天性呼吸道疾病

主要见于婴幼儿,尤其是1岁以内。包括有先天性食管气管瘘、先天性血管畸形压迫气道、喉-气管-支气管软化和/或狭窄、支气管-肺囊肿、原发性纤毛运动障碍、胚胎源性纵隔肿瘤等。

（二）异物吸入

咳嗽是气道异物吸入最常见的症状,明确诊断则应归属特异性咳嗽。异物吸入是儿童尤其是1~3岁儿童慢性咳嗽的重要原因。有70%的气道异物吸入患者表现为咳嗽,其他症状尚有呼吸音降低、喘鸣等,可有窒息史。咳嗽通常表现为阵发性刺激性呛咳,也可仅表现为慢性咳嗽伴阻塞性肺气肿或肺不张,异物一旦进入小支气管以下,可以无咳嗽,也即所谓进入"沉默区"。

（三）特定病原体引起的呼吸道感染

多种病原微生物如百日咳杆菌、结核分枝杆菌、病毒、肺炎支原体和衣原体等引起的呼吸道感染也可导致小儿慢性咳嗽,一旦明确诊断,则归属特异性咳嗽。在我国,百日咳是一种被严重低估的急性呼吸道传染病,尤其在尚未接种百白破(DPT)疫苗的3月龄以下婴儿和DPT疫苗产生的抗体水平已不足以有效保护者(学龄期儿童)。

（四）迁延性细菌性支气管炎

迁延性细菌性支气管炎(protract/persistent bacterial bronchitis,PBB)是引起婴幼儿期和学龄前期儿童特异性慢性咳嗽的病因之一。曾称为化脓性支气管炎、迁延性支气管炎和支气管扩张前期等,是指由细菌引起的支气管内膜持续的感染。引起PBB致病菌主要是流感嗜血杆菌(特别是未分型流感嗜血杆菌)和肺炎链球菌等,极少由革兰氏阴性杆菌引起。PBB的发生与细菌在气道中形成生物被膜以及气道的黏液纤毛清除功能障碍、全身免疫功能缺陷和气道畸形(例如气道软化)等密切相关。PBB临床特征和诊断:①湿性(有痰)咳嗽持续>4周;②胸部高分辨率CT片可见支气管壁增厚和疑似支气管扩张,但很少有肺过度充气,这有别于哮喘和细支气管炎;③抗菌药物治疗2周以上咳嗽可明显好转;④支气管肺泡灌洗液检查中性粒细胞升高和/或细菌培养阳性;⑤除外其他原因引起的慢性咳嗽。

五、儿童慢性咳嗽诊断及鉴别诊断[6]

（一）诊断方法

1. 病史询问　详细询问病史,包括患儿年龄、咳嗽持续时间、咳嗽性质(如犬吠样、雁鸣样、断续性或阵发性、干咳或有痰咳嗽、夜间咳嗽或运动后加重等)、有无打鼾、有无异物或可疑异物吸入史和服用药物史,尤其是较长时间服用血管紧张。

素转换酶抑制剂、既往有无喘息史、有无过敏性疾病或过敏性疾病阳性家族史等,要注意患儿暴露的环境因素(如被动吸烟、环境污染、大气污染等)。

2. 体格检查　注意评估患儿生长发育情况、呼吸频率、胸廓有无畸形、腭扁桃体和/或增殖体有无肥大/肿大、咽后壁有无滤泡增生、有无分泌物黏附、有无发绀、杵状指等,尤其要注意检查肺部及心脏。

3. 辅助检查

(1)影像学检查:慢性咳嗽患儿应作胸部X线检查乃至胸部CT,依据胸部影像学检查有无异常,决定下一步的诊断性治疗或检查。对怀疑增殖体肥大/肿大的患儿,可以摄头颈部侧位片,了解增殖体增大的情况。鼻窦部CT片若显示鼻窦黏膜增厚4mm以上、或窦腔内有气液平面、或模糊不透明,则是鼻窦炎的特征性改变。考虑到放射线对儿童可能的损害,鼻窦部CT不宜列为常规检查,而对其结果的解释尤其在1岁以下小儿也需慎重,因为儿童鼻窦发育尚不完善(上颌窦、筛窦出生时虽存在但很小,额窦、蝶窦5~6岁才出现)、骨结构不清晰,单凭影像学易造成"鼻窦炎"的过多诊断。

(2)肺功能:5岁以上患儿应常规行肺通气功能检查,并可根据第1s用力呼气量进一步做支气管舒张试验或支气管激发试验,以助CVA、NAEB和AC的诊断与鉴别诊断。

(3)鼻咽喉镜检查:对怀疑有鼻炎、鼻窦炎、鼻息肉、增殖体肥大/肿大的患儿,可以做鼻咽喉内镜检查明确诊断。

(4)支气管镜检查:对怀疑气道发育畸形、气道异物(包括气道内生异物、痰栓)等引起的慢性咳嗽可以做支气管镜检查及经支气管镜肺泡灌洗。

(5)诱导痰或支气管肺泡灌洗液细胞学检查和病原微生物分离培养:可以明确或提示呼吸道感染病原,也可根据嗜酸性粒细胞百分率明确NAEB的诊断。

(6)血清总IgE、特异性IgE和皮肤点刺试验:对怀疑与过敏相关的慢性咳嗽、了解患儿有无特应性体质等有一定参考价值。

(7)24h食管下端pH监测及咽喉部pH监测:是确诊GERC的金标准。对怀疑GERC患儿,应进行此项检查。

(8)呼出气NO(eNO)测定:eNO的升高与嗜酸性粒细胞相关性气道炎症有关,测定eNO可作为辅助诊断CVA、EB的非侵入性检查方法。

(9)咳嗽感受器敏感性检测:怀疑AC时可行此项检测,在儿童期该技术尚需在开展中积累经验。

(二)诊断与鉴别诊断流程

慢性咳嗽只是一个症状,要尽可能明确引起慢性咳嗽的病因。诊断程序应从简单到复杂,从常见病到少见病。应重视年龄对慢性咳嗽可能病因的提示,应注意各病因引起咳嗽在24h内的好发时相。诊断性治疗有助于儿童慢性咳嗽诊断,其原则是在无明确病因提示时,按CVA、UACS和PIC顺序进行诊断性治疗。

六、儿童慢性咳嗽的治疗[7]

儿童慢性咳嗽的处理原则是明确病因,针对病因进行治疗。病因不明者,可进行经验性对症治疗;如果治疗后咳嗽症状没有缓解,应重新评估,患儿父母的期望应该得到关注与重视,强调治疗后随访和再评估的重要性,即观察(watch)、等待(wait)和随访(review)。对慢性咳嗽患儿要注意祛除或避免接触过敏原、烟雾等环境诱发和加重咳嗽的因素。

儿童慢性咳嗽常见病因的治疗原则如下:

(一)CVA治疗

可予以口服β_2受体激动剂(如丙卡特罗、特布他林、沙丁胺醇等)作诊断性治疗1~2周,也有使用透皮吸收型β_2受体激动剂(妥洛特罗),咳嗽症状缓解者则有助诊断。一旦明确诊断CVA,则按哮喘长期规范治疗,选择吸入糖皮质激素或口服白三烯受体拮抗剂或两者联合治疗,疗程至少8周。

(二)UACS治疗

根据引起患儿慢性咳嗽的上气道不同疾病,采取不同的治疗方案:

1. 过敏性(变应性)鼻炎 予以抗组胺药物、鼻喷糖皮质激素治疗,或联合鼻黏膜减充血剂、白三烯受体拮抗剂治疗。

2. 鼻窦炎 予以抗菌药物治疗,可选择阿莫西林或阿莫西林+克拉维酸钾或阿奇霉素等口服,疗程至少2周,辅以鼻腔灌洗,选用鼻腔局部减充血剂或祛痰药物治疗。

3. 增殖体肥大 根据增殖体肥大程度,轻~中度者可鼻喷糖皮质激素联用白三烯受体拮抗剂,治疗1~3个月并观察等待,无效可采取手术治疗。

(三)PIC治疗

PIC通常具有自限性,症状严重者可考虑使用口服白三烯受体拮抗剂或吸入糖皮质激素等治疗。

(四)GERC治疗

主张使用H_2受体拮抗剂西咪替丁和促胃动力药多潘立酮,年长儿也可以使用质子泵抑制剂。改变体位取半卧位或俯卧前倾30°,改变食物性状,少量多餐等对GERC有效。

（五）NAEB 治疗

支气管舒张剂治疗无效,吸入或口服糖皮质激素治疗有效。

（六）AC 治疗

主张使用抗组胺药物、糖皮质激素治疗。

（七）药物诱发的咳嗽

最好的治疗方法是停药观察。

（八）心因性咳嗽

可给予心理疗法。

（九）PBB 治疗

予以抗菌药物口服,可优先选择 7∶1 阿莫西林—克拉维酸制剂或第 2 代以上头孢菌素或阿奇霉素等口服,通常疗程需 2~4 周。

七、儿童慢性湿性咳嗽[8]

2015 年 6 月—2018 年 6 月我国进行《中国儿童慢性湿性咳嗽的病因构成比》流行病学调查,结果显示中国儿童慢性湿性咳嗽病因前 4 位依次为:UACS、哮喘合并 UACS、哮喘合并感染、PBB,其他还包括:慢性化脓性肺部疾病、支气管扩张、迁延性肺炎/慢性肺炎、百日咳、气管支气管结核、气管支气管异物。其中迁延性细菌性支气管炎、慢性化脓性肺部疾病及支气管扩张可能为同一疾病的不同阶段。

询问病史:患儿年龄,咳嗽持续时间,痰量及痰液颜色,咳嗽诱发因素,咳嗽时相,咳嗽性质,有无鼻塞流涕等,使用药物治疗情况,异物吸入史,反复呼吸道感染及喘息病史,过敏性疾病或过敏性疾病家族史,环境因素(如被动吸烟、环境污染、大气污染等)。

评估患儿生长发育情况:有无发绀、杵状指/趾,呼吸频率,腭扁桃体和/或增殖体(腺样体)有无肥大或肿大,咽后壁有无滤泡增生、有无分泌物黏附等,胸廓有无畸形,尤其要注意肺部及心脏体征。

辅助检查:鼻咽部检查、影像学(胸部,鼻窦)、支气管镜、病原微生物、肺功能、变应原检测。其他:黏膜活检、汗液氯化物检测、基因检测、免疫功能检测等。

治疗:病因治疗(痰液存在原因:产生过多,清除障碍)、抗感染治疗、祛痰治疗。祛痰药物可分为黏液溶解剂、黏液调节剂、黏液动力促进剂和黏液清除剂。抗气道炎症治疗,随访再评估。抗菌药物:二代或者三代头孢类药物、大环内酯类药物、其他抗感染药物。糖皮质激素:ICS。

祛痰类药物:黏液溶解剂、黏液调节剂(SAMA,抗胆碱能药物)、黏液清除动力促进剂、黏液清除剂(高渗盐水)。

黏液调节剂:抑制气道黏液高分泌。以抗胆碱能药物为代表。气道黏液分泌主要受 M_3 受体调控,乙酰胆碱和黏液腺体 M_3 受体结合后,激活磷脂酶 C,开启钙通道,使细胞内 Ca^{2+} 浓度升高,增加黏液分泌。SAMA 可有效阻断 M_3 受体,抑制气道黏液腺分泌。

黏液动力促进剂:刺激表面活性物质产生,增加纤毛清除功能,包括氨溴索、桃金娘油等。通过刺激呼吸道表面活性剂的形成,调节浆液性和黏液性液体的分泌,降低痰液对纤毛的黏着力,使痰液容易咳出,并且与抗菌药物具有协同作用。支气管舒张剂可在舒张支气管的同时减少黏液分泌。

黏液清除剂:如高渗盐水,有助于促进痰液排出。对于 BE 症、PCD,5%~7%高渗盐水雾化吸入,有助于促进黏液排出。但对于气道慢性炎症性疾病,由于可能会出现喘憋和诱发呼吸困难,不建议使用。

（顾浩翔　陆　敏）

参考文献

[1] 中华医学会儿科学分会呼吸学组,《中华儿科杂志》编辑委员会. 毛细支气管炎诊断、治疗与预防专家共识(2014 版). 中华儿科杂志,2015,53(3):168-171.

[2] YURTSEVEN A,TURAN C. Comparison of heated humidified high-flow nasal cannula flow rates(1-L/(kg·min)vs 2-L/(kg·min) in the management of acute bronchioliti. Pediatr Pulmonol,2019,54(6):894-900.

[3] 胡亚美. 诸福棠实用儿科学. 7 版. 北京:人民卫生出版社,2112.

[4] 中华医学会儿科学分会呼吸学组,中华医学会中华儿科杂志编辑委员会. 儿童社区族得性肺炎管理指高(试行)(上). 中华儿科杂志,2007,45(2):83-90.

[5] 中国儿童慢性咳嗽病因构成比研究协作组. 中国儿童慢性咳嗽病因构成比多中心研究. 中华儿科杂志,2012,50(2):83-92.

[6] 中华医学会儿科学分会呼吸学组慢性咳嗽协作组,《中华儿科杂志》编辑委员会. 中国儿童慢性咳嗽诊断与治疗指南(2013 年修订). 中华儿科杂志,2014,52(3):184-188.

[7] 中国儿童慢性咳嗽病因构成比研究协作组. 中国儿童慢性咳嗽的治疗现状. 中华儿科杂志,2014,52(3):163-171.

[8] 中华医学会儿科学分会呼吸学组慢性咳嗽协作组,《中国实用儿科杂志》编辑委员会. 中国儿童慢性湿性咳嗽的诊断与治疗专家共识(2019 年版). 中国实用儿科杂志,2019,34(4):256-264.

第九章

消化系统疾病

第一节 胃食管反流

胃食管反流(gastroesophageal reflux,GER)是指胃内容物反流入食管,甚至口咽部。超过2/3的健康婴儿存在GER症状,但多数反流不严重,随年龄增加反流逐渐减轻,约95%可在10~12月龄自然缓解,未引起不良后果,此为生理性GER。如反流较重,引起一系列食管内、外症状,影响正常生活,或出现反流性食管炎、生长停滞等并发症,即为胃食管反流病(gastroesophageal reflux disease,GERD)[1]。

一、病因和发病机制

GER通常与非吞咽时食管括约肌(LES)的短暂松弛有关。GERD是抗反流防御机制下降和反流物对食管黏膜攻击的结果。抗反流防御机制包括食管正常蠕动、唾液冲洗作用及胃食管交界的解剖结构(LES、膈下腹段、膈肌脚、膈食管韧带、食管与胃间His角)。反流物有胃酸、胃蛋白酶、胆酸和胰酶等。

(一)抗反流屏障功能低下

1. LES张力低下或频发的LES一过性松弛,是引起GERD的主要原因。

2. LES周围组织作用减弱,如缺少腹腔段食管、食管与胃间His角较大、膈肌食管裂孔钳夹作用减弱、膈食管韧带和食管下端黏膜瓣解剖结构异常、胃内压/腹内压增高等,均可破坏正常的抗反流功能。

(二)食管廓清能力降低

食管蠕动及唾液分泌异常,使反流物停滞损伤黏膜。

(三)胃及十二指肠功能失常

胃排空减缓、胃内压增高,可使LES开放,加重反流。

(四)反流物破坏食管黏膜的屏障功能

黏膜屏障由食管黏液层、多层鳞状上皮细胞、细胞内缓冲离子、细胞代谢和血液供应共同组成。反流物损害食管黏膜屏障,引起食管炎。

二、临床表现

婴儿和儿童GER最常见的症状为呕吐或反流。生理性GER婴儿(happy spitter)表现为:生长发育正常;不费劲、无痛苦的反流;无或轻微激惹;精神、食欲好。GERD相关症状包括食管及食管外表现,根据不同年龄段,有不同的常见症状(表9-1)。须注意,症状严重程度与疾病严重程度不一定平行。

表9-1 不同年龄儿童GERD常见临床症状体征[2]

婴儿	>1岁儿童/青少年
呕吐、溢乳	反流、呕吐
烦躁	上腹痛和/或胃灼热感

婴儿	>1 岁儿童/青少年
生长迟缓	生长迟缓或体重减轻
吞咽困难(吞咽痛)	吞咽困难(吞咽痛)
拱背(尤其进食时)	胸痛,夜间腹/胸痛
拒绝喂养	厌食
窒息,呼吸暂停	反酸,恶心
慢性/夜间咳嗽	慢性/夜间咳嗽
喘息	哮喘
反复支气管肺感染	反复支气管肺感染
睡眠障碍	清嗓子、喉咙痛、声音嘶哑
	慢性鼻窦炎或中耳炎
	咽/喉炎
	口腔糜烂、龋齿、磨牙、口臭
	睡眠、行为问题,疲劳,易怒,注意力不集中

注:GERD. 胃食管反流病。

三、辅助检查

目前缺乏特异性检查方法确诊 GER/GERD,故诊断需采用综合技术,发现胃食管反流及其并发症,明确反流与症状间的因果关系,评估治疗的预期效果,并排除其他疾病。

(一)食管 pH 监测

食管 pH 监测可量化显示监测期间食管酸暴露的频率和持续时间。记录立卧位 pH<4 的发生次数、总时间和百分比,pH<4 持续>5min 的次数、时间和百分比,pH<4 最长 1 次持续时间等,并可与 GER 相关症状及生活方式、药物干预在时间上进行关联。有助于判断生理性和病理性反流,及观察疗效。食管 pH 监测可用于以下情况:①判断不适症状持续与酸反流的关系;②判断酸反流与食管炎发生及其他 GERD 相关症状或体征的关系;③评估抑酸治疗的效果。但其无法识别非酸反流。

(二)食管多通道腔内阻抗监测

食管多通道腔内阻抗监测(multiple intraluminal impedance,MII)主要用于监测食管内的酸性和非酸性液体、固体及气体流动,可测量食管内顺行和逆行物体的体积、速度、长度,反映比食管 pH 监测更为详尽的食管反流事件。同步监测食管 pH 和阻抗更利于发现临床症状与酸和非酸胃内容物反流间的同步关系,并可用于判断 GER 与呼吸暂停、咳嗽、行为症状的关系。新的指南推荐将 pH-阻抗监测用于以下情况:①判断不适症状持续与酸反流或非酸反流的关系;②判断酸反流或非酸反流与食管炎发生及其他 GERD 相关症状或体征的关系;③评估抑酸治疗的效果;④鉴别非糜烂性反流病(内镜下无反流证据,存在食管酸负荷增加,酸负荷与症状发生可无关联),食管高反应性(内镜下无反流证据,无食管酸负荷增加,但症状发生与反流相关)及功能性胃灼热(内镜下无反流证据,无食管酸负荷增加,且症状发生与反流无关)。

(三)上消化道内镜检查及食管活检

能直观判断 GERD 引起的食管黏膜病变及其并发症(如食管狭窄、Barrett 食管及罕见的食管腺癌),并排除其他可引起 GERD 样症状的情况(如食管或胃窦蹼、克罗恩病、消化性溃疡、感染性食管炎)。但进行该有创检查前应先权衡其诊断价值与可能出现的操作及麻醉风险。推荐用于药物治疗无效的 GERD 患儿,或存在以下并发症者:生长停滞、不明原因贫血或大便潜血、反复发生肺炎、呕血。内镜下食管黏膜正常者,有可能存在反流性食管炎的组织学改变,约25%的婴儿食管活检证实有食管炎症。而且食管活检有助于鉴别具有 GERD 样症状的其他疾病,如嗜酸性粒细胞性食管炎。故推荐上消化道内镜检查时进行食管活检。

(四)上消化道钡餐造影

现已不推荐用于诊断 GER 或 GERD。因为短时间观察难以准确判断是否存在病理性反流,观察到钡剂反流入食管亦与 GERD 的严重程度及反流性食管炎的黏膜炎症程度无关。可用于筛查呕吐患儿上消化道的解剖异常(如食管裂孔疝、贲门失弛缓、胃扭转)。对于抗反流术后症状无明显缓解者,钡剂造影可辅助判断手术效果。

(五)食管测压

能显示 LES 压力低下、频发一过性 LES 松弛及食管蠕动收缩波幅低下或消失,有助于确定食管动力异常类型。但不推荐将其用于诊断儿童 GERD。

(六)胃食管同位素扫描

患儿吞服 99mTc 标记液体,定时 γ 照相,可观察食管廓清、GER、胃排空。肺内核素增强表示反流是肺部病变原因。因缺乏规范化的技术和具体的正常值范围,不推荐作为 GER 儿童的常规检查。

(七)质子泵抑制剂(PPI)诊断试验

不推荐将其用于诊断婴儿 GERD,及以食管外症状为主要表现的儿童 GERD,但对于有典型 GERD 症状的儿童,推荐进行 4~8 周的 PPI 诊断性治疗。

四、诊断和鉴别诊断

详尽的病史和体格检查能可靠地诊断儿童大多数生理性 GER。对于能提供可靠病史的年长儿,可根据其典型症状(如胃灼热感)临床诊断 GERD。因 GERD 在不同年龄的儿童中临床症状相异,目前尚无单一症状或症状集合能可靠地诊断 GERD 及其并发症,或预测治疗效果。对于无明显系统性疾病的频繁呕吐、反复发作的呼吸道感染、治疗无效的哮喘、胸及上腹痛、喂食困难、不明原因的营养不良、生长发育停滞等症状,应考虑 GERD 可能。出现报警征象(6 月龄后出现呕吐或呕吐持续至 12~18 月龄以后,伴有体重减轻、发热、异常烦躁/疼痛、剧烈呕吐、夜间呕吐、呕血、慢性腹泻、便血、腹胀、排尿困难、头围异常、癫痫发作等),须与以下疾病相鉴别。

(一)以反复呕吐为主要表现者须与以下情况鉴别

胃/食管蹼、十二指肠闭锁、肠旋转不良、肠扭转、幽门狭窄、贲门失弛缓、先天性巨结肠、食管裂孔疝、食物过敏、嗜酸性粒细胞性食管炎等消化系统疾病,以及先天性肾上腺皮质增生、半乳糖血症、腹型偏头痛等内分泌、代谢、神经系统疾病。

(二)以胸痛为主要表现者须与各种心源性和非心源性因素鉴别,如心肌炎、心肌病,肺炎,胸膜炎,感染性食管炎,局部肌肉、骨骼、神经病变等。

(三)以慢性咳嗽或喘息为主要表现者须与支气管哮喘、上气道咳嗽综合征等呼吸系统疾病鉴别。

五、治疗

GERD 治疗目的为缓解症状、改善生活质量以及防治并发症。生活方式改变可以有效地减少婴儿和儿童的 GER 症状,推荐其为无合并症的 GER 和 GERD 的一线治疗。药物治疗包括抑酸剂、抗酸剂、黏膜保护剂和促动力药。对于药物治疗无效的顽固性 GERD 或存在危及生命的并发症时,可考虑手术治疗。

(一)改变生活方式

1. 婴儿

(1)少量多次喂养,避免过饱。

(2)奶粉中加入适量米粉增加其稠厚度,或反流婴儿专用增厚奶粉。但须警惕其可能与早产儿坏死性小肠结肠炎、摄入过多能量等其他健康问题有关。

(3)母乳喂养者疑诊 GERD 时,尝试母亲忌食牛奶和鸡蛋 2~4 周。

(4)人工喂养且疑诊 GERD 时,尝试更换深度水解蛋白粉或氨基酸配方粉 2~4 周。

(5)不推荐在睡眠时使用体位疗法。

（6）避免吸入二手烟。

2. 儿童/青少年

（1）减肥及控制体重,超重可能增加 GERD 的风险。

（2）戒烟并避免吸入二手烟。

（3）少食多餐,避免暴饮暴食。

（4）多饮水,以减少食管内酸存留。

（5）回避降低 LES 压力和增加胃酸分泌的食物(酒精,咖啡因,碳酸饮料,巧克力,辛辣、高糖、高脂的食物)和药物(钙离子通道阻滞剂)。

（6）避免睡前 2~3h 内进食。

（7）餐后 3h 保持直立,不斜靠或躺倒。

（8）床脚垫木块使床头抬高 15~20cm。

（9）穿腹部宽松的衣服。

（10）饭后咀嚼无糖口香糖。

（二）药物治疗

1. 抑酸剂　能减少胃酸分泌,减轻反流物对食管黏膜刺激,是治疗和预防反流相关性糜烂性食管炎的一线用药。首选 PPI,因其在缓解症状和糜烂性食管炎愈合率方面优于 H_2 受体拮抗剂(H_2RA)。对于一般情况良好的婴儿,不推荐使用 H_2RA 或 PPI 处理反流症状。GERD 儿童推荐疗程 4~8 周的 H_2RA 或 PPI 处理典型症状(胸骨后或上腹部疼痛)。不推荐其处理食管外症状(咳嗽、喘息或哮喘),除非患儿同时伴有典型的 GERD 症状或诊断试验提示 GERD 可能。可根据病情适当延长疗程,或按需治疗。因抑酸治疗可能会增加儿童感染性疾病发生的风险(如坏死性小肠结肠炎、呼吸道感染、艰难梭菌感染),应定期评估是否继续治疗,避免长期使用抑酸药(抑酸剂用法用量见表9-2)。

2. 抗酸剂(铝碳酸镁、碳酸钙、藻酸盐抗酸剂)和黏膜保护剂(硫糖铝、蒙脱石散、L-谷氨酰胺呱仑酸钠)　可以保护黏膜免受反流物侵蚀,缓解胃灼热感,但食管黏膜愈合率低于抑酸剂,可作为辅助治疗。但含铝和钙的抗酸剂对儿童有一定副作用,故不推荐长期、大剂量应用。

3. 促动力剂　目前没有足够证据支持儿童 GERD 使用促动力剂。多潘立酮是周围性多巴胺拮抗剂,能增加胃排空,但对食管动力改善不明显。甲氧氯普胺为中枢多巴胺拮抗剂,能提高 LES 张力,增加食管蠕动和胃排空。但可能引起锥体外系症状,不推荐使用。

（三）外科手术治疗

对于症状顽固、内科治疗无效或存在危及生命的并发症者,可考虑手术治疗,如 Nissen 胃底折叠术、经幽门或空肠喂养。如合并食管裂孔疝可行修补和抗反流术。

表 9-2　可用于治疗儿童 GERD 的抑酸药及其用法用量[1,3]

抑酸药	药物	推荐剂量/[mg/(kg·d)]	每日最大剂量/mg
PPI	奥美拉唑	1~2	40
	兰索拉唑	2	30
	埃索美拉唑	<20kg,10mg;>20kg,20mg	40
H_2RA	西咪替丁	30~40	800
	雷尼替丁	5~10	300
	法莫替丁	1	40

注:GERD. 胃食管反流病;PPI. 质子泵抑制剂;H_2RA. H_2 受体拮抗剂。

（余　熠　许春娣）

第二节 腹泻及液体疗法

小儿腹泻(infantile diarrhea),或称腹泻病,是一组由多病原、多因素引起的以大便次数增多和大便性状改变为特点的儿科常见病。是我国婴幼儿最常见的消化道疾病。6 月龄~2 岁婴幼儿发病率高,1 岁以内约占半数,是造成小儿营养不良、生长发育障碍和死亡的主要原因之一[3]。

一、病因

1. 感染性 多见,如病毒、细菌、真菌、寄生虫等感染。
2. 非感染性 包括饮食性、过敏性、先天酶缺陷、肠道菌群紊乱、气候因素及先天性畸形、短肠综合征、免疫缺陷、药物因素、炎症性肠病等引起的腹泻。

二、发病机制

1. "渗透性"腹泻 肠腔内存在大最不能吸收的具有渗透活性的物质。
2. "分泌性"腹泻 肠腔内电解质分泌过多。
3. "渗出性"腹泻 炎症所致的液体大量渗出。
4. "肠道功能异常性"腹泻 肠道蠕动功能异常。
但在临床上不少腹泻并非由某种单一机制引起,而是在多种机制共同作用下发生的。

三、临床表现

不同病因引起的腹泻常具有各自的临床特点和不同的临床过程。

1. 腹泻的共同临床表现

(1)轻型:常由饮食因素及肠道外感染引起。起病可急可缓,以胃肠道症状为主,食欲缺乏,偶有溢乳或呕吐,大便次数增多,大便每日 3 次至数 10 次,但每次大便量不多,稀薄或带水,呈黄色或黄绿色,有酸味,常见白色或黄白色奶瓣和泡沫。无脱水及全身中毒症状,多在数日内痊愈。

(2)重型:多由肠道内感染引起。常急性起病,也可由轻型逐渐加重、转变而来,除有较重的胃肠道症状外,还有较明显的脱水、电解质紊乱和全身中毒症状,如发热、精神烦躁或萎靡、嗜睡,甚至昏迷、休克。

2. 几种常见类型肠炎的临床特点

(1)轮状病毒肠炎:轮状病毒是秋、冬季小儿腹泻最常见的病原,故又称为秋季腹泻。呈散发或小流行,经粪-口传播,也可通过气溶胶形式经呼吸道感染而致病。潜伏期 1~3d,多发生在 6 月龄~24 个月婴幼儿,4 岁以上者少见。起病急,常伴发热和上呼吸道感染症状,无明显中毒症。病初即有呕吐,常先于腹泻发生。大便次数多、量多,水分多,黄色水样或蛋花样便带少量黏液,无腥臭味,常并发脱水、酸中毒及电解质紊乱。本病为自限性疾病,数日后呕吐渐停,腹泻减轻,不喂乳类的患儿恢复更快,自然病程 3~8d,少数较长。大便镜检偶有少量白细胞,感染后 1~3d 即有大量病毒自大便中排出,最长可达 6d。血清抗体一般在感染后 3 周上升,病毒较难分离,有条件可直接用电镜检测病毒,或用 ELISA 法检测病毒抗原、抗体,或 PCR 及核酸探针技术检测病毒抗原。

(2)诺如病毒性肠炎:主要发病季节为 9 月~次年 4 月,发病年龄 1~10 岁,多见于年长儿和成人。潜伏期 1~2d,起病急慢不一。可有发热、呼吸道症状。腹泻和呕吐轻重不等,大便量中等,为稀便或水样便,伴有腹痛。病情重者体温较高,伴有乏力、头痛、肌肉痛等。本病为自限性疾病,症状持续 1~3d。粪便及外周血象检查一般无特殊发现。

(3)产毒性细菌引起的肠炎:多发生在夏季。潜伏期 1~2d,起病较急。轻症仅大便次数稍增,性状轻微改变;重症腹泻频繁,量多,呈水样或蛋花样混有黏液,镜检无白细胞。伴呕吐,常发生脱水、电解质和酸碱平衡紊乱。自限性疾病,自然病程 3~7d,亦可较长[4]。

(4)侵袭性细菌(包括侵袭性大肠杆菌、空肠弯曲菌、耶尔森菌、鼠伤寒杆菌等):引起的肠炎全年均可发病,多见于夏季。潜伏期长短不等。常引起志贺氏杆菌性痢疾样病变。起病急,高热甚至可以发生热惊厥、腹泻频繁,大便呈黏液状,带脓血,有腥臭味。常伴恶心、呕吐、腹痛和里急后重,可出现严重的中毒症状如高热、意识改变,甚至感染性休克。大便镜检有大量白细胞及数量不等的红细胞大便细菌培养可找到相应的致病菌。其中空肠弯曲菌常侵犯空肠和回肠,且有脓血便,腹痛剧烈,易误诊为阑尾炎,亦可并发严重的小肠结肠炎、败血症、肺炎、脑膜炎、心内膜炎、心包炎等。耶尔森菌小肠结肠炎,多发生在冬季和早春,可引起淋巴结肿大,亦可产生肠系膜淋巴结炎,甚至与阑尾炎相似,也可引起咽痛和颈淋巴结炎。鼠伤寒沙门菌小肠结肠炎,有胃肠炎型和败血症,新生儿和<1岁婴儿尤易感染,新生儿常为败血症型,常引起暴发流行。可排深绿色黏液脓便或白色胶冻样便。

(5)出血性大肠杆菌肠炎:大便次数增多,开始为黄色水样便,后转为血水便,有特殊臭味;大便镜检有大量红细胞,常无白细胞。伴腹痛。个别病例可伴发溶血尿毒症综合征和血栓性血小板减少性紫癜。

(6)抗生素相关性腹泻:长期应用广谱抗生素可使肠道菌群失调,肠道内条件致病菌如金葡菌、铜绿假单胞菌、变形杆菌、某些梭状芽孢杆菌和白念珠菌大量繁殖而引起肠炎。营养不良、免疫功能低下,长期应用肾上腺皮质激素者更易发病,婴幼儿病情多较重。可在用药1周内或迟至停药后4~6周发病(亦见于外科手术后、肠梗阻、肠套叠、巨结肠等体弱患者。)轻症停用抗生素后很快痊愈;重症频泻,黄绿色水样便,可有伪膜排出,为坏死毒素致肠黏膜坏死所形成的伪膜;黏膜下出血可引起大便带血,可出现脱水、电解质紊乱和酸中毒。伴有腹痛、腹胀和全身中毒症状,甚至发生休克。对可疑病例可行纤维结肠镜检查。大便培养、检测细胞毒素可协助确诊[4]。

四、诊断和鉴别诊断

在临床诊断中常包括病程、轻重及估计可能的病原。病程在2周以内的腹泻为急性腹泻,病程2周~2个月的为迁延性腹泻,慢性腹泻的病程为2个月以上。根据发病季节、病史(包括喂养史和流行病学资料)、临床表现和大便性状易于作出临床诊断。必须判定有无脱水(程度和性质)、电解质紊乱和酸碱失衡;注意寻找病因。

肠道内感染的病原学诊断比较困难,从临床诊断和治疗需要考虑,可先根据大便常规有无白细胞将腹泻分为两组:

1. 大便无或偶见少量白细胞者为侵袭性细菌以外的病因(如病毒、非侵袭性细菌、寄生虫等肠道内、外感染或喂养不当)引起的腹泻,多为水泻,有时伴脱水症状。

2. 大便有较多的白细胞者表明结肠和回肠末端有侵袭性炎症病变,常由各种侵袭性细菌感染所致,仅凭临床表现难以区别,必要时应进行大便细菌培养,细菌血清型和毒性检测,尚需与部分疾病鉴别。

五、治疗原则

调整饮食,预防和纠正脱水,合理用药,加强护理,预防并发症。不同时期的腹泻病治疗重点各有侧重,急性腹泻多注意维持水、电解质平衡及抗感染,迁延及慢性腹泻则应注意肠道菌群失调问题及饮食疗法问题。治疗不当往往会得到事倍功半、或适得其反的结果。

(一)饮食疗法

应强调继续饮食,满足生理需要,补充疾病消耗,以缩短腹泻后的康复时间,但应根据疾病的特殊病理生理状况、个体消化吸收功能和平时的饮食习惯进行合理调整。有严重呕吐者可暂时禁食4~6h(不禁水),待好转后继续喂食,由少到多,由稀到稠。病毒性肠炎多有继发性双糖酶(主要是乳糖酶)缺乏,对疑似病例可暂停乳类喂养,去乳糖饮食减轻腹泻,缩短病程。

(二)纠正水、电解质紊乱及酸碱失衡

脱水往往是急性腹泻死亡的主要原因,合理的液体疗法是降低病死率的关键。

1. 口服补液　世界卫生组织推荐的口服补液盐(oral rehydration salt, ORS)可用于腹泻时预防脱水及轻、中度脱水而无明显周围循环障碍者。轻度脱水口服液量50~80ml/kg,中度脱水80~100ml/kg,于8~12h

内将累积损失量补足;脱水纠正后,将余量用等量水稀释按病情需要随意口服。

2. 静脉补液　适用于中度以上脱水、吐泻严重或腹胀的患儿。输入溶液的成分、容量和滴注时间必须根据不同的脱水程度和性质决定,同时要注意个体化,结合年龄、营养状况、自身调节功能而灵活掌握。

（1）第 1 天补液

1）总量:包括补充累积损失量、继续损失量和生理需要量,一般轻度脱水为 90～120ml/kg、中度脱水为 120～150ml/kg、重度脱水为 150～180ml/kg,对少数营养不良、肺炎、心、肾功能不全的患儿尚应根据具体病情分别作较详细计算。

2）溶液种类:溶液中电解质溶液与非电解质溶液的比例应根据脱水性质(等渗性、低渗性、高渗性)分别选用,一般等渗性脱水用 1/2 张含钠液、低渗性脱水用 2/3 张含钠液、高渗性脱水用 1/3 张含钠液。若临床判断脱水性质有困难时,可先按等渗性脱水处理。

3）输液速度:主要取决于脱水程度和继续损失的量和速度,对重度脱水有明显周围循环障碍者应先快速扩容,20ml/kg 等渗含钠液,30～60min 内快速输入;累积损失量(扣除扩容液量)一般在 8～12h 内补完,每小时 8～10ml/kg;脱水纠正后,补充继续损失量和生理需要量时速度宜减慢,于 12～16h 内补完,约每小时 5ml/kg;若吐泻缓解,应酌情减少补液量或改为口服补液。

4）纠正酸中毒:根据临床症状结合血气测定结果,另加碱性液(如碳酸氢钠)纠正。对重度酸中毒可用 1.4%碳酸氢钠扩容,兼有扩充血容量及纠正酸中毒的作用。

5）纠正低钾:有尿或来院前 6h 内有尿即应及时补钾,静脉补入氯化钾每日为浓度不应超过 0.3%,每日静脉滴入的总量,不应少于 8h,切忌将钾盐静脉推入,否则导致高钾血症,危及生命。能口服时可改为口服补充。

6）纠正低钙、低镁:出现低钙症状时可用 10%葡萄糖酸钙(每次 1～2ml/kg,最大量≤10ml)加等量葡萄糖稀释后静脉注射。低镁者用 25%硫酸镁按每次 0.1ml/kg 深部肌内注射,每 6h 一次,每日 3～4 次,症状缓解后停用。

（2）第 2 天及以后的补液:经第 1 天补液后,脱水和电解质紊乱已基本纠正,第 2 天及以后主要是补充继续损失量(防止发生新的累积损失)和生理需要量,继续补钾,供给热量;一般可改为口服补液。

3. 药物治疗

（1）控制感染

1）水样便腹泻患者(约占 70%)多为病毒及非侵袭性细菌所致,一般不用抗生素。应合理使用液体疗法,选用微生态制剂和黏膜保护剂,如伴有明显中毒症状不能用脱水解释者,尤其是对重症患儿、新生儿、小婴儿和衰弱患儿(免疫功能低下)应选用抗生素治疗。

2）黏液、脓血便患者(约占 30%)多为侵袭性细菌感染,应根据临床特点,针对病原选用抗菌药物,再根据大便细菌培养和药敏试验结果进行调整。大肠杆菌、空肠弯曲菌、耶尔森菌、鼠伤寒沙门菌所致感染常选用阿奇霉素、头孢霉素、诺氟沙星、环内沙星、呋喃唑酮、复方新诺明等。抗生素相关性腹泻应立即停用原使用的抗生素,根据金黄色葡萄球菌肠炎、假膜性小肠结肠炎、真菌性肠炎可选用万古霉素、新青霉素、利福平、甲硝唑或抗霉菌药物治疗。

（2）微生态疗法(microcological therapy):有助于恢复肠道正常菌群的生态平衡,抑制病原菌定植和侵袭。

（3）黏膜保护剂(intestinal mucosa protector):能吸附病原体和毒素,维持肠细胞的吸收和分泌功能;与肠道黏液糖蛋白相互作用可增强其屏障功能,阻止病原微生物的攻击,如蒙脱石粉。

（4）避免用止泻剂(antidiarrheal agent):如洛哌丁醇,因为它抑制胃肠动力的作用,增加细菌繁殖和毒素的吸收,对于感染性腹泻有时是很危险的[5]。

六、预防

（一）养成良好的卫生习惯,注意乳制品的保存和奶具、食具、便器、玩具等的定期消毒。

（二）避免长期滥用广谱抗生素，对于即使没有消化道症状的婴幼儿，在因败血症肺炎等肠道外感染必须使用抗生素，特别是广谱抗生素时，亦应加用微生态制剂，防止由于肠道菌群失调所致的难治性腹泻。

（三）感染性腹泻患儿，尤其是大肠埃希菌、鼠伤寒沙门菌、诺如病毒肠炎等的传染性强，集体机构如有流行，应积极治疗，做好消毒隔离工作，防止交叉感染。

（四）轮状病毒肠炎流行甚广，接种疫苗为理想的预防方法，口服疫苗国内外已有应用但持久性尚待研究。

（张　婷）

第三节　胃炎和消化性溃疡

一、胃炎

胃炎（gastritis）是指由物理性、化学性或生物性有害因子作用于人体，引起胃黏膜发生炎症性改变的一种疾病。根据病程分急性和慢性两种。后者发病率高。

（一）病因和发病机制

1. 急性胃炎（acute gastritis）　多为继发性，常见原因有：

（1）由严重感染（败血症）、休克、颅内损伤严重烧伤、呼吸衰竭和其他危重疾病所致的应激反应（又称胃肠功能衰竭）。

（2）摄入被细菌及其毒素污染的食物。

（3）服用对胃黏膜有损害的药物，如阿司匹林等非甾体消炎药。

（4）食物过敏。

（5）胃内异物。

（6）情绪波动、精神紧张和各种因素所致的变态反应等均能引起胃黏膜的急性炎症。

2. 慢性胃炎（chronic gastritis）　是有害因子长期反复作用于胃黏膜引起损伤的结果。

小儿慢性胃炎中以浅表性胃炎最常见，萎缩性胃炎极少。病因迄今尚未完全明确，可能与以下因素有关：

（1）幽门螺杆菌（helicobacter pylori，Hp）感染的胃内感染近年已证实为主要病因，在活动性、重度胃炎中Hp 检出率达 90%~100%[6]。

（2）胆汁反流胆盐刺激减低了胃黏膜对离子通透的屏障功能，胃液中氢离子得以反弥散进入胃黏膜引起炎症。

（3）长期服用刺激性食物和药物：如粗糙、过硬、过冷、过热、辛辣的食品：经常暴饮、暴食、饮浓茶、咖啡及阿司匹林等非甾体抗炎药及类固醇激素类药物。

（4）精神神经因素，持续精神紧张、压力过大，可使消化道激素如促胃液素等分泌异常。

（5）多种慢性病影响如慢性肾炎、尿毒症、重症糖尿病、肝胆系统疾病、类风湿性关节炎、系统性红斑狼疮等。

（6）其他因素如 X 线照射、胃窦内容物滞留、遗传、免疫营养等因素均与发病有关。

（二）临床表现

1. 急性胃炎　发病急骤，轻者仅有食欲缺乏、腹痛、恶心、呕吐；严重者可出现呕血、黑便、脱水、电解质及酸碱平衡紊乱，有细菌感染者常伴有发热等全身中毒症状。

2. 慢性胃炎　常见症状为反复发作、无规律性的腹痛，疼痛经常出现于进食过程中或餐后，多数位中上腹部、脐周，部分患儿部位不固定；轻者为间歇性隐痛或钝痛，严重者为剧烈绞痛；常伴有食欲缺乏、恶心、呕吐、腹胀，继而影响营养状况及生长发育。胃黏膜糜烂出血者伴呕血、黑便。

（三）辅助检查

1. 纤维胃镜检查　是最有价值的安全可靠的诊断手段。可直接观察胃黏膜病变,根据病变程度不同,可见黏膜广泛充血、水肿、糜烂、出血,有时可见黏膜表面的黏液斑或反流的胆汁、Hp 感染胃炎时,还可见到胃窦黏膜疣状的小结节样增生。同时可取病变部位组织进行 Hp 检查。

2. X 线钡餐造影　多数胃炎病变在黏膜表层,钡餐造影难有阳性发现;胃窦部有浅表炎症者有时可呈现胃窦部激惹症,黏膜纹理增粗、迂曲、锯齿状,幽门前区呈半收缩状态,可见不规则痉挛收缩。气、钡双重造影效果较好。

3. Hp 检测方法

（1）胃黏膜组织切片染色与培养:是最准确的诊断方法。

（2）尿素酶试验:将活检胃黏膜放入上述试剂中,如胃黏膜含有 Hp 则试剂变为红色,此法快速、简单,特异性和敏感性可达 90% 以上。

（3）血清学检测:可测得抗 Hp 抗体,但是 IgM 抗体也可在清除了几个月后仍保持阳性,限制其诊断意义。

（4）核素标记尿素呼气试验:其特异性和敏感性均达 90% 以上,^{13}C 无放射性更适合小儿应用。

（四）病理

1. 急性胃炎　表现为上皮细胞变性、坏死,固有膜大量中性粒细胞浸润,无或极少有淋巴细胞、浆细胞,腺体细胞呈不同程度变性坏死。

2. 慢性胃炎、浅表性胃炎　见上皮细胞变性,小凹上皮细胞增生,固有膜炎症细胞主要为淋巴细胞、浆细胞浸润。萎缩性胃炎主要为固有腺体萎缩,肠腺化生及炎症细胞浸润。

（五）诊断和鉴别诊断

根据病史、体检、临床表现、纤维胃镜和病理学检查,基本可以确诊。由于引起小儿腹痛的病因很多,急性发作的腹痛必须注意与外科急腹症、肝、胆、胰、肠等腹内脏器的器质性疾病以及腹型过敏性紫癜鉴别,慢性反复发作的腹痛应与肠道寄生虫、肠痉挛、功能性腹痛等疾病鉴别。

（六）治疗

1. 急性胃炎　祛除病因,积极治疗原发病,避免服用一切刺激性食物和药物,及时纠正水、电解质紊乱;有上消化道出血者应卧床休息,保持安静,监测生命体征及呕吐与黑便情况,静滴 H_2 受体拮抗剂,如西米替丁、雷尼替丁,或质子泵抑制剂奥美拉唑,以及黏膜保护剂,可用局部黏膜止血的方法,输血、血浆;细菌感染者应用有效抗生素。

2. 慢性胃炎

（1）祛除病因,积极治疗原发病。

（2）饮食治疗养成良好的饮食习惯和生活规律。饮食定时定量,避免服用刺激性食品和对胃黏膜有损害的食物和药物。

（3）药物治疗:①保护剂。②H_2 受体拮抗剂。③胃肠动力药,腹胀、呕吐或胆汁反流者加用吗丁啉。④有 Hp 感染者应进行规范的抗 Hp 治疗(见消化性溃疡病治疗)。

二、消化性溃疡

消化性溃疡(peptic ulcer)是指胃和十二指肠的慢性溃疡,也可发生在与酸性胃液相接触的其他胃肠道部位。各年龄均可发病,学龄儿童多见;婴幼儿多为继发性溃疡,常有明确的原发疾病,胃溃疡和十二指肠溃疡发病率相近;学龄前和学龄期儿童多为原发性溃疡,以十二指肠溃疡多见。男孩多于女孩,常有明显的家族史。

（一）病因和发病机制

原发性消化性溃疡病因与诸多因素有关,确切发病机制至今尚未全阐明,目前认为溃疡的形成是由于对胃和十二指肠黏膜有损害作用的侵袭因子(酸、胃蛋白酶、胆盐、药物、微生物及其他有害物质)与黏膜自身的防御因素(黏膜屏障、黏液重碳酸盐屏障、黏膜血流量、细胞更新、前列腺素、表皮生长因子等)之间失去平衡的结果。一般认为,与酸有关因素对十二指肠溃疡的意义较大,而组织防御因素对胃溃疡有更重要的意义。

继发性溃疡是由于全身疾病引起的胃、十二指肠黏膜局部损害。见于各种危重疾病所致的应激反应(见急性胃炎病因)。

(二) 病理

十二指肠溃疡好发于球部,偶尔位于球后以下的部位称球后溃疡。多为单发,也可多发。胃溃疡多发生在胃窦、胃体交界的小弯侧,少数可发生在胃窦、胃体、幽门前方或幽门管内。溃疡大小不等,深浅不一,胃镜下观察呈圆形或不规则圆形,也有呈椭圆形或线形,底部有灰白苔、周围黏膜充血、水肿。球部因黏膜充血、水肿,或因多次复发后,纤维组织增生和收缩而导致球部变形;有时出现假憩室。胃和十二指肠同时有溃疡存在时称复合溃疡。光镜下溃疡由外向内可分四层:①急性炎性渗出物;②坏死层;③肉芽组织;④瘢痕组织。

(三) 临床表现

1. 症状与体征　由于溃疡在各年龄阶段的好发部位、类型和演变过程不同,临床症状和体征也有所不同,年龄越小,症状越不典型,不同年龄患者的临床表现有各自的特点。

(1)新生儿:继发性溃疡多见,常见原发病有早产儿缺氧、窒息、败血症、低血糖、呼吸窘迫综合征和中枢神经系统疾病等,常表现急性起病,呕血、黑便。生后 2~3d 亦可发生原发性溃疡,突然出现消化道出血,穿孔或两者兼有。

(2)婴儿期:继发性溃疡多见,发病急,首发症状为消化道出血和穿孔。原发性以胃溃疡多,表现为食欲差、呕吐、进食后啼哭、腹胀、生长发育迟缓,也可表现为呕血、黑便。

(3)幼儿期:胃和十二指肠溃疡发病率相等,常见进食后呕吐,间歇发作脐周及上腹部疼痛,少见成人那种烧灼感,食后减轻,夜间及清晨痛醒,可发生呕血、黑便甚至穿孔。

(4)学龄前及学龄期:以原发性十二指肠溃疡多见,主要表现为反复发作性脐周及上腹部胀痛、烧灼感,饥饿时或夜间多发、可持续数分钟至几小时;严重者可出现呕血、便血、贫血;部分有穿孔,穿孔时疼痛剧烈并放射至背部或左右上腹部;也有仅表现为贫血、粪便潜血试验阳性。

2. 并发症　主要为出血、穿孔和幽门梗阻,常可伴发缺铁性贫血、重症可出现失血性休克。如溃疡穿孔至腹腔或临近器官,可出现腹膜炎、胰腺炎等。如炎症和水肿较广泛,可出现急、慢性梗阻。

(四) 辅助检查

1. 粪便隐血试验　禁食 3d 后检查,阳性者提示溃疡有活动性。

2. 纤维胃镜检查　是当前公认的诊断溃疡病准确率最高的方法。内镜观察不仅能准确诊断溃疡,而且可估计溃疡灶大小、溃疡周围炎症的轻重、溃疡表面有无血管暴露和评估药物治疗的效果,同时亦可采取黏膜活检做病理组织学和细菌学检查,还可以在胃镜下控制活动性出血。

3. 胃肠 x 线钡餐造影　虽然应用较广泛,但此诊断手段不够敏感和特异。

(1)直接征象:发现胃和十二指肠壁龛影可确诊。

(2)间接征象:溃疡对侧切迹,十二指肠球部痉挛、畸形对本病有诊断参考价值。因小儿溃疡浅表,钡餐通过快,检出率较成人为低,且假阳性率较高,气、钡双重对比造影效果较佳。

4. Hp 检测(见胃炎辅助检查)

(五) 诊断和鉴别诊断

1. 由于儿童消化性溃疡的症状和体征不如成人典型,常易误诊和漏诊,故对出现剑突下有烧灼感或饥饿痛;反复发作、进食后缓解的上腹痛,夜间及清晨症状明显;与饮食有关的呕吐;粪便潜血试验阳性的贫血患儿;反复胃肠不适,且有胃溃疡尤其是十二指肠溃疡的家族史者;原因不明的呕血、便血者等,均应警惕消化性溃疡病的可能性。应及时进行胃镜检查,尽早明确诊断。

2. 鉴别诊断

(1)腹痛:应与肠痉挛、蛔虫症、腹腔内脏器感染、结石等疾病鉴别。

(2)呕血:新生儿和小婴儿呕血可见于新生儿自然出血症、食管裂孔疝、败血症等;年长儿需与肝硬化致食管静脉曲张破裂及全身出血性疾病鉴别。

（3）便血：消化性溃疡便血多为柏油样便,鲜红色便仅见于大量出血者。故应与肠套叠、梅克尔憩室、息肉、腹型过敏性紫癜及血液病所致出血鉴别。

（六）治疗原则

缓解和消除症状,促进溃疡愈合,防止复发,并预防并发症。

1. 如有出血时,应积极监护治疗,以防止失血性休克。应监测生命体征如血压、心率及末梢循环,禁食同时注意补充足够血容量,消化道局部(如喷药、胃镜下硬化、电凝治疗)及全身止血。如失血严重时应及时输血。

2. 一般治疗　培养良好的生活习惯,饮食定时定量,避免过度疲劳及精神紧张,避免食用具有刺激性、对胃黏膜有损害的食品和药物。

3. 药物治疗　原则为抑制胃酸分泌和中和胃酸,加强黏膜防御能力,抗 Hp 治疗。

（1）抗酸和抑酸剂

1）H_2 受体拮抗剂:可直接抑制组织胺、阻滞乙酰胆碱和促胃液素分泌,达到抑酸和加速溃疡愈合的目的。常用西咪替丁(cimetidine)、雷尼替丁(ranitidine),疗程均为 4~8 周。

2）质子泵抑制剂:作用于胃黏膜壁细胞,降低壁细胞中的 H^+-K^+-ATP 酶活性,阻抑 H^+ 从细胞质内转移到胃腔而抑制胃酸分泌。常用奥美拉唑(omeprazole),剂量为每日 0.6~0.8mg/kg,清晨顿服。疗程 2~4 周。

3）中和胃酸的抗酸剂:常用碳酸钙、氢氧化铝、氢氧化镁等。

（2）胃黏膜保护剂

1）硫糖铝(sucralfate):在酸性胃液中与蛋白形成大分子复合物,凝聚成糊状物覆盖于溃疡表面起保护作用,防止酸侵入,并可吸附胃蛋白酶和胆汁酸、抑制其活性;尚可增强内源性前列腺素合成,促进溃疡愈合,疗效相当于 H_2 受体拮抗剂。常用剂量为每日 10~25mg/kg,分 4 次口服,疗程 4~8 周。肾功能不全者禁用。

2）枸橼酸铋钾(bismuth potassium citrate):在酸性环境中沉淀,与溃疡面的蛋白质结合,覆盖其上,形成一层凝固的隔离屏障,阻止胃酸和胃蛋白酶的侵蚀;促进前列腺素分泌,更具抗 Hp 的作用。剂量每日 6~8mg/kg。分 3 次口服,疗程 4~6 周。本药有导致神经系统不可逆损害和急性肾衰竭等副作用,长期大剂量应用时应谨慎,最好有血铋浓度监测。

3）呋喃唑酮:能抑制体内单胺氧化酶活性,提高多巴胺活性从而抑制胃酸分泌、胃运动和扩张血管、维持胃黏膜完整性,并能减少胃酸分泌和抑制 Hp 生长。剂量每日 5~10mg/kg,分 3 次口服,连用 2 周。

4）蒙脱石粉、麦滋林-S(marzulene-S)颗粒剂:亦具有保护胃黏膜、促进溃疡愈合的作用,可选用。

5）米索前列醇(misoprostol):具有前列腺素样作用,其作用机制可能与刺激黏液和碳酸氢盐分泌,或直接保护胃黏膜上皮的完整性有关。但因其副作用临床应用较少,罕见儿科应用。

（3）抗 Hp 治疗:Hp 与小儿消化性溃疡的发病密切相关,根除 Hp 可显著地降低消化性溃疡的复发率和并发症的发生率。有 Hp 感染的消化性溃疡,需用抗菌药物治疗。临床上常用的药物有:枸橼酸铋钾每日 6~8mg/kg;阿莫西林每日 50mg/kg;克拉霉素(clarithromycin)每日 15~20mg/kg;甲硝唑每日 20mg/kg;呋喃唑酮每日 5mg/kg,分 3 次口服。由于 Hp 栖居部位环境的特殊性,不易被根除,目前多主张以 PPI 为中心联合用药(三联):PPI+上述两种抗生素。以铋剂为中心药物的治疗方案为:枸橼酸铋钾 4~6 周+两种抗生素(阿莫西林 4 周,甲硝唑 2 周,呋喃唑酮 2 周)。

（4）手术治疗:消化性溃疡一般不需要手术治疗。但如有以下情况,应根据个体情况考虑手术治疗:①溃疡合并穿孔;②难以控制的出血,失血量大,48h 内失血量超过血容量的 30%;③幽门完全梗阻,经胃肠减压等保守治疗 72h 仍无改善;④慢性难治性疼痛。手术包括迷走神经切断和幽门成形或胃窦切除术。儿童患者常常单纯缝合溃疡或穿孔处,加迷走神经切断或幽门成形术[6]。

（张　婷）

第四节 食物过敏

一、食物过敏

食物过敏(food allergy)也称为食物变态反应(food allergy)、过敏性胃肠炎(allergic gastroenteritis)等,是指某种食物进入人体后,机体对食物中的蛋白质产生异常免疫反应,从而导致机体生理功能的紊乱和/或组织损伤,进而引发一系列临床症状。广义角度。食物过敏反应又可分为 IgE 介导和非 IgE 介导两大类。小儿食物过敏的患病率为 6%~8%,而牛奶是最常见的过敏食物之一,占其中的 3%~7.5%,尤以 1 岁以内的婴幼儿多见。随着年龄的增长,食物过敏的发病率呈现明显下降。

二、病因和发病机制

任何食物均可诱发变态反应,但小儿约 90% 的过敏反应是由牛奶、鸡蛋、花生和小麦引起。其中牛奶和鸡蛋是小婴儿最常见的强变应原。

食物诱发过敏的途径有:胃肠道食入、呼吸道吸入、皮肤接触或注射、通过人乳和胎盘进入。

食物变态反应与遗传基因有关。父母中一方有食物过敏史者其子女的患病率为 30%,双亲均患本病者,则子女患病率可高达 60%。

发病机制:致敏抗原激活肠固有膜的 IgE 浆细胞,产生大量的 IgE 抗体,并与肥大细胞结合,固定在这些细胞的表面。当食物中的致敏原再次进入体内与胃肠黏膜肥大细胞表面的 IgE 相结合,使肥大细胞激活脱颗粒释放一系列参与过敏反应的炎症介质,血管通透性增加,引起 I 型变态反应,部分抗原物质也可选择性地与浆细胞 IgG、IgM、IgA 或 T 细胞结合,形成免疫复合物,从而引起局部和/或全身性的 III 型或 IV 型变态反应,而年龄、食物的消化过程、胃肠道的通透性、食物抗原的结构遗传因素等均可影响食物过敏反应的发生。

食物变态反应在生后最初几年最常见,大多数患儿到了 2~3 岁就可能对该食物产生耐受,症状也随之消失。IgE 介导者持续时间可能较长,开始的严重性与以后临床症状消失与否无关,但由于回避食物变应原不彻底、特别是十几岁的儿童,能致使其敏感性持续存在。

三、临床表现

临床表现的严重程度,与食物中变应原性的强弱和宿主的易感性有关。

(一)胃肠道症状
恶心、呕吐、腹痛、腹胀、腹泻,黏液样或稀水样便,个别人还会出现过敏性胃炎及肠炎、乳糜泻等。

(二)皮肤症状
皮肤充血、湿疹、瘙痒、荨麻疹、血管性水肿。这些症状最容易出现在面部、颈部、耳部等部位。

(三)呼吸系统症状
如哮喘,出现较晚或不出现,但严重者常伴呼吸道症状,食物诱发的哮喘在婴儿比较多见,除吸入所致者外,一般均合并其他过敏症状。

(四)神经系统症状
如头痛、头昏等,比较严重的还可能会发生血压急剧下降,意识丧失,呼吸不畅甚至是过敏性休克的症状。

根据进食与出现症状间隔时间的长短,我们又将食物过敏分为速发型食物过敏和迟发型食物过敏。速发型(IgE 介导的食物过敏)通常发生在进食含有过敏原的食物之后 2h 内,症状一般较重,有时极微量就可引起十分严重的过敏症状;迟发型(非 IgE 介导的食物过敏)一般发生在进食后数小时或者数天后,症状相对要轻,可涉及 II、III、IV 型免疫病理反应,但直接证据很少。涉及 II 型者如牛奶诱发的血小板减少；涉及Ⅲ型和Ⅳ型者，如疱疹样皮炎、麸质致敏肠病、食物蛋白性小肠结肠炎综合征等。

四、辅助检查

（一）外周血嗜酸性粒细胞计数

虽然70%~80%的嗜酸细胞性胃肠炎（EGE）患者外周血嗜酸性粒细胞可以增高，但大多数食物过敏患者的外周血嗜酸性粒细胞并不增高。研究表明，在食物蛋白性直肠结肠炎（FPIPC）或食物蛋白性小肠结肠炎（FPIEs）患者中其阳性率均较低，虽然伴呕吐及便血患者中可高于单纯腹泻患者，但外周血嗜酸性粒细胞作为食物过敏的诊断价值有限[7]。

（二）皮肤点刺试验

皮肤点刺试验（skin prick test，SPT）主要针对IgE介导的过敏反应，以风团直径≥6mm为阳性判断，其敏感性>80%，特异性≈50%，阴性预测值≈90%，阳性预测值≈50%。如果风团直径达8mm，则对牛奶、鸡蛋、花生的诊断准确率可达100%[8]。对于高敏感患儿存在较大风险，曾经发生过严重过敏的患儿应慎用SPT。对非IgE介导的食物过敏没有诊断价值。

（三）血清特异性IgE检测

血清特异性IgE（sIgE）检测也主要针对IgE介导的过敏反应，以350U/L为截断值，其敏感性为60%~95%，特异性为30%~95%。sIgE数值大小与食物过敏阳性预测值呈正相关，95%阳性预测值：鸡蛋≥7U/ml（≤2岁：≥2U/ml）；牛奶≥15U/ml（≤2岁：≥5U/ml）。

（四）斑贴试验

斑贴试验（atopy patch test，APT）主要针对IgE介导的迟发型过敏反应，是SPT和SIgE基础上的辅助手段，文献报道敏感性和特异性不一致。鉴于目前研究较少，APT在儿童消化道食物过敏中的诊疗价值仍存在较大争议。

（五）食物激发试验

食物激发试验（oral food challenge，OFC），尤其是双盲安慰剂对照的食物激发试验（double-blind placebo-controlled food challenge，DBPCFC）是诊断食物过敏的金标准。在小婴儿也可以应用开放性的OFC。OFC不但可以诊断食物过敏，也是判断过敏食物是否脱敏的方法，对IgE介导及非IgE介导型食物过敏均适用，但二者激发流程与要求并不完全一致。

（六）其他检查方法

1. 消化内镜　通常食物过敏通过饮食回避症状消失-再次进食症状复发可以明确诊断，一般不建议常规用内镜检查来诊断食物过敏。只有在消化道症状无法解释的重症患儿；持久的消化道症状；生长发育迟缓；缺铁性贫血；蛋白丢失性肠病；嗜酸细胞性食管炎（EoE）/嗜酸细胞性胃炎（EG）/嗜酸细胞性胃肠炎（EGE）/食物蛋白性直肠结肠炎（FPIPC）/乳糜泻（CD）等诊断评估时需要内镜检查及黏膜的组织病理学检查。

2. 影像学检查　部分疾病尚需X线、超声及CT等影像学检查以评估帮助疾病诊断，如嗜酸细胞性胃肠炎的肌型、浆膜型（甚至需要腹水检查）病变为主时，或者任何疾病出现梗阻、出血、穿孔等并发症时。

综上所述，针对消化道食物过敏的诊断，应注重IgE介导与非IgE介导发病机制的区别，合理应用各种过敏诊断手段及精准判断。食物激发试验仍然是食物过敏的诊断金标准，掌握EoE、EG、EGE、FPIPC、FPIEs、CD等诊断指南或流程，恰当应用内镜、影像学、血清学、基因等辅助检查。

五、诊断和鉴别诊断

目前食物过敏的检测仍限于IgE介导的速发型反应，对非IgE介导的迟发型反应仍缺少检测方法。诊断IgE介导的食物过敏包括详细收集病史、过敏原皮肤点刺试验（SPT）、双盲安慰剂对照的食物激发试验（DBPCFC）。婴幼儿可直接采用开放性食物激发试验（OFC）确诊。

进食某些食物后引起的不良反应，不能都认为是食物过敏。

1984 年美国过敏和免疫学会提出的关于食物异常反应的概念：

（一）食物异常反应

食物异常反应(abnormal reaction of food)是一个总的概念,适用于由摄入的食物和/或食物添加剂引起的所有异常反应包括人体对食物成分或添加剂引起的免疫反应(IgE 介导和非 IgE 介导的免疫反应)及非免疫性副反应如食物不耐受,中毒性代谢性、药理性和特异体质的反应以及精神心理因素所引起的异常反应等。

（二）食物不耐受

食物不耐受(food intolerance)是指食物和/或添加剂引起的异常生理反应是由食物或添加剂引起的非免疫反应(如中毒性、药理性、代谢性感染性反应及其他非免疫因素所致的异常反应),它与食物异常反应的主要区别是不涉及免疫反应,但可由非免疫因素引起的肥大细胞释放炎症介质参与。

（三）食物中毒

食物中毒(food toxicity/poisoning)是由于进食被毒物污染或本身具有毒性的食物和/或食物添加剂,在效应部位积累到一定量而产生的全身性疾病,可分为细菌性和非细菌性食物中毒两大类。毒物可来自污染的微生物与食物本身(如河豚、生鱼胆等),也可源于其他化学物质(如砷汞、有机磷农药等)。此异常反应一般无免疫因素参与。

（四）药理样食物反应

药理样食物反应(pharmacologic food reaction)指食物及其衍生物和/或食物添加剂中含有内源性药理作用样物质(如咖啡因、组胺等),摄入机体达到一定量后,产生的某种药物所具有的药理作用及表现。

（五）假性食物过敏

假性食物过敏(food pseudo-allergy)指由于精神及心理因素引起的食物异常反应,其临床表现类似食物过敏,但不涉及免疫机制介导的化学介质的释放。

（六）食物过敏

食物过敏(food allergy/hypersensitivity)是指部分人群由食物或食物添加剂引起的免疫反应。进食少量有关食物即可诱发,与食物和/或食物添加剂的生理作用无关,涉及免疫机制引起的化学介质的释放。

食物中毒、药理样副作用和食物不耐受等一般不涉及机体的免疫反应,与食物的过敏反应不同,临床上应注意区分,尤其应避免将食物过敏反应误诊为食物的毒副作用或食物不耐受。

六、治疗

目前治疗食物过敏的唯一有效措施仍然是严格避免特定食物抗原的摄入。

（一）饮食管理治疗

变应原回避是缓解食物过敏的主要手段,大多数食物过敏症状可在饮食回避 2~4 周缓解。

1. 配方乳喂养婴儿　牛奶蛋白过敏又无法进行母乳喂养的小婴儿(<6 月龄)选择深度水解蛋白配方(extensively hydrolysed formula,eHF)或直接用氨基酸制剂配制的婴儿配方(amino-acid formula,AAF)替代常规牛奶配方,具有治疗和营养作用。虽 eHF 小分子蛋白(肽段分子量<3 000Da),但仍可能致婴儿发生过敏反应,故对过敏高风险的婴儿宜采用 AAF。一般牛奶蛋白过敏的食物管理不主张选用大豆蛋白配方。

2. 母乳喂养婴儿　因食物过敏原可通过乳汁进入婴儿体内,故母乳喂养的小婴儿发生食物过敏时,应限制乳母食物中可能致婴儿过敏的食物,如效果不明显,宜选用 eHF 或 AAF。

（二）对症治疗

1. 严重的过敏症状可短期采用药物缓解,包括抗组胺药、肥大细胞稳定剂、糖皮质激素等。发生过敏性休克时需立即按休克急诊处置。

2. 益生元及益生菌　目前益生元及益生菌对消化道食物过敏的疗效尚无推荐意见。有 meta 分析资料提示,母孕期及婴儿期连续应用益生菌可能对变应性疾病有保护作用,但母孕期或婴儿期单用益生菌则无此作用,且益生菌应用的种类、剂量、疗程均需进一步更多的循证学依据支持。

（三）新的治疗方法

目前尚处于实验室研究阶段。

1. 免疫治疗 受到各国学者的广泛关注与重视,如用质粒 DNA 疫苗和突变过敏原对食物过敏进行免疫治疗的方法。

2. 中医药治疗 研究显示中医药治疗食物过敏可能有较好的疗效,如金银花。

七、预后

食物过敏一般预后良好,大多随年龄增长而逐渐缓解。有资料显示:约 90% 食物过敏者到 3 岁时临床症状自行消失,但仍有部分儿童例外,尤其是对花生、坚果、鱼和贝类过敏者,往往可持续到成年。患儿过敏史长短不一的机理尚不清楚,可能与其胃肠道功能有关,若处理不当、病情迁徙发展,常易导致营养不良、生长迟缓。

（蒋丽蓉）

第五节 婴儿胆汁淤积症

一、病因及发病机制

根据病变部位的不同,可分为由肝内病变、肝外病变,或同时累及肝内及肝外的病变引起。肝外病变如胆总管囊肿、胆总管穿孔、胆管狭窄、黏稠胆汁综合征、胆石症等;同时累及肝内和肝外的疾病主要是胆道闭锁;肝内病变常见原因包括各种感染、内分泌代谢异常、各种遗传性胆汁淤积综合征,以及其他疾病[9]。

胆道闭锁占婴儿(新生儿)胆汁淤积症约 1/3,是胆汁淤积症最常见的原因。胆道闭锁是同时累及肝外及肝内的坏死性炎症性胆管病变,新生儿期起病,在年长儿和成人无类似疾病存在。胆道闭锁如果不治疗,均在 2 岁前进展为肝硬化而死亡,是目前儿童肝移植的最主要原因。东亚国家胆道闭锁的发生率高于西方国家。欧美国家发生率在 1∶19 000~1∶15 000,我国台湾的发生率在 1∶5 000。葛西(Kasai)手术的效果和手术的日龄直接相关,手术越早,效果越好,45 日龄内进行葛西手术能取得最好的胆汁流恢复率和长期存活率。因此对胆道闭锁必须保持足够高的警觉,以期早日明确诊断,早日进行手术[10]。

Citrin 缺陷是近年来认识的一种常染色体隐性遗传病,由 *SLC25A13* 基因突变引起,在我国属于常见的遗传性疾病之一,南方地区基因携带率高达约 1/30。*SLC25A13* 基因编码 citrin 蛋白,位于线粒体内膜上。Citrin 蛋白功能缺陷可导致线粒体功能障碍,影响氨基酸、葡萄糖、脂肪酸代谢,引起的新生儿肝内胆汁淤积症(neonatal intrahepatic cholestasis caused by citrin deficiency,NICCD)。NICCD 是我国南方和长江流域常见的婴儿(新生儿)胆汁淤积原因之一。

先天性胆汁酸合成缺陷(congenital bile acid synthetic defect,CBAS)是近年认识的,主要由婴儿胆汁淤积引起的,指一类从胆固醇合成胆汁酸过程中的酶缺陷所致的遗传性疾病,多属于常染色体隐性遗传。其共同的机理是初级胆汁酸的缺乏和/或非典型毒性胆汁酸的蓄积,可在新生儿期引起致命性的胆汁淤积性肝病,在儿童期和成人期引起进行性神经系统疾病。目前已发现 11 种酶缺陷可引起相关疾病,从儿童到成人,可出现不同的疾病谱。

进行性家族性肝内胆汁淤积症(progressive familial intrahepatie cholestasis,PFIC)是一组常染色体隐性遗传病,以肝内胆汁淤积为主要表现,通常在婴儿或儿童期起病,最终进展至肝功能衰竭。根据致病基因不同,PFIC 主要分为 3 型。PFIC1 由 *ATP8B1* 基因突变引起,PFIC2 由 *ABCB11* 突变引起,PFIC3 由 *ABCB4* 基因突变引起。

Alagille 综合征曾称为综合征性的小叶间胆管缺乏,是具有表型特征的慢性胆汁淤积的最常见原因,可累及身体多个脏器,包括肝脏、心脏、骨骼、眼睛和颜面等。Alagille 综合征由 *JAG1* 或 *Notch2* 基因突变引起,属于常染色体显性遗传病,已证实哺乳动物大多数组织都有此基因的表达,其对心脏、肝脏、骨骼、眼睛和面部等组织器官的生长发育起着很重要的调节作用。肝脏活检病理发现小叶间胆管减少或缺乏曾被认为是Alagille综合征最重要的恒定特征,但少部分Alagille综合征患者在疾病早期可有小胆管增生,此时和胆道闭锁鉴别非常困难。

目前仍有许多胆汁淤积症病因未明,称为特发性婴儿(新生儿)肝炎。随着研究的深入,会不断有新的病因被发现。

二、临床表现

(一)胆道闭锁

典型的胆道闭锁见于足月产正常出生体重儿,表现为生后不久出现黄疸、大便颜色变淡和尿色加深。腹部超声常显示肝脏增大、无胆管扩张、禁食4h未见胆囊或小胆囊,然而胆囊正常也不能排除胆道闭锁。超声显示肝门纤维块(三角征)是胆道闭锁的特异性表现,但依赖于操作者的经验,敏感性在49%~75%。同位素肝胆显像、十二指肠液引流、肝活检病理、逆行胰胆联合造影等也有助于鉴别诊断。如果经过上述检查,仍不能除外胆道闭锁,应及时转外科进行腹腔镜或开腹胆道造影[10]。

(二)NICCD

NICCD表现为婴儿期肝内胆汁淤积、弥漫性肝脂肪变,可伴有低出生体重、低蛋白血症、凝血障碍、肝大或肝功能异常,通过无乳糖、强化中链脂肪酸的饮食干预多数在1岁前症状消失,进入大体正常的适应期。此期可有明显挑食、偏食,喜食高蛋白饮食,部分病例可有生长发育迟缓、胰腺炎、脂肪肝等。该病除少部分有婴儿期死亡外,其危害主要是很可能在青春期或成年后发展为由同一基因突变引起的瓜氨酸血症Ⅱ型(citrullinemia type Ⅱ,CTLN2),表现为反复高氨血症和有关的神经精神症状,并常于发病数年后因脑水肿而死亡。

(三)CBAS

不同的酶缺陷引起的CBAS,可出现不同严重程度的临床表现。最常见的临床表现为婴儿期进行性肝内胆汁淤积,也可以是其他的临床表现,如出生时即为严重肝脏疾病、新生儿肝炎及儿童晚发型肝病。其中,固醇核环结构修饰作用中的酶缺陷,多数表现为进行性胆汁淤积性肝病,临床出现血清肝酶升高、高直接胆红素血症及脂溶性维生素吸收不良;侧链修饰作用中的酶缺陷则常表现为神经系统功能紊乱症状,如感觉神经障碍、痴呆、白内障等,而近年也有严重肝病的报道;另外一些患者为胆汁酸合成过程中的酰化作用缺陷,虽也可表现为胆汁淤积症状,但它最主要的临床表现是严重的脂溶性维生素吸收不良。临床上若出现明显胆汁淤积,血清总胆汁酸不升高,GGT水平不升高,需高度怀疑先天性胆汁酸合成缺陷,行胆汁酸谱精细分析和/或基因诊断确诊。

(四)PFIC

PFIC主要临床表现包括进行性肝内胆汁淤积、黄疸、皮肤瘙痒,通常在成年前发展为肝硬化、终末期肝病。PFIC1通常在1岁之前发病,平均发病年龄是3月龄,腹泻、营养物质吸收障碍及生长发育障碍较常见,可出现肝外临床表现包括复发性胰腺炎、腹泻、感音神经性听力损失、慢性咳嗽或喘息等。PFIC2通常在新生儿期起病,病情进展较快,大多在10岁前进展为肝硬化而发生肝功能衰竭;脂溶性维生素缺乏和生长迟缓更明显,通常无肝外表现。PFIC3表现多样,可从婴儿期胆汁淤积到成年肝硬化患者。不同于PFIC1和PFIC2,PFIC3患儿多有GGT升高。

(五)Alagille综合征

肝脏表现是Alagille综合征的重要表现,常表现为不同程度的胆汁淤积,多数在婴儿早期出现;瘙痒是Alagille综合征的突出表现;肝大见于绝大部分Alagille综合征患者,脾大开始时少见,但随病情进展,可见于约70%的患者;可有严重的高脂血症,尤其以血中胆固醇升高最明显,严重者可见多发性黄瘤。肝病严重程度是影响Alagille综合征患者预后的主要原因。其他表现包括:肺动脉流出道或外周肺动脉狭窄(可合并其他畸形)、蝶状椎骨、角膜后胚胎环、特殊面容等。

三、诊断思路及辅助检查

黄疸属于婴儿、特别是新生儿的常见临床表现。由于新生儿或婴儿胆汁淤积的病因中,许多疾病属于急症,需要及时处理,因此对于黄疸的婴儿或新生儿要首先明确是否胆汁淤积引起的黄疸。尿色加深和/或大便颜色变淡提示直接胆红素升高的黄疸,尿液胆红素阳性要进一步进行血液的检测。对于足月儿大于 2 周龄,早产儿大于 3 周龄,黄疸持续,或黄疸退而复现,一定要进行血总胆红素和直接胆红素检测。总胆红素低于 85.5μmol/L 时,直接胆红素超过 17.1μmol/L,或总胆红素高于 85.5μmol/L 时,直接胆红素超过 20%定义为直接胆红素升高,应按胆汁淤积性黄疸鉴别诊断[9]。

详细的病史询问和体格检查可为鉴别诊断提供帮助。辅助检查首先评估疾病的严重程度以及损伤性质,包括血清总胆红素和直接胆红素、ALT、AST、ALP、GGT、白蛋白、凝血酶原时间、血糖等。直接胆红素升高病例要进一步区分是因为胆汁淤积还是肝功能不全或肝功能衰竭。此时要结合凝血酶原时间来判断。对凝血酶原时间延长者,要注射维生素 K 以后再进行复查,以除外维生素 K 缺乏的影响。直接胆红素升高,伴维生素 K 不能纠正的凝血酶原时间延长归类为肝功能不全或肝衰竭引起,按照肝功能衰竭鉴别诊断和处理。注射维生素 K 以后凝血酶原时间正常者,按胆汁淤积鉴别诊断和处理。

引起婴儿胆汁淤积的原因众多,超声波及影像学检查有助于发现大多数的肝外胆道疾病。超声波发现异常患者,或虽然超声波未发现胆道异常,但其他临床和化验检查高度提示胆道系统损伤时,需进一步影像学检查,包括 CT 或 MR。MRCP(核磁胆道造影)对诊断结石和其他胆管系统的病变具有较高的敏感性。少数患者需胆道造影来明确诊断。

胆道闭锁要放在最重要的位置。脓毒症、尿路感染以及酪氨酸血症、Citrin 缺陷症、甲状腺功能减退、先天性胆汁酸合成障碍等遗传代谢和内分泌疾病引起的肝内胆汁淤积症也必须优先考虑。因为这些疾病经过适当的抗生素治疗,或饮食干预,或药物替代多能取得良好的结局,而延误治疗会引起不可逆的并发症,甚至死亡。需要注意的是,许多情况下胆汁淤积可由多种致病因素混合存在,因此胆汁淤积症患儿即使已确诊,仍然存在其他疾病的可能性。如果按照初步诊断经适当治疗后黄疸仍不缓解,应当考虑进一步评估。

对于常规检查仍不能明确病因的肝内胆汁淤积者,可考虑肝活检。肝外胆道梗阻可引起胆管扩张,活检可引起继发性胆汁性腹膜炎,因此是肝活检的禁忌证。

其他鉴别胆汁淤积病因的辅助检查还包括针对病毒、细菌和寄生虫等感染因素的检查,如巨细胞病毒、单纯疱疹病毒、风疹病毒、呼肠病毒 3 型、腺病毒、肠道病毒、微小病毒 B19、各种嗜肝病毒、人类免疫缺陷病毒、梅毒、李斯特菌病、结核病等的病原学、免疫学或分子生物学指标;针对血液系统疾病、染色体异常、尼曼匹克 C 型、药物等的检查指标。

四、鉴别诊断

(一)间接胆红素升高的黄疸

因为未结合的胆红素不能通过肾脏进入尿液,因此间接胆红素升高时,尿色和大便颜色正常。间接胆红素升高除生理性黄疸外,母乳性黄疸、溶血、其他原因胆红素产生增多、感染、甲状腺功能减退和 Gilbert 综合征、Crigler-Najjar 综合征等均可引起。间接胆红素升高光疗有效,并需要针对病因治疗。

(二)Dubin-Johnson 综合征

是一种常染色体隐性遗传的胆红素代谢缺陷病,由 *ABCC2* 基因突变导致,引起直接胆红素不能排入毛细胆管,从而反流入血。除总胆红素和直接胆红素升高外,其他肝功能试验指标正常。口服胆囊造影时胆囊常不显影,但超声检查胆囊正常。核素显像肝脏显影强化,持续时间延长,胆囊显影延迟。肝穿刺活检可见肝细胞内紫褐质颗粒,免疫组化 MRP2 染色以及 *ABCC2* 基因分析可明确诊断。该病不引起肝损伤或死亡,不需要治疗。

(三) Rotor 综合征

Rotor 综合征是一种罕见的常染色体隐性遗传的胆红素代谢缺陷病。由于 *OATP1B1/3* 基因突变,表现为高直接胆红素血症。除总胆红素和直接胆红素升高外,其他肝功能试验指标正常。核素显像肝脏和胆囊常不显影或显影差。肝穿刺活检肝细胞内无紫褐质颗粒,免疫组化 OATP1B1/3 染色以及基因分析可明确诊断。该病不引起肝损伤或死亡,不需要治疗。

五、治疗

伴有凝血酶原时间延长、发热、一般情况差的患儿应该入院治疗。怀疑肝外胆道梗阻或胆道闭锁,或不能除外上述情况的患者,肝内胆汁淤积,经过常规检查仍不能明确病因,或针对性治疗效果不理想者,应及时转往有条件的医院进行针对性的检查和处理。

(一) 对因治疗

婴儿(新生儿)胆汁淤积症最重要的是尽快明确病因。确定为肝外胆管疾病者,及时请外科手术处理。经过一系列常规检查,胆道闭锁仍不能除外者,及时造影检查,确诊后根据小儿状况决定进行葛西手术,或继续随访患儿,必要时进行肝移植手术。对于肝内胆汁淤积症:脓毒血症和尿路感染需要抗生素治疗;甲状腺功能减退或全垂体功能低下需要补充甲状腺激素或其他相应激素;考虑为 citrin 缺陷症者,及时更换无乳糖和/或添加中链脂肪酸的配方奶;诊断为胆汁酸合成缺陷者,3 型应尽快肝移植,1 型、2 型可使用鹅去氧胆酸或胆酸治疗,起始剂量 8~12mg/(kg·d),分两次,根据患者临床表现和尿胆汁酸谱检测结果调整剂量;家族性进行性肝内胆汁淤积症 1 型或 2 型可根据基因突变情况,选择进行胆汁分流术。一些全身性疾病的对因治疗请参看相关疾病章节。

(二) 对症处理

利胆治疗可选用熊去氧胆酸,一般剂量为 15~20mg/(kg·d),分两次服用,可根据具体病因和治疗反应调整剂量。胆汁淤积患儿多有脂溶性维生素吸收障碍,需常规补充维生素 D、维生素 E 和维生素 K,并根据血中维生素浓度及凝血酶原时间测定结果调整维生素的剂量和补充方式。维生素 A 的补充根据血浓度检测决定。瘙痒严重者可试用考来烯胺。成人剂量通常每次 4g,可使用橙汁等送服,每日 3 次。儿童剂量根据体重折算。考来烯胺需要和其他药物分开服用,其他药物至少在服用考来烯胺前 1h 以上服用。副作用主要是便秘或腹泻,以及脂溶性维生素缺乏。

(三) 支持治疗

注意营养补充,多数胆汁淤积患儿长链脂肪酸吸收不良,因此可使用强化中链脂肪酸的配方奶;纠正水电解质紊乱,保证机体内环境稳定。

(四) 合并症处理

合并肝功能衰竭者,按肝功能衰竭常规处理;对发展为急性肝功能衰竭或失代偿终末期肝病者,可考虑肝移植。

(库尔班江·阿布都西库尔　王建设)

参 考 文 献

[1] 中华医学会儿科学分会消化学组. 小儿胃食管反流病诊断治疗方案(试行). 中华儿科杂志,2006,44(2):96.

[2] PAPACHRISANTHOU MM,DAVIS RL. Clinical Practice Guidelines for the Management of Gastroesophageal Reflux and Gastroesophageal Reflux Disease:Birth to 1 Year of Age. J Pediatr Health Care. 2015;29(6):558-64.

[3] ROSEN R,VANDENPLAS Y,SINGENDONK M,et a1. Pediatric Gastroesophageal Reflux Clinical Practice Guidelines:Joint Recommendations of the North American Society for Pediatric Gastroenterology,Hepatology,and Nutrition(NASPGHAN) and the European Society for Pediatric Gastroenterology,Hepatology,and Nutrition(ESPGHAN). J Pediatr Gastroenterol Nutr. 2018,66(3):516-554.

[4] 王卫平,孙锟,常立文. 儿科学. 9 版. 北京:人民卫生出版社,2018.

[5] FLOREZ ID,VERONIKI AA,AL KHALIFAH R,et al. Comparative effectiveness and safety of interventions for acute diarrhea and gastroenteritis in children:A systematic review and network meta-analysis. PloS one,2018,13(12):e0207701.

[6] JONES NL,KOLETZKO S,GOODMAN K,et al. Joint ESPGHAN/NASPGHAN guidelines for the management of Helicobacter pylori in children and adolescents(update 2016). Journal of pediatric gastroenterology and nutrition,2017,64(6):991-1003.

[7] KIMURAM,SHIMOMURAM,MORISHITAH,et al. Eosinophilia in infants with food protein-induced enterocolitis syndrome in Japan. Allergol Int,2017,66(2):310-316.

[8] MANEAI,AILENEIE,DELEANUD. Overview of food allergy diagnosis. Clujul Med,2016,89(1):5-10.

[9] 朱启镕,王建设. 婴儿胆汁淤积症的鉴别诊断思路. 临床肝胆病杂志,2011,27(7):679-681,693.

[10] 中华医学会小儿外科学分会肝胆外科学组,中国医师协会器官移植医师分会儿童器官移植学组. 胆道闭锁诊断及治疗指南(2018 版). 临床肝胆病杂志,2019,35(11):2435-2440.

第十章

感染性疾病

第一节　流行性感冒

流行性感冒(influenza)简称"流感",是由流感病毒引起的急性呼吸道传染病。临床特点为急起高热、畏寒、头痛、乏力、全身肌肉酸痛和轻度呼吸道症状。婴幼儿和机体免疫功能低下者易并发肺炎,重者可导致死亡。我国将流行性感冒纳入法定丙类传染病。

一、病因和发病机制

(一)病因

流感病毒(influenza virus)属正黏病毒科。其包膜上有3种膜蛋白,即血凝素(HA)、神经氨酸酶(NA)和基质蛋白2(M_2,丙型流感病毒缺如);包膜下为基质蛋白(M_1)层;其内为核壳体,由核蛋白(NP)、RNA聚合酶复合体(PB_1、PB_2和PA)和单股负链RNA基因组构成。

流感病毒根据NP和M_1的抗原性分为甲(A)、乙(B)和丙(C)三型。甲型流感病毒根据HA和NA的抗原性,又分为18种HA亚型($H1\sim H18$)及11种NA亚型($N_1\sim N_9$),这两种抗原的不同组合形成甲型流感病毒的不同亚型。乙型和丙型流感病毒无亚型。

流感病毒不耐热,加热至56℃持续30min可被灭活。对干燥、紫外线、乙醚、甲醇、乙醇等常用消毒剂敏感,均可使病毒灭活。

(二)发病机制

流感病毒颗粒随飞沫(直径一般<10μm)吸入呼吸道,病毒的神经氨酸酶破坏上皮细胞膜的神经氨酸使黏蛋白水解,糖蛋白受体暴露,病毒通过HA结合含有唾液酸受体的上皮细胞表面,经细胞内吞作用进入细胞。病毒包膜上含有M_2多肽的离子通道在细胞质内被激活,核衣壳蛋白被释放到胞质,然后转运到细胞核,病毒基因组RNA依靠聚合酶与细胞核内RNA结合,转录并复制病毒RNA;病毒核蛋白在细胞质内合成后,进入细胞核与病毒RNA结合形成核壳体,释放到细胞质中;病毒膜蛋白经完整加工修饰后,嵌入细胞膜内,核壳体与嵌有病毒特异性膜蛋白的细胞膜结合,以出芽方式释放子代病毒颗粒。病毒NA能清除病毒与细胞间以及呼吸道黏液中的唾液酸,使病毒颗粒易于达到其他上皮细胞表面,又以同样方式侵入邻近上皮细胞,使大量呼吸道纤毛上皮细胞受染,发生变性、坏死和脱落以及炎症反应。很少发生病毒血症。

二、临床表现

潜伏期一般为$1\sim 7d$,多为$2\sim 4d$。

(一)单纯型流感

急性起病,畏寒、发热、头痛、乏力和全身酸痛,体温可达$39\sim 40$℃,可伴有鼻塞、流涕、咽痛和咳嗽等上呼吸道症状。通常全身症状重,而呼吸道症状相对较轻。婴幼儿流感常不典型,可出现高热惊厥,易引起中耳炎、喉炎、气管支气管炎、毛细支气管炎及肺炎等,腹泻和呕吐等胃肠道症状较常见。新生儿流感少见,可呈败血症样表现,易合并肺炎。体检可见眼结膜轻度充血,咽部充血,肺部听诊正常或闻及干啰音。发病3~4d后体温逐渐消退,全身症状好转。轻症者如同普通感冒,症状轻,2~3d即可恢复。

(二)肺炎型流感

多见于婴幼儿和老年人、慢性心肺疾病及免疫功能低下者。常以流感症状起病,发病1~2d后病情加重,可出现持续高热、精神萎靡、气急、发绀、阵咳及咯血等。体检可发现双肺呼吸音降低,可闻及哮鸣音和湿啰音,但无实变体征。

(三)胃肠型流感

除发热外,以呕吐和腹泻为显著特点,多见于婴幼儿和学龄前儿童,2~3d即可恢复。

(四)重症流感

病情发展迅速,多在病后1~2d出现肺炎,体温常持续在39℃以上,呼吸困难,伴顽固性低氧血症,可快速进展为急性呼吸窘迫、脓毒症、感染性休克、心力衰竭、心脏停搏和肾衰竭,甚至多器官功能障碍。

三、辅助检查

(一)一般实验室检查

轻症患者白细胞总数减少,淋巴细胞数相对增加,C反应蛋白正常。部分患者可见白细胞总数和中性粒细胞以及C反应蛋白一过性增高。合并细菌感染时,白细胞总数和中性粒细胞数及C反应蛋白则持续明显增高。

(二)影像学检查

肺炎型流感时胸部X线检查显示肺内多叶段斑片状渗出性病灶;CT显示双侧肺内多叶段和外带的磨玻璃样改变。

(三)病原学检查

1. 病毒分离　采集起病初期患者的含漱液接种鸡胚羊膜腔或尿囊中进行病毒分离。

2. 病毒抗原检测　可快速检测呼吸道分泌物标本中的流感病毒抗原,有助于早期诊断。常采用胶体金法和免疫荧光法,使用单克隆抗体可区分甲型、乙型和丙型流感。

3. 病毒核酸检测　采用逆转录聚合酶链反应(RT-PCR)法可直接检测呼吸道分泌物中的流感病毒RNA,能快速确定病毒的型和亚型,特异性和敏感性高。

4. 血清学检查　采集患者急性期(病后5d内)和恢复期(病后3~4周)血清,用血凝抑制试验或补体结合试验测定双份血清特异性IgG抗体,若效价达4倍及以上升高,即可回顾性诊断。中和抗体检测一般用于流行病学调查。现常采用间接免疫组化法或ELISA法检测血清特异性IgM抗体,用于急性期诊断。

四、病理

单纯型流感的病变仅限于呼吸道纤毛柱状上皮细胞的变性、坏死和脱落,起病4~5d后基质细胞开始增生,2周后恢复形成新纤毛上皮细胞。流感病毒性肺炎主要病理特征为支气管和细支气管细胞广泛坏死,伴随纤毛上皮细胞脱落、纤维蛋白渗出、炎症细胞浸润、透明膜形成以及间质水肿等,后期可有弥漫性肺泡损害,甚至广泛纤维化改变。

五、诊断与鉴别诊断

(一)诊断

流行病学资料是诊断流感的重要依据,发病正值流感流行季节时诊断较易,根据流感接触史和集体发病史与典型症状和体征,临床可诊断为流感。散发病例难以诊断,确诊有赖于病原学检测。

流感患者出现下列1项或1项以上情况者为重症流感病例[1]。①神志改变:反应迟钝、嗜睡、烦躁及惊厥等;②呼吸困难和/或呼吸频率增快:5岁以上>30次/min;1~5岁>40次/min;2~12月龄>50次/min;新生儿~2月龄>60次/min;③严重呕吐和腹泻:出现脱水表现;④少尿:儿童尿量<0.8ml/(kg·h)或每日尿量婴幼儿<200ml/m²,学龄前儿童<300ml/m²,学龄儿童<400ml/m²;14以上儿童<17ml/h;或出现急性肾衰竭;

⑤动脉血压<90/60mmHg,脉压<20mmHg;⑥动脉血氧分压<60mmHg 或氧合指数<300;⑦胸片显示双侧或多肺叶浸润影,或入院 48h 内肺部浸润影扩大≥50%;⑧肌酸激酶(CK)和肌酸激酶同工酶(CK-MB)等心肌酶水平迅速增高;⑨原有基础疾病明显加重,出现脏器功能不全或衰竭。

(二)鉴别诊断

1. 普通感冒 以上呼吸道卡他症状为主,全身症状较轻,主要靠病原学检测相鉴别。

2. 下呼吸道感染 流感合并气管支气管炎或肺炎时需要与其他病原所致下呼吸道感染鉴别,包括细菌性肺炎、病毒性肺炎、支原体肺炎、衣原体肺炎及真菌性肺炎等相鉴别,主要依据临床表现和影像学特征及病原学检查帮助诊断。

六、治疗

(一)对症治疗

应卧床休息,多饮水,预防并发症和继发感染。高热及全身酸痛时可适量使用解热镇痛药,应避免剂量过大而导致出汗过多以致虚脱。儿童禁用阿司匹林,以防止并发 Reye 综合征。高热和中毒症状较重者,可给予静脉输液补充水分。继发细菌感染者可选用适宜的抗菌药物。

(二)抗病毒药物治疗

在出现流感症状后 48h 内使用最为有效。凡病原学检查确认或高度怀疑流感且有并发症高危因素的儿童,无论基础疾病、流感疫苗免疫状态及流感病情严重程度,都应在发病 48h 内给予抗病毒药物治疗,疗程通常为 5d。对于重症住院病例即使病程超过 48h,亦应给予抗病毒药物治疗,疗程可延长至 10d。选择神经氨酸酶抑制剂,对甲型和乙型流感病毒均有抑制作用[2]。

1. 奥司他韦(oseltamivir) 口服剂型。治疗量:体重≤15kg,60mg/d;15~23kg,90mg/d;体重 24~40kg,120mg/d;体重>40kg,150mg/d,分 2 次口服,疗程 5d。

2. 扎那米韦(zanamivir) 粉雾吸入剂型。>7 岁儿童 10mg(5mg/粒)吸入,每日 2 次,疗程 10d。

3. 帕拉米韦(peramivir) 为静脉注射剂。国内建议:儿童一般情况下 10mg/kg,一次给药;也可根据病情,连续给药 1~5d,最大剂量 600mg。美国 FDA 建议,肾功能正常者,年龄为出生~30d:6mg/kg;31~90d:8mg/kg;91~180d:10mg/kg;181d~5 岁:12mg/kg;6~17 岁:10mg/kg。最大剂量不超过 600mg。每日 1 次给药,连用 5~10d。肾功能受损者应根据肌酐清除率水平减量给药。

(三)重症病例治疗

主要策略是积极治疗原发病,防治并发症,并进行有效的器官功能支持。对低氧血症者应及时提供氧疗,若呼吸困难继续加重或肺部病变进展迅速者,应及时评估并决定是否实施机械通气,当有创机械通气支持不能改善氧合的情况下,体外膜肺(ECMO)可作为挽救和维持生命的呼吸支持措施。出现感染性休克或心源性休克以及多脏器功能衰竭时应给予相应治疗。

七、预防

(一)疫情监测

做到早期发现和迅速诊断流感。疑有本病流行时应及时上报疫情,及时采集标本做病原学检测,早期诊断并就地隔离治疗,以减少传播和控制流行。WHO 有完整的全球流感监测网络系统,主要作用是监测全球流感病毒的抗原变化,指导每年流感疫苗株的制备。

(二)消毒隔离

患者按呼吸道隔离至热退后 2d。保证室内空气流通,流行期间避免到人群聚集的场所;咳嗽和打喷嚏时应使用纸巾等遮掩口鼻,避免飞沫传播;经常彻底洗手,以避免污染的手接触口、眼和鼻部。

(三)保护易感人群

1. 接种疫苗 接种流感疫苗是预防流感最有效的措施。目前应用的疫苗有灭活疫苗和减毒活疫苗两种,都为三价疫苗,同时包含新甲型 H1N1、季节性甲型 H3N2 和乙型流感病毒的 HA 和 NA 抗原成分。每年的疫苗株因流行优势株不同而有所变化,因此,每年应接种当季疫苗才能达到最佳免疫保护效果。

（1）灭活疫苗：经肌内注射，可产生大量的 IgG，副作用小，被批准用于≥6 个月以上儿童。

（2）减毒活疫苗：采用鼻腔喷雾法接种，局部产生 SIgA 较多，被批准用于≥2 岁以上儿童。

儿童是流感易感人群，还是社区流感的主要传播来源，2 岁以下婴幼儿是重症流感的高危人群，故为接种流感疫苗的重点优先人群。孕妇接种灭活流感疫苗不仅可有效预防流感引起的严重并发症，还对 0~6 个月婴儿提供免疫保护。

2. 药物预防　抗病毒药物预防不能代替疫苗接种，只能作为未接种疫苗或接种疫苗后尚未获免疫力的高并发症风险人群的应急预防措施。可采用奥司他韦和扎那米韦，预防量为治疗剂量的一半，每日一次。

（俞　蕙）

第二节　人类疱疹病毒感染

疱疹病毒（herpes viruses）是一类有包膜、基因组为双链 DNA 的病毒，有广泛传播和终身隐性感染的特性。目前发现的能感染人的疱疹病毒有 8 种，分为 α、β、γ 三组。包括：单纯疱疹病毒 1 型（herpes simplex virus-1，HSV-1），单纯疱疹病毒 2 型（herpes simplex virus-2，HSV-2），水痘-带状疱疹病毒（varicella zoster virus，VZV），EB 病毒（Epstein. Barr virus，EBV），人类巨细胞病毒（human cytomegalovirus，HCMV），人类疱疹病毒 6 型（HHV-6），人类疱疹病毒 7 型（HHV-7）和卡波西肉瘤相关病毒（Kaposi'Ssarcoma-associated herpesvirus，KSHV）[3]。

疱疹病毒感染的生活周期分为典型的潜伏期复制和裂解期复制。在潜伏期复制过程中，病毒基因组随细胞基因组复制而复制，只有少量的病毒基因被表达，不产生成熟的病毒粒子。病毒进入裂解期复制过程中时，大多数的病毒基因表达，病毒基因组 DNA 大量复制，产生大量成熟的病毒粒子。并诱导多种疾病的发生且具有高的传播性。

α 疱疹病毒亚科包括 HSV-1、HSV-2 和 VZV。单纯疱疹病毒感染引起口、唇或生殖器的皮肤或黏膜上出现水疱等症状。临床病症主要包括龈口炎（gingivostomatitis）、角膜结膜炎（keratoconiunctivitis）、脑炎（encephalitis）以及生殖系统感染和新生儿的感染。单纯疱疹病毒感染途径包括直接接触、唾液及皮肤损伤。VZV 同样是一种具有高度传染性的疱疹病毒，可引发水痘（chickenpox）和带状疱疹（shingles）。感染儿童时通常引起水痘症状，而感染成人通常引起带状疱疹。带状疱疹临床症状表现可以为非典型及典型的带状疱疹。病毒感染引起的并发症通常有脑脊髓炎和眼结膜炎。VZV 的感染途径包括直接接触、飞沫传播等。

β 疱疹病毒亚科包括 HCMV、HHV-6 和 HHV-7。HHV-6 及 HHV-7 病毒感染婴幼儿时，表现为玫瑰疹（roseola），并伴有咽部充血和颈淋巴结肿大、高热、惊厥、恶心、呕吐、嗜睡等全身症状。

HCMV 在我国人群中的感染率高。一般人群 HCMV 抗体阳性率为 86%~96%，孕妇 95% 左右，婴幼儿期为 60%~80%，原发感染多发生于婴幼儿时期。HCMV 具有潜伏-活化的生物学特性，一旦感染，将持续终身。虽然 HCMV 是弱致病因子，对免疫功能正常个体并不具有明显致病性，绝大多数表现为无症状性感染；但是，HCMV 是引起病理性和生理性免疫低下人群，包括发育性免疫缺陷的胎儿和新生儿发生疾病的常见病原，亦是导致艾滋病和器官、骨髓移植患者严重疾病和死亡的重要病因之一。

一、HCMV 感染分类

可根据原发感染时间分类。①先天性感染（congenitalinfection）：于出生后 14d 内（含 14d）证实有 HCMV 感染，为先天性感染；②围生期感染（perinatal infection）：出生后 14d 内证实无感染，而于生后第 3~12 周内有感染证据，通常经产道、母乳或输血等途径获得；③生后感染（postnatal infection）或获得性感染（acquired infection）：在出生 12 周后经密切接触、输血制品或移植器官等水平传播途径获得。

二、儿童 HCMV 性疾病的临床特征

（一）先天性感染

常有多系统器官受损或以下 1 种或多种表现不同组合形式。黄疸（直接胆红素升高为主）和肝脾大最

常见。可有血小板减少性瘀斑,中枢神经系统受累如头小畸形、脑室扩大伴周边钙化灶、感音神经性聋、神经肌肉异常、惊厥和视网膜脉络膜炎。外周血异形淋巴细胞(异淋)增多,脑脊液蛋白增高和肝功能异常。常见腹股沟斜疝等畸形。感音神经性聋发生率在症状性感染高达 25%~50%,无症状性感染可达 10%~15%,可呈晚发性或进行性加重。

(二) HCMV 肝炎

多见于婴幼儿期原发感染者,可呈黄疸型或无黄疸型或亚临床型。有轻~中度肝大和质地改变,常伴脾大;黄疸型常有不同程度胆汁淤积;血清肝酶轻~中度升高。轻症有自愈性。

(三) HCMV 肺炎

多见于 6 个月以下原发感染的幼婴。多无发热,可有咳嗽、气促、肋间凹陷,偶闻肺部啰音。影像学检查多见弥漫性肺间质病变,可有支气管周围浸润伴肺气肿和结节性浸润。可伴有肝损害。

(四) 输血后综合征

多见于新生儿期输血后原发感染者。

(五) 单核细胞增多症样综合征

又称类传染性单核细胞增多症。

(六) 免疫抑制儿童的症状性感染

原发感染和再发感染时都易发生。最常表现为类传染性单核细胞增多症,但异淋少见。部分因免疫抑制治疗有白细胞减少伴贫血和血小板减少。其次为肺炎。肝炎在肝移植受者常与急性排斥反应同时存在,以持续发热,肝酶升高,高胆红素血症和肝衰竭为特征。肾移植受者可发生免疫复合物性肾小球肾炎。胃肠炎常见于艾滋病及骨髓、肾和肝移植受者。还可发生脑膜脑炎、脊髓炎、周围神经病和多发性神经根炎等神经系统疾病。

三、诊断标准

(一) 临床诊断

具备活动性感染的病毒学证据,临床上又具有 HCMV 性疾病相关表现,排除现症疾病的其他常见病因后可作出临床诊断。

(二) 确定诊断

从活检病变组织或特殊体液如脑脊液、肺泡灌洗液内分离到 HCMV 病毒或检出病毒复制标志物(病毒抗原和基因转录产物)是 HCMV 疾病的确诊证据。出生 2 周后病毒学检测不再能区分先天和围生期感染。

四、抗 HCMV 药物疗法

(一) 抗 HCMV 药物应用指征

抗病毒治疗对免疫抑制者是有益的;而免疫正常个体的无症状感染或轻症疾病无须抗病毒治疗。

(二) 常用抗 HCMV 药物方案

1. 更昔洛韦(ganciclovir,GCV) 为首个获准应用的抗 HCMV 药物,目前仍然为首选。需静脉给药,诱导治疗:5mg/kg(静滴>1h),q12. h.,共 2~3 周;维持治疗:5mg/kg,1 次/d,连续 5~7d,总疗程 3~4 周。

2. 缬更昔洛韦(valganciclovir,VG)

3. 膦甲酸(foscarnet,FOS 或 PFA)

γ疱疹病毒亚科成员包括 EBV 和 KSHV。儿童非肿瘤性 EBV 感染疾病主要包括传染性单核细胞增多症(infectious mononucleosis,IM)、慢性活动性 EBV 感染(chronic active Epstein-Ban'virus infection,CAEBV)、EBV 相关噬血细胞性淋巴组织细胞增生症(Epstein-Barr virus-relatedhemophagocytic lymphohistiocytosis,EBV-HLH)。

IM 由原发性 EBV 感染所致,其典型临床"三联征"为发热、咽扁桃体炎和颈部淋巴结肿大,可合并肝脾大、外周血异型淋巴细胞增高。IM 是一种良性自限性疾病,多数预后良好。少数可出现噬血综合征等严重并发症。国内儿童 IM 发病的高峰年龄为 4~6 岁。IM 的临床特点有:①发热:90%~100%的患儿有发热,约

1周,重者2周或更久,幼儿可不明显。②咽扁桃体炎:约50%的患儿扁桃体有灰白色渗出物,25%的患儿上腭有瘀点。③淋巴结肿大:任何淋巴结均可受累。80%～95%的患儿有浅表淋巴结肿大,以颈部淋巴结肿大最为常见。④脾大:35%～50%的患儿可伴脾大。⑤肝脏肿大:发生率为45%～70%。⑥眼睑水肿:15%～25%的患儿可有眼睑水肿。⑦皮疹:发生率为15%～20%,表现多样,可为红斑、荨麻疹、斑丘疹或丘疹等。要注意巨细胞病毒、腺病毒、弓形虫、肝炎病毒、人免疫缺陷病毒及风疹病毒引起的类IM,以及链球菌引起的咽峡炎相鉴别。根据病原学检查和外周血常规检测可以鉴别。

IM为良性自限性疾病,多数预后良好,以对症治疗为主。①休息:急性期应注意休息,如肝功能损害明显应卧床休息,并按病毒性肝炎给予护肝降酶等治疗。②抗病毒治疗:阿昔洛韦、伐昔洛韦或更昔洛韦等药物通过抑制病毒多聚酶、终止DNA链的延伸而产生抗病毒作用。抗病毒治疗可以降低病毒复制水平和咽部排泌病毒时间,但并不能减轻病情严重程度、缩短病程和降低并发症的发生率。③抗生素的使用:如合并细菌感染,可使用敏感抗生素,但忌用氨苄西林和阿莫西林,以免引起超敏反应,加重病情。④糖皮质激素:发生咽扁桃体严重病变或水肿、神经系统病变、心肌炎、溶血性贫血、血小板减少性紫癜等并发症的重症患者,短疗程应用糖皮质激素可明显减轻症状,3～7d,一般应用泼尼松,剂量为1mg/(kg·d),每日最大剂量不超过60mg。⑤防治脾破裂:避免任何可能挤压或撞击脾脏的动作。如限制或避免运动:由于IM脾脏病理改变恢复很慢,IM患儿尤其青少年应在症状改善2～3个月甚至6个月后才能剧烈运动;进行腹部体格检查时动作要轻柔;注意处理便秘;IM患儿应尽量少用阿司匹林退热,因其可能诱发脾破裂及血小板减少。

KSHV被证明是卡波西肉瘤(KS)、原发性渗透性淋巴瘤(PEL)和多中心卡曼病(MCD)的致病因子。KSHV感染主要通过直接接触、唾液、器官移植及性交的方式进行传播。EBV和KSHV在AIDS患者、器官移植受者或免疫抑制患者身上有极高的致淋巴瘤发生率。

(张　婷)

第三节　手足口病

手足口病(hand foot and mouth disease,HFMD)是由肠道病毒(enterovirus,EV)感染引起的一种儿童常见传染病,我国各地全年均有发生,发病高峰为每年春夏季节,南方高峰早于北方。婴幼儿和儿童普遍易感,以5岁以下儿童为主。临床表现为口痛、厌食、低热、手、足、口腔等部位出现小疱疹或小溃疡,多数患儿一周左右自愈,少数患儿可引起无菌性脑膜脑炎、神经源性肺水肿、循环衰竭等并发症。少数重症病例可遗留迟缓性麻痹、脑神经相关后遗症。个别重症患儿病情发展快,导致死亡。

一、病因和发病机制

EV属于小RNA病毒科肠道病毒属,引起手足口病的EV主要为柯萨奇病毒(coxsackie virus,Cox)A组16,5,7,9和10型,B组2和5型以及EV 71型,其中以CoxA16和EV71最为常见。重症及死亡病例多由EV-A71所致。

肠道病毒感染后,主要与咽部和肠道上皮细胞表面相应的病毒受体结合,其中EV71和CV-A16的主要病毒受体为人类清道夫受体B2(Human scavenger receptor class B2,SCARB2)和P选择素糖蛋白配体-1(P-selectin glycoprotein ligand-1,PSGL-1)等。病毒和受体结合后经细胞内吞作用进入细胞,病毒基因组在细胞质内脱衣壳、转录、组装成病毒颗粒,主要在咽部和肠道的淋巴结大量复制后释放入血液,可进一步播散到皮肤及黏膜、神经系统、呼吸系统等,引起相应组织器官发生一系列炎症反应,导致相应的临床表现。少数病例神经系统受累导致血管舒缩功能紊乱及IL-10、IL-13、IFN-γ等炎性介质大量释放引起心肺衰竭。神经源性肺水肿及循环衰竭是重症手足口病患儿的主要死因,是中枢神经系统受损后神经、体液和生物活性因子等多因素综合作用等结果,病理生理过程复杂。

二、病理

死亡病例尸检和组织病理检查发现,淋巴细胞变性坏死,以胃肠道和肠系膜淋巴结病变为主;神经组织病理变化主要表现为脑干和脊髓上段不同程度的炎性反应、噬神经现象、神经细胞凋亡坏死、单核细胞及小胶质细胞结节状增生、血管套形成、脑水肿、小脑扁桃体疝;肺部主要表现为肺水肿、肺淤血、肺出血伴少量的炎症细胞浸润;还可出现心肌水肿、坏死性肠炎、肝肾肾上腺严重的变性坏死等。

三、临床表现[4]

潜伏期:多为 2~10d,平均 3~5d。

第一期(出疹期):主要表现为发热、手、足、口、臀部甚至膝肘关节周围出疹,可伴有流涎、口痛、食欲缺乏、咳嗽等症状,部分病例仅表现为皮疹或疱疹性咽峡炎,个别病例可无皮疹。典型皮疹为斑丘疹、丘疱疹,疱疹内液体较少,不痛不痒,皮疹周围有红晕,皮疹恢复时不留瘢痕。不典型皮疹通常皮疹小、少、厚硬,有时有瘀点、瘀斑。某些型别如 CV-A6 和 CV-A10 所致皮损严重,可表现为大疱样改变,伴疼痛及痒感,且不限于手足口部位。绝大多数此期痊愈。

第二期(神经系统受累期):表现为精神差、嗜睡、易惊、肢体抖动、肌无力、烦躁、颈项强直等。多发生在病程 1~5d 内。此期为重型,多数可痊愈。

第三期(心肺功能衰竭前期)多发生在病程 5d 内,表现为心率呼吸增快、四肢末梢凉、皮肤花纹、血压升高、血糖升高。及时识别正确治疗是降低病死率的关键。

第四期(心肺功能衰竭期):可在第三期基础上迅速进入该期,以血压降低为标记,表现为心动过速、气促、唇绀、粉红色泡沫痰或血性液体、休克,及抽搐、意识障碍等脑功能衰竭表现。病死率高。

第五期(恢复期):体温恢复正常,神经受累症状和心肺功能逐渐恢复,少数遗留神经系统后遗症,如迟缓性麻痹、偏瘫、脑神经功能障碍等。部分 CV-A6、CV-A10 感染者,病后 2~4 周可脱甲,1~2 个月后长出新甲。

四、并发症

大多数预后良好,1 周内痊愈,无后遗症。少数迅速进展累积神经系统,发展为循环衰竭、神经源性肺水肿的病死率高。极少数还可出现坏死性肠炎,肝肾、肾上腺严重的变性坏死等并发症。

五、辅助检查

(一)血常规及 CRP
多数正常,少数重症升高。

(二)血生化
危重者血糖、乳酸、CnI 升高,部分 ALT/AST/CK-MB 轻度升高。

(三)脑脊液
神经系统受累者,脑脊液符合病毒性脑膜炎/脑炎改变,外观清亮、压力高、白细胞计数增多(单核淋巴细胞为主)、蛋白正常或轻度增多,糖和氯化物正常。

(四)病原学
临床咽试、疱液、粪便、血清等肠道病毒核酸检测阳性或分离到肠道病毒。急性期病毒 IgM 抗体阳性,恢复期 IgG 抗体比急性期 4 倍以上升高。

(五)其他
并神经源性肺水肿时,胸片呈磨玻璃样改变,局限或广泛分布的斑片状阴影,进展迅速。神经系统受累者 MRI 可出现异常。脑脊髓炎时,脊髓前角区异常信号。脑电图弥漫性慢波,少数出现棘(尖)慢波。

六、诊断和鉴别诊断

结合流行病学史、临床表现和病原学检查作出诊断。

(一)临床诊断病例
根据流行病学和临床表现。

（二）确诊病例

在临床诊断病例基础上，具有下列之一者即可确诊。

1. 肠道病毒（CV-A16、EV-A71 等）特异性核酸检查阳性。

2. 分离出肠道病毒，并鉴定为 CV-A16、EV-A71 或其他可引起手足口病的肠道病毒。

3. 急性期血清相关病毒 IgM 抗体阳性。

4. 恢复期血清相关肠道病毒的中和抗体比急性期有 4 倍及以上升高。

（三）鉴别诊断

皮疹需要与其他儿童出疹性疾病鉴别；重症病例需要与其他病毒所致脑炎或脑膜炎，合并急性迟缓性麻痹与脊髓灰质炎鉴别；神经源性肺水肿与肺炎鉴别。注重重症病例早期识别。

七、治疗

目前无特效的抗病毒药物治疗，主要是对症治疗。

（一）普通病例的治疗

普通病例居家隔离，避免交叉感染；清淡饮食，做好皮肤口腔护理。积极控制高热、止惊。

（二）重症病例的治疗[5]

1. 液体疗法　重症病例可出现脑水肿、肺水肿及心力衰竭，应控制液体入量，给予生理需要量 60～80ml/（kg·d）；休克病例在应用血管活性药物同时，给予生理盐水 5～10ml/（kg·次）进行液体复苏，15～30min 内输入，此后酌情补液，避免短期内大量扩容。仍不能纠正者给予胶体液（如白蛋白或血浆）输注。

2. 降颅内压　剂量为 20% 甘露醇 0.25～1.0g/（kg·次），每 4～8h 一次，20～30min 快速静脉注射；严重颅内高压或脑疝时，可增加频次至每 2～4h 一次。

3. 血管活性药物　第 3 期患儿血流动力学改变为高动力高阻力型，以使用扩血管药物为主。可使用米力农，负荷量 50～75μg/kg，15min 输注完毕，维持量从 0.25μg/（kg·min）起始，逐步调整剂量，最大可达 1μg/（kg·min），一般不超过 72h。高血压者应将血压控制在该年龄段严重高血压值以下，可用酚妥拉明 1～20μg/（kg·min），或硝普钠 0.5～5μg/（kg·min），由小剂量开始逐渐增加剂量，直至调整至合适剂量。

第 4 期血压下降时，可应用正性肌力及升压药物治疗，如：多巴胺 5～20μg/（kg·min）、去甲肾上腺素 0.05～2μg/（kg·min）、肾上腺素 0.05～2μg/（kg·min）或多巴酚丁胺 2.5～20μg/（kg·min）等，从低剂量开始，以能维持接近正常血压的最小剂量为佳。

4. 丙种球蛋白、糖皮质激素　有脑脊髓炎和持续高热等表现，以及危重病例可使用，丙球 2.0g/（kg·d），分 2d 使用；甲泼尼龙 1-2mg/kg·d，或地塞米松 0.2～0.5mg/（kg·d），疗程 3～5d。

5. 机械通气

6. 其他　血液净化；体外生命支持。

（三）恢复期康复治疗和护理

重症患者恢复期促进各脏器功能恢复，必要时进行功能康复治疗及中西医综合治疗。

（黄永建　舒赛男）

第四节　流行性腮腺炎

流行性腮腺炎（epidemic parotitis, MUMPS）是由腮腺炎病毒引起的以腮腺肿大为主要临床特征的急性呼吸道传染病，可并发脑膜脑炎、胰腺炎和睾丸炎等。人群普遍易感，好发年龄为 5～14 岁，常在集体机构中流行[6]。全年均可发病，冬春季为高峰季节。婴儿因为有母亲被动抗体的保护而很少发病（保护作用可维持 9 个月）。

一、病因和发病机制

（一）病原

腮腺炎病毒（mumps virus），属于副黏病毒科腮腺炎病毒属，为 RNA 病毒，只有一个血清型。

（二）传染源

患者和隐性感染者,后者占传染源人数的30%~40%。患者在腮腺肿大前7d至后9d可从唾液中排毒。

（三）传播途径

病毒主要经呼吸道传播,接触含病毒的呼吸道飞沫或唾液所污染的物品亦可受到感染。孕妇在孕早期感染时可将病毒经胎盘传播给胎儿。

（四）发病机制

病毒侵入后先在上呼吸道黏膜上皮细胞内增殖,播散至引流淋巴结,随后发生病毒血症,将病毒传播至腺样组织或其他部位。唾液腺感染最为突出,其他部位可包括内耳、胰腺、心脏、中枢神经系统、关节、肾、肝、性腺和甲状腺等。病毒感染单核细胞,通过脉络丛侵入中枢神经系统,在脉络丛和室管膜细胞内增殖,随后感染细胞脱落进入脑脊液,引起脑膜炎或脑膜脑炎。胰腺受累时可导致大量淀粉酶反流入血。

二、病理

对于唾液腺,病毒感染小管上皮细胞,引起腺管周围间质水肿和局部炎症反应,淋巴细胞、巨噬细胞浸润和受累细胞脱落使管腔阻塞。脑炎时,脑室周围单核细胞浸润,散在噬神经细胞病灶和小神经胶质细胞增生,并见脑室周围脱髓鞘病变。睾丸炎时,病毒在细精管增殖,引起组织间质水肿和淋巴细胞浸润。胰腺受累时,胰导管上皮细胞肿胀,坏死脱落,与炎性渗出物等阻塞管腔,致胰液潴留。

三、临床表现

病毒感染至发病的潜伏期为12~25d,部分患儿无症状或仅表现出轻微不适(如上呼吸道感染症状)。典型病例临床上以腮腺炎为主要表现,病程进展可分为两个阶段。

1. 前驱期 此期可无或很短(数小时至1~2d)。可有发热、头痛、肌肉疼痛、疲劳、厌食和呕吐。患儿可诉"耳痛",咀嚼时加剧。

2. 腮腺肿胀期 腮腺逐渐肿大以耳垂为中心呈马鞍形,伴局部感觉过敏、胀痛和轻压痛,腮腺管口红肿。通常一侧腮腺先肿大,数日内累及对侧,4~5d后肿大腮腺逐渐缩小,整个过程6~10d。其他唾液腺如下颌下腺可同时肿大。此期仍多有中度发热,少见高热或低热,热程一般3~7d,约20%患者体温始终正常。

部分患儿仅见其他唾液腺如下颌下腺肿大。

四、并发症

并发症可在腮腺炎出现前、同时或之后发生,也可发生在无腮腺炎时。

1. 神经系统并发症 常见脑膜炎和轻度脑膜脑炎,其次为脑炎。表现为发热、头痛、呕吐、颈项强直,少见惊厥和昏迷,有时出现脑神经损伤或小脑性共济失调等。一般无后遗症,少数遗留耳聋和阻塞性脑积水。

2. 胰腺炎 常见轻度胰腺受累。表现为突起上腹痛伴局部压痛和肌紧张,反复呕吐,腹胀、腹泻或便秘。超声有时显示胰腺肿大。血和尿淀粉酶明显增高。

3. 生殖腺并发症 已进入青春期的男性患儿可发生睾丸炎和/或附睾炎,多为单侧,常突起发热、寒战、下腹痛、睾丸肿痛和变硬。双侧受累可致不育症。青春期后女患儿可并发卵巢炎,可有下腹疼痛和触痛,一般不影响生育。

4. 其他并发症 可见甲状腺炎、乳腺炎、泪腺炎、关节炎、肝炎、间质性肺炎、肾炎、心肌炎等并发症。

五、辅助检查

（一）一般实验室检查

外周血白细胞大多正常或稍增高,分类可见淋巴细胞相对增多。约90%的患者血和尿淀粉酶轻至中度增高。

（二）病原学检查

1. 病毒检测和培养 为确诊金标准,多种临床标本可进行病毒核酸PCR检测或病毒培养。不同标本最佳送检时间如下:腮腺炎发病后 3d 内收集颊黏膜/口腔拭子(不超过 8d),脑膜脑炎发生后 5d 内收集脑脊液,腮腺炎发病后 4d 内收集尿液(不超过 12d),腮腺炎发作后应尽快采集血液。

2. 特异性抗体检测 血清特异性 IgM 阳性提示近期感染。双份血清特异性 IgG 阳转或增高大于 4 倍可帮助诊断,但因腮腺炎病毒与副流感病毒间存在交叉抗体反应,故此法并不理想。

六、诊断和鉴别诊断

根据流行性腮腺炎接触史和典型腮腺炎表现易建立临床诊断,缺乏腮腺炎表现或接种过疫苗者需借助病原学诊断。临床上须与急性淋巴结炎、化脓性腮腺炎、复发性腮腺炎和其他病毒所致腮腺炎(柯萨基病毒、流感和副流感病毒、HIV、EB 病毒)鉴别。

七、治疗

本病为自限性疾病,主要为对症治疗。

1. 一般对症治疗 急性期注意休息,补充水分和营养,给予流质和软食,避免酸性饮食;高热者给以退热剂或物理降温;腮腺肿痛严重时,可给予镇痛剂。

2. 局部治疗 用青黛散调醋局部涂敷可减轻肿胀和疼痛;也可给予局部温敷,或透热、红外线等理疗。

3. 并发症治疗 睾丸炎时,局部给予冷湿敷,将阴囊吊起,严重病例可短期静脉用氢化可的松。脑膜炎或脑炎时,应予相应降低颅内压、止惊等处理。胰腺炎时,应禁食,静脉补液维持能量供给和水电解质平衡,应用抗生素和维生素 B、维生素 C。

4. 中药治疗 可口服单味药用板蓝根制剂。

八、预防

1. 一般预防 应隔离患者至腮腺肿胀完全消退为止。孕早期易感孕妇应避免接触患者,以免造成胎儿感染。

2. 主动免疫 腮腺炎减毒活疫苗接种后产生亚临床感染,诱生的抗体可维持至少 20 年。麻疹-腮腺炎-风疹(MMR)三联疫苗抗体阳转率可达 95% 以上。推荐 1 岁以上小儿、青春期和成年无自然感染史者普遍接种。

(廖 毅 舒赛男)

第五节 出疹性疾病

一、麻疹

麻疹(measles)是由麻疹病毒引起的急性出疹性呼吸道传染病。临床上以发热、上呼吸道感染、结膜炎、口腔麻疹黏膜斑(kopliks spots)、全身斑丘疹及疹退后遗留色素沉着及伴有糠麸样脱屑为特征。

(一)病因和发病机制

麻疹由麻疹病毒感染引起。麻疹病毒,为单股负链的 RNA 病毒,属副黏病毒科麻疹病毒属;麻疹仅存在一种血清型,抗原性稳定,人是唯一的宿主。病后可产生持久的免疫力。

麻疹患者是唯一的传染源,感染早期病毒在患者呼吸道大量繁殖,含有病毒的分泌物经过咳嗽、喷嚏等排出体外并悬浮在空气中,通过空气飞沫进行传播,密切接触者也可以经过污染病毒的手传播。麻疹患儿在出疹前后 5d 均具有传染性,若有肺炎等并发症,其传染期可延长至出疹后 10d,发病多在冬春季。

发病机制:病毒经过鼻咽部进入人体,在呼吸道上皮细胞和局部淋巴组织中大量繁殖并进入血液,通过血液中的单核细胞向全身其他器官传播,如肺脏、肝脏、肾脏、脾、消化道黏膜、结膜和皮肤等,从而引起广泛的损伤而出现一系列的临床表现。

（二）病理

病变部位广泛的单核细胞浸润、增生及形成多核巨细胞是麻疹的病例特征。病变主要见于皮肤、淋巴结、呼吸道、肠道黏膜及结膜。毛细血管周围有严重的渗出，单核细胞增生，形成的多核巨细胞大小不一，内涵多个核，核内外均有病毒集落（嗜酸性包涵体）。真皮和黏膜下层毛细血管内皮细胞充血、水肿、增生、单核细胞浸润并有浆液性渗出而形成麻疹皮疹和麻疹黏膜斑。

（三）临床表现

根据临床表现可以分为典型麻疹和其他类型麻疹。

1. 典型麻疹可分以下四期

（1）潜伏期：一般为 10~14d，亦有短至 1 周左右。

（2）前驱期（也称出疹前期）：一般为 3~4d，此期的主要表现类似上呼吸道感染的症状。①发热，见于所有病例，多为中度以上发热；②咳嗽、流涕、流泪、咽部充血等卡他症状，结膜炎、眼睑水肿、眼泪增多、畏光等；③Koplik 斑，在出疹前 24~48h 出现，为直径 0.5~1.0mm 灰白色小点，外周有红晕，开始仅见于下磨牙相对的颊黏膜上，并迅速增多，可累及整个颊黏膜，Koplik 斑在皮疹出现后即逐渐消失，可留有暗红色小点；④部分病例可有一些非特异症状，如全身不适、食欲减退、精神不振等。婴儿可有消化系统症状。

（3）出疹期：多在发热后 3~4d 出现皮疹。体温可突然升高至 40~40.5℃，皮疹开始为稀疏不规则的红色斑丘疹，疹间皮肤正常，始见于耳后、颈部、沿着发际边缘，并迅速进展，遍及面部、躯干及上肢，下肢及足部，病情严重者皮疹常融合，皮肤水肿。疾病极期特别是高热时常有谵妄、激惹及嗜睡状态，多为一过性，热退后消失，与以后中枢神经系统合并症无关。此期肺部可以有湿啰音，X 线检查可见肺纹理增多。

（4）恢复期：出疹 3~4d 后皮疹开始消退，消退顺序与出疹时相同；在无合并症发生的情况下，食欲、精神等其他症状也随之好转。皮疹退后，皮肤留有糠麸状脱屑及棕色色素沉着，一般 7~10d 消退。

2. 其他类型麻疹

（1）轻型麻疹：多见于在潜伏期内接受过丙种球蛋白或<8 个月的体内尚有母亲抗体的婴儿。临床上表现为低热、上呼吸道症状较轻，麻疹黏膜斑不明显，皮疹稀疏，病程约 1 周，无并发症。

（2）重型麻疹：见于有基础疾病的免疫力低下者，中毒症状重，高热或者体温不升，皮疹常密集融合成片，或疹出不透，或出而骤退，或呈出血性皮疹，伴黏膜出血、消化道出血、血尿等。常有肺炎、呼吸窘迫，惊厥、昏迷等神经系统症状，心功能不全及循环不良表现。此型患儿死亡率高。

（3）异型麻疹：主要见于接种过麻疹灭活疫苗或减毒活疫苗而再次感染野毒株者。前驱期短，常无麻疹黏膜斑，持续高热、乏力、肌痛、头痛或伴有四肢水肿，皮疹不典型，呈多形性，出疹顺序无明显规律，可从四肢远端开始，延至躯干、面部，容易并发肺部感染。本型少见，临床诊断困难，麻疹病毒血清学检查有助于诊断。

（四）并发症

1. 肺炎 是麻疹最常见的并发症。麻疹病毒本身引起的间质性肺炎多不严重，随着出疹及体温下降后好转，继发性支气管肺炎的常见病原有金黄色葡萄球菌、肺炎链球菌及流感嗜血杆菌等，肺炎可并发在麻疹病程的各个时期。

2. 喉、气管、支气管炎 麻疹病毒本身可以引起呼吸道的感染，若是继发细菌感染，则可造成呼吸道阻塞，表现为声嘶、咳嗽及吸气性呼吸困难等，重者可造成窒息死亡。

3. 心肌炎 常见于营养不良和并发肺炎的小儿。轻者仅有心音低钝、心率增快和一过性心电图改变，严重者可出现心力衰竭、心源性休克。

4. 麻疹脑炎 多见于婴幼儿，多发生于出疹后的第 2~6d，临床表现和脑脊液的表现与其他病毒性脑炎相似。病死率较高，存活者可遗留有运动、智力和精神等神经系统后遗症。

5. 结核病恶化 患麻疹时机体细胞免疫功能受到暂时性抑制，可使原有的潜伏结核灶趋于恶化，可发展为粟粒性肺结核或结核性脑膜炎。

（五）辅助检查

1. 血常规 白细胞总数正常或减低，而淋巴细胞相对增多。

2. 血清学检测　用酶联免疫吸附试验或免疫荧光法检测患者血清中的抗麻疹 lgM,是早期特异性诊断方法。也可用血凝抑制和中和试验,测急性期和恢复期双份血清,如抗体滴度上升 4 倍可为回顾性诊断。

3. 病原学检测

(1)病毒分离:早期患者鼻咽部分泌物、血液等,接种于人胚肾或其他敏感的组织细胞中,可分离出麻疹病毒。

(2)病毒核酸检测:鼻咽部分泌物、血液等 PCR 法查病毒 RNA。

(六) 诊断和鉴别诊断

1. 诊断　根据流行病学资料、麻疹接触史、急性发热、上呼吸道卡他症状、口腔麻疹黏膜斑、皮疹形态和出疹顺序及疹退后皮肤脱屑及色素沉着等特点,较易作出临床诊断。麻疹病毒血清 IgM 抗体阳性或分离到麻疹病毒可确诊。

2. 鉴别诊断　发热和出疹是儿科常见表现,应根据流行病学、临床症状、发热与皮疹的关系,皮疹特征等,结合有关病原学检查与其他出疹性疾病鉴别。与风疹、幼儿急疹和猩红热的鉴别要点见表 10-1。

表 10-1　出疹性疾病鉴别

	致病源	症状及特征	皮疹特点	发热与皮疹关系
麻疹	麻疹病毒(冬春)	呼吸道卡他性炎症,结膜炎,Koplik 斑	红色斑丘疹,自面部-颈-躯干-四肢,疹退后有色素沉着及细小脱屑	发热 3~4d,出疹期体温更高
风疹	风疹病毒(冬春)	全身症状轻,耳后、枕后、颈部淋巴结肿大并触痛	面部-躯干-四肢,斑丘疹,疹间皮肤正常,疹退后无色素沉着及脱屑	发热后半天至 1d 出疹
幼儿急疹	人疱疹病毒 6 型(春秋)	一般情况好,高热时可有惊厥,耳后枕后淋巴结即可肿大	红色斑丘疹,颈部及躯干部多见,1d 出齐,次日消退	高热 3~5d,热退疹出
猩红热	乙型溶血性链球菌(冬春)	高热,中毒症状重,咽峡炎,草莓舌,口周苍白圈	皮肤弥漫性充血,上有密集针尖大小丘疹,持续 3~5d 退疹,1 周后皮肤可见大面积脱皮	发热 1~2d 出疹,出疹时体温更高

3. 还需与以下疾病鉴别

(1)川崎病:球结膜充血,但流涕、流泪等卡他症状不显;有一过性颈部淋巴结肿大≥1.5cm;指趾端硬性水肿和脱皮;外周血白细胞总数和中性粒细胞数增高。

(2)肠道病毒感染:夏季多见,前驱较短,皮疹在较短时间内出齐但不如麻疹密集。

(3)传染性单核细胞增多症:咽扁桃体炎和颈部淋巴结肿大显著,常伴肝脾大;外周血淋巴细胞数和异型淋巴细胞明显增多。

(4)药物疹:有相关药物使用史,皮疹多样,伴瘙痒明显。

(七) 治疗

现在无特效治疗药物,主要是对症治疗、加强护理及预防并发症。

1. 一般治疗　注意休息,注意皮肤、口腔及眼鼻清洁。鼓励多饮水,给予容易消化和营养丰富的食物。

2. 对症治疗　高热时给予退热治疗,特别是出疹期。烦躁时适当给予镇静剂,频繁剧烈咳嗽可给予镇咳剂及雾化吸入,继发感染给予抗生素。

3. 并发症的治疗　有并发症者给予相应的治疗。

(八) 预防

1. 控制传染源和切断传播途径　早发现、早隔离(至出疹后 5d,并发肺炎者延至出疹后 10d)、早治疗。易感者不去人群密集场所。患者逗留过的房间用紫外线消毒或通风 30min,衣物阳光下暴晒或用肥皂水清洗。

2. 主动免疫　接种麻疹减毒活疫苗。8 个月儿童为初次免疫对象,复种时间为 18~24 月龄[7]。

3. 被动免疫　对体弱有病和婴幼儿未接受过麻疹疫苗接种者,在接触麻疹后 5d 内注射人丙种球蛋白可预防患病;接触 5d 后注射只能减轻症状。被动免疫维持 3~8 周。

二、风疹

风疹(rubella)是由风疹病毒引起的急性出疹性疾病。本病以前驱期短、皮疹出现及消退快(3d)和耳后、枕后和颈部淋巴结肿大为其临床特征。一般病情较轻,病程短,预后良好。孕早期感染可致严重先天畸形。

(一) 病因及发病机制

1. 病因　风疹由风疹病毒感染引起,风疹病毒为 RNA 病毒,属披膜病毒科风疹病毒属,只有一个血清型,与其他披膜病毒之间无抗原交叉。

患者或隐性感染者可从鼻咽分泌物(出疹前 7d 和疹退后 14d 内)、血、粪和尿中检出病毒,先天性风疹综合征患儿出生后排病毒达数月至数年。主要通过空气飞沫传播,或经污染物-手-呼吸道或手-手-呼吸道途径传播;孕妇病毒血症期可将病毒经胎盘传给胎儿。

人群普遍易感,高发年龄在发达国家为 5~9 岁,发展中国家为 1~5 岁,可在集体机构中流行。四季均可发病。

2. 发病机制　病毒侵入上呼吸道,在黏膜和局部淋巴结内增殖,然后入血侵犯皮肤等靶器官组织,病毒直接细胞毒作用和病毒相关性免疫复合物形成参与其致病机制如风疹病毒抗原抗体复合物引起真皮上层毛细血管炎,形成皮疹。孕妇原发感染后,无论有无症状,病毒都会在病毒血症期感染胎盘,进而侵及胎儿。先天性风疹致病机制可能是病毒:①直接导致感染细胞坏死;②引起血管内皮受损导致胎儿供血不足和组织细胞代谢失调;③抑制细胞有丝分裂并使染色体断裂导致器官组织分化发育障碍;④特异性免疫复合物和自身抗体形成导致自身免疫性损伤;⑤持续性感染引起迟发性疾病。

(二) 病理

淋巴结可见水肿、滤泡细胞增生和结构特征丧失;呼吸道见轻度炎症;皮疹处真皮上层毛细血管充血和轻微炎性渗出;并发脑炎时,可见弥漫性肿胀、非特异性变性、血管周围和脑膜单核细胞性渗出;并发关节炎时,滑膜可见散在纤维蛋白性渗出、滑膜细胞增生、淋巴细胞浸润和血管增生。先天性风疹患儿可发生脑、心血管、眼、耳、肺、肾、肝、脾、骨骼等多脏器病理改变。

(三) 临床表现

1. 获得性风疹　潜伏期一般 14~21d。典型表现如下:

(1)前驱期:短暂或不明显,可有低热、不适和轻微上呼吸道感染表现。部分患者软腭和悬雍垂可见细小红疹,能融合成片。

(2)出疹期:常于发热第 1~2d 开始出疹,并于 1d 内出齐。出疹顺序:面部→颈部→躯干→四肢。呈浅红色小斑丘疹,疹退后无脱屑或有细小脱屑,无色素沉着。出疹期平均 3d(1~5d),可伴有发热和上呼吸道感染症状,随疹退而消失。枕后、耳后或颈部淋巴结肿大为风疹另一典型表现,可在皮疹出现前发生,持续 1 周或更久。部分患者可无皮疹而仅有淋巴结肿大。可有轻度脾大,多在 3~4 周恢复正常。

2. 先天性风疹综合征(congenital rubella syndrome)　宫内感染可出现流产、胎死宫内;低出生体重、听力障碍、先天性心脏病(多见动脉导管未闭和肺动脉发育不良)、肝脾大、白内障和视网膜病、小头畸形、血小板减少性紫癜、骨发育不良等,可呈单一或多重缺陷。或出生时正常,以后出现迟发性的疾病包括听力丧失、内分泌病(包括糖尿病、甲状腺功能障碍和生长激素缺乏)、白内障或青光眼和进行性全脑炎;也可为隐性感染。

(四) 并发症

儿童风疹很少有并发症,继发细菌感染亦较麻疹少见,主要并发症可有关节炎、脑炎、心肌炎、血小板减少性紫癜等。

（五）辅助检查

1. 血常规　外周血白细胞总数通常降低,淋巴细胞在病初 1~4d 内减少,其后增多。

2. 病毒分离　取出疹前 5d 至出疹后 3d 鼻咽分泌物分离病毒,阳性率较高。先天性风疹应在出生前取羊水或胎盘绒毛分离病毒及发病后数月内取鼻咽分泌物、尿、脑脊液、骨髓或病变组织等标本分离病毒。

3. 特异性抗体检测　特异性 IgM 是近期感染指标。双份血清(间隔 1~2 周采血)特异性 IgG≥4 倍升高有诊断意义。先天性风疹患儿特异性 IgM 在生后 6 个月内持续升高;胎血(孕 20 周后)中检出特异性 IgM 可证实胎儿感染。

4. 病毒抗原和基因检测　采用免疫印迹法、核酸杂交技术或 PCR 法检测胎盘绒毛、羊水或胎儿活检标本中风疹病毒抗原或基因。

（六）诊断和鉴别诊断

1. 诊断　典型风疹根据接触史、前驱期短、皮疹特点及枕后和耳后淋巴结肿大等表现易做临床诊断;不典型病例常需借助病原学诊断手段。对先天性风疹,若已知母亲妊娠期有明确风疹病史时诊断并不困难。否则,亦需依赖病原学诊断。

2. 鉴别诊断　主要需与其他出疹性疾病如麻疹、猩红热、幼儿急疹、川崎病、传染性单核细胞增多症、肠道病毒感染和药物疹等进行鉴别。

（七）治疗

1. 一般及对症处理　风疹病毒感染无特殊治疗方法,主要为对症治疗。宜卧床休息,给予富营养又易于消化的食物。可使用清热解毒类中药。

2. 先天性风疹的治疗　无症状感染者无须特别处理。但应随访观察,以期及时发现迟发性缺陷。有严重症状者应相应处理:①有明显出血者可考虑静脉用免疫球蛋白治疗;②肺炎并呼吸窘迫、黄疸、心脏畸形、视网膜病等处理原则同其他新生儿;③充血性心力衰竭和青光眼者需积极处理,白内障治疗最好延至 1 岁以后;④早期和定期进行脑干听觉诱发电位检查,以早期诊断耳聋而及时干预如戴助听器和特殊培训。

（八）预防

1. 一般预防　预防重点是妊娠期妇女,尤其在孕早期,尽量避免与风疹患者接触,以免原发感染或再感染。

2. 主动和被动免疫　风疹减毒活疫苗有单独和麻疹-风疹-流行性腮腺炎三联疫苗两种。接种者95%产生特异性抗体,有效免疫保护期为 7~10 年。免疫缺陷或正在应用免疫抑制剂者禁忌接种。使用血制品者应间隔 3 个月后再接种。孕早期孕妇接触风疹患者 3d 内注射免疫球蛋白有预防作用。

三、幼儿急疹

幼儿急疹(exanthem subitum),又称婴儿玫瑰疹(roseola infantum),是婴幼儿常见的一种以高热及皮疹为特点的疾病。临床特征为高热 3~5d,热退出疹。

（一）病因和发病机制

原发性感染人类疱疹病毒(human herpesvirus,HHV)6 型和 7 型(HHV-6 和 HHV-7)是本病的主要病因,前者约占 66%,后者约占 23%,其余由其他病毒如埃可病毒 16 型、腺病毒和副流感病毒等引起。HHV-6 和 HHV-7 属于疱疹病毒科 β 疱疹病毒亚科玫瑰疹病毒属,是线状双股 DNA 病毒。大多数成人从唾液腺排出 HHV-6 和 HHV-7,作为主要传染源经唾液将病毒传给易感儿童。HHV-6 可经胎盘传给胎儿,但罕见先天性感染。95%以上幼儿急疹发生于 3 岁以内,6~18 月龄为发病高峰年龄段。全年均可发生,春季和秋季高发,大多为散在发病。

发病机制:病毒经口鼻黏膜和眼结合膜侵入,局部增殖后入血,感染外周血单个核细胞(主要是 CD4+细胞),使感染细胞病变和溶解,还能改变受染细胞表面与 T 细胞信号传递相关蛋白表达并影响其细胞因子表达,进而影响免疫系统功能,并形成高水平病毒血症,临床出现高热,其间可侵入神经系统,引起惊厥或脑炎。

（二）病理改变

皮疹可见充血和渗出改变。

（三）临床表现

幼儿急疹潜伏期一般为 5~15d,平均 10d。临床经过如下:

1. 前驱期　通常无症状。也可有少量流涕、轻微咽部和眼结膜充血。体检可能会发现颈部淋巴结轻肿大和轻度眼睑水肿。

2. 发热期　常突起高热,体温可达 40℃(平均 39℃),持续 3~5d。伴随症状(食欲减退、轻咳、不安或激惹)和体征(咽部、扁桃体轻度充血和头颈部浅表淋巴结轻肿大)轻微,与高热不相称。高热初期可伴惊厥,发生率为 5%~10%。

3. 出疹期　典型病例在发热第 3~5d 体温骤退,少数在 24~36h 内缓退,在热退同时或稍后出现皮疹,为玫瑰色斑疹或斑丘疹(直径 2~5mm),压之褪色,很少融合,先见于躯干,迅速波及颈面部和近端肢体。皮疹持续 1~2d 内很快消退,无色素沉着和脱屑。

（四）辅助检查

1. 常规检查　外周血白细胞总数减少,伴淋巴细胞相对增多(70%~90%)。

2. 病毒抗原和基因检测　采用免疫酶法检测患者外周血单个核细胞、唾液或病变组织中病毒早期抗原;或用 PCR 技术检测血浆中病毒基因。

3. 特异性抗体测定　主要是取双份血清(间隔 2~3 周)检测特异性 IgG 抗体,若发现其由阴性转为阳性是诊断原发感染的可靠指标;若抗体滴度≥4 倍增高提示活动性感染(包括原发感染和再发感染)。由于约 5%成人抗 HHV-6 IgM 持续阳性,一般不单靠抗 HHV-6 IgM 诊断原发性 HHV-6 感染。

（五）并发症

本病临床经过良好,偶见下列并发症:

1. 神经系统并发症　HHV-6 具有嗜神经性,2 岁以内的热性惊厥中,约 1/3 与其原发感染有关。其中,70%~80%的患儿并不发生皮疹。此外,偶见并发脑炎或脑膜脑炎。

2. 血小板减少性紫癜　已有少数幼儿急疹并发血小板减少性紫癜的报道,其预后良好。

（六）诊断

1. 诊断　临床上,本病在发热期诊断比较困难,一旦高热骤退同时出疹,就很容易建立诊断。非典型病例可借助病原学诊断。

2. 鉴别诊断　最常需要鉴别的疾病是风疹,其次为麻疹。风疹常有前驱症状、低热同时出皮疹、皮疹更广泛并常见耳后淋巴结肿大;麻疹除有明显前驱期症状外,麻疹黏膜斑、热高疹出、明显卡他症状和结膜炎等特点有助于鉴别。

（七）治疗

尚无特异性预防措施。由于本病临床经过和预后大多良好,一般无须抗病毒治疗,主要是对症处理,尤其对有高热惊厥史者应及时予以退热镇静剂;注意加强水分和营养供给;并发脑炎或脑膜脑炎时,应给予相应降低颅内压、止惊等对症处理,病情严重者,可考虑抗病毒治疗。更昔洛韦(ganciclovir,GCV)和膦甲酸(foscatnet,PFA)对 HHV-6 感染有一定疗效;更有限的资料显示,膦甲酸可抑制 HHV-7 病毒,可考虑选用。

四、水痘

水痘(varicella,chickenpox)是一种传染性很强的出疹性疾病,其临床特点为皮肤和黏膜相继出现和同时存在斑疹、丘疹、疱疹和结痂等各类皮疹,与带状疱疹是同一病毒所引起的两种不同表现的临床病症。

（一）病因及发病机制

水痘是由水痘-带状疱疹病毒(varicella-zoster virus,VZV)感染所致。VZV 属疱疹病毒 α 亚科,仅有一个血清型。人类是该病毒的唯一宿主,患者为唯一传染源,其传染性强,主要通过空气飞沫或直接接触传播,传染期从皮疹出现前 1~2d 到疱疹完全结痂为止。

病毒经上呼吸道或眼结合膜感染人体后,先在局部淋巴结增殖复制,而后侵入血液,形成病毒血症,并在单核巨噬细胞系统再次增殖入血,引起各器官病变。主要损害部位在皮肤和黏膜,偶尔累及内脏。皮疹出现 1~4d 后,产生特异性细胞免疫和抗体,病毒血症消失,症状随之缓解。

（二）病理

水痘病变主要发生在皮肤和黏膜,皮肤真皮质毛细血管内皮细胞肿胀,表皮棘状细胞层上皮细胞水肿变性,液化后形成水疱,内含大量病毒,以后液体吸收、结痂。黏膜病变与皮疹类似,免疫功能低下的儿童可出现全身性播散性水痘,病变波及肺、肝、脾、胰、肾、肠等,受累器官可有局灶性坏死、充血水肿和出血。并发脑炎者,脑组织可有水肿、充血和点状出血。

（三）临床表现

1. 典型水痘　潜伏期为12~21d,平均14d。年长儿出疹前1d可出现前驱症状,如低热、不适、厌食等,次日出现皮疹。婴幼儿多无明显的前驱症状。皮疹初期见于发际处,继而成批出现于躯干、头面部和四肢,呈向心性分布,初呈小红色斑疹或丘疹,6~8h内变成水痘疱疹,绕以红晕,24~48h内疱液转为云雾状,然后干燥结痂,痂盖脱落后不留瘢痕。皮疹伴瘙痒,可波及口腔、鼻、眼和生殖道黏膜处。

2. 重型水痘　易发生于免疫缺陷儿童,特别是在潜伏期接受化疗和淋巴细胞绝对计数<0.5×10^9/L者。表现为进行性弥漫性水痘疹,伴持续发热。皮疹呈离心性分布,为有脐状凹陷的大疱型或出血性疱疹。新发皮疹常持续2周或更久,常并发水痘肺炎和血小板减少而致出血,严重出血或并发弥散性血管内凝血时危及生命。

3. 先天性水痘综合征　孕妇在妊娠20周前患水痘,2%胎儿可发生先天性水痘综合征。最突出的临床特征是锯齿状皮肤瘢痕;其他包括肢体发育不良(一个或多个肢体短小或畸形)、眼部异常(脉络膜视网膜炎、小眼畸形及白内障)、中枢神经系统损害(大脑皮质萎缩等)和低出生体重等。

4. 新生儿水痘　孕妇在分娩前后患水痘可引起新生儿水痘。若孕妇孕期患水痘至分娩间期≥1周,新生儿可从母体获得较充足的特异性抗体得以减轻感染,多于生后4d内发病,常不严重。若孕妇孕期患水痘至分娩间期<1周,其新生儿多于生后5~10d发生严重出血性水痘,伴发热并常累及肺和肝脏,病死率高达30%。易感孕妇所生新生儿生后也可通过水平传播感染VZV而发病,可并发肺炎、肝炎或脑炎,患病时年龄越大,其并发症发生率越低。

（四）辅助检查

1. 外周血白细胞计数　白细胞总数正常或稍低

2. 疱疹刮片　刮取新鲜疱疹基底组织和疱疹液涂片,瑞士染色见多核巨细胞;H-E染色可查到细胞核内包涵体。疱疹液直接荧光抗体染色查病毒抗原简捷有效。

3. 病毒分离　取水痘疱疹液或脱皮疱疹拭子接种细胞,7~14d可出现典型细胞病变。

4. 血清学检查　血清水痘病毒特异性IgM抗体检测,可帮助早期诊断。双份血清特异性IgG抗体滴度4倍以上增高也有助诊断。

（五）并发症

最常见的是皮肤继发感染,如蜂窝织炎、脓疱疮、淋巴结炎和皮下脓肿等;水痘肺炎主要发生在免疫缺陷儿和新生儿中,其他儿童少见;水痘脑炎多发生于出疹后第2~6d,也可发生于出疹前或病愈后,其他神经系统并发症可有横贯性脊髓炎、小脑共济失调、面神经瘫痪、Reye综合征等;其他少数病例可发生心肌炎、肝炎、肾炎、关节炎等。

（六）诊断及鉴别诊断

典型水痘临床诊断并不困难,对非典型病例可选用实验室检查帮助确诊。水痘的鉴别诊断包括丘疹性荨麻疹以及能引起疱疹性皮肤损害的疾病,如肠道病毒或金黄色葡萄球菌感染、药物和接触性皮炎等。

（七）治疗

1. 抗病毒治疗　首选阿昔洛韦(Acyclovir,ACV)。重症水痘、围生期感染和有并发症的新生儿水痘需要静脉用药,推荐剂量为10mg/(kg·次),每8h给药1次(静脉滴注≥1h)。肾功能不良者减至1/3~1/2的量,连用7~10d或至不再出现新皮疹48h为止。最好在出诊后2~3d内开始用药。普通儿童的水痘可口服伐昔洛韦,儿童推荐量为10~15mg/(kg·d)分2次口服,连用5d。对ACV耐药者可选择静脉用膦甲酸。皮疹局部可涂擦3%的ACV霜剂或软膏。

2. 对症治疗　患儿应隔离,加强护理,如剪短患儿指甲,戴手套以防抓伤,勤换内衣。皮肤瘙痒时可局部应用炉甘石洗剂或口服抗组胺药,发热给予退热处理,继发细菌感染,给予抗生素治疗。

(八)预防

1. 一般预防　应隔离患者直至全部皮疹结痂干燥为止。接触者需医学观察21d。易感的免疫抑制儿童和孕妇应避免接触水痘患者,甚至水痘减毒活疫苗接种者。

2. 疫苗接种　水痘减毒活疫苗接种能预防各型水痘,防止发生严重水痘,分别于12~15个月和4~6岁年龄段接种两次。免疫功能低下者应避免接种水痘疫苗。在接种疫苗前5周内或接种后3周内输血浆或免疫球蛋白可降低疫苗效力。接种疫苗后6周内应避免使用水杨酸类药物以避免诱发Reye综合征。

3. 被动免疫　VZV免疫球蛋白可用于高危易感人群(无水痘病史的免疫抑制者、生前5d内或生后2d内母亲患水痘的新生儿)的接触后预防。应尽早应用,目前美国FDA将使用限期延长至暴露后10d内。保护期为3周,若3周后再次暴露,应再追加一剂。

4. 药物预防　免疫正常儿童在潜伏期口服阿昔洛韦(1/2治疗量,分4次口服,连用5d),可预防水痘发生。

五、猩红热

猩红热(scarlet fever)是A组链球菌(group A Streptococcus,GAS)感染引起的急性呼吸道传染病。以发热、咽峡炎、草莓舌、全身弥漫性鲜红色皮疹和疹退后明显脱屑为临床特征。

(一)病因

猩红热病原为GAS,又称化脓性链球菌,是一种呈链状生长的兼性厌氧革兰氏阳性球菌,可引起多种累及呼吸道和软组织的感染。

患者和带菌者是主要的传染源。猩红热自发病前1d到出疹期传染性是最强的,主要是通过空气飞沫传播,也可以由被污染的食物、食具、书籍等间接传播,或经皮肤伤口或产道入侵,称为外科型或产科型猩红热。人群普遍易感,感染后可获得较持久的同型特异性抗菌免疫。由于婴儿可通过胎盘获得被动免疫,故多见于学龄前及学龄儿童,3岁以下婴幼儿少见。

(二)发病机制与病理改变

化脓链球菌侵入人体后可引起以下三种病变:

1. 炎症性病变　致病菌有较强的侵袭力,由呼吸道侵入后借助M蛋白和脂磷壁酸黏附于黏膜上皮细胞,进一步侵入组织引起炎症;M蛋白保护细菌不被吞噬,在透明质酸酶、链激酶及链球菌溶素的作用下,促使炎症通过淋巴管或组织间蔓延扩散并导致组织坏死,引起扁桃体周围脓肿、中耳炎、淋巴结炎及蜂窝织炎等;在少数患者,细菌侵入血液引起血行感染。

2. 中毒性病变　细菌产生致热外毒素由局部吸收进入血液循环,引起发热等全身中毒症状,同时引起皮肤黏膜血管弥漫性充血、水肿、炎性细胞浸润及上皮细胞增生等,形成点状充血性皮疹,中毒症状严重者也可形成出血性皮疹;受毒素影响,肝、脾和淋巴结均可见不同程度的充血和脂肪变性,心肌细胞肿胀、变性或坏死,肾脏发生间质性炎症改变。

3. 变态反应性病变　感染后2~4周,个别患儿可出现心、肾或滑膜组织等处非化脓性病变。其原因可能为链球菌某些血清型与被感染者心肌、肾小球基底膜或关节滑囊的抗原相似,当产生特异免疫后引起交叉免疫反应;也可能因抗原抗体免疫复合物沉积所致。

(三)临床表现

1. 普通型　潜伏期1~7d,通常为2~4d。

(1)前驱期:从发病到出疹前,一般不超过24h。①全身症状:起病多急骤,有恶寒和发热,体温高低不一,轻者在38~39℃之间,重者高达39℃以上。同时伴有头痛、全身不适、恶心、呕吐及食欲缺乏等中毒症状。②咽峡炎:局部症状明显,表现为咽痛,吞咽时加剧;咽部明显充血水肿,扁桃体充血肿胀,腺窝覆有点、片状黄白色脓性渗出物,易拭去,软腭可见点状或出血性黏膜疹。颌下及颈部淋巴结肿大伴触痛。

(2)出疹期:于发病后1~2d出疹。皮疹最早见于耳后、颈部及上胸部,1d内迅速由上而下蔓延全身。①典型皮疹:为在全身皮肤弥漫性充血发红的基础上广泛分布有均匀、密集、针尖大小的猩红色丘疹,呈鸡皮样,抚摸有细沙样感觉,可融合成片,伴有痒感。以手按压皮肤时红色可暂时消退数秒钟,出现苍白的手印,称为"贫血性皮肤划痕",为猩红热的特征之一。皮疹多在48h达高峰。②粟粒疹:为带黄白色脓点且不易破溃的皮疹,在腹部和手足处可见。③"巴氏线":在颈部、腋窝、肘窝及腹股沟等皮肤皱褶处,皮疹密集,色深红,间或有出血点,呈横线状。④"环口苍白圈":面部充血潮红无皮疹而口唇周围苍白。⑤舌部表现:病初舌部白苔样覆盖物,舌乳头红肿,称为"草莓舌";2~3d后白苔消退,舌面光滑呈绛红色,舌乳头凸起,称为"杨梅舌"。

(3)恢复期:皮疹于3~5d后颜色转暗,逐渐消退,并按出疹先后顺序脱屑或脱皮。皮疹越多越密,脱屑越明显。轻症患者呈细屑状或片状脱屑,重者手掌和足底处可呈手、足趾趾套状脱皮。全身中毒症状及局部炎症渐消退,此期持续一周左右。

2. 其他临床类型

(1)轻型:短暂发热或无热、咽峡炎和皮疹等临床表现均较轻微且不典型,病程短,为近年临床多见类型。但仍有发生变态反应并发症的可能性。

(2)中毒型:中毒症状明显,常有40℃以上高热,意识障碍,甚至惊厥及昏迷,皮疹可为出血性,延时较久,但咽峡炎不明显。可出现中毒性心肌炎、中毒性肝炎及感染中毒性休克等。本型近年来少见。

(3)脓毒型:咽部严重的化脓性炎症、坏死及溃疡,常可波及邻近组织形成化脓性中耳炎、鼻窦炎、颈淋巴结炎及软组织炎,亦可侵入血循环引起败血症及迁徙性化脓性病灶。目前已很少见。

(4)外科型或产科型:病菌自皮肤创伤处或产道侵入致病,可有局部化脓性病变。皮疹从创口首先出现且明显,由此再波及全身,症状轻微,常无咽峡炎。

(四)辅助检查

1. 一般检查 血常规见白细胞总数在$(10~20)×10^9/L$或更高,中性粒细胞比率多在80%以上,严重患儿可出现核左移及中毒颗粒。C反应蛋白通常升高。

2. 细菌培养 使用抗生素前取咽扁桃体或伤口等处分泌物或渗出物培养可分离到化脓链球菌。

3. 快速抗原测定 常采用胶体金法快速检测咽拭子、尿液、脑脊液和伤口分泌物等样本中链球菌抗原,有助于感染的早期诊断。

4. 血清学检查 可检测血清中的抗链球菌抗体,如抗链球菌溶血素"O"(ASO),多在发病后7d后才高于正常值。

(五)诊断和鉴别诊断

1. 诊断 根据发热、咽炎、草莓舌和皮疹等特征,以及外周血白细胞总数和中性粒细胞增高,可作出临床诊断。咽拭子培养出GAS和感染后1~3周检测ASO有助于病原诊断。

2. 鉴别诊断

(1)麻疹:病初有明显卡他症状及口腔麻疹黏膜斑,起病后4d出疹,为斑丘疹,疹间皮肤正常,无杨梅舌,疹退后留有色素沉着。

(2)风疹:浅红色斑丘疹,常有耳后和枕后淋巴结肿大,咽部症状轻,皮疹消退后可有细小脱屑。

(3)金黄色葡萄球菌感染:也可发生猩红热样皮疹和杨梅舌等,但皮疹持续时间短暂,疹退后全身中毒症状不减轻,病情进展快,预后差。鉴别需根据细菌学检查。

(4)药物疹:皮疹可呈多样化,分布不均匀,感染中毒症状轻,无咽峡炎症状,有相关药物使用史,停药后症状减轻。

(5)川崎病:多形性皮疹,可呈弥漫性红斑或麻疹样皮疹,躯干部多见,伴球结膜充血、口唇充血皲裂、手足硬性水肿及颈淋巴结肿大,抗生素治疗无效。

(六)并发症

1. 化脓性并发症 多见于年幼体弱儿。为感染直接侵袭邻近组织或蔓延至管腔所致,如中耳炎、乳突炎、淋巴结炎、扁桃体周围脓肿、咽后壁脓肿及蜂窝织炎等。严重者发生血行播散引起败血症及迁徙性病灶,如脑膜炎、心包炎及骨髓炎等,病情进展迅速可引起中毒性休克综合征,死亡率可达20%~30%。

2. 非化脓性并发症 少数年长患儿在感染后2~3周出现风湿热包括风湿性心肌炎、心内膜炎及心包炎及风湿性关节炎或急性肾小球肾炎的可能。近年由于链球菌感染时多能获得早期和足疗程抗生素治疗,发病已明显减少。

(七)治疗

1. 一般治疗 休息,咽痛明显者予以流质或半流质饮食。保持口腔清洁,可用温盐水漱口。高热不退者应积极物理降温或用退热药物。

2. 病原治疗 早期治疗可迅速消灭病原菌,缩短病程,预防和治疗并发症,尤其对预防风湿热、急性肾小球肾炎的发生有重要意义。首选青霉素类药物治疗,对青霉素过敏者可选用头孢菌素。由于链球菌对大环内酯类和克林霉素的耐药性明显增加,不宜选用。

3. 对症治疗 中毒型及脓毒型猩红热,除应用大剂量青霉素外,可予肾上腺皮质激素。重症患儿需密切监护,维持水、电解质平衡,必要时可予静脉用丙种球蛋白。发生休克者,给予抗休克治疗。

4. 并发症治疗 有组织坏死及脓肿形成者需行外科切除或引流。除针对风湿热、急性肾小球肾炎和风湿性关节炎的相应治疗外,对风湿性心脏病或风湿热患者尚应予抗生素长期预防性治疗,防止呼吸道链球菌再次感染而导致风湿热的复发,疗程数年以上,直至病情稳定为止。

(刘玲玲 舒赛男)

参 考 文 献

[1] 中华医学会儿科学分会呼吸学组《中华实用儿科临床杂志》编辑委员会. 儿童流感诊断与治疗专家共识(2015年版). 中国实用儿科临床杂志,2015,30(17):1296-1303.

[2] 国家卫生和计划生育委员会. 流行性感冒诊疗方案(2018年版). 中国病毒病杂志,2018,8(2):81-85.

[3] SUBRAMANIAM A,BRITT WJ. Herpesviridae infection:Prevention,screening,and management. Clinical obstetrics and gynecology,2018,61(1):157-176.

[4] 中华人民共和国国家卫生和计划生育委员会. 手足口病诊疗指南(2018年版). 中国实用乡村医生杂志,2018,25(6):8-13.

[5] 卫生部手足口病临床专家组. 肠道病毒71型(EV71)感染重症病例临床救治专家共识. 中华儿科杂志,2011,49(9):675-678.

[6] BOCKELMAN C,FRAWLEY TC,LONG B. Mumps:An Emergency Medicine-Focused Update. The Journal of emergency medicine,2018,54(2):207-214.

[7] MA C,RODEWALD L,HAO L,et al. Progress Toward Measles Elimination-China,January 2013-June 2019. MMWR Morb Mortal Wkly Rep,2019,68(48):1112-1116.

第十一章

内分泌遗传代谢性疾病

第一节　儿童糖尿病

儿童糖尿病是由于胰岛素绝对不足或相对不足所造成的糖、脂肪、蛋白质代谢紊乱症,是以高血糖为特征的一种慢性全身性疾病。儿童时期的糖尿病绝大多数是 1 型糖尿病(type 1 diabetes mellitus,T1DM),但近年来,儿童、青少年 2 型糖尿病(type 2 diabetes mellitus,T2DM)的发病随着儿童肥胖的快速增加呈现相一致的上升趋势。此外,特殊类型糖尿病中一些单基因突变导致的糖尿病在儿童糖尿病越来越受到重视,如青少年的成人起病型糖尿病(maturity-onset diabetes of young,MODY)。本章将重点介绍儿童、青少年 T1DM 及 T2DM。

一、糖尿病的诊断与分型

(一) 凡符合以下条件任意一条,即可诊断糖尿病。

1. 随机血糖≥11.1mmol/L(200mg/dl),并有糖尿病症状(多饮、多尿、多食及体重减轻等)。

2. 空腹血糖≥7.0mmol/L(126mg/dl)。

3. 糖耐量试验(OGTT):2 小时血糖≥11.1mmol/L(200mg/dl)。

(二) 糖尿病分型

儿童糖尿病基本可以分为 3 类:T1DM、T2DM 及特殊类型糖尿病。

1. T1DM　主要为免疫介导型,主要表现为胰岛素绝对分泌不足及胰岛 β 细胞的持续破坏。

2. T2DM　主要为胰岛素抵抗导致,伴或不伴胰岛素分泌不足,多发生于肥胖及胰岛素抵抗患儿。

3. 特殊类型糖尿病:主要包括单基因突变糖尿病以及由其他内分泌病、胰腺外分泌病、药物、感染等所致的糖尿病,以及和糖尿病相关的遗传性综合征等。儿科以青少年的成人起病型糖尿病、新生儿糖尿病以及线粒体糖尿病等多见。

二、T1DM

(一) 病因及发病机制

T1DM 病因及发病机制尚未明确,其显著的病理生理学和病理学特征是胰岛 β 细胞数量显著减少和消失导致的胰岛素分泌显著不足或缺失。

1. 遗传因素　T1DM 被认为是一种在具有特定遗传因素的个体中出现的,由细胞免疫介导的胰岛 β 细胞损伤引起的自身免疫性疾病。研究表明,T1DM 发病具有一定家族聚集性,同卵双胎先后发病的一致性为36%~46.5%,遗传缺陷是 T1DM 的发病基础。遗传易感基因包括人类白细胞抗原(HLA)*DR* 和 *DQ* 等位基因。T1DM 最高危的基因型为 *DRB*1 * 0301/*DRA*1 * 0501,*DRB*1 * 0201(*DQ*2)与 *DRB*1 * 0401(或 0402,或0405)/*DQA*1 * 0301,*DQB*1 * 0302(*DQ*8),另外还有很多其他的 HLA 基因型为 T1DM 高危或中危易感基因。

2. 环境因素　糖尿病的发生可能与某种环境因素的诱发有关。目前公认的主要环境因素包括病毒感染(如先天性风疹和肠道病毒,尤其是柯萨奇 B 病毒)等。

3. 免疫因素 环境因素诱发激活自身免疫,触发机体产生多种针对胰岛细胞自身抗原的自身抗体,是 T1DM 自身免疫损伤的重要原因,胰岛自身抗体同时也是 T1DM 临床诊断的重要免疫标记物。目前临床常用来检测的胰岛自身抗体主要有:胰岛细胞抗体(ICA)、胰岛素自身抗体(IAA)、谷氨酸脱羧酶抗体(GADA)、蛋白酪氨酸磷酸酶抗体(IA-2A)、锌转运子 8(ZnT8)抗体以及热休克蛋白-90(Hsp90)抗体等。

(二)临床表现

T1DM 起病较急,多数患者因感染、饮食不当等诱发因素起病。表现为多尿、多饮、易饿多食和体重减轻,称为"三多一少"。但是婴幼儿多饮多尿常不易被察觉,容易迅速发展为脱水及酮症酸中毒。学龄儿童可表现为夜间增多甚至遗尿。年长儿还可表现为消瘦、精神不振、倦怠乏力等体质显著下降等。临床初诊 1 型糖尿病患儿约有 50% 存在酮症酸中毒。这类患儿常因急性感染、恶心、呕吐、厌食或腹痛等首发症状就诊。体格检查方面除消瘦外,多无明显阳性体征。酮症酸中毒时可观察到呼吸深长、带有烂苹果味,有脱水征和神志的改变。

(三)实验室检查

门急诊遇到此类患儿,首先测定尿常规、血气分析、随机血糖、血电解质、血酮体等。明确糖尿病诊断后可进一步完善空腹胰岛素、C 肽及糖化血红蛋白(HbA1c)等检查以帮助糖尿病分型。完善血脂、尿微量蛋白、眼底检查等明确有无糖尿病并发症。

1. 尿常规 尿糖定性一般为阳性。如发生糖尿病酮症或酮症酸中毒,尿酮亦可为阳性。

2. 血气分析 当 pH<7.30,HCO3⁻<15mmol/L 时,提示有代谢性酸中毒存在。

3. 血糖 空腹血糖≥7.0mmol/L("空腹"定义为至少 8h 没有碳水化合物摄入)或随机血糖水平≥11.1mmol/L。

4. C 肽及胰岛素水平 C 肽多<0.38nmol/L,胰岛素水平低下。

5. 糖化血红蛋白 ≥6.5%。

6. 血脂 血清胆固醇、甘油三酯及游离脂肪酸明显增加,存在酮症酸中毒时尤为明显。

7. 葡萄糖耐量试验 本试验用于空腹血糖正常或正常高限,餐后血糖高于正常而尿糖偶尔阳性的患儿。试验方法:试验当日自 0 时起禁食;清晨口服葡萄糖(1.75g/kg),最大量不超过 75g,于 3~5min 内饮完;口服前(0min)及口服后 30min、60min、120min 及 180min,分别测血糖。结果见表 1。试验前应避免剧烈运动、精神紧张,停服氢氯噻嗪、水杨酸等影响糖代谢的药物。糖尿病空腹血糖及糖耐量试验血糖值判断(表 11-1)。

表 11-1 糖代谢状态分类标准

糖代谢分类		血糖浓度/(mmol·L⁻¹)			
		全血		血清	
		静脉血	毛细血管血	静脉血	毛细血管血
糖尿病	空腹	≥6.1	≥6.1	≥7.0	≥7.1
	餐后 2h 血糖	≥10.0	≥11.1	≥11.1	≥12.2
糖耐量受损(IGT)	餐后 2h 血糖	≥6.7 且<10.0	≥7.8 且<11.1	≥7.8 且<11.1	≥8.9 且<12.2
空腹血糖受损(IFG)	空腹	≥5.6 且<6.1	≥5.6 且<6.1	≥6.1 且<7.0	≥6.1 且小于 7.0

8. 胰岛自身抗体测定 是诊断自身免疫性 T1DM 的关键指标,包括 ICA、IAA、GADA、IA-2A 及 ZnT8-Ab 等对 T1DM 的预测、诊断及与 T2DM 的鉴别有一定意义。

T1DM 常并发其他自身免疫性疾病,是自身免疫性多内分泌腺病综合征的重要组成部分,在 T1DM 确诊后应筛查 TPOAb、TSH、FT4、ACTH、皮质醇及 PTH 等指标。

(四)诊断

典型的病例诊断并不困难。对有口渴、消瘦、遗尿症状的患儿,或有糖尿病家族史者,以及有不明原因的脱水、酸中毒的患儿都应考虑本病的可能性。以下特点可协助诊断：

1. 起病年龄　T1DM 患者起病时间大多在 6 个月~20 岁之间，小于 6 个月起病者应当诊断"新生儿糖尿病"。

2. 起病方式　起病较急，多数患者具有典型的口干、多饮和多尿、体重下降等"三多一少"典型临床症状，部分患者以脱水、循环障碍或昏迷等酮症酸中毒的症状为首诊临床表现。

3. 治疗方式　依赖胰岛素治疗。

4. 病理生理　胰岛功能差，或者在短时间内迅速衰竭。

5. 自身免疫证据　约一半以上患者体内可检测到胰岛自身抗体，提示自身免疫破坏是其重要病因。值得注意的是，有少数患者起病初期胰岛自身抗体阴性，但随着病程进展，可出现抗体阳性，同样应归为自身免疫性糖尿病。

（五）鉴别诊断

1. 尿崩症　尿崩症是由于患儿完全或部分丧失尿液浓缩功能，主要表现为多尿、排出稀释性尿和多饮。临床表现以烦渴、多饮、多尿为主要症状，夜尿增多，可出现遗尿。尿常规提示尿比重低，一般为 1.001~1.005；尿渗透压低，为 50~200mmol/L；尿蛋白、尿糖及有形成分均为阴性。

2. 应激性高血糖　由于严重烧伤休克、大手术、严重感染、药物影响、口服或静脉输入大量葡萄糖等引起应激性血糖升高。血糖升高的同时，尿糖多为阴性。可多次测量血糖、尿糖等鉴别，诊断不明确的病例，可测葡萄糖耐量试验。祛除病因后血糖多正常。

3. 甲状腺功能亢进症　亦可出现多食、消瘦等表现。根据其典型临床表现及甲状腺功能异常鉴别并不困难。

（六）治疗

糖尿病是终生的内分泌代谢性疾病。其治疗是综合性的，包括胰岛素治疗、饮食管理、运动及精神心理治疗等。治疗目的：降低血糖、消除症状，预防并延缓急、慢性并发症发生，提高生活质量，使 T1DM 患儿能像正常患儿一样健康成长[1]。

1. 胰岛素治疗　是 T1DM 患儿治疗的主要手段，一经确诊需终生依赖外源性胰岛素替代治疗。由于患儿胰岛残余 β 细胞的功能不同，要注意胰岛素治疗的个体化。

（1）胰岛素剂量：初始剂量一般按 0.5~1.0U/(kg·d) 给予。年龄小用量偏小，0.25~0.5U/(kg·d)，处于青春期发育前期患者用量偏大 0.7~1.0U/(kg·d)，青春期常>1.2U/(kg·d)，甚至达 2.0U/(kg·d)。T1DM 部分缓解期（蜜月期）适当应用胰岛素有助于保护胰岛 β 功能，此时胰岛素用量常<0.5U/(kg·d)，但一般不主张完全停药。

（2）基础-餐时方案：一般胰岛素总量的 40%~60% 由基础胰岛素提供，余量分次餐前给予速效胰岛素类似物或短效胰岛素。目前认为此种强化治疗方案是最符合胰岛素生理性分泌模式的治疗方案。其中，小于 6 岁患儿多用短效+中效胰岛素治疗方案，大于等于 6 岁患儿可采用速效+长效胰岛素治疗方案。胰岛素剂量需根据三餐前、餐后 2h 和夜间血糖指标进行调整。如：餐前高血糖，增加睡前中效或长效胰岛素；餐后高血糖，增加上一餐前短效或速效胰岛素。胰岛素泵（持续皮下胰岛素输注，continuous subcutaneous insulin infusion，CSⅡ）的应用：将胰岛素全天总量的 40%~60% 作为基础量，余量分 3 次于餐前大剂量注射。根据血糖监测结果水平升高酌情调整基础时段及餐前剂量。例如，三餐前血糖水平升高，应增加基础胰岛素剂量；餐后血糖高则应增加餐前大剂量。常用胰岛素类型和作用时间见表 11-2，初始胰岛素剂量分配见表 11-3。

表 11-2　常用胰岛素类型和作用时间

胰岛素类型		起效时间（h）	达峰值时间（h）	持续时间（h）
速效胰岛素类似物	门冬胰岛素	0.15~0.35	1~3	3~5
	赖脯胰岛素	0.15~0.35	1~3	3~5

胰岛素类型		起效时间(h)	达峰值时间(h)	持续时间(h)
短效胰岛素	胰岛素(RI)	0.5~1	2~4	5~8
中效胰岛素	中性鱼精蛋白锌胰岛素(NPH)	2~4	4~12	12~24
长效胰岛素类似物	地特胰岛素	1~2	6~12	20~24
	甘精胰岛素	2~4	无	24

表11-3 初始胰岛素剂量分配

用法	早	中	晚	睡
短效(优泌林R、诺和灵R)	20%	20%	20%	
中效(优泌林N、诺和灵N)				30~40%
速效(优泌乐、诺和锐)	20%	20%	20%	
长效(来得时、诺和平)				30~50%

2. 营养 推荐碳水化合物占全天总热量的55%~60%,蛋白质15%~20%,脂肪20%~25%。初始热量为1 000+年龄×(70~100)kcal。全天热量分为3餐加2餐点心,一般三餐分配比例分别为1/5、2/5、2/5。保证维生素、微量元素及膳食纤维的摄入,水果、蔬菜应多样化。

3. 运动 运动适用于所有人群。建议摸索运动量、运动方式和运动时间,找出适合每个患儿的运动量和时间。强调由规律、有计划的运动。糖尿病患儿可以进行任何形式的运动,在运动前、中、后都要监测血糖。大运动量以及进行高危性运动时,要求有熟知低血糖诊断、治疗经验的成人陪同,并注意进食,防止发生低血糖,在即将进行剧烈运动前可适当减少胰岛素用量。

4. 血糖监测 恰当的血糖控制只能通过频繁和精确的监测才能达到。血糖监测可以准确了解即时血糖和每日血糖控制水平,及时发现低血糖或高血糖,便于及时处理。急性期采用微量血糖仪每日监测餐前、餐后2h及睡前血糖7次,必要时夜间2~3时也需监测血糖。在患病或血糖浓度超过16.7mmol/L(300mg/dl)时,需要测量尿酮体。

(七)急、慢性并发症

急性并发症包括低血糖、糖尿病酮症酸中毒(diabetic ketoacidosis,DKA);慢性并发症在儿童糖尿病中主要为糖尿病肾病及糖尿病视网膜病变。

1. 低血糖 糖尿病患儿血糖低于3.9mmol/L即为低血糖。发生原因:如胰岛素用量过多;注射胰岛素后未能按时进餐;运动前未加餐等。患儿常表现为焦虑、出汗、颤抖、心悸、饥饿感、头晕等。年龄较小患儿因无法表述具体不适症状,可表现为困倦、嗜睡、烦躁等。严重时可发生低血糖昏迷甚至惊厥。出现低血糖时,即刻口服快速吸收的单糖类、碳水化合物,如饼干、5~15g葡萄糖块、100ml甜饮料等。如已昏迷或无法口服,予10%葡萄糖2ml/kg静脉推注,或肌内注射胰高血糖素0.5~1.0mg。

2. DKA[2]

(1)DKA发生诱因:往往因延误诊断、急性感染、过量进食或中断胰岛素治疗时均可发生DKA。接受CSⅡ患儿出现堵管、注射针脱落等无输注情况时,亦可出现DKA。

(2)临床表现:多尿、多饮、多食、体重下降等糖尿病的特征表现,呼气有酮味及口唇樱红等酮症酸中毒的症状,甚至出现昏迷。DKA可表现为:脱水;深大或叹气样呼吸;恶心、呕吐、腹痛,可类似急腹症;进行性意识障碍或丧失;白细胞增多或核左移;血清淀粉酶非特异性增高;合并感染时可发热。

(3)实验室检查:血糖>11.1mmol/L,血气pH<7.3,或HCO3⁻<15mmol/L,尿酮阳性。

(4)治疗:静脉补液及小剂量胰岛素应用纠正脱水、酸中毒,维持血糖接近正常,避免相关的并发症。需紧急评估、急诊处理和对症处理、治疗监测、再次评估、调整治疗处理流程。

诊断DKA后,立即评估生命体征,急诊化验血糖、血气分析和电解质,判断脱水和酸中毒的程度以及给予禁食、心电监护、血氧监测、吸氧等对症治疗,必要时呼吸支持。DKA 严重程度分度可根据血气分度。轻度:pH<7.3,或 HCO3⁻<15mmol/L;中度:pH<7.2,或 HCO3⁻<10mmol/L;重度:pH<7.1,或 HCO3⁻<5mmol/L。

1)补液治疗:

①估计脱水程度:一般 DKA 时体液丢失为体重的 5%~10%。轻度脱水有不易察觉的轻微唇舌干燥,可按 50ml/kg 口服补液。中毒脱水表现为比较容易识别的唇舌干燥、皮肤弹性差,眼窝凹陷,按体重的 5%~7%计算补液量。重度脱水常伴休克表现,补液按体重的 7%~10%计算。

②补液量:胰岛素治疗前先予补液治疗。补液总量包括累积丢失量和维持量。累积损失量(ml)=估计脱水百分数%×体重(1kg 体重,1 000ml)。维持量=体重×每千克体重需 ml 数(<10kg,80ml/kg;10~20kg,70ml/kg;20~30kg,60ml/kg;30~50kg,50ml/kg;>50kg,35ml/kg)。

③补液方法:可采用 48h 均衡补液法。此种方法一般不需要额外考虑继续丢失,液体复苏所补入的液体量一般无须从总量中扣除。总液体张力约 1/2 张。

对于中重度脱水的患儿,尤其休克者,先给予生理盐水 10~20ml/kg,0.5h~1h 内快速输注扩容,根据外周循环情况可重复一次,但一般不超过 30ml/(kg·h)。继之以 0.45%的生理盐水输入。对于无禁忌输含钾液的患儿,应尽早将含钾液加入上述液体中。有尿后(一般输注第二步液体时),将氯化钾与半张盐水混合输入,钾浓度为 40mmol/L(0.3%),使血钾维持在正常范围。静脉补钾停止后如仍有低血钾,予氯化钾 1~3g/d 口服 1 周。

通过补液和胰岛素治疗可以逆转严重的酸中毒,纠正低血容量可促进有机酸的排泄。碳酸氢盐的使用可能会加重中枢神经系统酸中毒和组织缺氧,加重低钾血症。因此只有当 pH<6.9,休克持续不好转时才使用。通常予 5%NaHCO31~2ml/kg 稀释后在 1h 以上缓慢输入。

2)小剂量胰岛素的治疗:胰岛素一般在补液后 1h 开始应用,特别是有休克的患儿。只有当休克恢复、含钾液补液开始后,胰岛素才可以使用。最初剂量为短效胰岛素 0.1U/(kg·h)静脉泵入,血糖下降速度一般为 2~5mmol/(L·h)。当血糖下降至 12~15mmol/L 时可予含糖液输注,使血糖维持在 8~12mmol/L 之间。含糖液的浓度和输注速度视血糖情况定,葡萄糖浓度最高不超过 12.5%。胰岛素输注速度一般不低于 0.05U/(kg·h)。小剂量胰岛素静脉输注应持续至酮症酸中毒纠正(连续 2 次尿酮阴性,血 pH>7.3,血糖下降至 12mmol/L 以下)。在停止滴注胰岛素前 30min 皮下注射常规胰岛素 0.25U/kg。也可适当延长静脉小剂量胰岛素的治疗,直至进餐时停用静脉胰岛素改为常规皮下注射。

治疗中,需每小时监测生命体征、意识状态、出入量急胰岛素给药剂量。每 2~4h 测血糖、血气分析及电解质,直至酸中毒纠正。

脑水肿:血糖下降过快、补液量>4L/(m²·24h)及小年龄,均是脑水肿发生的危险因素。如有以下 2 项主要症状或 1 项主要症状和 2 项次要症状,应高度怀疑脑水肿。主要症状:①年龄不相符的二便失禁;②意识改变;③不是由于睡眠或复苏引起的心率持续下降超过 20 次/min。次要症状:①呕吐;②头痛;③嗜睡(不易唤醒);④年龄<5 岁;⑤舒张压>90mmHg。怀疑脑水肿应予如下处理:①甘露醇 5ml/kg,如症状改善不明显,2h 后重复,后每隔 4~6h 给予 1 次。②将液量减半,至脑水肿改善,累积损伤补液时间由 48h 延长至 72h。③转入抢救室(必要时气管插管机械通气)[5]。

3. 慢性并发症筛查 每次随访应测量身高、体重、血压等。每 3~6 个月监测血脂、尿微量白蛋白、眼底及自主神经病变。每 1 年监测甲状腺功能。

三、T2DM

(一)病因及发病机制

T2DM 是遗传易感性和环境因素共同作用的结果。

1. 遗传因素 在 2 型糖尿病的病因中较 1 型糖尿病更为重要。研究表明 2 型糖尿病的发病具有多基因遗传特征,目前报道的相关基因至少有 20 多种。

2. 环境因素 肥胖、高热量饮食、体力活动不足及年龄增长是 2 型糖尿病最主要的环境因素,有高血压、血脂紊乱者患 T2DM 风险也增加。

3. 肥胖 超重或肥胖,特别是中心性肥胖是 T2DM 最重要的独立危险因素。T2DM 的发病与否取决于胰岛素抵抗的程度和胰岛 β 细胞的功能。

(二)临床表现

T2DM 发病较隐匿,多见于肥胖患儿,不易发生酮症酸中毒,部分患儿伴有黑棘皮病,多见于颈部或腋下。患儿可有多饮、多尿、多食、体重减轻等"三多一少"症状,但 T2DM 患儿该症状多不典型。

(三)实验室检查

检查项目基本同 T1DM。其中,T2DM 患儿血脂异常多见;空腹及餐后 C 肽及胰岛素正常或偏高,伴随胰岛素抵抗的患儿胰岛素指标可明显升高。T2DM 患儿自身抗体多为阴性,且不易合并其他自身免疫性疾病。

(四)诊断

结合临床表现及实验室检查等诊断并不困难。一般满足糖尿病诊断标准后,再进行分型诊断。对于典型的 2 型糖尿病,可根据下列表现作出诊断:①超重或肥胖(超重定义为 BMI ≥ 同年龄、同性别的 85 百分位而小于 95 百分位,肥胖定义为 BMI > 同年龄、同性别的 95 百分位)。②有 T2DM 家族史;诊断时胰岛素分泌功能良好(表现为胰岛素和 C 肽水平正常或升高)。③起病症状隐匿;胰岛素抵抗的表现(如黑棘皮病或多囊卵巢综合征)。④无糖尿病自身免疫的证据(糖尿病相关自身抗体阴性)。⑤易合并高血压和脂代谢紊乱。

(五)鉴别诊断

儿童青少年糖尿病需鉴别 1 型、2 型及特殊类型糖尿病。

1. T1DM 需检测糖尿病相关自身抗体及胰岛功能以助鉴别。有学者以基础 C 肽 ≥ 0.2nmol/L 且 6min 胰高血糖素刺激后 C 肽值 ≥ 0.32nmol/L 为区分 T1DM 和 T2DM 的标准。对 T1DM 与 T2DM 不能鉴别时,可先按 T1DM 治疗,需定期临床随访,每 1 ~ 2 年重新评价胰岛功能,必要时修正诊断及治疗方案。

2. 特殊类型糖尿病 如有以下表现需考虑特殊类型糖尿病可能:有常染色体显性糖尿病家族史;存在耳聋、视神经萎缩或代谢综合征等,应考虑其他类型糖尿病的可能性。具体鉴别见表 11-4。

表 11-4 儿童、青少年糖尿病的鉴别诊断

鉴别项目	T1DM	T2DM	单基因突变糖尿病
遗传性	多基因性	多基因性	单基因
发病年龄	6 个月 ~ 20 岁多见	青春期或更晚	新生儿或青春期后
起病情况	多见急、严重	差异大,从缓慢(常呈隐匿性)至严重	差异大
自身免疫性	有	无	无
酮症酸中毒	常见(40%)	可见(10% ~ 25%)	在新生儿糖尿病常见,其他型罕见
血糖水平	高	差异大	差异大
肥胖	与普通人群相似	常有	与普通人群相似
黑棘皮病	无	有	无
占儿童糖尿病比例	80% ~ 90%	多数国家 < 10%	1% ~ 2%
糖尿病家族史	2% ~ 4%	80%	90%

(六)治疗

以改善患者生活方式和整个家庭的行为为目标。使患儿能正常发育,减轻体重达到同年龄同性别标准体重。

1. 药物治疗 对于合并酮症或酮症酸中毒的 T2DM 患儿,难以鉴别 T1DM 及 T2DM 的患儿,随机血糖 ≥ 13.9mmol/L 或 HbA1c > 9% 患儿,需用胰岛素治疗。临床实践证明,基础胰岛素是 T2DM 个体化治疗的基

石,根据病情早期加用长效基础胰岛素不仅使空腹血糖正常化,也有利于餐后血糖的控制。

对于无症状的 T2DM 患儿,可先用饮食和运动治疗,观察 2~3 个月,若 HbA1c<7%,空腹血糖低于 7.2mmol/L,餐后低于 10.0mmol/L,可以生活方式干预。若超过上述指标,则需加用二甲双胍。

二甲双胍可以增加基础状态下糖的无氧酵解,抑制肠道内葡萄糖的吸收,减少肝糖输出;促进葡萄糖的转运向子向细胞膜转位,增加肌肉和脂肪组织对葡萄糖的吸收;不增加体重,不刺激胰岛素分泌,少有低血糖风险。二甲双胍开始剂量 250mg,每日 1 次,在随后的 3~4 周逐步增加剂量,儿童每日最大量 2 000mg。如病情严重,需采用胰岛素强化治疗 1~2 周后加用二甲双胍,血糖稳定 2~6 周后逐渐减少胰岛素用量,以逐渐转换成完全用二甲双胍治疗。

2. 运动治疗 对 T2DM 儿童运动不仅有直接治疗作用。建议每日进行 60min 以上中等强度至剧烈运动。每周运动频率至少达 5 天或更多,可使降糖效、减轻体重及心血管危险因素的作用最大化。如患儿 BMI 过大,可先尽量避免跑步等损伤膝关节的运动,从游泳类运动开始,待 BMI 下降后过度至所有中度至剧烈运动。

3. 饮食治疗 对肥胖的 T2DM 患儿应严格控制热量的摄入,改变生活方式。建议患儿减轻体重达到干预前体重的 10%。根据具体情况适当减少每日饮食摄入热量,超重 10%~20% 者,所需热量是健康同龄儿的 90%,超重 20% 以上者为 65%~80%。饮食摄入的热量中脂肪的比例<30%,饱和脂肪酸<7%,胆固醇<200mg/d,避免反式脂肪酸的摄入。

四、特殊类型糖尿病

如遇糖尿病患儿合并以下情况:①有常染色体显性糖尿病家族史;②存在耳聋、视神经萎缩或代谢综合征;有明显的胰岛素抵抗,或暴露于已知 β-细胞毒性药物,进而引起胰岛素抵抗;应考虑其他类型糖尿病的可能性。建议转诊至儿童专科医院,必要时完善基因检测等进一步明确糖尿病分型。

五、糖尿病治疗评价

见表 11-5。

表 11-5　糖尿病治疗评价

临床评价	控制水平			
	理想	恰当	较差	高危
高血糖	无	无症状	多尿、多饮、遗尿、体重不增	视物模糊、痉挛、生长落后、青春期延迟、皮肤或外阴瘙痒
低血糖	无	偶发、轻微、无严重低血糖	频发严重低血糖(意识丧失或惊厥)	
餐前或空腹血糖/(mmol·L^{-1})	3.6~6.1	4.0~7.0	>8.0	>9.0
餐后血糖/(mmol·L^{-1})	4.4~7.0	5.0~11.0	11.1~14.0	>14.0
夜间血糖/(mmol·L^{-1})	3.6~6.0	≥3.6	<3.6 或>9.0	<3.0 或>11.0
HbA1c/%	<6.5	<7.6	7.6~9.0	>9.0

(李 妍 郭 盛)

第二节 儿童性早熟

性早熟是一种生长发育异常性疾病,近年来发病率明显升高,已经成为最常见的小儿内分泌疾病之一,深入了解此病有利于更好地改善生长发育进程,促进健康的生长发育。

一、定义及分类

(一) 定义

女孩在 8 周岁以前,男孩在 9 周岁以前出现第二性征,诊断为性早熟。

(二) 分类

按性早熟的发病机制,通常将性早熟分为中枢性性早熟(central precocious puberty,CPP,又称为 GnRH 依赖性性早熟)、外周性性早熟(又称为非 GnRH 依赖性性早熟)及不完全性性早熟(单纯乳房发育、单纯阴毛早现以及单纯早初潮)3 类。

二、病因和发病机制

(一) 中枢性性早熟

是由于各种原因导致的下丘脑-垂体-性腺轴提前发动,并且功能亢进所致。其中大部分是因下丘脑的神经内分泌的功能失调所致,称为特发性中枢性性早熟(idiopathic central precocious puberty,ICPP),女孩以 ICPP 为多,占 CPP 的 80%~90%;而男孩则相反,器质性病变偏多。导致 CPP 的器质性因素包括病毒性脑炎、脑膜炎、蛛网膜囊肿、脑积水或下丘脑、垂体、松果体部位的肿瘤等[1]。此外,原发性甲状腺功能减退也是引致 CPP 的原因之一,主要是由于甲状腺素分泌过少,对中枢的负反馈抑制作用减弱,导致促甲状腺素分泌增加,促甲状腺素与促性腺激素受体有相互作用,导致黄体生成素及卵泡刺激素增加,进一步引起性发育所致。其他由外周性性早熟转化成中枢性性早熟,如 21 羟化酶缺乏所致的先天性肾上腺皮质增生症、McCune-Albright 综合征(McCune-Albright syndrome,MAS)、家族性高睾酮血症等以外周性性早熟起病,可以发展为中枢性性早熟[3]。

(二) 外周性性早熟

该类性早熟的发生不依赖于下丘脑-垂体-性腺轴。而是由于体内某个病变部位产生性激素或摄入外源性的性激素,使血液中性激素水平升高,导致生殖器官提早发育、第二性征提早出现。

女孩外周性性早熟主要见于因基因变异致卵巢分泌大量雌激素、MAS、卵巢良性占位病变如自律性卵巢囊肿、分泌雌激素的肾上腺皮质肿瘤或卵巢肿瘤、异位分泌人绒毛膜促性腺激素(HCG)的肿瘤以及外源性雌激素摄入等。

男孩的外周性性早熟主要见于先天性肾上腺皮质增生症(较常见)、肾上腺皮质肿瘤或睾丸间质细胞瘤、异位分泌 HCG 的肿瘤,以及外源性雄激素摄入等。

(三) 不完全性性早熟

包括单纯性乳房早发育、单纯性的阴毛早现和单纯性月经早初潮,以单纯性乳房早发育居多,表现为乳房发育而不伴有其他性征的发育。发病机制尚不明了,可能与患儿的下丘脑稳定的负反馈调节尚未建立,而卵巢分泌的雌激素和垂体分泌的卵泡刺激素一时性的增高有关。单纯阴毛早现与肾上腺过早的分泌雄性激素或者阴毛、腋毛毛囊上的受体对脱氢表雄酮过早的敏感有关。

三、临床表现

(一) 中枢性性早熟(CPP)

CPP 患者的发育顺序与正常青春发育者相似,但在正常青春发育年龄前出现,并且加速,发育时相缩短。女孩首先出现乳房发育,可有触痛,继而外生殖器发育、阴道分泌物增多及阴毛生长,之后月经来潮和出现腋毛。男孩首先出现睾丸及阴茎增大,睾丸大于 4ml 即表示发育启动,以后可有阴茎勃起及排精,并出现阴毛、痤疮和变声。在性发育的同时,患儿的骨骼生长加速,骨骺提前融合,故身高暂时较同龄儿高,但成年后身材往往较正常人矮小。不同患儿的临床表现及其发展速度快慢可有较大差异。

(二)外周性性早熟

女孩表现为乳房增大,乳晕及小阴唇显著的色素沉着,呈深褐色,阴道分泌物增多,甚至出现不规则的阴道出血。男孩多表现为阴茎增大,阴毛早现伴体毛增多,多痤疮,生长加速、骨龄提前,阴囊、乳晕色素沉着,但睾丸不增大。部分病例也可出现睾丸增大。乳晕及外生殖器的色素沉着是外周性性早熟的一种特征性的变化。

(三)不完全性性早熟

1. 单纯性乳房早发育 是指只有乳房发育而不伴有其他性征。乳房发育表现为乳房腺体增大,但是乳头、乳晕不增大,无色素沉着,也不出现生长加速。病程呈自限性,大多于数月或数年内回缩,或持续存在,只有10%~15%患者可发展为CPP。

2. 单纯性阴毛早现 可见于两性,多见于女孩,大多数于6岁左右出现阴毛、可伴有腋毛,但是无其他性征发育。

3. 单纯性早初潮 为自限性疾病,月经连续3~4次。

四、辅助检查

(一)下丘脑-垂体-性腺轴功能的测定

包括血液中基础性激素水平的测定和促性腺激素释放激素(GnRH)激发试验。

1. 基础性激素水平的测定 基础黄体生成素(LH)有筛查意义,如LH<0.1U/L提示未有中枢性青春发动,LH>3.0~5.0U/L可肯定已有中枢性发动。雌激素和睾酮水平升高有辅助诊断意义。

2. GnRH激发试验 对于怀疑CPP,而基础性激素不能确诊者,需要进行GnRH激发试验。GnRH激发试验通过注射前及注射后血液中促性腺激素水平变化的测定,可反映垂体促性腺激素的贮备状况,以此鉴别CPP及外周性性早熟。CPP患者注射促性腺激素释放激素15~30min,血液中黄体生成素、卵泡刺激素的水平成倍升高,而外周性性早熟者无反应。单纯性乳房早发育者仅稍有增高。GnRH激发试验所使用的药物为GnRH,剂量为2.5μg/(kg·次),最大剂量为100μg。应用不同的检测方法,诊断临界值不同。免疫荧光法(IFMA),LH峰值>9.6U/L(男孩)或>6.9U/L(女孩);免疫化学发光法(ICMA),LH峰值≥5.0U/均提示性腺轴启动。

(二)发育评估

1. 女孩子宫卵巢超声 单侧卵巢容积大于等于1~3ml(卵巢容积=长×宽×厚×0.523 3),同时卵巢内出现数个大于4mm的卵泡,即表示青春发动已开始;子宫长度大于34~4mm表示已进入青春发动状态。男孩睾丸容积:睾丸容积≥4 ml(睾丸容积=长×宽×厚×0.71)或睾丸长径>25mm,提示青春期发育。

2. 骨龄 在儿童期及青春期,在正常情况下骨骼的增长与实际年龄的增长是一致的。而在CPP及先天性肾上腺皮质增生症患儿,由于骨骼生长异常加速,骨龄往往较实际年龄提前。骨龄是预测成年身高的重要依据,但对鉴别中枢性及外周性性早熟无特异性。

(三)下丘脑-垂体影像学检查

下丘脑-垂体MRI相比CT能更清楚的显示下丘脑、垂体、松果体及其邻近部位的病变,明确这些部位是否有器质性病变。尤其对年龄小于6岁的CPP女孩,所有男性性早熟患儿,以及有神经系统表现或性成熟过程迅速(快速进展型)的患儿均应行下丘脑-垂体MRI检查,建议所有CPP患儿均做下丘脑-重体MRI检查。

(四)其他检查

比如肾上腺超声或CT有利于肾上腺皮质增生及肿瘤的诊断,长骨X线片可鉴别MAS。家族性高睾酮血症需要完善基因检测等。

五、诊断及鉴别诊断

根据临床表现、体格检查及各项实验室的检查,可对性早熟作出诊断,对性早熟的类型进行鉴别,并可进一步确定其病因是特发性的还是器质性的。

(一) CPP 的诊断依据

1. 第二性征提前出现(符合定义的年龄),性成熟程序与正常发育一致。

2. 盆腔超声显示女孩子宫、卵巢容积增大,且卵巢内可见多个直径>4mm 的卵泡,男孩睾丸容积≥4ml。

3. 身高线性生长加速。

4. 促性腺激素升高至青春期水平。

5. 通常有骨龄提前,骨龄超过实际年龄 1 岁或 1 岁以上。

(二) 外周性性早熟诊断依据

1. 第二性征提前出现(符合定义的年龄),性征发育不按正常发育程序进展。

2. 性腺大小在青春期前水平或有占位。

3. 无明显线性生长加速。

4. 促性腺激素在青春期前水平。

5. 骨龄通常无明显超前,但在 MAS、先天性肾上腺皮质增生症时骨龄提前明显。

(三) 性早熟的鉴别诊断[2]

1. 中枢神经系统器质性病变导致的 CPP 包括先天性和后天性获得性病变两种。先天性因素包括下丘脑错构瘤、脑积水、蛛网膜囊肿等。后天获得病变包括下丘脑或垂体肿瘤、中枢神经系统感染病变包括脑炎、脑脓肿等以及颅脑损伤包括外伤、手术、化疗等,可以以性早熟临床特征为首发表现,以后出现神经系统病变表现,多数是通过 MRI 检查时发现。

2. 先天性肾上腺皮质增生症(congential adrenal hyperplasia,CAH) CAH 为男童外周性性早熟最常见的病因,最多见的为 21-羟化酶缺乏,其次为 11-羟化酶缺乏。两种 CAH 由于代谢异常导致的高雄激素血症,在男童表现为阴茎增大、阴毛发育和阴囊色素沉着,甚至出现变声、胡须和痤疮,并伴有身高增长加速和骨龄提前,未转变为 CPP 者睾丸无增大,下丘脑-垂体-性腺轴(hypothalamic-pituitary-gonadal axis,HPGA)呈抑制状态。在女童呈现不同程度的阴蒂肥大,严重者同时有不同程度的阴唇融合,大阴唇似男性的阴囊,但无睾丸,内生殖器仍为女性型。

3. 纤维性骨营养不良综合征(McCune-Albright syndrome,MAS) 典型者可呈现经典的三联症,即外周性性早熟、骨纤维囊性病变和皮肤咖啡牛奶斑。女童子宫卵巢超声可发现卵巢增大、囊肿或大滤泡,随囊肿或卵泡自发消退常见阴道出血。男童可表现为睾丸增大和/或有睾丸内的多发性微结石。可伴有:皮质醇增多症、分泌生长激素和催乳素性垂体腺瘤、甲状腺功能亢进症和甲状旁腺功能亢进症等。

4. 家族性限男性性早熟(familial male-limited precocioius puberty,FMPP) 又称为家族性高睾酮血症,本病是由于 LH 受体激活突变所致,属于性限制性常染色体显性遗传病。临床主要特征是仅限于家族男性成员受累的外周性性早熟,除阴毛腋毛早现外,还表现为男童阴茎、睾丸增大、生长速率加快、骨龄成熟加速,血睾酮明显增高,但 HPG 轴呈现负反馈抑制。

5. 肾上腺皮质肿瘤 依据肿瘤性质、性激素分泌的不同临床表现不一致。分泌雄激素为主时,临床上男性化症状明显,分泌雌激素为主时两性患儿都可以有乳房发育。影像学检查助以诊断和定位。

6. 性腺肿瘤或囊肿 卵巢囊肿表现为女性外周性性早熟特征,多数伴有阴道出血,卵巢肿瘤根据分泌激素不同表现不一,盆腔超声或 MRI 可确诊。睾丸肿瘤者表现为单侧睾丸不同程度增大,超声可探及占位肿块,绝大多数睾丸肿瘤为生殖细胞肿瘤。

7. 分泌 HCG 肿瘤 男童表现为外周性性早熟,阴茎增大,可伴睾丸轻度增大,与阴茎大小不相称。血睾酮水平达到青春期水平,但促性腺激素处于被抑制状态;血甲胎蛋白(AFP)和 HCG 水平增高。脑脊液 HCG 水平测定有助于鉴别肿瘤位于颅内还是颅外。

六、治疗[4]

(一) CPP

对有中枢性器质性病变的 CPP 应针对病因治疗。ICPP 的治疗目的是抑制性发育进程,延缓骨骼过快成熟和改善最终成人身高,避免心理行为问题。GnRH 类似剂(GnRHa)是目前治疗 ICPP 的较有效的药物,但是并非所有的 ICPP 都需要治疗。GnRHa 的治疗指征[3]:①CPP(快进展型),性早熟患儿骨骼成熟和第二性征发育加速显著(超过线性生长加快程度);②预测成人身高受损者,预测成人身高<第 3 百分位数或<遗传靶身高,骨龄身高<身高的 2 个标准差(-2SD);③快进展型青春期,在性早熟界定年龄后开始出现性发育,但性发育进程及骨骼成熟迅速,可影响最终成人身高者;④出现与性早熟直接相关的心理行为问题。对于性成熟进程缓慢而对成年身高影响不显著者,或者骨龄虽然提前,而身高生长速度也快,预测成年身高不受损者,则不需要治疗。

(二)外周性性早熟

外周性性早熟需要积极寻找病因,根据不同病因进行相应的治疗。包括各类肿瘤的手术治疗,先天性肾上腺皮质增生症予以糖皮质激素替代治疗以及症状明显者可选用抗性激素药物治疗。对抗雄激素药物有酮康唑、螺内酯等,对抗雌激素的药物有他莫昔芬、芳香化酶抑制剂等,但在使用过程中均需要注意上述药物的不良反应。

(三)不完全性性早熟

单纯性乳房早发育者以观察随访为主,多数为自限性。单纯性阴毛早现症状较轻者一般无须治疗,症状明显者可选用抗雄激素的药物治疗。

(周莎莎 李 嫔)

第三节 发育迟缓、矮小

矮身材(short stature)是指在相似环境下,同种族、同性别和同年龄的个体身高低于正常人群平均身高 2 个标准差(<-2SD)或第三百分数者(<P3)[5]。在矮身材出现之前,如果出现明显年生长速率下降,如每年身高增长在婴幼儿期<7cm、儿童期到青春期前<5cm,考虑为生长发育迟缓,临床需密切观察生长速率变化。

一、病因和发病机制

人的生长发育过程受多种因素的调控,包括遗传基因、宫内及出生时的情况、营养、生长环境及内分泌激素等。导致身材矮小的病因众多,不同病因通过不同机制导致了生长速度减慢、生长落后,最终造成终身高的受损。

(一)非内分泌缺陷性矮身材

独立于 GH-IGF-1 系统的因素调节骨骺生长板,如软骨细胞的旁分泌信号、细胞外基质及细胞内机制等,具体病因仍不十分明确。有家族性矮身材、特发性矮身材、体质性青春发育延迟、营养不良性矮身材等。

(二)生长激素缺陷

1. 垂体发育异常 前脑无裂畸形、视-中隔发育不良、裂腭、下丘脑错构胚细胞瘤。

2. 生长激素、生长激素释放激素缺陷

(1)特发性生长激素缺乏症:机制不明。

(2)遗传性疾病:常染色体隐性遗传、常染色体显性遗传、X 连锁遗传、转录因子基因缺陷(Pit1、Prop1、HESX-1 等基因突变)。

(3)生长激素受体缺陷:Laron 综合征等。

(4)胰岛素样生长因子-1(IGF-1)缺陷。

3. 颅脑损伤 围产期损伤(臀围产、缺血缺氧、颅内出血等)、颅底骨折、放射性损伤、炎症后遗症等。

4. 脑浸润性病变 肿瘤、朗格汉斯细胞组织细胞增生症等。

5. 其他 小于胎龄儿、生长激素神经分泌功能障碍、精神心理性矮身材、染色体畸变、骨骼发育障碍、慢性系统性疾病等。

二、临床表现

矮身材在诊断过程中,应仔细询问相关病史如患儿母亲的妊娠情况、患儿出生史、父母的青春发育情况、家族中矮身材情况。矮身材是疾病的一种临床表现,其病因复杂多样,本章节主要针对内分泌疾病导致的常见的几种矮身材,简述其特征性的临床表现。

(一) 生长激素缺乏症[6]

1. 身材矮小　出生时身长、体重均正常,1岁后出现生长速度减慢,逐渐出现身高明显落后。

2. 生长速率减慢　年生长速率<7cm/年(3岁以下);<5cm/年(3岁~青春期)。

3. 匀称性矮小、面容幼稚。

4. 智力发育正常。

5. 骨龄落后于实际年龄。

6. 器质性病变引起的GHD可有颅脑损伤症状和其他激素缺乏临床表现,包括高颅压症状、占位性症状、垂体前后叶功能不全临床表现。

7. 部分患儿同时伴有一种或多种其他垂体激素缺乏,除生长迟缓外,可伴有其他症状;①低血糖(伴有ACTH缺乏者);②食欲减退、活动减少(伴有TSH缺乏者);③小阴茎,乃至整个青春期无性腺发育表现(伴有促性腺激素缺乏者),需要考虑垂体前叶功能低下。

(二) 先天性甲状腺功能减退症

1. 新生儿期　症状轻,无特异性。大多为过期产儿,体温低、心率慢,少哭、少动,喂养困难,胎粪排出延迟,有便秘,黄疸延迟消退,体重不增或增长缓慢,腹部膨隆伴有脐疝,肌张力减低,颜面水肿、眼距宽、唇厚、舌大常伸出口外等。

2. 婴幼儿及儿童期　特殊面容及体态(丑、小、黄);身材矮小,骨龄落后,躯干长四肢短,上部量大于下部量,牙齿发育不全;神经系统功能障碍,如智力低下,记忆力、注意力减退,感觉、运动发育迟缓等;消化功能低下,如食欲差、腹胀、便秘等;心血管功能低下,如全身黏液性水肿,脉搏细弱,心音低钝,可有心包积液或胸腔积液等。

(三) 小于胎龄儿

1. 出生时体重和/或身长低于同胎龄、同性别正常身高的第10百分位,或出生体重低于同胎龄正常参考值-2SD或第3百分位的新生儿。

2. 出生史　可有宫内缺氧、感染的临床表现、出生时消瘦、可出现低血糖、代谢性酸中毒等。

3. 2~3岁时90%的小于胎龄儿(small for gestational age,SGA)患儿实现追赶生长(catch-up growth),身高、体重达到正常。约10%生长发育受影响,其生长激素激发试验可示生长激素不缺乏,表现为分泌节律紊乱(高基线、高频率)。骨龄和年龄相当或稍有落后。

4. 可出现神经系统发育障碍如认知损害、内分泌代谢紊乱如胰岛素抵抗、糖耐量受损、成年后肥胖等。

(四) 特纳综合征

1. 新生儿期表现　出生时身长、体重落后,颈蹼,手、足背部水肿,淋巴水肿多在一年内消失。

2. 原发性性腺发育不全　典型表现为幼稚外阴、第二性征发育不能正常启动、乳距增宽、无阴毛及腋毛、原发闭经。

3. 身材矮小　主要表现为宫内生长滞后,婴儿与儿童期生长速率减慢,青春期缺乏生长加速。出生时身长短、体重轻,1~2岁生长缓慢,3~13岁生长缓慢明显,未经治疗终身高不超过150cm。

4. 特殊躯体特征　面、颈、胸多黑痣,通贯掌纹,内眦赘皮、眼距过宽、塌鼻梁、鲨鱼样口、腭弓高尖、下颌小,常有传导性耳聋,颈蹼、颈粗短和后发际低。部分存在智力低下、语言障碍。

5. 先天畸形及其他　盾状胸、肘外翻、第4掌骨短指趾弯曲、股骨和胫骨外生骨疣、偶见膝外翻和脊柱侧弯。心血管畸形最常见为主动脉缩窄、二尖瓣和主动脉瓣病变。泌尿系畸形可见集合系统畸形、马蹄肾和旋转不良。特纳综合征(Turner Syndrome,TS)患儿大多智力正常,但通常有语言障碍。

（五）特发性矮小

特发性矮小（idiopathic short stature，ISS）为排他性诊断。

1. 身高低于同性别、同年龄、同地区和同种族儿童-2SD以上。

2. 出生时身高、体重正常，身材匀称。

3. 无明显慢性器质性疾病。

4. 无心理或严重的情感障碍、摄食正常。

5. 生长速率稍慢或正常：一般生长速率<5cm/年。

6. 染色体检查正常。

7. 两项药物GH激发试验GH峰值≥10ng/ml，血清IGF-1浓度正常。

8. 骨龄与实际年龄相符或轻度延迟。

（六）生长激素不敏感或抵抗综合征

1. 生长发育特点　出生身长略短、产后生长严重落后、儿童期小阴茎、青春发育延迟3~7年。

2. 特殊容貌　前额隆起、颅面不对称、头发稀疏、鼻梁发育不良、眼眶浅、蓝巩膜、声音尖高、萌芽延迟。

3. 其他　婴儿、儿童期多件低血糖，可有髋关节发育不良、肘关节伸展受限、骨质疏松。

4. Laron综合征除符合上述临床表现外，并发关节退行性变、骨质疏松，常伴第4指骨短、斜指/趾、斜视、白内障、眼球震颤、主动脉缩窄、隐睾、髋关节脱位等。

（七）体质性青春发育延迟

1. 多见于男孩，为正常生长发育中的一种变异。

2. 青春期开始发育的时间比正常儿童迟3~5年，青春期前生长缓慢，之后有身高增长的加速及循序推进的性发育过程。

3. 骨龄落后，但与身高一致。

4. 遗传性，父母一方往往有青春期发育延迟病史。

（八）骨骼发育障碍性疾病

如各种骨、软骨发育不全、黏多糖贮积病等，上下部量比例不正常，有特殊面容和体形；多有家族遗传史。

（九）其他内分泌及遗传代谢病引起的生长落后

如先天性肾上腺皮质增生症、性早熟、糖尿病等，有相应的特殊病史及临床表现。

三、辅助检查

1. 常规检查　血、尿常规、肝肾功能、电解质、血气分析、甲状腺功能等。

2. 骨龄（bone age，BA）　骨龄是评估生物体发育情况的良好指标，是不同年龄的骨成熟度，通过观察左手腕、掌、指骨正位X片的各个骨化中心发育情况而判定的。正常情况下，骨龄与实际年龄的差别应在-1~+1岁之间，落后或超前过多即为异常。

3. 生长激素激发试验　血GH释放呈脉冲式分泌，每2~3h出现一个峰值，夜间入睡后分泌量增加，故基础值常位于低值、波动较大、且有明显的个体差异，随机血测定意义较小，药物激发试验可促使GH分泌，观察血GH动态变化。目前常用的激发试验见表11-6。

表11-6　生长激素激发试验

试验药物	用法用量	采血时间	备注
可乐定	5μg/kg（≤150μg），口服	0，30，60，90，120min	用药可出现疲倦、入睡、血压降低，少数可引起恶心、呕吐
精氨酸	0.5g/kg（≤30g），30min内静滴	0，30，60，90，120min	无特殊不良反应
左旋多巴	10mg/kg（≤100mg），口服	0，30，60，90，120min	可引起恶心、呕吐，多在1h内消失
胰岛素	0.05~0.1μg/kg，静脉注射	0，15，30，60，90，120min	注射前后测血糖值，血糖<2.2mmol/L或较基础值下降一半为有效刺激；副作用为低血糖

激发试验所测得 GH 峰值<5μg/L 提示生长激素完全缺乏（GHD），5~10μg/L 为生长激素部分缺乏（pGHD），≥10μg/L 为正常。因任何一种激发试验都有 15% 的假阳性率，故必须在两项药物（作用机制不同的 2 种药物：抑制生长抑素、兴奋生长激素释放激素）激发结果均不正常时，方能诊断 GHD。

4. 胰岛素样生长因子 1（IGF-1）、胰岛素样生长因子结合蛋白 3（IGFBP3）　IGF-1 是介导 GH 的效应激素，是反映 GH-IGF-1-生长轴功能的重要标志，垂体功能低下时，IGF-1 水平降低；IGF-1 浓度与年龄密切相关，还受性别、青春期、营养状态及遗传因素的影响。IGFBP3 水平与 GH 关系密切，GHD 患者 IGFBP3 降低，是筛查 GHD 的良好指标。在生长激素不敏感综合征中，GH 水平升高或正常，但 IGF-1、IGFBP3 水平降低。

5. IGF-1 生成试验　对疑似 GH 抵抗的患儿通过注射 rhGH 检测 GH 受体功能，反应正常者试验后 IGF-1 水平较基础值上升 3 倍以上，或达到与其年龄相当的正常值（表 11-7）。

表 11-7　胰岛素样生长因子 1（IGF-1）生成试验

方法	剂量	注射时间	采样时间
1	0.075~0.15U/(kg·d)	7d	注射前、D5、D8
2	0.3U/(kg·d)	4d	注射前、末次注射后

6. 其他内分泌激素的检测　根据患儿的临床表现选择相应的激素水平检测，如 TSH、fT$_3$、fT$_4$、ATCH、F；LH、FSH、E$_2$ 等。

7. 下丘脑、垂体的影像学检测　除外先天性结构异常或颅内占位性病变。

8. 染色体核型分析　建议女童或者疑似有染色体畸变的患儿完善核型分析。

9. 基因检测　近年来对矮小的遗传病因有很大的进步，发现越来越多的 GHRH-GH-IGF-1 轴的信号通路相关基因的突变，但并不主张所有的矮身材儿童都做基因检测。对于考虑可能单基因性矮身材则考虑基因检测，如矮小伴有骨骼发育异常、小头畸形、其他先天性畸形，伴有智力障碍，极度矮小的 GH 缺乏等。

四、诊断和鉴别诊断

根据患儿病史、体检及辅助检查，可初步识别包括营养不良、小于胎龄儿、精神心理性、家族特发性矮身材、慢性系统性疾病等所致的非 GH 缺乏矮身材；同时需注意甄别如甲状腺功能减退、体质性青春期延迟、软骨发育不良等原因导致的生长迟缓，并注意一些特殊综合征类疾病的识别，如 Laron 综合征、Prader-Willi 综合征、Silver-Russel 综合征等。

五、治疗

（一）原发病的治疗
如慢性系统性疾病、甲状腺功能减退所致的生长迟缓，在治疗原发病后其生长速率即获得改善。

（二）生长激素
重组人生长激素（recombined human growth hormone，rhGH）目前广泛应用于矮身材患儿的治疗中。目前可用 rhGH 治疗的导致矮小的疾病有：GHD、ISS、TS、SGA、Noonan 综合征、Prader-Willi 综合征、SHOX 基因缺失等。

1. 用法　rhGH 治疗应采用个体化原则。目前国内短效生长激素、长效生长激素、水剂和粉剂等可选择，其使用时剂量范围较大，GHD 儿童常用剂量为短效生长激素 0.10~0.15U/(kg·d)，相当于每周 0.23~0.35U/kg，对于青春发育期 GHD、TS、SGA、ISS 等其剂量可至 0.15~0.20U/(kg·d)，相当于每周 0.35~0.46U/kg（WHO 标准生长激素 1mg=3.0U）。每晚睡前 30min 皮下注射，每次注射更换注射部位，避免短期重复注射引起皮下组织变性。

2. 治疗效果　最大效应是在开始治疗后 6~12 个月，身高增长可达到 10~12cm/年，其疗程视需要而定，通常不宜短于 1~2 年。为改善身高，GHD 患儿的疗程宜长，可持续至身高满意或骨骺融合。但持续长期应用，生长速率会减慢。此时可加大剂量 0.05U/kg，但总剂量仍不超过 0.20U/(kg·d)。

3. 不良反应　治疗过程中应注意定期检查有无不良反应。rhGH 治疗总体不良反应的发生率低于 3%，目前报道的相关不良反应如下：

（1）局部反应：少见，2~3d 达到高峰，1 周后消失。

（2）甲状腺功能减退：指在用药前甲状腺功能正常，可在治疗后 2~3 月出现 T_4、FT_4 下降，可无典型甲减临床表现如乏力、嗜睡、便秘等。

（3）股骨头滑脱、脊柱侧弯：治疗后骨骺生长加速，肌力和体重增加，可出现脊柱侧弯、或股骨头滑脱，表现为跛行、髋部疼痛、下肢内或外旋。

（4）糖代谢异常：长期大剂量使用 rhGH 可使患儿出现胰岛素抵抗，有糖尿病家族史或肥胖患儿更易发生，表现为空腹血糖和胰岛素升高，但很少超过正常高线，停用生长激素数月后可逐渐恢复正常。

（5）特发性良性高颅压：rhGH 可引起水钠潴留从而导致个别患儿颅内压升高，尤其见于慢性肾功能不全、Turner 综合征、GHD、肥胖患儿，可暂停用药并加用氢氯噻嗪等脱水剂缓解症状。

（6）抗体产生：随制剂纯度提高，抗体产生率已逐渐减少。

（7）诱发肿瘤的可能性：对无潜在肿瘤危险因素存在的患儿，rhGH 不增加白血病等肿瘤的发病风险，但对有肿瘤病史、家族史、畸形综合征、染色体病、长期超生理剂量治疗时需谨慎，治疗过程中应监测 IGF-1 水平，超过正常值 2SD 宜暂停使用。

4. 有效性及安全性检测　生长发育指标、实验室检查指标、不良反应等，见表 11-8。

表 11-8　rhGH 治疗过程中的监测指标及复查频率

项目	复查频率
生长发育指标	
身高、体重、性发育情况	每 3 个月
生长速率	每 3 个月
身高 SDS	每 6 个月~1 年
实验室检查指标	
甲状腺功能	每 3 个月复查 若治疗过程中生长速率降低，及时复查
血清 IGF-1、IGBP-3	每 3~6 个月
空腹血糖、胰岛素	每 3 个月 若出现空腹血糖受损，及时行糖耐量试验
肝肾功能、肾上腺皮质功能、HbA_1C 等	每 6~12 个月，或根据病情
骨龄	每 12 个月 青春期，必要时可半年复查
垂体 MRI	GHD 首诊后未即刻用药或停药后再次用药的患者，若间隔 1 年以上，需复查颅脑 MRI
安全性检测	
副作用	每 3 个月以及每次就诊
其他	根据患儿病情而定

注：rhGH. 重组人生长激素；IGF-1. 胰岛素样生长因子；IGBP-3. 胰岛素样生长因子结合蛋白 3；MRI. 磁共振成像。

5. 停药时机

（1）GHD：rhGH 疗程长，可持续至骨骺闭合；30%~50% 的 GHD 患者发展为成人 GHD，为改善脂代谢、骨代谢异常、心功能等，应小剂量 rhGH 继续应用（男 0.6U/d，女 0.9U/d，老年 0.3U/d）。

（2）非 GHD 性矮身材：治疗后身高达到近似成人身高（生长速率<2cm/年，或男孩骨龄>16 岁，女孩骨龄>14 岁）；治疗后身高达到正常成人身高范围可终止治疗。

（三）其他药物

1. 治疗中应注意钙剂及微量元素的补充。

2. 蛋白同化激素　可与 rhGH 并用治疗 TS,国内如司坦唑醇[0.025~0.05mg/(kg·d)],使用时注意骨龄;

3. 对于大骨龄矮身材儿童,rhGH 可联合应用促性腺激素释放激素类似物(gonadotropin releasing hormone analogue,GnRHa)、芳香化酶抑制剂等目前国内尚无大规模应用经验。

综上所述,矮身材有不同的病因,需根据具体病因对症治疗,要严格掌握 rhGH 治疗的适应证,做到 rhGH 临床规范应用,达到较好的临床效果。

（袁丹丹　许丽雅）

第四节　遗传性疾病常用检测方法

由于人体生殖细胞或受精卵的遗传物质在数量、结构或功能上发生改变(如基因突变或染色体畸变),并引起上代向下代传递的疾病,称为遗传性疾病。遗传性疾病大多属于罕见病,影响了世界总人口的 10% 左右。迄今为止,已知的遗传性疾病超过 7 000 种,且每年仍有 260~280 种新的遗传病被发现[7]。基于患者的临床特点选择合适的检测方法,进行准确、合理的数据分析和变异解读,不仅可以提升遗传性疾病的诊断效率,还可将遗传性疾病的诊断深入到分子水平,有助于人们认识相关的分子机制,从而为后续的治疗、管理、遗传咨询制订个性化的方案。

一、遗传检测的适应证

遗传检测的应用价值在于为疑似遗传疾病的临床诊断提供遗传学证据。因此,应除外明确的非遗传致病因素,优先针对疑似遗传病的患儿进行检测。以下的临床表现可以作为遗传检测的适应证[8]。

（一）结构异常

1. 头面部发育异常、五官发育畸形、特殊面容等。
2. 躯干、四肢和生殖器等的先天异常、矮小、生长发育缺陷等。
3. 内脏异位和多发内脏先天畸形等。
4. 皮肤异常,如大疱表皮松解症、皮肤松弛等。

（二）功能异常

1. 神经肌肉相关疾病　如智力发育和/或认知障碍、语言障碍、癫痫、社会适应或行为障碍,神经退行性病变以及肌病等。
2. 视听障碍　如失明和其他视力问题以及耳聋等。
3. 各种先天代谢障碍　如顽固性低血糖、高乳酸血症、高氨血症等,还有不明原因的新生儿反应差、肌张力低下、喂养困难等。
4. 免疫系统功能明显异常　如不能控制的严重感染等。

（三）其他异常

1. 新生儿质谱、听力筛查提示明显异常。
2. 临床辅助检查(质谱、生化、免疫指标、影像、电生理、病理等)出现异常,提示先天遗传疾病可能。
3. 疾病呈家族聚集现象。

二、基因组变异类型

常见的遗传性疾病可分为染色体病、单基因病及多基因病等,由此涉及的基因组变异包括染色体的结构性变异、拷贝数变异(copy number variation,CNV)以及单个核苷酸变异等。由于不同的遗传病其遗传物质的缺陷不同,采用的检测技术可能不同,医生要结合各技术的优势和互补性,合理选择适宜的检测方法,并向家属说明进行遗传检测的益处和具体检测方法本身的局限性。

（一）拷贝数变异分析方法

1. 染色体核型分析(karyotype)　特定处理处于旺盛有丝分裂的组织细胞可获得染色体标本,从而在光镜下进行核型分析。用于分析外周血、骨髓细胞中染色体数目异常或大片段的染色体结构异常等(通常在5Mb以上)。

2. FISH技术(fluorescent in situ hybridization,FISH) 是在染色体核型分析技术基础上发展起来的一种具有高灵敏度和高特异度的染色体和基因分析技术。用于中期染色体及间期细胞的分析,通过探针定位染色体,提供被检测染色体的物理位置和拷贝数信息。FISH检测不仅可发现和确定染色体数目异常,还可检出单纯染色体显带方法无法检出的微畸变和异常片段,是对经典细胞遗传学方法的补充。临床主要用于辅助诊断染色体病,确定异常染色体来源、位置和数目等。但受特异性荧光探针的制约,FISH检测仅能提供有限染色体信息,一种探针常仅可检测一种染色体异常,同时探针制备不易,亦限制了其临床应用。

3. 染色体微阵列芯片分析(chromosome microarray analysis,CMA) 检测范围覆盖全部染色体,能检测100kb以上的拷贝数变异。相比染色体核型分析及FISH检测,CMA可更详细地提供CNV区域的基因信息,通常作为以下疾病的一线检测手段,如不明原因的智力落后和/或发育迟缓、非已知综合征的多发畸形和孤独症谱系障碍等。如果根据临床评估可能为单基因或多基因位点变异所致的疾病时,则不应将基因芯片作为首选检测方法。

4. 多重连接探针扩增技术(multiplex ligation-dependent probe amplification,MLPA) 是通过特异探针与靶序列DNA的杂交、连接、PCR扩增,并对扩增产物行毛细管电泳分离以及数据收集和分析的技术,可对DNA序列进行定性和半定量检测。由于CMA技术受制于探针的覆盖程度,不能完全有效地检测外显子水平的CNV,且针对特定基因使用CMA价格高昂,因而MLPA技术成为检测特定基因CNV首选的检测方法,如杜氏肌肉营养不良症(Duchenne muscular dystrophy,DMD)、脊髓性肌萎缩症(spinal muscular atrophy,SMA)、猫叫综合征(5p缺失)、DiGeorge综合征(22q11缺失)等。

(二)基因变异分析方法

1. Sanger测序 1977年问世的Sanger测序,即第一代测序技术,其特点是极高的检测准确率(99.999%)、中等的测序长度(至多1 000个碱基)、低通量以及平均单个碱基相对高昂的费用。作为测序技术的"金标准",Sanger测序在变异的验证方面仍有着不可替代的作用,广泛应用于已知单基因遗传病致病基因或热点致病位点的遗传检测。但Sanger测序的通量有限,适合检测已知基因的变异,常作为致病基因或致病位点明确的单基因遗传病的检测手段或作为NGS结果的验证技术。

2. 高通量测序 也称新一代测序技术(Next generation sequencing,NGS)或二代测序技术,是一种大规模平行测序技术,能在短时间内完成上百亿碱基的测序,解决了一代测序每次只能测一条序列的不足,是目前遗传性疾病分子诊断最重要的检测技术。

根据测序范围的不同,NGS可分为三大类,即靶向测序(targeted sequencing,TS)、全外显子组测序(whole exome sequencing,WES)以及全基因组测序(whole genome sequencing,WGS)。TS多指针对一组特定疾病的致病基因进行靶向捕获和测序。但受制于基因和探针数量,TS不能有效检测CNV;此外,因新致病基因不断被发现,且已有的基因组合未能及时更新,使得TS测得的阴性结果可能并非阴性结论。虽然外显子区域只占人类整个基因组区域的2%,但大约85%的致病变异都发现于外显子区域。WES不仅可有效检测点突变,其对CNV也有较高的检出能力;此外,WES亦是目前鉴定新致病基因的主要技术手段。由于WGS探针可连续覆盖整个基因组,使其在检测非编码区变异和CNV方面更具优势[9]。

(三)特殊类型的遗传病检测方法

特殊类型的遗传病包括动态变异、复杂重组、甲基化异常等特殊的基因组异常导致的疾病,需要临床结合病例实际情况,合理选择适宜的检测技术。

1. 涉及印迹基因的变异或表达异常的遗传病,建议首选甲基化的MLPA检测。例如普拉德-威利综合征(Prader-Willi syndrome,PWS)、天使综合征(angelman syndrome,AS)、Beckwith Wiedemann综合征。

2. 脆性X染色体综合征等怀疑三核苷酸重复变异(又称动态变异)导致的疾病,建议首选特殊的试剂盒检测致病基因FMR1的CGG的扩增数量。

3. 存在假基因干扰的单基因遗传病,如21羟化酶缺乏症,建议采用基于PCR的测序和MLPA检测CYP21A2基因变异,不适宜采用目前的NGS技术进行检测。

4. 存在高度同源基因或基因重组的遗传病,如脊髓性肌萎缩症、地中海贫血等,建议优先选择相应的特殊检测方法(MLPA、特殊 PCR 测序等)。

总之,遗传病的分子诊断远比我们想象的要复杂,任何技术都有其适用范围。怀疑以拷贝数变异为主要遗传特征的遗传病,可根据实际情况选择染色体核型分析、荧光原位杂交技术、染色体芯片分析、多重连接探针扩增技术等进行检测。对于具有典型特征性的临床表型、疾病候选基因单一或致病变异位点已明确的疾病病例,可选择 PCR 和 Sanger 测序;对于基因不明确的遗传病,可权衡选择高通量测序技术,包括基因包、全外显子组测序、全基因组测序等二代测序技术进行检测。

值得注意的是分子遗传基因检测,包括全基因组测序技术目前不能解决所有问题,故在临床工作中需提醒患者及其家属谨慎考虑检测,并需在提出分子遗传学检测前对被检测者进行包括基因检测的必要性、风险与受益,是否为疾病病因或指导制订诊疗方案所必需或有所帮助等评估[10]。

(吕拥芬)

参 考 文 献

[1] Chiang JL,Maahs DM,Garvey KC,et al. Type 1 Diabetes in Children and Adolescents:A Position Statement by the American Diabetes Association. DIABETES CARE,2018,41(9):2026-2044.

[2] 中华医学会儿科学分会内分泌遗传代谢学组. 编辑委员会中华儿科杂志. 儿童糖尿病酮症酸中毒诊疗指南(2009 年版)[J]. 中华儿科杂志,2009,47(6):421-425.

[3] 中华医学会儿科学分会内分泌遗传代谢学组,编辑委员会中华儿科杂志. 中枢性性早熟诊断与治疗共识(2015)[J]. 中华儿科杂志,2015,53(6):412-418.

[4] 中华人民共和国卫生部. 性早熟诊疗指南(试行)[卫办医政发(195)号][J]. 中国儿童保健杂志,2011,19(4):390-392.

[5] 中华医学会儿科学分会内分泌遗传代谢学组. 矮身材儿童诊治指南[J]. 中华儿科杂志,2008,46(6):428-430.

[6] 中华医学会儿科学分会内分泌遗传代谢学组,编辑委员会中华儿科杂志,梁雁. 基因重组人生长激素儿科临床规范应用的建议[J]. 中华儿科杂志,2013,51(6):426-432.

[7] Boycott KM,Rath A,Chong JX,et al. International Cooperation to Enable the Diagnosis of All Rare Genetic Diseases[J]. AMERICAN JOURNAL OF HUMAN GENETICS,2017,100(5):695-705.

[8] 中华儿科杂志编辑委员会. 儿童遗传病遗传检测临床应用专家共识[J]. 中华儿科杂志,2019,57(3):172-176.

[9] 李牛,王剑. 精准医学时代遗传性疾病的分子诊断[J]. 诊断学理论与实践,2018,17(2):136-140.

[10] 制定专家组分子遗传学基因检测送检和咨询规范与伦理指导原则中国专家共识. 分子遗传学基因检测送检和咨询规范与伦理指导原则 2018 中国专家共识[J]. 中华医学杂志,2018,98(28):2225-2232.

第十二章

儿外科疾病

第一节　急性阑尾炎

急性阑尾炎[1]是小儿外科常见疾病之一,位居小儿外科急腹症之首位,可发生于小儿各年龄组,最常见的是6~12岁的学龄儿童,年龄越小发病率越低,5岁以下明显减少,新生儿极为罕见。

一、病因及发病机制

(一)阑尾腔梗阻

阑尾腔机械性梗阻是阑尾炎症发生的基本原因。儿童阑尾呈管状,管腔相对较细,容易发生梗阻。梗阻发生后,其远端阑尾盲端形成的管腔内压力增高,致使阑尾壁血运障碍,局部缺血坏死,有利于细菌繁殖,引起感染。上海市儿童医院收治的穿孔性阑尾炎,经CT或术中证实约75%以上的阑尾腔内有粪石梗阻。

(二)细菌感染

细菌入侵阑尾壁方式:

1. 肠道直接侵入　正常肠道固有细菌(大肠埃希菌、链球菌和厌氧菌等),在阑尾黏膜损伤时,可直接侵入阑尾壁引起急性炎症。

2. 血行感染　小儿上呼吸道感染、扁桃体炎及咽峡炎等情况时,细菌可经血液循环到达阑尾壁,引起阑尾急性炎症。

3. 邻近感染　原发性腹膜炎或其他腹腔内炎症,细菌可经阑尾浆膜侵入阑尾壁,自外而内累及全层。

(三)神经支配

胃肠道功能障碍时,受神经支配的阑尾肌层和血管反射性痉挛,造成血运障碍,导致阑尾黏膜缺血,促使阑尾损伤引起炎症。

三方面因素多相互影响、作用,恶性循环,逐渐加重。

二、解剖

阑尾长6~8cm,直径0.5~0.6cm,在回盲瓣2~3cm处开口于盲肠内侧。阑尾属腹膜内位器官,其系膜呈三角形悬附于回肠系膜末端,故阑尾头端活动度大,位置不固定,炎症时产生的症状、体征不尽相同。阑尾位置常见有以下几种:回肠前位,28%;盆位,26%;盲肠后位,24%;回肠后位,8%;盲肠下位,6%;肝下、腹膜后、左下腹位等特殊类型较罕见。阑尾头端虽活动度大,但根部位置较恒定,根部体表投影点约在脐与右侧髂前上棘连线的中、外1/3交界处,称麦氏点(McBurney point),也可在左右髂前上棘连线的右、中1/3交界处,称Lanz点,阑尾炎时局部常有明显压痛。

阑尾的血管、淋巴和神经行走于阑尾系膜内,阑尾动脉多为1支,少数为2~3支,起于回结肠动脉或其分支,经回肠末端后方进入阑尾系膜。阑尾动脉为终末动脉,当出现血运障碍时,易出现阑尾坏疽或穿孔,阑尾静脉与同名动脉伴行,经回结肠静脉、肠系膜上静脉,最后汇入门静脉,炎症中细菌栓子脱落可致门静脉炎甚至细菌性肝脓肿。阑尾淋巴管较多,引流至升结肠,终止于回结肠淋巴结。阑尾神经为交感神经,来自 $T_{10} \sim L_2$ 脊髓节段,副交感神经节前纤维来自延髓的迷走神经背核,阑尾感觉神经经内脏小神经传入 T_{10} 脊髓节段,故阑尾炎牵涉痛出现在脐周。

三、病理

(一)单纯性阑尾炎

阑尾充血水肿不严重,质地稍硬,浆膜发红,阑尾壁各层均有炎性细胞浸润,以黏膜层较重,伴有浅表溃疡或小出血点,或淋巴滤泡增生。

(二)化脓性阑尾炎

阑尾明显肿胀,壁内有大量炎性细胞浸润,可形成大量大小不一的微脓肿,腔内有脓性分泌物,有明显的大肠杆菌和厌氧菌感染现象。浆膜高度充血并有较多脓性渗出物,作为机体炎症防御、局限化的一种表现,常有大网膜下移,包绕部分或全部阑尾。脓性渗出物以阑尾表面较多,附近组织表面较少。化脓性阑尾炎一般由早期炎症加重所致,或由于腔内梗阻内压增高,远端血运严重受阻,感染迅速蔓延,以致数小时内即形成蜂窝织炎性感染。化脓性阑尾炎还可引起阑尾周围的局限性腹膜炎,也可因为穿孔而致弥漫性腹膜炎。此类型阑尾炎的阑尾已有不同程度的组织破坏,即使保守治疗成功,阑尾壁仍可有瘢痕挛缩,致阑尾腔狭窄,故日后可反复发作。

(三)坏疽性及穿孔性阑尾炎

该型阑尾炎既可发生于特定的发病条件,如阑尾管腔严重梗阻,阑尾血运在短时间内完全阻断而致阑尾坏疽,也可发生于临床上误诊及延误治疗后,如阑尾化脓性感染未能控制而加重等。根据阑尾血运阻断部位,可呈部分或全部坏死,坏死部分呈紫黑色,黏膜几乎全部糜烂脱落,阑尾腔内有血性脓液,多数合并穿孔,并为大网膜覆盖包裹,周围有脓液,甚至形成弥漫性腹膜炎。坏疽性阑尾炎为阑尾急性炎症中最严重的类型,不但有严重的局部体征,其全身反应也十分明显,甚至出现中毒性休克致死。

(四)阑尾周围脓肿

急性阑尾炎化脓坏疽或穿孔时,如果过程进展较慢,穿孔的阑尾被大网膜和临近的肠管包裹,则形成炎性肿块或阑尾周围脓肿。

(五)特殊类型(梗阻性)阑尾炎
病理组织学上无特点,主要因阑尾腔内蛔虫、蛲虫、粪石引起的痉挛性病变于阑尾解剖上的局部狭窄引起的机械性压迫。大体所见阑尾基本正常或轻度充血,周围少量清亮渗液。早期可仅有嗜酸性粒细胞浸润或淋巴滤泡增生,晚期亦可发生化脓及穿孔。

四、小儿阑尾炎分型

(一)非复杂性阑尾炎
根据病理分型,可分为单纯性阑尾炎、化脓性阑尾炎(未穿孔)、梗阻性阑尾炎。

(二)复杂性阑尾炎
包括穿孔性阑尾炎、坏疽性阑尾炎、阑尾周围脓肿。

五、临床表现

小儿阑尾炎临床表现有别于成人,且各年龄段各有特点及规律,影像学检查有助于阑尾炎的诊断,但小儿阑尾炎的最根本依据仍是持续性腹痛及有下腹压痛。

(一)儿童期及青少年期阑尾炎临床表现

自学龄期儿童开始,症状类似于成人,表现为突发的中上腹或脐周疼痛,6~10h 后转移至右下腹,多伴恶心、呕吐、发热、精神食欲差等症状。患儿多弓腰、屈曲体位,惧怕震动,活动减少、夜眠差均为小儿腹痛的特殊表现。跳动震痛是判断儿童腹痛的重要证据,通过观察患儿自然活动如爬上、跳下诊床,走路、蹦跳等动作,可有助于判断腹内存在器质性病变的存在。腹部体格检查提示有下腹固定压痛,对儿童阑尾炎的诊断具有决定性的价值。成人体检方法如 Rovsing(结肠充气试验)、腰大肌试验、闭孔内肌试验,对于年长儿童诊断意义较大,但对低年龄儿童检查时配合度不高。

(二)婴幼儿期阑尾炎临床表现

婴幼儿是3岁以内的小儿,此年龄段的急性阑尾炎发病率相较于其他年龄段低,但因该年龄段患儿无法准确描述病情,临床表现较年长儿有差异,故临床误诊率高、穿孔率高。

在临床工作中需注意以下几点:①当患儿有烦躁不安、哭吵不止、不明原因的发热、拒食、呕吐、精神萎靡等情况,如体格检查发现腹部可疑异常体征时(患儿睡眠中更准确),需考虑阑尾炎可能。②如患儿平素哭吵时拍背或按摩腹部时可缓解,现按平素处理方法后反而出现哭吵加剧情况,提示"颠簸痛",需注意警惕器质性病变可能。③婴幼儿阑尾炎时,呕吐、腹泻等胃肠道症状较明显,且出现时间早,甚至可能先于腹痛出现,较易误诊为胃肠炎。这些全身症状早期即可出现且病情较重,如高热、精神萎靡、嗜睡、拒食等症状。④婴幼儿表达能力差,病史可靠性不高,故体格检查更为重要。但体格检查时该年龄段患儿配合度低,阳性体征的判断较困难。且反跳痛在婴幼儿体格检查时判定不准,不作为阑尾炎诊断的主要阳性体征。在临床中常采用对比法、三次体格检查法及镇静法。

(三)新生儿期阑尾炎

较罕见,无特异性临床表现,多依靠腹腔穿刺、超声检查及其他辅助检查发现。需注意应用的两种检查方法:

1. 直肠指诊 此项检查方法对于小儿盆腔位阑尾炎及其他盆腔内占位性病变具有重要的诊断价值,尤其对于女童的生殖系统病变的诊断具有十分重要的意义。当腹部体格检查不典型,不能提供足够的诊断证据时,直肠指诊十分必要,其阳性或阴性结果均十分重要。但对于年龄小及检查不配合的患儿难以鉴别阳性或阴性。

2. 腹腔穿刺 临床应用不多,但对婴幼儿及新生儿病例时,体格检查不配合,临床证据不足时,可行诊断性腹腔穿刺,如抽出脓液即为探查依据。

六、实验室及影像学检查

(一)血常规

多数患儿阑尾炎时WBC及中性粒细胞计数升高,其中中性粒细胞计数的阳性价值更高。但其中约5%的病例血常规可为正常,有文献报道,中性粒细胞与淋巴细胞计数的比值大于3.5特异性更高。大多数急性阑尾炎患儿CRP升高,但对于部分发病较早的患儿亦可表现为正常。

(二)尿、粪常规

一般均正常,但当阑尾靠近输尿管或膀胱附件可出现尿WBC、RBC升高,或当盆腔位阑尾或盆腔内积脓时可出现大便脓细胞阳性。临床中需详细询问病史、体格检查,以排除其他疾病所致可能。

(三)超声

是目前儿童阑尾炎的首选影像学检查,具有诊断价值。大多数文献报道敏感性大于85%,特异性大于90%,准确性为90%~96%。儿童急性阑尾炎的超声诊断标准为:炎性变的阑尾呈低回声管状结构,压之形态不改变。阑尾直径大于6~7mm,横切面呈同心圆靶样征。阑尾粪石强回声。穿孔时阑尾可不显影,盲肠周围局限性积液。超声检查无放射性暴露,且诊断特异性高,与病史、体征及实验室检查的综合判断,多可作出诊断,且对女童生殖系统疾病鉴别也有十分重要的意义。

(四)CT

是儿童阑尾炎诊断的重要检查手段,其敏感性大于90%,特异性大于80%,但其特异性不及超声。多在临床阑尾炎诊断不明时,联合超声应用。但因其电离辐射可能产生远期的并发症风险,不建议其作为首选及必要检查手段。

七、鉴别诊断

(一)外科相关性疾病

1. 胃及十二指肠溃疡急性穿孔 多见于体形较瘦的青少年,平素可有胃部不适或胃痛等病史,发病较急,临床表现与阑尾炎类似。腹痛起自右上腹偏中间,当穿孔后漏出胃液沿右侧结肠旁沟流至右下腹时可出现类似阑尾炎转移性右下腹痛,并有右下腹局部压痛、反跳痛,较易误诊。但该病发作时,症状体征均较阑尾炎更严重,较早出现板状腹或中毒性休克时,可明确,腹部 X 线片可见气腹有助于诊断。

2. 梅克尔(Meckel)憩室 部分 Meckel 憩室可有类似阑尾炎的表现,较难鉴别。但 Meckel 憩室发作时一般无转移性右下腹痛,位置较固定,且较偏内侧,因 Meckel 憩室大部分有异位胃黏膜,患者可有黑便或潜血阳性可能。

3. 肠重复畸形感染 当位于回盲部处的肠重复畸形出现炎症感染时,可出现阑尾炎类似的腹痛伴呕吐症状,且右下腹固定压痛,但辅助检查时早期即可发现右下腹类似于包裹性积液的改变,CT 检查可见厚壁的局限性占位,部分患儿需腹腔镜手术探查时方可明确。

4. 急性胆囊炎 儿童较少见,发病时症状、体征多出现于右上腹,可扪及肿大胆囊,体格检查 Murphy 征阳性,超声检查多可鉴别。

5. 右侧输尿管结石 有时表现与阑尾炎类似,但输尿管结石以腰部酸痛或绞痛为主,可向会阴部放射,右肾区叩击痛阳性,肉眼或镜下血尿,超声检查有助诊断。

(二)内科相关性疾病

1. 急性胃肠炎 多有不洁饮食史,症状较体征为重,全腹可有散在不固定压痛,患者以呕吐、腹泻为主要表现,无转移性右下腹痛及右下腹固定压痛。但对于部分婴幼儿患者,需注意结合辅助检查综合判断。

2. 急性肠系膜淋巴结炎 多继发于上呼吸道感染之后,起病时腹痛明显,但常较早出现高热,腹痛以脐周为主,无局部压痛及肌卫,超声可见肠系膜淋巴结肿大。

3. 局限性肠炎 急性发作时,难以与急性阑尾炎鉴别,右下腹痛、局部固定压痛、白细胞升高均与阑尾炎类似。超声检查多为阴性,CT 检查时可见肠管局限性增厚水肿改变,后期可出现大便隐血阳性。

4. 心胸疾病 如右下肺炎、右侧胸膜炎等可出现反射性右侧腹痛,但其主要症状为呼吸道症状如咳嗽,无典型的转移性右下腹痛及固定压痛,胸部 X 线片有助于明确。

(三)生殖系统相关性疾病

1. 卵巢囊肿(肿瘤)扭转 可突然出现右下腹痛,较剧烈,多因扭转致绞窄坏死刺激腹膜所致,多无消化道症状,压痛固定,肿物较大时可扪及,直肠指诊可有助于诊断,超声检查多可明确。

2. 黄体(卵泡)破裂 亦可突然出现右下腹痛,较剧烈,破裂后疼痛可稍缓解,多无消化道症状,血常规指数无明显升高,超声检查可见卵巢囊性占位,盆腔可见积液积血。

3. 盆腔炎、附件炎 腹痛多位于下腹部、盆腔,左、右侧可有差别,但多无消化道症状,起病多较慢,血常规指数升高,超声或 CT 可见盆腔内积液或软组织肿胀,青少年患儿需注意阴道分泌物情况。

4. 宫外孕破裂 多为年龄较大青春期少女,早期可出现出血性休克表现。对于该年龄段少女需注意详细询问月经史及有无阴道不规则出血病史。

八、治疗

小儿因其大网膜发育尚不完善,故炎症较难局限,穿孔率高,较早出现腹膜炎,迅速发展为全身中毒症状,如保守治疗,发生肠粘连、盆腔炎等概率大,对儿童的生长发育、学习生活造成不利影响,故大家公认阑尾切除是治疗小儿阑尾炎的主要方法,但各个国家各单位间的治疗细节中仍有较多不同之处。小儿阑尾炎治疗方案最终的确定需根据患儿年龄、病情程度、全身状况以及家长需求综合考虑,不可武断,且最后的选择权在患儿家长。

(一)非手术治疗

1. 适应证

(1)早期的单纯性阑尾炎及化脓性阑尾炎,经适当药物治疗,多可有效,单纯性阑尾炎再复发概率亦不高,对于化脓性阑尾炎药物保守治疗后复发概率为 10%~20%。

(2)阑尾炎病程较长,阑尾脓肿或包块形成,炎症局限,宜采用非手术治疗,待炎症吸收后择期考虑行阑尾切除。如脓肿难以吸收,可行脓肿引流。

(3)对于特殊情况的阑尾炎,如全身情况差、免疫状态低下(各种肿瘤化疗病程中的),多采用保守治疗,但仍有争议。

（4）对于部分诊断不明的患儿,可先行非手术治疗,同时也是作为阑尾切除术的术前准备的重要内容。

2. 非手术治疗主要有以下两方面内容

（1）对症治疗:儿童阑尾炎的治疗过程中,相关伴发症状控制十分重要,纠正术前生理心理状态可避免术中术后出现严重并发症。对症治疗包括:腹痛、腹胀显著且合并频繁呕吐者需禁食胃肠减压,辅以镇痛处理,缓解患儿心理紧张状态。呕吐量多、食欲缺乏的患儿,需注意补液支持,纠正脱水、电解质紊乱情况。发热的患儿可应予以退热处理,采用解热镇痛栓剂是较好的选择。对于镇痛剂的应用与否仍有争议,主张不用的认为掩盖症状,延误病情;主张应用的认为可解除精神上的恐惧和应激时机体免疫功能的下降。笔者认为,对于诊断明确的病例及术后的患者,适当应用是有益的。

（2）抗生素治疗:阑尾炎本质是感染性疾病,抗生素为治疗性应用,是必需的,但不可滥用。其应用包括两个方面:仅使用药物治疗的阑尾炎及阑尾炎手术后患儿的抗生素应用。传统认为对于复杂性阑尾炎的治疗需静脉氨苄西林、庆大霉素和甲硝唑"三联"是标准治疗,最新也有研究认为单剂或双剂的广谱抗生素治疗复杂性阑尾炎亦可同样有效,综合国内外的研究,总的趋势是减少抗生素的应用时间。对于不同类型的阑尾炎,抗生素的选择及疗程应有差异,对于单纯性阑尾炎,仅围手术期应用或术后24h应用即可;对于复杂性阑尾炎,有文献甚至建议抗生素仅应用48h即足够,其后可继续口服抗生素治疗1周左右。目前对于复杂性阑尾炎术后抗生素使用的疗程及方法争议较多,各单位差异较大,但综合国内外文献来看,静脉应用抗生素时间较短的情况下,术后随访出现腹腔内残余感染并发症的概率较高。

（二）手术

儿童急性阑尾炎的主要治疗手段,祛除病灶,促进患者迅速恢复。但因阑尾炎症情况、阑尾位置及患者的一般情况差异,手术难易程度亦有差异。顺利的半小时左右即可完成,需要1h或2h完成及复杂病例并不少见,部分病例甚至需专家上台会诊、数小时仍难以完成,故不可轻视阑尾切除术,需全面了解掌握各种不同情况下的阑尾处理方法。目前阑尾切除方法分为传统开腹手术及腹腔镜手术。

1. 传统剖腹阑尾切除　是小儿普外科最常见、最基本的手术之一。与成人手术基本类似。需注意几点:

（1）切口选择:以压痛最明显处为中心,常规采用麦氏切口,但因儿童回盲部游离度大,位置偏高,切口常选择常略高。为减少瘢痕,亦可采用改良麦氏切口,即右下腹腹横纹切口。对于部分诊断不明者,需同时行探查者,可选用右侧腹直肌切口,但应用较少。

（2）寻找阑尾:阑尾切除之关键在于探及阑尾,阑尾位于三条结肠带汇合处,末端回肠后方,一般可照此解剖关系探及。但当阑尾位置变异、或出现腹腔内肠管因炎症刺激扩张胀气明显时,或穿孔阑尾炎与周围粘连明显时,较难探及阑尾。应注意根据回盲部识别阑尾根部,或适当扩大切口寻找,出现这类情况时,切记沉着冷静,误将其他组织器官当作阑尾切除。

（3）阑尾残端处理:经典方法为残端结扎,荷包缝合包埋。另一种为阑尾残端结扎,不包埋,但残端亦与周围组织粘连,可有附近大网膜覆盖,较少粘连。腹腔镜手术时,阑尾残端包埋较少应用,仅单纯结扎,术后因此出现肠粘连的情况亦较少报道。

2. 腹腔镜阑尾切除　是目前阑尾切除术最常应用的方式,对于部分单位甚至达到98%以上的病例使用。具有较突出的优点,创伤小,痛苦轻,恢复快,术后腹腔粘连少等。可明确诊断各类型阑尾炎;肥胖患儿视野清晰,暴露满意;女性患儿可探查生殖系统疾病可能;对于诊断不明的病例,可探查全腹腔内器官。故自1983年Semm首次报道以后,迅速被众多临床医师采用,广泛推广。

九、术后并发症

（一）伤口感染

术后最常见的并发症,多与阑尾炎症性质相关,随着腹腔镜手术及抗生素的应用,已大幅减少。多于术后3~5d出现,局部红肿压痛,少量脓液渗出,应早期拆除缝线,充分引流。

（二）腹腔残余感染、脓肿形成

为穿孔性阑尾炎术后早期并发症。多为肠袢间小脓肿,随肠功能恢复及术后早期下床活动,多可较快吸收。少部分形成较大脓肿,多位于盆腔;对于少部分病例可出现膈下脓肿。多经抗生素治疗或辅以中药外敷及物理治疗后吸收,少部分病例需经皮穿刺引流;盆腔脓肿可经直肠前壁切开引流,但临床应用不多。

(三) 术后肠梗阻

穿孔性阑尾炎腹腔内感染较重,术后常出现麻痹性肠梗阻,肠蠕动减弱,出现腹胀、呕吐等情况,部分患儿需胃肠减压等对症处理,故术后多鼓励患儿早期下床活动,有助于肠功能恢复。该部分患儿不宜早期开放饮食,以免加重肠道负担,不易于恢复,甚至加重感染。极个别病例如出现完全性肠梗阻,保守治疗48~72h无效者,可考虑再次手术探查。

(四) 肠瘘

极罕见的并发症,多发生于非手术治疗的穿孔性阑尾炎出现,部分术中因勿损伤周围肠管或阑尾根部处理不当时出现。严重病例需再次手术,行造瘘可能。

(五) 阑尾残端炎

阑尾残端保留过长时,术后可发生残端炎,表现为与阑尾炎相同的症状,此时应行钡剂灌肠造影检查以明确诊断。症状较重时应再次手术切除过长的阑尾残端。

(盛庆丰　吕志宝)

第二节　肠　套　叠

肠套叠(intussusception)[2]是指某段肠管及其相应的肠系膜套入邻近肠腔内形成绞窄性肠梗阻,是婴儿期最常见的急腹症之一。发病年龄以1岁以内多见,占60%~65%,尤其以4~10个月婴儿多见,2岁以后随年龄增长发病逐年减少。男女之比为2~3:1。肠套叠一年四季均有发病,以春末夏初发病率最高,可能与上呼吸道感染及淋巴结病毒感染有关。我国小儿急性肠套叠的发病率较欧美为高。

一、病因和发病机制

通常把肠套叠分为原发性与继发性两种,95%的病例为原发性肠套叠。

原发性肠套叠病因尚不十分明确,可能与下列因素有关:

(一) 病毒感染

婴幼儿肠的淋巴组织丰富,在呼吸道或肠道病毒感染时,可伴有肠壁集合淋巴滤泡增生,当肠蠕动到该处出现不协调,诱发肠套叠发生。

(二) 饮食改变

生后4~10个月是添加辅食及增加乳量的时期,也是肠套叠发病高峰期。由于婴儿肠道不能立即适应所改变食物的刺激,导致肠道功能紊乱,引起肠套叠。

(三) 回盲部解剖因素

婴儿期回盲部游动性大,回盲瓣过度肥厚,小肠系膜相对较长,新生儿回肠盲肠直径比值为1:1.43,而成人为1:2.5,提示回肠盲肠发育速度不同。婴儿90%回盲瓣呈唇样凸入盲肠,长达1cm以上,加上该区淋巴组织丰富,受炎症或食物刺激后易引起充血、水肿、肥厚,肠蠕动易将回盲瓣向前推移,并牵拉肠管形成套叠。

(四) 肠痉挛及自主神经失调

由于各种食物、炎症、腹泻、细菌或寄生虫毒素等刺激肠道产生痉挛,使肠蠕动功能节律紊乱或逆蠕动而引起肠套叠。也有人提出由于交感神经发育迟缓,自主神经系统活动失调引起套叠。

(五) 遗传因素

近年来报道肠套叠有家族发病史。

二、病理及分型

肠套叠在纵断面上一般分为3层:外层为肠套叠鞘部或外筒,套入部为内筒和中筒。肠套叠套入最远处为头部或顶端,肠管从外面套入处为颈部。外筒与中筒各以黏膜面相接触,中筒与内筒各以浆膜面相接触。肠套叠多为顺行性套叠,与肠蠕动方向一致,肠套叠发生后,套入部随着肠蠕动不断推进,该段肠管及其肠系膜也一并套入鞘内,颈部紧束使之不能自动退出。由于外层肠管持续痉挛,致使套入部肠管发生循环障碍,初期静脉回流受阻,组织充血水肿,静脉扩张,黏液细胞分泌大量黏液,进入肠腔内,与血液及粪质混合呈果酱样胶冻状排出。进一步发展,导致肠壁水肿、静脉回流障碍加重,使动脉受累,供血不足,最终发生肠壁坏死。往往中层及鞘部转折处最先发生坏死。

(一)按病因分类

1. 原发性肠套叠　多发于婴幼儿。

2. 继发性肠套叠　梅克尔憩室、肠重复畸形、肠息肉、淋巴瘤、过敏性紫癜等。

(二)按解剖部位分类

1. 小肠型　即小肠套入小肠,根据部位可分为包括空空型、回回型和空回型。

2. 结肠型　即结肠与结肠套叠。

3. 回盲型　以回盲瓣为出发点。

4. 回结型　以回肠末端为出发点,此型最多,约占80%。

5. 复杂型(复套型)　即整个肠套叠再套入远端肠腔内,常见为回回结型。

6. 多发型　在肠管不同区域内有分开的两个、三个或更多的肠套叠。

三、临床表现

(一)原发性肠套叠

小儿肠套叠多为原发性肠套叠,临床特点如下:

1. 阵发性哭闹不安　常见既往健康的婴儿,突然出现阵发性有规律的哭闹,持续10~20min,伴有手足乱动、面色苍白、拒食、异常痛苦表现,然后有5~10min或更长时间的暂时安静,如此反复发作。此种阵发性哭闹与肠蠕动间期相一致,由于肠蠕动将套入肠段向前推进,肠系膜被牵拉,肠套叠鞘部产生强烈收缩而引起的剧烈腹痛,当蠕动波过后,患儿即转为安静。肠套叠晚期合并肠坏死和腹膜炎后,患儿表现萎靡不振,反应低下。

2. 呕吐　初为奶汁及乳块或其他食物,以后转为胆汁样物1~2d后转为带臭味的肠内容物,提示病情严重。

3. 腹部包块　在哭闹的间歇期触诊,可在右上腹肝下触及腊肠样、有弹性、稍活动并有轻压痛的包块,右下腹一般有空虚感,肿块可沿结肠移动,有时在横结肠,或左侧中下腹触及马蹄形肿块,严重者可在肛门指诊时,在直肠内触到子宫颈样肿物,即为套叠头部。个别病例可见套入部由肛门脱出。临床统计约80%病例可触及肿块。晚期腹胀重或腹肌紧张时,不易触及肿块。

4. 果酱样血便　婴儿肠套叠发生便血者达80%以上。家长往往以便血为首要症状就诊,多在发病后6~12h排血便,早者发病后3~4h即可出现,为稀薄黏液或胶冻样果酱色血便,数小时后可重复排出。便血原因是肠套叠时,肠系膜被嵌入在肠壁间,发生血液循环障碍而引起黏膜出血、水肿与肠黏液混合在一起而形成暗紫色胶冻样液体。

5. 肛门指诊　有重要临床价值,有些来诊较早患儿,虽无血便排出,但通过肛门指诊可发现直肠内有黏液血便,对诊断肠套叠极有价值。

6. 全身状况　依就诊早晚而异,早期除面色苍白、烦躁不安外,营养状况良好。晚期患儿可有脱水,电解质紊乱,精神萎靡不振、嗜睡、反应迟钝。发生肠坏死时,有腹膜炎表现,可出现中毒性休克等症状。

(二)继发性肠套叠

与婴儿肠套叠相比较,年龄偏大,症状不典型。起病较为缓慢,肠坏死发生时间相对比较晚。患儿也有阵发性腹痛,但发作间歇期较婴儿为长,呕吐较少见。据统计儿童肠套叠发生便血者只有40%左右,而且便血往往在套叠后几天才出现,或者仅在肛门指诊时指套上有少许血迹。另外继发性肠套叠有其继发因素及自身临床表现。

四、诊断

当患儿具备阵发性哭闹不安、呕吐、果酱样血便表现及腹部触到腊肠样包块时,即可初步诊断。但部分病例,来院就诊时缺乏肠套叠的典型表现,或只有其中 1~2 个症状,此时应仔细检查腹部是否可触及肿块,右下腹是否有空虚感,肛门指诊观察指套上是否有果酱样黏液便,以便进一步确诊。必要时做腹部超声等辅助检查、诊断学空气灌肠协助诊断。

五、辅助检查

(一)腹部超声

为首选检查方法,可以通过肠套叠的特征性影像协助临床确定诊断。在肠套叠横断面上显示为"同心圆"或"靶环"征,纵切面上,呈"套筒"征。

(二)空气灌肠

空气灌肠(air enema)既是诊断方法也是治疗手段。在空气灌肠前先作腹部正侧位全面透视检查,观察肠内充气及分布情况。注气后可见在套叠顶端有致密软组织肿块呈半圆形,向结肠内突出,气栓前端形成明显杯口影,有时可见部分气体进入鞘部形成不同程度钳状阴影。如诊断明确,无空气灌肠禁忌证可进行灌肠复位治疗。

(三)腹部 CT 和放射性核素消化道扫描检查

对临床怀疑继发性肠套叠患儿有一定参考价值,如消化道重复畸形和梅克尔憩室。

六、鉴别诊断

小儿肠套叠临床症状和体征不典型时,注意与下列疾病鉴别。

(一)细菌性痢疾

菌痢多见于夏季,常有不洁饮食史;早期即可出现高热,黏液脓血便伴里急后重,大便常规见到大量脓细胞,如细菌培养阳性,即可确诊;腹部触不到腊肠样包块,B 型超声见不到肠套叠的典型影像。

(二)急性坏死性小肠炎

以腹泻为主,大便呈洗肉水样或红色果酱样,有特殊腥臭气味;高热,呕吐频繁,明显腹胀,严重者吐咖啡样物;全身情况较肠套叠恶化快,严重脱水,皮肤花纹和昏迷等休克症状。

(三)过敏性紫癜

腹型紫癜患儿有阵发性腹痛及呕吐,有腹泻或便血,呈暗红色,有时因肠管水肿出血而增厚,可在右下腹触及肿块。注意患儿是否有双下肢出血性皮疹、膝关节和踝关节肿痛等,部分病例可有血尿。有报道25% 腹型紫癜可伴发肠套叠,此时应作超声或空气灌肠检查协助诊断。

(四)梅克尔憩室

梅克尔憩室溃疡出血系突然发生。便血量往往很多,严重者可出现休克;出血时并无腹痛或仅有轻微腹痛。梅克尔憩室也可引发肠套叠,与原发性肠套叠很难鉴别,多在手术中发现。

(五)蛔虫性肠梗阻

多见于幼儿及儿童,阵发性腹痛,可有吐、便蛔虫史;腹部包块多在脐周呈条索状或面粉团样,压之可变形;临床很少有便血;患儿在发病前多有驱虫不当史,腹部超声显示肠腔内蛔虫影像。

(六)直肠脱垂

少数晚期肠套叠,其套入部可由肛门脱出,与直肠脱垂鉴别要点有:直肠脱垂时,可见肠黏膜一直延续到肛门周围的皮肤,而肠套叠时,在肛门口与脱出肠管之间有一条沟,手指通过此沟可伸入直肠内;直肠脱垂无急腹症症状,多发生在用力排便和增加腹压时。

七、治疗

小儿急性肠套叠分非手术疗法和手术疗法两种。在非手术疗法中有空气灌肠、和超声下水压灌肠复位疗法,钡剂灌肠目前较少应用。其中空气灌肠复位已被长期应用。近十余年来超声监测下水压灌肠复位也收到良好效果。三种复位方法的适应证和禁忌证基本一致。

(一) 非手术疗法

1. 适应证与禁忌证

(1) 适应证:病程不超过48h,全身情况良好,无明显脱水及电解质紊乱,无明显腹胀和腹膜炎表现者。复位压力一般控制在60~100mmHg,3个月以下婴儿肠套叠和诊断性灌肠压力一般不超过80mmHg。

(2) 禁忌证:病程超过2d以上;全身情况显著不良者,如严重脱水,精神萎靡,高热或休克等症状者;高度腹胀,腹部有明显压痛,肌紧张,疑有腹膜炎时;反复套叠,高度怀疑或已确诊为继发性肠套叠;小肠型肠套叠;3个月以下婴儿肠套叠。

2. 空气灌肠复位肠套叠　用自动控制压力的空气灌肠机,经肛门插入带气囊Foley导尿管并注气固定,灌肠时小儿外科与放射科医师密切合作完成。肛门注入气体后即见肠套叠肿块各种影像,逐渐向盲肠退缩,直至完全消失,此时可闻及气过水声,腹部中央突然膨隆,可见网状或圆形充气回肠,说明肠套叠已复位。空气灌肠复位率可达95%以上。

3. 超声监视下水压灌肠复位肠套叠　腹部超声观察到肠套叠影像后,可在实时监视下水压灌肠复位,随着注水量增加和肠腔内压力的升高,可见肠套叠"同心圆"或"靶环"状块影逐渐向回盲部退缩,形如"半岛征"随着复位的进展"半岛"由大变小,最后通过回盲瓣突然消失。在此瞬间,结肠内液体急速通过回盲瓣充盈回肠,截面呈蜂窝状改变,水肿的回盲瓣呈"蟹爪样"运动,同时注水阻力消失,压力下降,证明肠套叠已复位。

4. 灌肠证实肠套叠已完全复位后,还要作如下观察:拔出气囊导管后排出大量带有臭味的黏液血便和黄色粪水;患儿很快入睡,无阵发哭闹及呕吐;腹部平软,已触不到原有肿块;口服活性炭0.5~1g,6~8h由肛门排出黑色炭末。

5. 灌肠复位并发症　严重并发症为结肠穿孔。空气灌肠肠穿孔时,透视下出现腹腔"闪光"现象,即空气突然充满整个腹腔,立位见膈下游离气体。拔出肛管无气体自肛门排出。患儿呼吸困难,心跳加快,面色苍白,病情突然恶化。应立即用消毒针在剑突和脐中间刺入排出腹腔内气体。超声下水压灌肠复位穿孔时,结肠内充盈液体突然消失,腹腔内出现较多液体,肠管呈漂浮状,此时应考虑有肠穿孔,立即拔出肛管,迅速排出肠腔内盐水,腹腔穿刺抽出腹水。灌肠复位所致肠穿孔,均需迅速做好术前准备。

(二) 手术疗法

1. 手术适应证　非手术疗法禁忌证的病例;应用非手术疗法复位失败的病例;小肠套叠;继发性肠套叠。

2. 肠套叠手术复位术　手术前应纠正脱水和电解质紊乱,禁食水、胃肠减压,必要时采用退热、吸氧、备血等措施。麻醉多采用全麻气管插管。

(1) 开腹手术复位:常用上腹部横切口,若经过灌肠已知肠套叠达到回盲部,也可采用麦氏切口。如果发现肠套叠套入较多时,头部达横结肠以远,不可能提出切口,可以由伤口将手伸入均匀压迫肠套叠鞘部慢慢向近端推挤,至回盲部或升结肠后将肠套叠包块托出切口外,用压挤法沿结肠框进行肠套叠整复,术者用两手拇、示指握住套叠远端即套头部,向近端轻柔推挤,耐心缓慢地进行挤压复位,当复位到达回盲部时,复位阻力增大,鞘部张力增高,切忌在近端拖拽套入部,以免发生肠破裂。如复位困难时,可用温盐水纱布热敷后,再做复位。

肠套叠复位后要仔细检查肠管有无坏死,肠壁有无破裂,肠管本身有无器质性病变,阑尾是否有充血水肿及坏死,如无上述征象,将肠管纳入腹腔,按层缝合腹壁。对不能复位及肠坏死的病例,应行坏死肠段切除吻合术。肠套叠复位后迟发性肠穿孔已成为近年来主要死亡原因。肠套叠时间长,因鞘部肠壁持续痉挛,导致动脉缺血,而使微动脉末梢部发生散在性点状坏死。手术复位后,痉挛解除,肠壁颜色恢复,散在的点状坏死灶很难发现。术后两三天腹胀,特别是结肠膨胀后,高压致使坏死点穿孔。由于穿孔很小,漏出量不多,同时患儿在术后肠麻痹时期,原有重度中毒及严重腹胀存在,以致迟发性穿孔性腹膜炎症状很难发现,直至发展为晚期败血症多器官衰竭。发现气腹或腹穿抽出黄色粪汁后,虽及时开腹,也难挽救生命。预防性造瘘减压是可行的措施。

（2）腹腔镜手术复位：1996年Cuckow等首次报道腹腔镜下成功复位1例原发性肠套叠病例。此后陆续有学者报道腹腔镜下成功复位肠套叠，并且疗效满意。目前腹腔镜在小儿肠套叠诊疗中的应用正在大力开展。目前常见的腹腔镜手术方法有三孔法、腹腔镜联合灌肠复位、单孔法。腹腔镜手术具有微创美观、术后疼痛轻等优点，在肠套叠中的应用日益广泛。

八、预后

现在，我国人民生活水平提高，医疗条件得到很大改善，又经过科普宣传，人们对小儿肠套叠认识普及后，晚期患儿已很少见。山野农村也多能得到早期灌肠治疗。国内文献报告的复位率都在90%左右。包括晚期手术切除患者在内，基本上已罕见死亡。小儿原发性肠套叠复位后一般不复发。目前发展的目标是消灭冤枉手术，改善灌肠方法和器械，使之更安全、更便捷。

（盛庆丰 吕志宝）

第三节 隐 睾

隐睾（cryptorchidism）是儿童最常见的男性泌尿系疾病，也是男性新生儿最常见的疾病，单侧隐睾在足月男性新生儿中发病率高达3%。

一、病因和发病机制

隐睾的发病机制是多种原因作用的结果。影响隐睾发生风险的流行病学因素受解剖、遗传、激素内环境、社会经济学以及环境学等的复杂因素相关作用。有研究表明隐睾患者多数存在基因表型异常。睾丸位置异常、单侧或双侧睾丸下降不良、附睾结构异常、睾丸内部结构异常、睾丸激素异常和其他先天性异常，如尿道下裂生都是隐睾患者常见表现。出生后至1岁婴儿睾丸未降的危险因素包括早产儿、低体重儿。

睾丸形成的胚胎学起源开始于胚胎早期，但男性性征分化却开始于妊娠第7周。正常男性性分化包括性腺发育，中肾管（午非管）形成，同时伴随副中肾管（苗勒氏管）退化，以及睾丸下降至阴囊。Heyns对自然流产的人类男性胚胎的尸解发现，10%的个体睾丸下降发生在妊娠24周，50%在27周，75%在28周，80%在34周至出生。妊娠7周左右，原始的支持细胞开始发育，妊娠15周生殖细胞分化为生殖母细胞，紧接着进入睾丸索分化为胚胎精原细胞。生殖母细胞与支持细胞在睾丸内形成睾丸索，并成管以形成生精小管，直到青春期才开始形成管腔结构。睾丸索借助血运良好的结缔组织与体腔上皮隔离，并逐渐演变为白膜。

在正常的人体胚胎条件下，胚胎睾丸从它在腹腔内的初始位置经过多阶段下降至阴囊内。Gier和Marion提出了人类胎儿睾丸下降分3个阶段：①妊娠7~8周时中肾体退化；②妊娠21周时睾丸从后肾经过腹腔至腹股沟环；③妊娠28周时睾丸从腹腔沿鞘突经腹股沟管下降。Hutson和Hasthorp提出了睾丸下降需经腹腔和腹股沟阴囊的两步模式。总体概括来说，睾丸下降最佳诠释为3个阶段：①经腹腔阶段；②经腹股沟阶段；③管外迁移（从外环口下降至阴囊）。

（一）影响睾丸下降的因素

睾丸引带的牵引作用：妊娠7周时，浆膜下筋膜的间充质组织在脊柱两侧从性腺向正发育的腹内、外斜肌间的筋膜延伸，形成睾丸引带。有研究对小于23周胎儿解剖发现，睾丸开始下降之前，睾丸引带的延伸位置不超过腹股沟外环口。睾丸下降过程中引带末端的延伸范围一直存在争议，尤其是在引带对睾丸下降过程的作用。目前仅证明在睾丸下降前睾丸引带将睾丸固定到腹股沟管处起重要作用，但在睾丸通过腹股沟管进入阴囊过程中，引带是否发生作用仍需要进一步研究。

腹腔内压力对睾丸下降过程的影响：有观点认为腹腔内压力增高是睾丸从腹腔内进入腹股沟管的原始动力。

（二）内分泌失调和遗传因素

睾丸下降过程中受到内分泌影响，正常的下丘脑-垂体-性腺轴通常是引发睾丸下降的必要条件，睾丸下降异常可发生在绒毛膜促性腺激素生成、雄激素合成或雄激素作用时。研究显示睾酮和双氢睾酮对睾丸下降的发生十分必要,雄激素并不调节睾丸下降的第一阶段,但对腹股沟管下降到阴囊的阶段却十分重要。雄激素合成及活动受损将影响睾丸下降的第二阶段。

二、临床表现

隐睾可发生于单侧或双侧,单侧多见,右侧发生率较高。临床上将隐睾分为可触及睾丸和不可触及睾丸。约80%的隐睾在临床上是可触及的,尽管腹腔内睾丸沿着下降路线可停留在位于肾脏下降到内环口间的任何位置,但睾丸通常多位于内环口周围。临床上有类睾丸可以在腹腔和腹股沟管之间移动,被称为"窥视"睾丸。隐睾患者的临床主要表现为患侧阴囊空虚,可伴或不伴阴囊发育差。有的患者可在腹股沟触及睾丸样组织,一般较对侧小。隐睾的患儿通常伴有鞘状突未闭,可表现为腹股沟斜疝或鞘膜积液。腹股沟斜疝可发生嵌顿,易引起肠管坏死;嵌顿时也可对精索血管产生压迫,使睾丸缺血进一步萎缩,严重者导致睾丸梗死。

三、并发症

患侧睾丸精子缺乏或少精症,可伴或不伴精子活力不足,导致生育能力下降或不育。腹股沟管内睾丸位置表浅、固定,容易受到外力而引起睾丸损伤。90%的隐睾患者可同时存在鞘状突未闭。由于隐睾及其系膜间解剖异常,易出现睾丸扭转。尽管未下降睾丸很少发生扭转,但在腹痛或腹股沟疼痛伴同侧阴囊空虚者应考虑为睾丸扭转。隐睾患者的睾丸存在一定的恶变可能,恶变概率比正常睾丸高10倍左右。近期有文献报道,青春期前行睾丸下降固定的隐睾患者比青春期后手术的患者恶变危险低。

四、辅助检查

(一)B型超声检查
是目前明确睾丸位置的常用检查手段,超声可观察到患侧睾丸位置、大小、血供情况,但不能靠超声检查诊断隐睾。

(二)CT和MRI
对于隐睾诊断价值不大。

五、诊断及鉴别诊断

(一)诊断
根据病史、体格检查、临床表现及辅助检查,基本可以明确诊断,体格检查是确诊隐睾、鉴别回缩性睾丸的唯一方法,也是区分扪及和未扪及睾丸的可靠方法。询问病史时需包括以下几点:早产及母亲病史,包括妊娠期的类固醇激素使用情况;围产期病史,包括出生时的阴囊体检资料;患者的治疗经过,比如手术史;家族史,是否存在隐睾或相关综合征。

多人、多次、多体位重复体检可以提高体检阳性率,检查患儿取平仰卧位或双腿交叉卧位,在腹股沟区从内环口向阴囊方向推挤睾丸,注意检查者手温及环境温度不要过低,因冷刺激致过度提睾反射而影响检查结果。

生殖器检查需要查看是否存在外生殖器外观异常,阴茎畸形,如尿道下裂、小阴茎等。观察两侧阴囊是否对称。已降至阴囊侧睾丸,需检查其大小,有无触痛,有无合并斜疝或鞘膜积液,以及提睾反射情况。未降至阴囊侧需要体检腹股沟区是否可触及睾丸组织,可及睾丸需要进一步确定其能否拉入阴囊内,如果睾丸可以拉入阴囊,需要观察松手后睾丸在阴囊内停留时间。

(二)鉴别诊断
1. 滑动性睾丸　若能将睾丸推入阴囊,但松手后睾丸又退缩回腹股沟区为滑动睾丸,属于隐睾范畴,需要手术治疗。
2. 回缩性睾丸　若能将睾丸推入阴囊,松手后睾丸能在阴囊内停留,称为回缩性睾丸,非真性隐睾,多数无须手术治疗,可以观察随访。

隐睾患者评估及治疗流程见图 12-1。

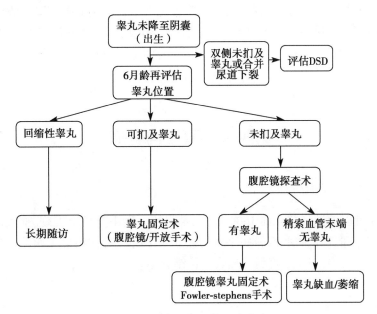

图 12-1 隐睾患者评估及治疗流程

DSD. 性发育障碍;Fowler-Stephens 手术. 精索动静脉切断睾丸固定术。

六、治疗

(一)药物治疗

激素治疗隐睾方法,但其成功率不确切,而且用药后成功降至阴囊的患儿中约 20% 再次出现睾丸回缩至腹股沟区,隐睾位置越高,激素治疗成功率越低。有报道指出,HCG 等激素治疗可能会通过促进生精细胞凋亡而阻碍精子发生,加重生殖功能障碍。另外,激素可引起皮肤色素沉着,毛发生长、性早熟等内分泌紊乱并发症。因激素治疗成功率低,并发症多,且缺乏远期疗效证据,不推荐该治疗作为常规方案。

(二)手术治疗

隐睾治疗年龄建议自校正胎龄 6 月龄开始,一般在 12 月龄前,最晚在 18 月龄前完成,包括传统开放手术和腹腔镜手术。

1. 可扪及隐睾 睾丸固定术成功率为 90% 以上,可采用开放手术或腹腔镜手术。术中应注意充分游离睾丸和精索,分离提睾肌以避免睾丸再次回缩,术中尽量使睾丸无张力降至阴囊内,固定睾丸时切忌将缝线穿过睾丸实质,同时避免精索扭转的发生,低位隐睾可行经阴囊单切口睾丸固定术。

2. 未扪及隐睾 腹腔镜手术探查是诊断未扪及隐睾的金标准,较腹股沟手术探查更利于明确睾丸位置,缩短手术探查时间。对于异位睾丸、患侧腹膜血管分布变异等因素,腹腔镜探查仍难以完全避免假阴性需要向家长明确说明。术中如发现腹腔内精索血管盲端,提示该侧睾丸缺如,可避免盲目的腹股沟探查。若麻醉状态下,在阴囊内扪及小结节及与之相连的精索样结构,可选择经阴囊探查是否为萎缩睾丸,特别注意的是术中需要确定精索血管末端是否存在睾丸结构,如果未找到精索血管盲端,仍有遗漏腹腔内隐睾的可能。

3. 高位腹腔型隐睾 可选择 Ⅰ 期或分期精索动静脉切断睾丸固定术(Fowler-Stephens 手术)。分期手术时,首次采用腹腔镜手术,在距睾丸 1~2cm 处离断或结扎精索血管,以促进侧支循环建立,6 个月后再行第二期手术。分期 Fowler-Stephens 手术睾丸存活率在 90% 以上,而对于 Ⅰ 期手术睾丸存活率尚存争议,从50%~90% 不等。微血管自体移植的睾丸存活率可达到约 90%,但需要技术娴熟且有丰富显微外科经验的医师才能完成

4. 对于超过青春期的隐睾 建议常规行睾丸组织活检,根据病理结果行下一步治疗。

手术后并发症包括:伤口感染、睾丸回缩、血肿、髂腹股沟神经损伤、术后睾丸扭转、输精管损伤、睾丸萎缩等,睾丸萎缩是最严重的并发症。

单侧隐睾患儿生育率与正常男性大致相同,双侧隐睾患者生育率则显著下降。流行病学研究 显示隐睾患者发生睾丸生殖细胞肿瘤的风险增加 5~10 倍,尤其是腹腔内隐睾或者双侧隐睾患儿,早期行隐睾下降固定术能有效降低睾丸恶变,但术后发生睾丸恶性肿瘤的风险仍较非隐睾人群增高。因此,隐睾患儿在青春期以后仍需定期体检。

(李晓溪　梁　龑)

第四节　腹股沟斜疝

一、历史

腹股沟斜疝的发现可以追溯到公元前 1500 年,在希腊的一座小雕像上展现,而关于斜疝手术的记载也可追溯至公元前 1200 年。但现代腹股沟斜疝手术的兴起于 19 世纪,在明确了腹股沟管的解剖以及无菌术发明之后才蓬勃发展。1871 年,Marcy 首创了疝囊高位结扎术。

二、发病率

腹股沟斜疝[3]是小儿外科最常见的疾病之一,发病率在 0.8%~4.4%。早产儿的发病率高达 16%~25%。出生时,80%的新生儿鞘状突呈开放状态,6 个月后明显减少,在 3~5 年后达到平台期。腹股沟斜疝多于 1 岁内发病,约 1/3 的患儿于半岁内接受手术。男性多见,男女比例为 3∶1~10∶1;60%的患儿为右侧斜疝,10%为双侧。曾有报道称右侧斜疝的患儿后期更易出现左侧斜疝,但近期研究发现并非如此,侧别与对侧异时斜疝的发生无明显相关性。11.5%的患儿有家族史,男性双胎的发病率为 10.6%,女性双胎为 4.1%。

三、胚胎学

胚胎早期,腹膜在腹股沟内环处向外有　袋形突出,称为腹膜鞘状突。男孩鞘状突进入阴囊,多丁胚胎 7~9 月龄闭合呈条索样。女孩鞘状突进入大阴唇,多于胚胎 7 月龄闭合。腹膜鞘状突的闭塞有时发生停顿、延迟或不全,使鞘状管仍然保持开放或部分开放,造成疝和积液发生的可能,成为小儿腹股沟斜疝和鞘膜积液的病理基础。

四、临床特点

腹股沟区、阴囊内或大阴唇处的可复性肿块是腹股沟斜疝的典型临床表现。肿块多在患儿哭闹、站立及用力时突出,安静平卧时自行消失。肿块可于生后数日、数周、数月甚至数年出现。没有并发症的腹股沟斜疝一般无不适,生长发育也和正常小儿无差别。

体格检查可遵循以下步骤:首先让患儿平躺于检查台,脱掉下肢衣物,充分暴露下腹部及会阴部,触诊睾丸(男性患儿),辨识肿块。较小肿块位于外环及阴囊起始处,较大肿块可降至阴囊内。肿块质软,有弹性,上极在外环部逐渐消失于腹股沟管中,边界不清。用手将肿块轻轻向上进行挤压,肿块即可被还纳入腹腔,并可听到咕噜声。复位后用手指压在内环处,小儿咳嗽时,可以感受到冲击。移去手指,肿块又再出现。如患儿就诊时体格检查未及肿块,大龄患儿可嘱其站立屏气,婴幼儿可使其哭闹,再次触诊肿块。如仍未触及肿块,可触摸精索或圆韧带,腹股沟斜疝患儿可触及增粗的精索或圆韧带,称为丝手套征(silk glove sign)或塑料袋征(plastic baggy sign),但此征较主观,不够准确。家长于肿块突出时拍照明确者也可诊断。

五、诊断与鉴别诊断

(一)诊断

腹股沟区或阴囊部的可复性肿物,就诊时查到典型的可复性肿块,腹股沟斜疝既可确诊。暂无肿物的婴儿可使其哭闹,儿童可令其咳嗽、屏气、鼓腹或跑跳后再检查,多可触及肿物,明确诊断。仍不能明确者,可行超声检查。Erez 等发现超声测量腹股沟管直径为 3.6+/-0.8mm 时,手术多发现鞘状突已闭;腹股沟管直径为 4.9+/-1.1mm 时,手术多发现鞘状突未闭;腹股沟管直径为 7.2+/-2mm 时,手术多发现腹股沟斜疝。一侧有疝的患儿,应常规询问和检查对侧有无类似情况。

（二）需要鉴别的疾病

1. 鞘膜积液 阴囊内肿块有囊性感,透光试验阳性。一般呈椭圆形或圆柱形,边界清楚,与腹股沟斜疝上极边界不清有别。有些鞘膜积液挤压后肿物可略缩小,一般不会完全消失。少数病例既有疝,又有鞘膜积液,肿物可部分回纳。

2. 隐睾 睾丸停留在腹股沟管或阴囊上部时,该处也表现出肿块,但肿块较小,质韧,边界清楚。隐睾侧阴囊发育较差,而且在阴囊内触不到睾丸。有时腹股沟斜疝可合并有隐睾,由于牵涉术后医源性隐睾的问题,在检查后书写病史时一定要写明阴囊内是否触及睾丸。

3. 睾丸肿瘤 表现为阴囊内肿物,与腹股沟斜疝相似。但肿物多为实质性,有沉重感,不能被还纳。超声和 CT 检查可以确诊。

4. 腹股沟淋巴结炎 肿大的淋巴结多位于外环口外侧,实性,边界清楚,同时伴有局部皮肤和软组织红肿热痛等表现,常在腹股沟淋巴结引流区域内见到感染病灶。既往无腹股沟区肿物反复出现的病史。

5. 直疝 小儿腹股沟直疝极其少见,解剖上腹股沟斜疝疝囊颈在腹壁下动脉的外侧进入腹股沟管内口,而直疝则在腹壁下动脉的内侧直接向外突出。压迫内环口可阻止斜疝下降,但直疝仍可出现。直疝疝囊颈宽大,很少发生嵌顿。大多数直疝患儿有同侧斜疝修补的病史,可能在寻找疝囊时损伤了腹股沟管的后壁,造成腹横筋膜损伤薄弱,当腹压增大时,使腹膜及内脏突出而致。手术治疗主要是修补腹股沟管后壁,缝合腹横筋膜、联合肌腱到耻骨梳韧带上。

六、治疗

尽管鞘状突在出生后可继续闭合,但有疝的患儿很少能自行愈合。因此,腹股沟斜疝诊断明确后,都需进行手术治疗。腹股沟斜疝手术的发展经历了一系列变革,包括手术时机的演变和手术方式的演变。

（一）手术时机的演变

既往曾建议手术在患儿 1 岁以后实施,认为 1 岁以内的腹股沟斜疝患儿有自愈的可能。随着医学进展,此观点被证实为错误的。腹股沟斜疝不能自愈,延迟手术会增加斜疝发生嵌顿的风险。有研究表明,腹股沟斜疝确诊后 1 个月内进行手术治疗可避免 90% 的并发症;对于小于 1 岁的患儿,确诊后 2 周内手术比确诊 1 个月后手术者减少了 50% 的嵌顿疝发生。目前建议腹股沟斜疝一经诊断,尽早手术,早产儿和有严重心肺疾病者例外。早产儿建议在患儿体重达到 2kg 以上时手术,在出院之前完成。严重心肺疾病者可先治疗原发病,等全身情况好转后再行手术。

（二）手术方式及并发症

1. 儿童腹股沟斜疝的治疗原则是疝囊高位结扎。传统的腹股沟入路疝囊高位结扎术是治疗儿童腹股沟斜疝安全且有效的方法。自 Marcy 首创之后,已沿用了百余年。不需要切开腹外斜肌腱膜,横断疝囊后只需在外环口稍加牵引,即可游离近端疝囊至腹膜返折处,于此处结扎、缝扎疝囊,近侧残端即向上缩回至腹内斜肌下面。学龄期儿童和少数巨型疝可按改良 Ferguson 法加强腹股沟管前壁,即将腹外斜肌内侧叶缝合在腹股沟韧带上,再将外侧叶重叠在内侧叶上,以丝线间断缝合。

2. 手术并发症

（1）复发:文献报道的复发率在 0~6% 之间。

（2）阴囊水肿/血肿:发生率为 1.5%~8.2%。水肿多可自行吸收,血肿多是由于远端疝囊止血不彻底。

（3）输精管损伤:多是由于解剖不清,盲目分离所致。输精管横断手术时可能发现,一旦出现应立即在放大镜下以 8-0 可吸收单股线行端端吻合。很多情况下输精管损伤甚至切断后不易发现,文献报道根据疏松组织学检查疝囊上有输精管诊断,发生率在 0.23%~1.6%。疝修补后不育也提示输精管损伤。单侧输精管损伤可导致机体产生抗精子抗体,也可引起不育。输精管易受损,牵拉、钳夹、热传导均可引起,手术时需谨慎。

（4）睾丸萎缩：发生率为1%~5%。嵌顿疝多见，由于嵌顿时精索血管受压，睾丸血供受损所致。有文献报道嵌顿疝手法复位后出现了睾丸萎缩，发生率是2.3%。

（5）医学性隐睾：报道的发生率为0.2%。多是由于在手术时将睾丸提起甚至提至切口外，结束时未将睾丸放回阴囊内或在缝扎疝囊时将精索缝在一起，造成精索缩短。如术毕发现睾丸高位，应立即拆开切口将睾丸复位。如术后随访时发现，应择期行睾丸下降固定术。

慢性疼痛：可能是由于损伤神经所致，大年龄儿童及青少年多见，幼儿少见。

（三）腹腔镜手术的兴起及争议

由于传统疝囊高位结扎术具有切口小、疼痛轻、恢复快等优点，而腹腔镜手术存在手术时间长、费用高、学习曲线长等缺点，腹腔镜手术一直未被儿外科医生普遍接纳。近年来，随着腹腔镜手术技巧的提高及器械的改进，腹腔镜治疗儿童腹股沟斜疝逐渐兴起且有取代传统手术的趋势。文献报道了许多腹腔镜治疗儿童腹股沟斜疝的方法，总的来说分为两类，一是腹膜外途径，一是腹腔内途径。腹膜外途径的特点是结扎线在皮下潜行绕内环口一圈，在腹膜外打结高位结扎疝囊；腹膜内途径的特点是在腹腔内缝合内环口并打结，高位结扎疝囊。目前没有确定的证据表明哪种方法更优，但文献报道腹膜外途径较腹膜内途径复发率更低。

腹腔镜手术的优点包括伤口更美观、术后疼痛轻、恢复快、并发症发生率低、可以鉴别少见的股疝、直疝以及可以探查对侧鞘状突是否闭合。腹腔镜手术由于腹股沟区的操作损伤小，术后阴囊水肿的发生率低于传统手术（1.5% vs. 8.2%）；而其他并发症，如睾丸萎缩、医源性隐睾等，两者无显著差异。文献报道的腹腔镜手术的复发率在0~4%，与传统疝囊高位结扎术（0~6%）相似。

腹腔镜手术的前5项优点获得了比较一致的认可。关于最后一项，术中发现对侧未闭鞘状突（contralateral patent processus vaginalis, CPPV）的处理目前还存在比较大的争议。其实这并不是一个新的争议点。1955年Rothenburg和Barnet报道称小于1岁的患儿100%存在双侧斜疝，大于1岁者有65%存在双侧斜疝，主张行对侧腹股沟探查。直到1981年，仍有80%~90%的医生对小于1岁的单侧斜疝患儿手术时常规探查对侧腹股沟。后发现对侧探查的阳性率并不高才逐渐摒弃了这一做法。

随着腹腔镜手术的兴起，CPPV很容易被发现。文献报道的CPPV的发现率从28%到66%不等，而对侧斜疝的发生率在3.6%~10%之间。所以CPPV不等同于对侧斜疝。主张术中同时结扎CPPV的学者认为这样可以有效避免对侧斜疝的发生，避免二次手术及斜疝发生嵌顿的风险。而不主张术中同时结扎CPPV的学者则认为，CPPV的发现率与对侧斜疝的发生率为4~10：1，同时结扎CPPV存在过度治疗，且增加了手术并发症的风险及手术费用和手术时长。那么，哪些CPPV易发展为斜疝呢？曾经认为年龄小于1岁及左侧斜疝的患儿术后易出现对侧斜疝，但近来的研究发现年龄和侧别并不是对侧斜疝发生的危险因素。这是需要进一步探索的问题。找到风险与受益的平衡点，使得患者的利益最大化是下一步研究的方向。在没有明确的结论之前，两种选择都应告知患儿家长，包括风险及获益，根据家长意愿决定是否处理CPPV。

（四）腹腔镜手术的适应证

所有腹股沟斜疝患儿均适用，特别是小年龄患儿，包括早产儿。小年龄患儿因疝囊壁菲薄，传统手术易撕裂，手术难度高。而小年龄患儿腹膜松弛，结扎无张力，更适合腹腔镜手术，但操作有一定难度，需要有经验的术者进行。大年龄患儿因腹膜张力高，腹腔镜手术仅可以行疝囊高位结扎术，不能同时行疝修补术加强腹股沟管壁，腹腔镜手术是否会增加复发率目前尚缺乏数据。且CPPV的发现率随着年龄增长而下降，有研究称<1岁者，CPPV的发现率是50%；<2岁者，CPPV的发现率是45%；<5岁者，CPPV的发现率是37%；>5岁者，CPPV的发现率是15%。大年龄患儿是否适宜行腹腔镜手术是需要进一步探讨的问题。就总体而言，腹腔镜手术与传统手术复发率相似。

对于传统疝囊高位结扎术后复发的患儿，腹腔镜手术应作为首选，不仅在操作上较再次传统手术更简单，而且可以明确复发的原因。

对于嵌顿性疝及绞窄性疝的处理，腹腔镜手术不劣于传统手术。嵌顿性疝和绞窄性疝实际上是一个病例过程的两个阶段，临床上很难截然区分。目前关于腹腔镜手术治疗嵌顿性疝及绞窄性疝的研究多为回顾性研究及文献分析，循证医学证据等级不高，尚无处理"金标准"。多数报道嵌顿性疝腹腔镜手术时间较传统手术长;而在术后并发症方面,包括复发、睾丸萎缩、伤口感染等,腹腔镜手术优于传统手术;住院时长两者无显著差异。腹腔镜处理嵌顿性疝的优点包括切口美观、精索损伤率低、嵌顿物更易回纳、更易观察嵌顿物的血供及活力,腹腔适宜的温度也有利于嵌顿物恢复血供及活力。观察嵌顿物的血供及活力对于逆行性嵌顿疝,即"W"形疝更为重要,因其有部分受压肠管位于腹腔内,传统手术易疏漏,腹腔镜手术更直观、安全。如嵌顿物已出现绞窄坏死,多可在腔镜下进行处理(大网膜、卵巢等)。如绞窄物为肠管,可扩大脐部切口,将坏死肠管拖出,进行切除吻合或修补。总而言之,腹腔镜手术治疗嵌顿性疝是趋势,由有一定腹腔镜手术经验的医生实施是安全有效的。

儿童滑疝常见的为女性卵巢或输卵管滑疝,膀胱滑疝及乙状结肠滑疝罕见。目前文献报道关于滑疝的腹腔镜处理也聚焦于女性患儿卵巢或输卵管滑疝。轻者可置入辅助钳,在腹腔镜下将卵巢及输卵管拉回至腹腔,再行腹膜外疝囊高位结扎术。卵巢多可完全回复进腹腔,有些输卵管牵拉后仍位于内环口处,无法行疝囊高位结扎,可将输卵管与内环口处腹膜分离,再行腹膜外疝囊高位结扎。严重者需转传统手术。腹腔镜治疗女性滑疝安全、有效,操作较传统手术简单,有些学者建议将其作为处理女性儿童滑疝的金标准。

七、嵌顿性腹股沟斜疝的鉴别及处理

嵌顿性腹股沟斜疝(incarcerated hernia)是常见的小儿外科急症,发生率为12%~17%,1岁内常见,小于6月的患儿发生率为24%。足月儿较早产儿更易发生嵌顿,可能由于早产儿疝囊颈较宽大不易发生嵌顿;也可能于早产儿多因早产住院,处于医护人员的观察下,可早期将突出的疝内容物回纳,防止了嵌顿发生。临床表现为腹股沟区(阴囊内或大阴唇处)不可复性肿块,伴哭闹,嵌顿物为肠管时可伴有呕吐、腹胀、肛门停止排气排便等肠梗阻症状。嵌顿严重者2h即可出现嵌顿物坏死,即为绞窄性疝。其主要的病理生理过程为嵌顿物及腹股沟管周围静脉、淋巴回流受阻导致嵌顿物及周围组织水肿,进一步影响嵌顿物的动脉供血,导致嵌顿物坏疽和穿孔。如为男性患儿嵌顿物及水肿组织会压迫精索血管,导致睾丸供血不足,进一步引起术后睾丸萎缩。

(一)嵌顿性腹股沟斜疝的鉴别

需要与非交通性鞘膜积液、腹股沟区肿物(脂肪瘤、脂肪肉瘤、淋巴管瘤等)、腹股沟区脓肿等鉴别。通常根据详细的病史及仔细的体格检查,诊断不难。当诊断有疑问时可行超声检查加以鉴别,必要时可加做CT检查。

(二)嵌顿性腹股沟斜疝的处理

包括手法复位和手术复位两种。

既往认为手法复位适用于嵌顿时间小于12h者,禁忌证包括:①嵌顿时间大于12h;②新生儿不能确定嵌顿时间;③女孩疝出物可能为卵巢、输卵管时;④已试行手法复位失败者;⑤全身情况差,已有肠绞窄症状者。但现在认为嵌顿时间不应作为手法复位的禁忌证,手法复位的绝对禁忌包括有休克或腹膜炎表现者。是否可行手法复位需由有经验的医师判断并实施。手法复位可在患儿镇静状态下进行,不主张麻醉下手法复位。复位时使患儿平卧,臀部抬高,用左手拇指、示指固定肿物,右手握住肿物下方,持续均匀加压,使疝内容物逐渐缩小复位。忌暴力,防止嵌顿肠管破裂。复位过程困难者应留院观察24h,如有血便、腹胀、腹肌紧张、发热或气腹,提示肠坏死,应立即剖腹探查。疝囊高位结扎术应在复位后24~48h内水肿消退后实施。有过嵌顿的患儿,如手术时间延迟5d以上,再嵌顿的发生率高达15%。

手术复位适用于手法复位失败者及有休克或腹膜炎表现者。术前首先要进行液体复苏,纠正休克。小便计量监测复苏效果。并给予广谱抗生素,有呕吐、腹胀等梗阻症状者还应给予胃肠减压。休克纠正后应急诊手术,手术方式包括传统疝囊高位结扎术及腹腔镜疝囊高位结扎术,推荐腹膜外入路腹腔镜手术,在腔镜直视下手法复位嵌顿肠管,如复位困难,可加辅助钳轻轻牵拉或撑开内环口,复位后行疝囊高位结扎,术后复发率低。如嵌顿疝内容物有坏死,处理原则同传统手术。

传统手术一般采用腹股沟斜切口。在疝囊外切开腹内斜肌,解除疝囊颈的压迫,此时应防止嵌顿肠管突然缩回腹腔。解除压迫后,将疝内容物提出切口外仔细检查,如有坏死,行肠切除吻合。对已明显坏死的生殖腺亦应切除,尚有可疑者应予保留。疝内容物还纳后,分离及高位结扎疝囊。缝合剪开的腹内斜肌,重

建腹股沟管。

嵌顿性腹股沟斜疝不伴肠坏死者,预后较好。晚期全身情况较差者,特别是新生儿,可能产生严重后果。

(盛庆丰　吕志宝)

第五节　鞘膜积液

一、概述

正常情况下睾丸鞘膜腔内有少量浆液,使睾丸有一定的活动范围。鞘状突未闭(patent processus vaginalis)导致鞘膜腔集聚的液体过多而形成了囊肿就称为鞘膜积液(hydrocele)[3]。

二、病因和发病机制

在胚胎发育早期,腹膜向腹股沟突出,并沿腹股沟管一直延伸到阴囊底部,此为鞘状突。在鞘状突形成中,睾丸也紧贴鞘状突的背侧,经腹股沟管下降到阴囊,鞘状突的背部覆盖了睾丸的大部分。精索部的鞘状突一般在出生前开始闭塞,最后成为一条纤维束,保留的睾丸部的鞘状突覆盖了睾丸、附睾,称为睾丸鞘膜,有脏层和壁层。当鞘膜本身或睾丸、附睾的病变使鞘膜腔聚集的液体过多时即形成了鞘膜积液。

三、分类

根据鞘膜积液所在部位以及鞘状突是否闭锁,将鞘膜积液分为以下类型。

(一)睾丸鞘膜积液

最常见,睾丸鞘膜腔内有较多浆液集聚,呈梨形或卵圆形,睾丸位于积液中央,不易被触及。

(二)精索鞘膜积液

精索段的鞘状突未闭合而形成的囊性积液,肿块位于睾丸以上至腹股沟部,呈卵圆形或梭形,多囊时可呈哑铃形,随着精索移动。

(三)交通性鞘膜积液

未闭的精索鞘状突较粗,与腹腔相通,使腹腔液流入睾丸鞘膜内,鞘膜积液肿块的大小可随体位的变化而变化,变化的速度与鞘状突通道的粗细程度有关,大的鞘状突通道可有肠管、大网膜进入而合并腹股沟斜疝。

四、病理

原发性鞘膜积液的浆液呈清亮的淡黄色渗出液,蛋白含量3%~6%,比重(-)010~(-)025,继发性急性鞘膜积液呈浑浊状,如有出血则呈棕褐色,含有大量红、白细胞,炎症重时呈脓性,鞘膜壁常有纤维斑块和钙化增厚改变,可见扁平或乳突状隆起。寄生虫性的积液内可见虫卵沉着,丝虫蚴及炎性细胞。慢性鞘膜积液张力大时可影响睾丸血运和温度调节,引起睾丸萎缩,双侧积液可影响生育能力。

五、临床表现

本病一般无自觉症状,以发现阴囊或腹股沟包块就诊。当积液多、囊肿增大、张力高时,可有下坠感或轻度牵扯痛。包块一般没有明显的大小变化,如有较粗通道的为闭鞘状突存在时,平卧久后肿块会缩小,继发性鞘膜积液还有原发病的症状。

六、辅助检查

超声检查鞘膜积液肿块呈液性暗区。

七、诊断和鉴别诊断

（一）诊断

阴囊和腹股沟可见肿块，呈卵圆形或梨形，表面光滑，有囊性感，透光试验阳性。透光试验是传统的诊断方法，操作如下：用手电筒（最好是笔形的小头电筒），紧贴肿物的一方，可见全部肿物红亮，阳性标准是照在肿物的任何部位也必须看到肿物全部均匀红亮，境界清楚。这与皮下脂肪或肠管内气液的透光不同，后者不能显示各方均匀的红亮。

睾丸鞘膜积液的肿块悬垂于阴囊底部，体积大者睾丸和附睾触摸不清，巨大的鞘膜积液，因阴囊极度增大可使阴茎回缩，精索鞘膜积液肿块位于睾丸上方或腹股沟部，体积一般较小，其下方可及睾丸，牵拉睾丸，肿块可随精索上下活动，可为多囊性。如果积液为脓性、乳糜性、混浊、有出血及囊壁厚时透光试验为阴性。交通性鞘膜积液，肿块的大小和张力与体位有关，卧位或挤压后肿块有缩小。

（二）鉴别诊断

鞘膜积液应与腹股沟疝、睾丸肿瘤、腹膜后淋巴管瘤，以及睾丸鞘膜积血等鉴别。腹股沟疝为可复性肿块；睾丸肿瘤为实质性肿块，质硬而沉重，整块表面可不规则，肿块呈持续性增大；腹膜后淋巴管瘤可以疝入腹股沟甚至阴囊，基本上不能还纳，肿块上界不清；睾丸鞘膜积血有局部外伤史，穿刺时可有腰痛。超声检查鞘膜积液，肿块呈液性暗区，有利于与其他疾病鉴别。

八、治疗

睾丸鞘膜积液的治疗主要是手术治疗，手术方法为鞘状突高位结扎术。如果鞘膜积液体积不大，张力不高，可不急于手术，特别是1岁以内婴儿，有自行消退的可能性，一般2岁后手术。

开放手术鞘状突高位结扎术是传统的成熟术式。近年来，腹腔镜手术因其创伤小、恢复快、术中可探查对侧鞘状突有无开方等优势，近年开展的越来越多，但有学者认为腹腔镜手术术中不能像开放手术那样很好的保护输精管，腹腔镜下鞘状突高位结扎术是否影响输精管的通畅性，仍有待前瞻性大样本研究来回答。

九、术后并发症

（一）复发

可能与鞘状突撕裂，没有完整的解剖出鞘状突或没能正确找到鞘状突结扎有关。

（二）输精管损伤

尽管术中尽可能的保护输精管，但仍有输精管损伤的可能，意外结扎切断以及钳将输精管等都可引起输精管损伤，输精管损伤可能会引起成年后的不育。

（三）医源性隐睾

发生概率低，可能与手术结束前未能将睾丸放回阴囊或缝合时牵拉睾丸有关，但更重要的还是术前应该注意是否合并患侧睾丸位置高、精索紧，如有术中同时行睾丸固定术，术后发生医源性隐睾需再次行睾丸下降固定术。

十、随访要点与预后

鞘膜积液术后随访主要包括有无复发，睾丸发育情况，有无医源性隐睾等。鞘膜积液预后恢复好。

（盛庆丰　吕志宝）

第六节　骨　　折

一、儿童骨折的特点、类型和治疗原则

儿童骨折是儿童期的常见损伤，由于儿童处于生长发育期，在组织解剖、生理和生物力学等方面与成人

都有很大区别。儿童骨折有如下特点：由于儿童成骨、破骨细胞丰富、血运旺盛,其生长和塑形能力均较成人强,骨折后愈合速度快,年龄越小愈合越快;儿童骨骼存在骨骺生长板,骨折时,若骺板损伤,可能造成骨骼生长延迟或骨关节畸形;儿童骨折复位后由于一定程度对位和对线不良导致的短缩或成角畸形可随着生长发育获得一定程度的矫正,年龄越小、自我塑形和矫正能力越强,但是内外翻畸形和旋转畸形多不能自行矫正[4]。

儿童骨折根据严重程度可分为外伤性骨弯曲、竹节状骨折、青枝骨折和完全性骨折。临床上,儿童骨骺损伤最常采用 Salter-Harris 分型方法分型,该分型根据受伤机制、骨折线与骨骺板的关系以及将来是否会影响骨骼的生长发育等将骨骺损伤分为六型[5],包括:Ⅰ型,单纯骨骺分离,很少有并发症,但是股骨近端骨骺滑脱以及肱骨内上髁的骨骺分离可导致生长紊乱或关节不稳定;Ⅱ型,骨骺分离伴干骺端骨折,本型最常见,一般不发生生长紊乱;Ⅲ型,骨骺骨折,本型通常需要切开精准复位以防止畸形愈合;Ⅳ型,骨骺骨折伴干骺端骨折,本型通常也需要切开精准复位并内固定以防止畸形愈合;Ⅴ型,骺生长板纵向挤压伤,该型诊断困难,常需要借助 MRI;Ⅵ型,骺生长板边缘切割伤导致的骺生长板周围环(Ranvier区)损伤,本型治疗困难,几乎都会并发骨骺早闭。

外伤性儿童骨折大部分可以采用手法整复、闭合复位、外固定的方法治疗。少数闭合性骨折、开放性骨折需要手术切开复位、内固定治疗。儿童骨折容易并发生长紊乱,治疗中应以避免损伤骨骺及骺生长板造成生长发育障碍为原则[5]。骨干及干骺端骨折争取手法整复、闭合复位外固定治疗,可接受一定程度的非解剖复位,期待通过塑性获得满意疗效;而骨骺骨折若有移位则需要手术切开以获得解剖复位,防止或减少继发畸形。带螺纹的空心钉等不能穿过骺生长板固定骨折;内固定不能进入关节内以免诱发软骨溶解。

二、儿童常见骨折和脱位

(一) 锁骨骨折

1. 概述　常见于10岁以下的儿童,由于直接或间接的外力造成,预后良好。体重过重或者肩部难产的新生儿在经阴道分娩时肩部受到的压力常会引起骨折,发生率为千分之五。年龄较大的儿童,发生骨折的常见原因是摔倒时肩部直接撞击,前臂处于伸展位摔倒外力传导至锁骨也会导致骨折的发生。个别病例可发生臂丛神经及锁骨下血管的损伤。

中1/3骨折最常见,表现为青枝骨折或完全性骨折,内侧和外侧相对少见。不同于成人锁骨骨折的是,儿童少有合并胸锁关节或肩锁关节的脱位。

2. 临床表现　新生儿锁骨骨折很难发现,早期新生儿可有患肢垂于胸前、自主活动减少的表现,更多是在生后7~10d锁骨损伤处出现骨痂后发现肿块而确诊。年长儿症状典型,头偏向患侧,可有骨折部位肿胀、压痛、瘀斑,患肢拒动,可触及骨擦感。内侧的锁骨骨折由于骨折部位靠近大血管、食管、气管,容易引起严重的危及生命的紧急情况,患儿可出现不能说话、呼吸或吞咽困难,同时同侧上肢静脉搏动消失,颈静脉怒张。

3. 治疗　绝大多数的儿童锁骨骨折都可以采用非手术治疗而达到满意治疗效果,8字绷带或者锁骨带是一种可靠的固定手段,移位的骨折很少需要整复,依靠强大的塑形能力可自行修复。新生儿产伤骨折时可将患肢衣袖缝合于胸前固定,1~2周后待疼痛感消失即可祛除。年长儿锁骨骨折绷带固定肩关节于后伸位,一般3~4周即可拆除。

年龄在10岁以上,且对体育运动有要求者可采取手术治疗;如果内侧骨折向后移位引起纵隔内气管、食管受压或损伤血管神经,则需行切开复位;严重的外侧骨折导致畸形明显者通常也需要切开复位。固定物的选择一般为钢板或者弹性髓内钉,不推荐使用克氏针,以免克氏针移位伤及脏器[5,6]。

(二) 肱骨外科颈骨折

1. 概述　占所有儿童骨折的3%,青少年多见,新生儿肱骨外科颈骨折可由产伤引起,年长儿可由直接或间接暴力引起,可单独累及干骺端或骨干,也可两者同时受累。约60%是头下型骨折,40%为 Salter-Harris Ⅱ型骨折,单纯骨骺分离十分罕见。

2. 临床表现　新生儿难产时肩部卡在骨盆出口或者牵拉手臂助产都可能产生肱骨近端骨折,常难诊断并且易和臂丛神经损伤混淆,直到触诊或在 X 线片上看到大量骨痂才能确诊,临床表现有 Moro 反射不对称,或一侧手臂不活动,也叫"假性麻痹"。年长儿症状明显,除有骨折部位肿胀、压痛以外,上臂短缩,远端移位使喙突附近的腋窝隆起。还应细心检查有无伴发血管神经损伤。桡神经紧邻肱骨干,容易受损。表现为虎口区麻木,伸腕、伸指、伸拇及旋后肌无力。正中神经、尺神经及血管损伤少见。

3. 治疗 儿童的肱骨外科颈骨折愈合和塑形能力非常强大,绝大多数通过非手术治疗均可达到满意效果。年龄小于 10 岁儿童的矢状面和冠状面可容忍成角为 60°,而大于 10 岁儿童为 30°。任何年龄的稳定性、可容忍移位性骨折可行 Velpeau 绷带或石膏固定 3~4 周。

对于年龄在 10 岁以上的不稳定性骨折,建议麻醉下复位后选择弹性髓内钉或经皮克氏针固定。开放性复位很少用。

(三)肱骨髁上骨折

1. 概述 肱骨髁上骨折发病率较高,占肘部骨折的 50%~60%,容易残留畸形,常合并有血管、神经损伤。骨折畸形愈合引起肘内翻较为多见,严重的粉碎性骨折后多有不同程度的肘关节屈伸功能受限[4-6]。

2. 临床表现 临床有肘部疼痛、肿胀,髁上部位压痛和肘关节屈伸功能受限,严重的出现张力性水疱和皮下瘀斑,可有异常活动和骨擦音。分为伸直型和屈曲型,伸直型临床常用 Gartland 分类[5]:Ⅰ 型无移位;Ⅱ 型有移位但后侧皮质完整;Ⅲ 型有移位且无骨皮质接触。屈曲型少见,尺神经可受损伤。伸直型骨折对肱动脉、正中神经等均可压迫损伤;Ⅳ 型,又称不稳定性,术中复位时可向伸直型或屈曲型骨折移位。根据受伤史、临床表现和 X 线摄片可作出诊断。

3. 治疗 治疗目的是防止肘内、外翻畸形及神经血管等严重并发症的发生,尽早恢复患肢功能;预防晚期成角畸形和过伸畸形。无移位骨折用长臂石膏托屈肘位固定 3~4 周。有移位的 Ⅱ 型骨折必须进行整复,应特别注意纠正尺偏移位。闭合复位后石膏过屈位固定可增加神经血管损伤的危险,因此建议行经皮克氏针固定后在安全的体位用石膏固定(屈曲<90°)以维持复位。大多数治疗中心采用经外侧 2~3 枚针固定,以避免尺神经损伤。Ⅲ 型肱骨髁上骨折均应复位内固定。无条件开展克氏针内固定的医疗机构可行牵引治疗。若软组织嵌入不能解剖对位或存在肱动脉损伤则需切开复位。

(四)肱骨外髁骨折

1. 概述 肱骨外髁骨折是常见的肱骨远端骺板骨折,发病率仅次于肱骨髁上骨折。肱骨外髁骨折容易合并脱位、桡骨头骨折、尺骨鹰嘴骨折,若不进行恰当治疗容易导致骨折不愈合、外翻畸形及外髁骨骺坏死。

2. 临床表现 肘外侧疼痛、肿胀,活动受限,可闻骨擦音。严重的出现张力性水疱和皮下瘀斑,可伴发肘关节部分或完全脱位,明显畸形。临床分型:Milch Ⅰ 型(稳定型)指骨折线通过肱骨小头骨化中心,未及肱骨滑车切迹。Milch Ⅱ 型(不稳定型)指骨折线超过肱骨滑车切迹,达到肱尺关节。根据骨折移位临床采用 Stage 分型:Ⅰ 型无移位(骨折线未达到关节面);Ⅱ 型侧方移位(骨折线达至关节面);Ⅲ 型翻转移位(骨折远端旋转移位)。另外还有一种类型骨折块翻转移位伴肘关节脱位。肘关节正侧位 X 线摄片可明确骨折类型和位移方向。

3. 治疗 肱骨外髁骨折为关节内骨折,需要解剖对位。少数移位很轻可仅用石膏固定。大多采用切开复位克氏针固定治疗。有些外髁骨折向外侧移位,但关节面软骨尚完整,此时可尝试闭合复位。无论是闭合复位还是切开复位,骨折块均应采用经皮克氏针固定。骨折块浸泡在关节液内常导致骨折延迟愈合或不愈合,故克氏针固定时间应大于肱骨髁上骨折,达到 4 周,直至骨痂跨过骨折线。避免早期拔除克氏针而导致不愈合。

(五)肱骨内上髁骨折

1. 概述 肱骨内上髁骨折(fracture of the medial epicondyle of humerus)属于 Salter-Harris Ⅰ 型或 Ⅱ 型骨骺骨折,好发于 7~15 岁儿童。肱骨内上髁是前臂屈肌总腱的起点,又是肘关节侧副韧带的止点,尺神经经过内上髁后侧的尺神经沟,所以肱骨内上髁骨折易发生尺神经的损伤。

肱骨内上髁骨折临床上分为四型[4]。Ⅰ 型:骨骺无移位或仅轻微移位,但在任何平面骨骺移位≤5mm,X 线片上仅见 shenton 线中断、不连续;Ⅱ 型:骨骺移位>5mm,并向远端旋转移位至关节水平面;Ⅲ 型:移位的骨骺经破裂的关节囊嵌入关节内,常合并桡骨头软骨面损伤;Ⅳ 型:移位的骨骺嵌入关节内,同时伴有肘关节向外侧脱位。

2. 临床表现　据骨折类型不同,临床表现严重程度不同。一般表现为肘关节屈曲位,局部肿胀和疼痛,严重者有皮下瘀斑。局部明显压痛。需要注意是否有尺神经损伤表现。

3. 治疗

(1) Ⅰ型,骨折无明显移位者:可采用肘关节屈曲90°、前臂旋前位石膏托固定3~4周。

(2) Ⅱ型以上者:一般均需要手术解剖复位内固定。若骨折在明显移位情况下畸形愈合,由于前臂屈肌及旋前圆肌起点向下、向外移位,可导致肘关节无力和外翻不稳定,影响肘关节功能。

(六) 肱骨远端全骨骺分离

1. 概述　肱骨远端全骺分离是不常见的肘部损伤,其受伤机制及临床特点与肱骨髁上骨折相似,是髁上骨折发生在幼儿发育阶段的一种特殊损伤类型。其骨折线位置低,相当于骨骺线水平。远端骨折块包括肱骨小头骨骺,滑车和内、外上髁4个骨骺一起与肱骨干分离。肱骨全骺分离多为间接暴力所致,常是虐待损伤。

2. 临床表现　肱骨远端全骺分离临床多见于年龄较小的儿童。伤后肘部疼痛,环形肿胀,肘部横径增宽,可伴有肘内翻或肘外翻畸形。髁部压痛,有骨擦感。肘三角关系无改变,但肘关节活动障碍。另外,尺神经损伤体征较常见,表现为4、5指麻木,手指屈曲、外展和内收障碍。诊断主要依靠 X 线检查,典型表现为分离的肱骨远端骨骺连同尺桡骨一起移位,而外髁骨骺与桡骨近端始终保持良好对位关系。Delee 等根据患者的年龄和肱骨外髁骨化程度,将全骨骺分离分为3型:A 型骨折为肱骨外髁二次骨化中心出现前,婴幼儿期间(0~12月)发生的骨骺分离,通常为 Salter Ⅰ型骨骺损伤;B 型骨折为外髁开始骨化(1~3岁),可为 Salter Ⅰ型骨骺损伤或带有干骺端小骨块的为 Salter Ⅱ型骨骺损伤;C 型骨折为外髁骨化(3~7岁),通常为带有干骺端大骨块的为 Salter Ⅱ型骨骺损伤。虽然全国骨骺分离非常少见,但在新生儿期应与肘关节脱位相鉴别,在年长儿童中与肱骨外髁骨折相鉴别。

3. 治疗　肱骨远端全骺分离的治疗原则与肱骨髁上骨折相同。如临床上怀疑此类骨折,应进行闭合复位经皮克氏针固定。幼儿的 A 型骨折,通常可获得满意的复位,然后屈肘90°,前臂旋前位石膏托固定。大龄儿童的 B、C 型骨折发生肘内翻的风险加大,全麻下闭合复位,从外侧以2~3枚克氏针固定即可,3周后骨折愈合后可拔除克氏针。切开复位内固定只适用于严重移位的无法通过闭合方法获得复位的骨折,通常采用后侧入路。若患儿就诊时间较晚(就诊时间超过5d),或 X 线片可见骨痂,则不应再复位,以免进一步伤害骺板。此时单纯石膏固定,若畸形愈合,待患儿长大后截骨矫形。

(七) 桡骨颈骨折

1. 概述　桡骨颈骨折是儿童肘关节常见骨折,多发生于4~14岁,儿童桡骨颈骨折占所有儿童肘关节骨折的5%~10%,在所有儿童骨折中占1%。常见的损伤原因为肘部处于伸直和前臂旋前位时跌倒,手掌着地,外力沿纵轴向上传导,引起肘部过度外翻,使得桡骨头外侧与肱骨小头发生撞击,产生桡骨头或桡骨颈骨折。

2. 临床表现　受伤后肘关节肿痛、旋转受限,前臂旋转时关节疼痛。需要检查手部活动情况以除外骨间背神经损伤。Steele 骨折分型,将儿童桡骨颈骨折分为4型,Ⅰ型:成角0°~30°,移位10%;Ⅱ型:成角30°~60°,移位大于10%而大于50%;Ⅲ型:成角61°~90°,移位大于50%而小于90%;Ⅳ型:角大于90°,移位大于90%。

3. 治疗　非手术治疗:桡骨颈骨折成角小于30°,移位小于2mm,并且旋前旋后功能无受限,不需要复位和手术治疗。2~3周石膏固定,随后早期功能锻炼将获得良好的效果。手术治疗:如果桡骨颈骨折成角大于30°,移位大于2mm,需手术治疗,弹性髓内钉闭合复位固定技术是现在流行的手术方式,由于弹性髓内钉能控制骨折的平移旋转和轴移,使骨折处于稳定状态,可以早期去除外固定行关节康复训练,减少关节的僵硬。

(八) 孟氏骨折

1. 概述　孟氏骨折是 Monteggia 提出的一种损伤较重的骨折类型,指尺骨中上1/3骨折伴桡骨头脱位。若伤后未及时复位,往往会发展成为严重的关节功能障碍。现在较为公认的是 Bado 分型[5,7]:Ⅰ型:最常见,桡骨头前脱位合并尺骨向前成角骨折;Ⅱ型:桡骨头后脱位合并尺骨向后成角骨折;Ⅲ型:桡骨头外侧脱位合并尺骨近端干骺端向前外侧成角;Ⅳ型:桡骨头脱位合并尺桡骨双骨折。

2. 临床表现 外伤后肘部及前臂肿胀,移位明显者可见尺骨成角或凹陷畸形,肘关节前外或后外方可摸到脱出的桡骨头。前臂旋转受限。前臂正侧位 X 片可以确诊。必要时行肘关节三维重建 CT。对于单独的尺骨骨折均应怀疑是否合并桡骨头脱位,还要留心有无神经损伤(桡神经及骨间神经)或其他损伤。

3. 治疗 此种损伤治疗复杂,需根据情况具体处理:

(1)保守治疗:损伤不重的孟氏骨折可试行手法闭合复位石膏外固定术。复位桡骨头后屈肘 80°~90°(前脱位者)或 110°~120°(后脱位者),再对尺骨进行复位,然后石膏固定。注意定期拍片及复查。

(2)切开复位内固定:闭合手法复位失败,骨折移位明显,桡骨头脱位明显及开放性孟氏骨折应选择手术。手术先整复桡骨头脱位,了解环状韧带损伤情况并加以修补,髓内针或钢板螺钉固定尺骨。

(3)陈旧性孟氏骨折处理:陈旧性孟氏骨折手术治疗非常复杂,需儿童骨科专业医师完成。

(九) 尺桡骨骨折

1. 概述 尺桡骨骨干骨折仅占全部儿童骨折的 3%~6%。可发生在任何水平、双骨或单一骨折。儿童前臂骨折多为间接暴力所致,或合并软组织损伤,严重者为开放性骨折。

2. 临床表现 患儿有明确外伤史,多为间接暴力,部分也为直接暴力。患者主要表现表现为局部肿胀、畸形及压痛,可有骨擦音及异常活动,前臂活动受限。低龄儿童常为青枝骨折,有成角畸形而无骨端移位。直接或间接暴力均可造成桡、尺骨干双骨折,骨折部位多发生于前臂中 1/3 和下 1/3 部。X 线检查可明确骨折类型及移位情况。照片应包括肘、腕关节,以了解有无旋转移位及上、下尺桡关节脱位。以防漏诊及鉴别蒙氏骨折等损伤。

3. 治疗 在儿童患者中延迟愈合和不愈合罕见。闭合复位通常可以获得成功,所以大部分骨折应先试行闭式复位。

(1)非手术治疗

1)青枝骨折:闭合复位治疗结果满意。

2)完全骨折:远端骨折可向任何方向移位,但近端骨块的位置由肌肉牵拉决定,因此必须确定近端骨块的位置,并使远端骨折块向近端复位。

3)尺桡骨中 1/3 骨折:患者肘关节屈曲 90° 和前臂旋后行手法复位,复位后,管型石膏或小夹板固定。尺桡骨下 1/3 完全骨折:骨折远端向背侧位移,并且有一定程度的重叠畸形,复位后石膏或小夹板固定 6 周,前臂中立位可提供更大稳定。

4)尺桡骨干近 1/3 单骨骨折:复位后于肘关节伸直位和前臂完全旋后位行石膏或小夹板固定。

5)桡骨远端骺板骨折:多为 Salter-Harris Ⅰ 或 Ⅱ 型骨折。手法复位比较容易,复位以后石膏固定 3 周。

(2)手术治疗[5]:对明显有软组织损伤、筋膜室综合征或软组织嵌顿、尺骨或桡骨再骨折、复位后不稳定的骨折等,有进行手术治疗的指征。弹性髓内针内固定:微创理念,恢复快。术后超肘腕石膏制动前臂 3~4 周。钢板固定:用钢板固定的主要手术指征是再骨折,此外严重粉碎性骨折或有节段性骨缺损需行钢板固定。

4. 并发症

(1)骨筋膜室综合征:大部分是严重尺桡骨骨折后发生的,如石膏或夹板外固定过紧所致,如出现"5P"征,则需急诊切开解压。

(2)再骨折:再骨折容易发生在钢板取出后,预后多较差。

(3)畸形愈合:如骨折后 3~4 周产生成角,可再次手法整复矫正成角。骨折 8 周后,出现畸形严重,最好骨折愈合后再考虑截骨矫形。

(十) 股骨干骨折

1. 概述 儿童股骨干骨折是下肢常见的损伤,占儿童下肢骨折的 10% 左右,好发于小年龄儿童,发病年龄峰值为 5~6 周岁。儿童股骨干骨折具有愈合能力强,生长塑形能力突出的特点,年龄越小塑形能力越强。因此不同年龄阶段的儿童股骨干骨折适用于不同的骨折治疗方式。

2. 临床表现 一般具有明确的外伤史。表现为外伤后患儿诉局部疼痛,幼儿无法诉说,家长可发现大腿少动,肿胀,不能站立等表现。可具体表现为大腿肿胀、畸形、疼痛、压痛、可触及骨擦感以及异常活动。如有神经、血管损伤,可出现相应的神经、血管损伤表现,临床上需常规进行神经血管方面的体检,避免并发严重后果。

3. 治疗 年龄是选择儿童股骨干骨折治疗方法的最重要参考因素,另外需综合考虑患儿股骨骨折的病理特征、骨折的特殊性、患儿的整体情况及社会心理因素等。总的来说,可选择的治疗方法包括简单固定、牵引石膏固定、闭合复位弹性髓内针固定、闭合复位外固定架固定、切开复位钢板螺丝钉固定以及带锁髓内针固定等,种类繁多,几乎涵盖了儿童所有的治疗骨折的方法[5,6]。

(1)Pavlik 吊带:适用于 6 月龄以内的患儿。

(2)石膏固定:适用于 6 月龄~3 岁的患儿。

(3)牵引后石膏固定:适用于 8 岁以下的儿童,可根据情况选用皮牵引或骨牵引治疗。

(4)外固定支架固定:适用于开放性骨折及粉碎性骨折患儿,适应证有限。

(5)弹性髓内针固定:适用于 8 岁以上的股骨骨折儿童

(6)带锁髓内针固定:适用于骨骺已闭合的青少年患者。

(7)钢板螺丝钉固定:适应证较少,被用于多发伤以快速妥善固定骨折,近年常采用桥接钢板固定技术。

(十一)胫腓骨骨折

1. 概述 胫腓骨骨折是儿童最常见的长骨骨折之一,约占全身骨折的 15%,平均发病年龄 8 岁。由于解剖部位的关系,胫腓骨遭受直接暴力打击、碾压的机会较多,同时开放性骨折机会较多。在 1~4 岁儿童中单车车轮辐损伤最为常见,而 4~14 岁的儿童胫腓骨骨折主要见于运动损伤及交通事故。

2. 临床表现 疼痛是最常见的,年幼儿无移位骨折可以没有疼痛哭吵等主诉,仅表现为患肢不愿意负重站立及行走。骨折后患肢出现局部肿胀,压痛和不能负重,需要注意有无重要血管神经的损伤。如腓骨上端骨折容易合并腓总神经损伤,还要注意小腿软组织的肿胀程度,有无小腿筋膜间隙综合征的表现。怀疑胫腓骨骨折时,需要摄胫腓骨正侧位 X 线片。在青春期患儿的踝关节损伤中,如果局部肿痛明显,但 X 线片没有显示明显的骨折线,有必要进行踝关节的 CT 检查,防止隐匿型踝部骨折的漏诊。

3. 治疗 儿童骨骼处于生长发育阶段,绝大多数可采用保守治疗,是儿童胫骨骨折的首选治疗方法[5,6]。

(1)手法复位外固定:适用于稳定性骨折,或不稳定性骨折牵引 2~3 周,再用石膏外固定。

(2)严重骨折的手术治疗[5]

1)胫腓骨骨干骨折:闭合复位弹性髓内钉固定,是首选手术方法。此外,切开复位钢板固定较多在大体重青少年的胫腓骨骨干骨折中应用。

2)胫腓骨近端及远端骨折:骨折经闭合复位或切开复位后,用钢针或螺钉固定。

3)特殊情况:对有皮肤严重损伤的胫腓骨骨折,外固定架可使骨折得到固定,并便于观察和处理软组织损伤。另外,对于严重粉碎性骨折,经皮微创加压锁定钢板(MIPO)的应用,手术创伤较小,骨折愈合快。

(十二)桡骨头半脱位

1. 概述 桡骨头半脱位俗称牵拉肘,该名称可形象地描述其受伤机制和特征。该病在 4 岁以下孩子中最常见,发病高峰在 1~3 岁,多因肘部伸直、前臂旋前位突然牵拉手腕部所致,是儿童骨科急诊常见疾病。

2. 临床表现 临床表现及体检特点:随着牵拉动作,小儿立即啼哭并拒绝用患肢活动和持物,牵拉者偶可闻及肘部弹响。体格检查:患儿未见红肿及畸形,前臂轻度旋前位,肘关节半屈曲位,桡骨头前外侧压痛,肘关节活动受限,以旋后受限为重。各手指活动正常,无麻木疼痛。

检查方法:桡骨头半脱位诊断主要以牵拉肘病史及体格检查为主,一般不需要特殊的血液学及影像学检查。在提供的牵拉性受伤机制不明确的情况下可行 X 线检查以排除骨折。

3. 治疗原则 明确诊断后行手法复位,即可获得满意的疗效。常规的手法复位方法:一手握住患肢腕上前臂,另一手握住肱骨下端及肘关节,拇指放于桡骨头,略施压力,迅速将前臂旋转至旋后位,复位成功按压桡骨头的拇指可感触到"弹响"。复位后,患肢即可开始活动。

(应 灏 赵利华)

第七节 脑 外 伤

一、概述

(一)损伤方式和机制

1. 直接损伤

(1)加速性损伤:为硬性物体撞击于静止的头部,并使其沿着外力的作用方向产生加速性运动。通常脑损伤发生在受力的一侧,常相对较轻。

(2)减速性损伤:为运动中的头部碰撞到静止的物体,迫使头部瞬间由动态转为静态,其损伤效应主要是对冲性脑损伤,其次为局部冲击伤。

(3)挤压性损伤:为头部在相对固定的情况下,受两侧相对的外力挤压而致伤,包括婴儿头部的产伤。

2. 间接损伤

(1)挥鞭样损伤:外力作用于躯干的某部使之急骤运动时,如头部尚处于相对静止状态,或头部运动速度落后于躯干,则头部可因惯性作用被甩动而致使脑损伤。

(2)颅颈连接处损伤:坠落时臀部或双足着地,外力由脊柱向上传导至枕骨髁部,可引起严重的枕骨大孔环形陷入骨折,致使后组脑神经、颈髓上段和/或延髓受损。

(3)胸部挤压伤:胸壁突然遭受巨大压力冲击,致使上腔静脉的血液拟行灌入颅内,甚至迫使动脉血也逆流,颈部及头面部皮肤和黏膜以及脑组织均发生弥散性点状出血。

3. 旋转损伤 头部沿着某一轴线做旋转运动,高低不平的颅底、具有锐利游离缘的大脑镰和小脑幕,均会对脑在颅内的旋转运动产生阻碍并形成剪切力,从而使脑的相应部分受到摩擦、牵扯、扭曲、碰撞、切割等机械作用而被损伤。

(二)颅脑损伤分类

1. 临床应用分类 此法适用于临床诊断,是以颅脑解剖部位和损伤病理形态改变而定。首先按颅部和脑部分为两大类,然后各自又分为闭合性和开放性。在此基础上又分为头皮、颅骨和脑损伤。由于脑组织结构及其位于颅腔的特定条件,又将闭合性脑损伤分为原发性和继发性。原发性包括脑震荡、脑挫裂伤、弥漫性轴索损伤;继发性包括颅内血肿及脑水肿、脑肿胀。

2. 昏迷程度分类 1974~1976年英国 Teasdale 和 Jennett 提出了格拉斯哥昏迷计分法(glasgow coma scale,GCS),按检查时患者睁眼、语言和运动三项反应的情况给予计分,总分最高为15分,最低为3分(表12-1)。总分越低,表明意识障碍越重,在8分以下者表明昏迷。按 GCS 计分多少和伤后原发昏迷时间的长短,可将颅脑损伤患者的伤情分为轻、中、重三型:轻型:13~15分,伤后昏迷在30min以内。中型:9~12分,伤后昏迷时间为30min~6h。重型:3~8分,伤后昏迷在6h以上,或在伤后24h内意识恶化再次昏迷6h以上者。

表 12-1 格拉斯哥昏迷评分　　　　　　　　　　　　　　　　　　　　单位:分

睁眼反应		言语反应		运动反应	
自发睁眼	4	回答正确	5	遵嘱动作	6
呼唤睁眼	3	答非所问	4	刺痛定位	5
刺痛睁眼	2	含混不清	3	刺痛回缩	4
无反应	1	仅发音	2	肢体屈曲	3
		无反应	1	肢体过伸	2
				无反应	1

（三）颅脑损伤处理原则

1. 一般处理原则

（1）病情观察：原则上按GCS观察意识状态，监测生命体征变化，并观察瞳孔等神经系统症状。

（2）急救措施：主要包括保持呼吸道通畅，纠正休克，维持正常循环状态，伤口压迫止血，防止伤口再污染和早期预防感染，适当镇静镇痛，控制癫痫等。严重呼吸、循环不良者不宜立即转运他处。

2. 颅内压增高的处理 一切引起颅内压增高的因素都应尽力避免。

（1）头部位置：以采取头高15~30°卧位为佳，一侧发生脑脊液耳漏者，头偏向患侧。

（2）脱水药物：首选20%甘露醇，每次1~2g/kg，静脉注射或快速静滴，必要时4~6h重复使用。亦可使用3%高渗盐水、呋塞米等。

（3）肾上腺皮质激素：常用地塞米松，目的在于维持血脑屏障的功能，抑制肾上腺皮质分泌醛固酮，抑制抗利尿激素的代谢从而减轻脑水肿，小儿用量可参照0.5~1mg/（kg·d），分1~2次，1周内逐步减量停用。

（4）手术治疗

1）脑室外引流和颅内压监测：可释放脑脊液使颅内压暂时降低，同时动态监测颅内压变化，指导后续治疗。

2）开颅手术：手术的目的，对闭合性颅脑损伤，主要为清除血肿等占位性病变，以降低颅内压、防止或解除脑疝；对开放性颅脑损伤，除上述外，尚须彻底清创，将其转变为闭合性损伤，以预防感染。

二、头皮和颅骨损伤

（一）头皮损伤

头皮表层毛发浓密，血运丰富，皮下组织致密，有短纤维隔将表层、皮下组织层和帽状腱膜层连接在一起，三者不易分离，其间富含脂肪颗粒，有一定保护作用。帽状腱膜与颅骨骨膜之间有疏松的结缔组织间隙，使头皮易于滑动，可缓冲外界暴力（图12-2）。

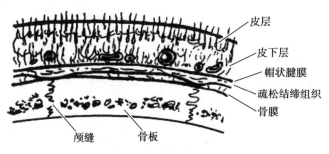

图12-2 头皮各层示意图

1. 头皮血肿

（1）临床表现

1）皮下血肿：位于表层和帽状腱膜之间，受皮下纤维隔限制有其特殊表现：体积小，张力高，疼痛显著，触诊时中心稍软，周边隆起较硬，易误诊为凹陷性骨折，必要时可行颅脑CT检查确定合并骨折与否。

2）帽状腱膜下血肿：帽状腱膜下层是一疏松的蜂窝组织层，其间有连接头皮静脉和颅骨板障静脉以及颅内静脉窦的导血管。当头部遭受斜向暴力时，头皮发生剧烈的滑动，引起导血管撕裂，出血较易扩散，常致巨大血肿。其临床特点是：血肿范围宽广，严重时可充满整个帽状腱膜下腔，似一顶帽子顶在患者头上。血肿触压时质软、波动，无明显边界，疼痛较轻。婴幼儿巨大帽状腱膜下血肿，可引起休克。

3）骨膜下血肿：由于颅骨骨膜在骨缝处粘连较紧，血肿局限在颅骨外板与颅骨骨膜之间，不超过颅骨骨缝的愈合处。

（2）治疗：早期给予冷敷以减少出血和疼痛，24~48h之后改为热敷促进吸收。巨大帽状腱膜下血肿应在严格皮肤准备和消毒下,分次穿刺抽吸后加压包扎,尤其对婴幼儿患者,可能须间隔 1~2d 穿刺一次,并根据情况给予抗生素,必要时尚需补充血容量之不足。骨膜下血肿忌用强力加压包扎,以防血液经骨折缝流向颅内。婴幼儿骨膜下血肿往往为时较久即有钙盐沉积,形成骨性包壳,难以吸,宜及时穿刺抽吸,在密切观察下小心加压包扎。

2. 头皮裂伤 多为锐器直接作用于头皮或头部碰撞于外物上所致。头皮血液循环十分丰富,只要能够及时施行彻底清创,感染并不多见。

处理原则:①尽早施行清创缝合;②谨慎去除失活组织;③去除一切异物;④注射破伤风抗毒素;⑤酌情应用抗生素;⑥有组织缺损者,清创后按不同情况施行皮下松解或转移皮瓣成形术;⑦无明显感染者,即伤后超过 24h,仍可进行彻底清创一期缝合。

3. 头皮撕脱伤 是一种严重的头皮损伤,多因发辫卷入快速旋转的机器中,使大块头皮自帽状腱膜下层或连同颅骨骨膜被撕脱。头皮撕脱的范围与受到牵扯的发根面积有关,严重时可前至上眼睑和鼻根,后至发迹,两侧累及耳郭甚至面颊部。患者大量失血,可致休克,但较少合并颅骨骨折或脑损伤。

治疗应用无菌敷料覆盖创面,加压包扎止血,并将撕脱头皮用无菌巾包好,随患儿速送至医院处理。对于伤后 2~3h,最长不超过 6h,头皮瓣完整、无明显污染和血管断端整齐的病例,可行头皮瓣复位再植,即将撕脱的头皮将清创后行血管吻合,原位再植。对于伤后不超过 12h、创面无明显感染、骨膜亦较完整的病例,可将头部创面冲洗清创后,切取患者腹部或腿部中厚断层皮片,进行植皮。亦可将没有严重挫裂和污染的撕脱皮瓣仔细冲洗、清创,剃去毛发,剔除皮下组织包括毛囊在内,留下表皮质,作为皮片回植到头部创面上。若受伤时间过久,或头皮创面已有感染存在,则只能行创面清洁及更换敷料,待肉芽组织生长后再行晚期邮票植皮。若颅骨裸露,需外板间距约 1cm 处钻孔,使板障血管暴露,以便肉芽生长,覆盖裸露颅骨后,再行种子式植皮,消灭创面。

(二)颅骨骨折

六岁之前,小儿颅骨为一层富于弹性而较薄弱的骨板,可塑性比较大,颅缝为疏松的纤维性连接,囟门可能尚未完全闭合,因而受到外力作用时,可以产生严重的颅骨变形而不易引起颅骨骨折,颅内压增高时也可通过哆开颅缝和囟门取得一定的空间代偿。

1. 线形骨折 包括颅缝分离,是最常见的一种骨折形式。可以单发或多发,常伴发局部骨膜下血肿。对骨折线跨越脑膜中动脉分支或颅内静脉窦者,应密切观察,及时作可行的辅助检查,以排除并发颅内出血可能。线形骨折本身无须特别处理,一般 3~4 个月后多数可自行愈合。

儿童生长性骨折:好发于额顶部,为线形骨折中的特殊类型,婴幼儿多见。一般认为小儿硬脑膜较薄且与颅骨内板贴附较紧,当颅骨发生骨折裂缝较宽时,硬脑膜常同时撕裂、分离,导致局部脑组织、软脑膜及蛛网膜突向骨折的裂隙。由于脑搏动的长期不断冲击,使骨折裂缝逐渐加宽,脑组织继续突出,最终形成局部搏动性囊性脑膨出,病儿常伴发癫痫或局限性神经功能障碍。治疗原则为早期手术修补硬脑膜缺损,对伴发癫痫者需连同痫源灶一并切除。

2. 凹陷骨折 多见于额、顶部,常为接触面较小的钝器打击或头颅碰撞在凸出的物体上所致。儿童,尤其是婴幼儿颅骨弹性较好,钝性的致伤物可引起颅骨凹陷,但头皮完整无损,类似乒乓球样凹陷。随其发生部位、范围及深度不同,轻者造成压迫,重者损伤局部的脑膜、血管和脑组织,详细和全面的诊断有赖于 CT 扫描。

闭合性凹陷骨折的手术指征包括:①骨折凹陷深度达 1cm 以上;②大面积的骨折片陷入颅腔,使颅腔容积缩小并引起颅内压增高;③位于功能区,压迫脑组织引起相应症状。手术时,可于凹陷旁钻孔,小心经硬膜外放入骨撬,将陷入之骨片撬起复位。术后应密切观察以防出血。

对于开放性凹陷骨折,应尽量将游离骨片去除,对位置深在已累及脑重要结构或血管的骨碎片,不可勉强摘除。硬脑膜如有破损,应予以缝合或修补。涉及大静脉窦的凹陷骨折,如未引起颅内压增高及脑损害的症状,可考虑不予手术;反之则需手术,手术时需高度警惕发生难以控制的大出血。

3. 颅底骨折 颅底骨折绝大多数是由颅盖部骨折线延伸至颅底而致,少数可因头颅挤压伤所造成,以线形为主。

（1）临床表现

1）颅前窝骨折：常累及额骨眶板和筛骨。引起的出血经前鼻孔流出，或流进眶内在眼睑肿或球结膜下形成瘀斑，若眶周广泛淤血则形成熊猫眼征，眶内出血可致眼球突出。筛板骨折常有单侧或双侧嗅觉障碍，若视神经受波及或视神经管骨折，可出现不同程度的视力障碍。脑膜破裂时，脑脊液可经额窦或筛窦由前鼻孔流出，出现脑脊液鼻漏；空气也可经此途径进入颅腔形成颅内积气。

2）颅中窝骨折：颞下骨折常伴发脑脊液耳漏，当颞骨岩部前缘或后缘的硬脑膜因骨折撕裂时，脑脊液可自破裂的鼓膜经外耳孔流出。颞骨岩部及乳突骨折可引起乳突部皮下瘀斑（Battle 征），大多于伤后 2~3d 出现。颞骨岩部骨折亦可损伤面、听神经，以面神经多见，但多为暂时性。蝶窦骨折时，脑脊液可经窦腔至鼻咽部，引起鼻漏或咽后壁瘀血肿胀。少数患者并发尿崩症，则与鞍区骨折波及丘脑下部或垂体柄有关。颈动脉在其海绵窦段破裂，可引起颈动脉海绵窦瘘，导致搏动性突眼。若颈动脉或海绵窦破裂并与该处骨折通往鼻腔时，将引起严重的致死性鼻出血。

3）颅后窝骨折：第Ⅸ~Ⅻ脑神经均可受累，但临床上并不多见，主要表现多为颈部肌肉肿胀，乳突区皮下迟发性瘀斑及咽后壁黏膜瘀血水肿等征象。

（2）诊断：颅底骨折的诊断主要依靠临床表现，CT 扫描可利用窗宽和窗距的调节清楚显示骨折部位，有重要价值。

（3）治疗：颅底骨折本身绝大多数无须特殊处理，治疗主要是针对由骨折引起的并发损伤和后遗症，早期以预防感染为主。对耳、鼻出血或脑脊液漏者，取头高 20~30°卧位，漏液的耳或鼻不可堵塞或冲洗，避免咳嗽、喷嚏及焦虑情绪，使用抗生素作为预防性治疗；亦可使用脱水药物，使颅内压力保持正常或稍低水平。对保守治疗无效、没有自愈可能的脑脊液漏，应及时手术封闭瘘口；对碎骨片压迫引起的视神经或面神经损伤，应尽早手术去除骨片解除压迫。

三、原发性脑损伤

原发性损伤是暴力作用在脑组织的一瞬间就已造成的损伤，主要为脑震荡、脑挫伤、脑裂伤（后两者常被合称为脑挫裂伤）。小儿颅腔与脑组织之间的间隙狭窄，脑组织可以活动的幅度较小，加之脑组织柔软，脑血管具有一定的弹性和伸展性，因此对损伤的耐受性比成人好。且因婴幼儿颅缝闭合尚不牢固，颅内压增高时可促使颅缝分离及颅腔扩大，从而使颅内压降低，减轻损害。

（一）脑震荡

脑震荡系由轻度脑损伤引起的临床综合征，其特点为头部外伤后短暂意识丧失，旋即清醒，除有近事遗忘外，无任何神经系统缺损表现。但与成人相比，儿童脑震荡有其自身特点：短暂意识障碍可不明显；伤后可出现迟发性神经功能恶化，即所谓"小儿脑震荡综合征"。年龄越小越明显，越大则越接近成人。

1. 婴幼儿脑震荡　多因坠床而发生，可伴有颅骨骨折，但意识障碍并不明显。通常患儿伤后立即伴有哭吵，随后安静一段时间，数分钟或数小时后又开始烦躁、呕吐，可伴有面色苍白、肢体湿冷等症状。呕吐在伤后数小时内常反复出现，与此同时，患儿可出现倦怠懒动、嗜睡或昏睡等意识状态下降。这种迟发性呕吐和嗜睡症状被称为"小儿脑震荡综合征"，有人认为可能与迷走神经受刺激有关。

多数无须特殊治疗，反复呕吐者必要时补液支持。对嗜睡、持续呕吐、癫痫发作、前囟饱满者应行颅脑 CT 检查。外伤当时发生癫痫，以后未再发生者，无须特殊治疗。

2. 学龄期小儿脑震荡　有些患儿伤后可表现为行为障碍，多由车祸所致，短暂意识丧失后，随之出现一种面无表情、反应淡漠的意识状态。有些可以说话、回答问题，有些则处于完全木僵状态甚至丧失痛觉的防御反射。颅脑 CT 扫描可正常，EEG 通常表现为弥漫性异常波形，颅内压一般正常。治疗上除静脉输液营养支持以外，无须特殊处理，多在 7~10d 恢复。

（二）脑挫裂伤

小儿脑挫裂伤的发生率较成人低，其致伤机制亦与成人不同，主要为静止头部遭受外力时冲击部位的挫伤或局部凹陷骨折所致的直接损伤;或在加速或减速性损伤中,脑组织移位时与颅底骨嵴突起摩擦造成的损伤。

1. 临床表现 脑挫裂伤的临床表现因致伤因素、损伤部位以及小儿年龄的不同而各异,差异很大,轻者可没有原发性意识障碍,而重者可致深昏迷,甚至死亡。

(1)意识障碍:是较突出的临床表现之一,伤后多立即昏迷,时间由数分钟至数小时、数日、数月乃至迁延性昏迷不等。长期昏迷者多有广泛脑皮质损害或脑干损伤存在。一般常以伤后昏迷时间超过30min为判定脑挫裂伤的参考时限。

(2)伤灶症状:依损伤的部位的程度而不同,如果仅伤及额、颞叶前端等所谓"哑区",可无神经系统缺损的表现,若是脑皮质功能区受损,可出现相应的偏瘫、失语、视野缺损、感觉障碍以及局灶性癫痫等症状。

(3)头痛、呕吐:如果伤后持续剧烈头痛、频繁呕吐,或一度好转后又复加重,应究其原因,必要时可行辅助检查,以明确颅内有无血肿。对于昏迷患者,应注意呕吐可能吸入引起窒息。

(4)生命体征:多有明显变化,一般早期可有血压下降、脉搏细弱及呼吸浅快,是因为伤后脑功能抑制,不久后可逐渐恢复,若持续低血压,应注意有无复合损伤。反之,若短期内迅即出现血压持续升高、脉压加大、脉率变缓、呼吸深慢,则应警惕颅内出血及/或脑水肿、肿胀。体温可轻度升高,一般约38℃,若持续高热则多伴有丘脑下部损伤。

2. 诊断 脑挫裂伤患者往往有意识障碍,给神经系统检查带来困难,尤其是有多处脑挫裂伤或脑深部损伤的患者,定位诊断困难,常需依靠辅助检查作出确切的诊断。

(1)CT扫描:对脑挫裂伤和脑震荡可以作出明确的鉴别诊断,并能清楚地显示损伤的部位、范围、程度和有无继发出血或水肿。连续CT扫描动态观察,对了解病情发展趋势、评估预后和决定治疗原则都有极大帮助。

(2)MRI:一般少用于急性颅脑损伤的诊断,但在某些特殊情况下,如对脑干、胼胝体、脑神经的显示,以及血肿处于CT等密度阶段的显示和鉴别诊断方面,MRI有其独具的优势。

(3)腰椎穿刺:有助于了解脑脊液性状,可赖以与脑震荡鉴别,同时能够测定颅内压及引流血性脑脊液。不过对于明显颅内高压的患者,禁忌腰穿检查,以免促发脑疝。

(4)其他辅助检查:脑电图检查,主要用于对预后的判断或对癫痫的监测;脑干听觉诱发电位,对于分析脑功能受损程度特别是对脑干损伤平面的判定,有重要参考价值。

3. 治疗 脑挫裂伤的治疗以非手术治疗为主,轻症者,一般不合并颅内压增高,病程具有自限趋势,仅需支持和对症治疗,预后良好。重症者,需严密监护,积极进行药物和物理治疗,包括过度通气等。除非颅内有继发性血肿或有难以遏制的高颅压,方考虑手术治疗。

四、继发性脑损伤

继发性脑损伤系指在原发性脑损伤的基础上,随着伤后的组织反应、病理生理改变与出血等因素所发生后水肿、肿胀或颅内血肿。

脑实质损伤后均有轻重不同的脑水肿反应,可在伤后立即发生,逐日加重,3~4d达到顶峰,完全消退需7~14d。外伤后急性脑肿胀又称弥漫性脑肿胀,是在严重脑挫裂伤或广泛性脑损伤之后所发生的急性继发性损害。常于伤后2~4h或稍长时间内出现一侧或双侧脑组织广泛肿胀,病情恶化迅速,处理较为困难,常于短期内死于不能遏制的颅内高压。

颅内血肿是颅脑损伤中最多见而且最危险的继发病变,通常自受伤至血肿形成有一个演变过程,发展速度急缓不一,依出血的速度和部位而异。按伤后至血肿症状出现的时间可分为:急性血肿(3d内),亚急性血肿(3d以上至3周内),慢性血肿(超过3周)。

(一)硬膜外血肿

硬膜外血肿是位于颅骨内板与硬脑膜之间的血肿,好发于幕上半球凸面,小儿发生率较成人低,随着年龄增长,发生率有上升趋势。

1. 形成机制　血肿多发生在头部直接受伤部位,典型病例为颞部外伤时有骨折线跨越脑膜中动脉的走形部位。小儿硬膜外血肿可以不伴有颅骨骨折,除脑膜中动脉及其分支破裂以外出血来源尚可来自静脉性,如静脉窦破裂等。绝大部分属于急性血肿。

2. 临床表现　可因出血速度、血肿部位及年龄的差异而有所不同,典型的临床特征为昏迷-清醒-再昏迷。

(1)意识障碍:由于原发性脑损伤程度不一,有三种不同情况:①原发性脑损伤较轻,伤后无原发昏迷,至颅内血肿形成后,方出现进行性颅内压增高及意识障碍。②原发性脑损伤略重,伤后曾一度昏迷,随后完全清醒或有意识好转,但不久又再次陷入昏迷,这类即典型病例,容易诊断。伤后立即昏迷至再次昏迷的时间成为"中间清醒期"或"意识好转期"。中间清醒期短,表明血肿形成迅速;反之则说明出血缓慢。③原发性脑损伤严重,伤后持续昏迷,且进行性加深,颅内血肿的征象常被原发性脑挫裂伤或脑干损伤掩盖,较易误诊。小儿的特点为常常不伴有原发性昏迷,而当血肿达到一定程度时才陷入昏迷。

(2)颅内压增高:随着颅内压增高,常出现头痛、呕吐加剧、躁动不安和 Cushing 反应,即血压升高、脉压增大、体温上升、心率及呼吸缓慢等代偿性反应,等到衰竭时,则血压下降、脉搏细弱及呼吸抑制。

(3)神经系统体征:单纯的硬膜外血肿早期较少出现神经受损体征,仅在血肿压迫脑功能区时,才有相应的阳性体征。当血肿不断增大引起颞叶沟回疝时,则不仅有意识障碍加深,生命体征紊乱,同时将相继出现患侧瞳孔散大,对侧肢体偏瘫等典型征象。

3. 诊断　最有效的诊断方法是颅脑 CT 扫描,可以明确血肿的部位、大小、病理变化以及合并骨折。典型的 CT 扫描征象为,血肿多位于颞叶,也见于额或顶叶,范围多较局限,在颅骨内板下方可见梭形或双凸圆盘形高密度区,血肿的外方多有颅骨骨折,血肿密度可以混杂不均,早期呈高密度,晚期液化时多表现为低密度(图 12-3)。

4. 治疗　通常急性和亚急性病例均应手术治疗,清除血肿以缓解颅内高压,术后根据病情给予适当的非手术治疗。一般若无其他严重并发症且脑原发损伤较轻者,预后均良好。

保守治疗适用于神志清楚、病情平稳、无意识恶化、CT 检查血肿量幕上小于 20ml、幕下小于 10ml 的患者。应在严密观察临床表现的前提下,给予脱水、止血等药物治疗,并利用 CT 动态监护,以策安全。

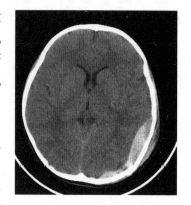

图 12-3　硬膜外血肿

(二)硬膜下血肿

血肿发生在硬膜下腔,临床症状的发生时间和严重程度主要取决于:出血来源和血肿形成时间;是否伴有相应的脑损伤;颅骨和脑膜对缓冲颅内压增高的能力。

1. 形成机制　急性和亚急性硬膜下血肿多是由于脑挫裂伤皮质血管破裂或大的静脉窦破裂所致,好发于额颞顶区。较年长儿童通常伴有不同程度的脑挫裂伤,血肿部位可与脑挫伤灶一致或邻近,亦可因对冲伤出现在对侧。

小儿慢性硬膜下血肿双侧居多,常因产伤引起,颅内损伤者较少,一般 6 月龄以内发生率最高,此后逐渐减少,不过外伤并非唯一原因,有些营养不良、颅内外炎症及有出血性疾病的儿童亦可发生。出血来源多为大脑表面汇入上矢状窦的桥静脉破裂所致,非外伤性硬膜下血肿,则可能是由于全身性疾病或颅内炎症导致硬脑膜血管通透性改变。

2. 临床表现　急性者临床表现酷似脑挫裂伤,所不同的是进行性颅内压增高更加显著,伤后意识障碍较为突出,常表现为持续性昏迷,并进行性恶化,较少出现中间清醒期。亚急性者血肿形成至脑受压的过程略长,使颅内容积代偿力得以发挥,可有中间清醒期,但是神志恢复的程度,不像硬膜外血肿那样鲜明。与成人相比,小儿脑受压症状出现较早、较重,有时脑挫裂伤不重但脑水肿或肿胀却很明显,易有神经功能缺损,癫痫较多见。

慢性硬膜下血肿主要表现为慢性颅内压增高,神经功能障碍及精神症状。小儿常表现为嗜睡、头围增大、囟门饱满、抽搐、痉挛及视网膜出血等,酷似脑积水。

3. 诊断 单凭临床表现很难与其他颅内血肿相区别,辅助检查主要依靠 CT 扫描,可见到在颅骨内板下方新月形高密度区,面积一般较大,但厚度较薄(图 12-4)。常伴有脑挫裂伤,有些病例血肿内侧有明显的脑水肿。占位效应比硬膜外血肿明显,常见中线结构移位和同侧脑室挤压变形。并且能从血肿密度上推测期龄,血肿的期龄平均在 3.7 周时呈高密度,6.3 周时呈低密度,至 8.2 周时则为等密度。

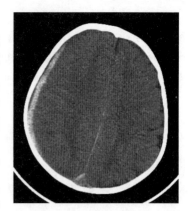

图 12-4 硬膜下血肿

4. 治疗 急性硬膜下血肿病情发展急重,一旦明确诊断,应尽早施行手术治疗。单纯钻孔穿刺抽吸往往效果欠佳,多需经开颅手术清除血肿,术中应谨慎决定是否弃去骨瓣。亚急性硬膜下血肿,部分原发性脑损伤较轻,病情发展较缓的病例,可在严密的颅内压监护或 CT 扫描动态观察下采用保守治疗。

慢性硬膜下血肿如出现颅内压增高症状,应手术治疗,首选方法是钻孔引流,如无其他并发症,预后多较良好,但存在术后血肿复发可能,需注意防范,术后宜采用头低位,卧向患侧,不用强力脱水剂,必要时适当补充低渗液体。

(三)脑内血肿

脑内血肿是指脑实质内的血肿,可发生在脑组织的任何部位,儿童较少见,好发于额叶及颞叶前端,其次是顶叶和枕叶,其余则位于脑深部、基底节区、脑干或小脑等处。绝大多数均属急性,少数为亚急性。

1. 形成机制 出血多源自脑挫裂伤灶,血肿的部位亦在脑挫裂伤的附近,或位于凹陷性骨折之下。深部血肿多因脑受力变形或剪力作用致使深部血管撕裂出血所致。

2. 临床表现 临床表现依血肿的部位而定,位于额颞前端及底部的血肿,除颅内压增高外,多无明显定位症状或体征。若血肿累及重要功能区,则可出现偏瘫、失语、偏盲、偏身感觉障碍以及局灶性癫痫等征象。

3. 诊断 辅助检查首选 CT 扫描。急性期 90% 以上的脑内血肿均可在 CT 平扫上显示高密度团块,周围有低密度水肿带,2~4 周时血肿变为等密度,至 4 周以上时则呈低密度。

4. 治疗 治疗要依血肿的部位深浅、对神经功能的损害程度以及颅内压是否增高而定,多数无须外科手术。

(四)硬膜下积液

1. 形成机制 是因颅脑损伤时,脑组织在颅腔内强烈移动,致使蛛网膜被撕破,脑脊液经裂孔流至硬脑膜与蛛网膜之间的硬膜下间隙聚集形成水瘤样积液,可引起局部脑受压和进行性颅内压增高。

2. 症状和诊断 症状与一般硬膜下血肿类似,常难以鉴别,借助 CT 扫描可确诊。

3. 治疗 单纯硬脑膜下积液可在积液的局部行颅骨钻孔引流术,在积液腔的低位处放置引流管,外接封闭式引流袋(瓶),3~5d 后拔出引流管。对少数久治不愈的复发病例,可采用骨瓣开颅术清除积液切开囊壁,或行积液囊腔-腹腔分流术。

(陈若平 刘剑刚)

参 考 文 献

[1] RENTEA RM,PETER SDS,SNYDER CL. Pediatric appendicitis:state of the art review. Pediatric Surgery International,2017,33:269-283.

[2] EDWARDS EA,PIGG N,COURTIER J,et al. Intussusception:past,present and future. Pediatric Radiology,2017,47:1101-1108.

[3] ESPOSITO C,ESCOLINO M,TURRÀ F,et al. Current concepts in the management of inguinal hernia and hydrocele in pediatric patients in laparoscopic era. Seminars in Pediatric Surgery,2016,25:232-240.

[4] 潘少川. 实用小儿骨科学. 3 版. 北京:人民卫生出版社,2012.

[5] JAMES H. BEATY,JAMES R. Rockwood and Wilkins' Fractures in Chidren. 6th ed. philadelphia:Lippincott Willians &

Wilkins,2006.

［6］FREDERICK M. AZAR,JAMES H. BEATY,S. TERRY CANALE. 坎贝尔骨科手术学:第3卷 儿童骨科. 13 版. 唐佩福,王岩等译. 北京:北京大学医学出版社,2018.

［7］JOSTEN C,FREITAG S. Monteggia and Monteggia-like-lesions:Classification,Indication,and Techniques in Operative Treatment. Eur J Trauma Emerg Surg,2009,35(3):296-304.

第十三章

儿 科 急 症

第一节 小 儿 高 热

发热是儿科急诊最常见的症状,发热持续时间≤1周为急性发热。判断急性发热的病因并及时治疗,有助于降低儿童疾病的发生率与病死率。多数儿童发热可以参考《中国0至5岁儿童病因不明急性发热诊断和处理若干问题循证指南(标准版)》进行合适的管理[1]。以发热为主诉来就诊时,应详细询问病史与体格检查,结合辅助检查,对疾病严重程度早期判断。除一般感冒外,儿科急诊室需要重点评估以下疾病,包括肺炎、流行性脑脊髓膜炎、脑膜炎、单纯疱疹脑炎、尿路感染、肠炎、化脓性关节炎和川崎病、重症手足口病、脓毒症、中毒性痢疾等。注意区别感染与非感染性疾病引起的发热。

发热患儿的常规评估指标有体温、心率、呼吸频率和毛细血管充盈时间,当出现不能用发热解释的心率增快、毛细血管充盈时间≥3s时,提示存在严重疾病的可能,需监测血压,并选择其他辅助检查;发热时出现心率减慢或心律不齐建议作为严重疾病的预警因素之一。

一、发热的定义及评估检查

(一) 定义

体温升高超出1d中正常体温波动的上限。大多数临床标准采用肛温≥38℃为发热,临床工作中通常采用肛温≥38℃或腋温≥37.5℃定义为发热。急性发热定义为发热时间≤7d。

(二) 发热病情初步评估

1. 症状与体征评估 包括呼吸、心率、血压、毛细血管再充盈时间、经皮外周血氧饱和度等生命体征。注意有无面色异常(苍白或发绀),嗜睡,难以安抚的烦躁等。

2. 疾病及严重程度的初步评估 包括脓毒症、细菌性脑膜炎、肺炎(各种病原体感染)、泌尿系统感染、胃肠炎、皮肤软组织感染、化脓性骨髓炎、关节炎、中耳炎、疱疹病毒感染、病毒性脑炎、病毒性脑膜炎、手足口病和川崎病等。

二、急性发热的退热处理

(一) 对乙酰氨基酚与布洛芬

为患儿最常用的退热剂,体温≥38.5℃和(或)出现明显不适时,建议采用退热剂退热治疗。3月龄以上儿童的使用剂量为:对乙酰氨基酚10~15mg/kg 口服,间隔时间≥4h,每日最多4次;布洛芬5~10mg/kg 口服,每6h1次,每日最多4次。不推荐对持续性高热采用退热剂交替使用方法。

(二) 其他退热药

安乃近可致中性粒细胞数减少,儿童不推荐常规用于退热。阿司匹林与对乙酰氨基酚和布洛芬退热效果相当,但有增加胃溃疡和胃出血风险;同时可影响血小板功能,增加出血概率;儿童患病毒感染性疾病时,有增加 Reye 综合征风险。因此,阿司匹林也不推荐作为退热剂在儿童中应用。尼美舒利退热效果明显,但短期内不良反应有低体温、胃肠出血和肝酶升高,需要谨慎使用。糖皮质激素也不宜作为退热剂应用。

（三）物理降温

3个月内的婴幼儿不宜使用退热药,高热时可以考虑采用物理降温方法。如选用温水擦身和/或减少衣物等物理降温方法。不推荐用冰水灌肠退热,除非临床出现超高热。高热时应用退热剂同时联合温水擦身等物理降温,降温速度快于单用退热剂。

使用退热药或物理降温的主要目的是改善发热患儿的舒适度。退热药和物理降温并不能加速疾病的愈合,也不降低热性惊厥的风险。因此,对高热患儿的处理应聚焦于发热原因的甄别与病因治疗。

第二节　热性惊厥

一、定义

热性惊厥(febrile seizures,FS)是儿童时期常见的神经系统疾病之一,是惊厥最常见的原因,患病率为3%~5%。热性惊厥是儿童时期年龄依赖性疾病,首次发作多见于6月龄至5岁。根据2011年美国儿科学会(AAP)标准,热性惊厥为发热状态下(肛温≥38.5℃,腋温≥38℃)出现的惊厥发作,无中枢神经系统感染证据及导致惊厥的其他原因,既往也没有无热惊厥病史。部分热性惊厥患儿以惊厥起病,发作前可能未察觉到发热,但发作时或发作后立即发现发热,临床上应注意避免误诊为癫痫首次发作。热性惊厥通常发生于发热后24h内,如发热3d后才出现惊厥发作,注意应寻找其他导致惊厥发作的原因。根据惊厥持续时间、发作形式和复发次数,热性惊厥发作可分为单纯型惊厥和复杂型惊厥。单纯型热性惊厥占所有热性惊厥的80%~85%[2]。

二、发病机制

热性惊厥的病因很多。FS主要是由于发育中的中枢神经系统(CNS)易受发热的影响,加之潜在的遗传因素和环境因素所造成的。在儿童大脑成熟过程中,由于此时惊厥阈值较低,加上神经元兴奋性增强,因此易发生FS。约80%热性惊厥是病毒感染,引起发热的常见病因包括急性上呼吸道感染、鼻炎、中耳炎、肺炎、急性胃肠炎、幼儿急疹、尿路感染以及个别非感染性的疾病等。遗传因素在儿童热性惊厥中同样起着重要的作用,约三分之一的FS患儿有阳性家族史。目前已经提出了几种与FS相关的遗传模式,例如:常染色体显性遗传模式、具有降低外显率多基因的遗传模式等。已报道多个基因和/或染色体异常与热性惊厥相关,有些变异和癫痫重叠。对首发年龄小或发作频繁者可行基因检测,进一步精准治疗及预后评估奠定基础。

三、临床表现

大多数儿童FS在第1d内发生且体温高于39℃,患儿热惊时意识不清是常见的症状。此外,患儿同时还可能伴有呼吸困难、皮肤苍白或发绀等症状。单纯型热性惊厥发作通常持续几秒至数分钟(通常少于5min),接着是短暂的嗜睡阶段,同时可伴有面部和呼吸肌受累的症状。与单纯型热性惊厥相比,复杂型热性惊厥发作通常持续时间超过5min。发热性癫痫持续状态是复杂型热性惊厥中最严重的一种类型,癫痫持续状态患儿更易出现海马异常,同时也增加了后续发热性癫痫持续状态发生的风险。总的来说,与单纯型热性惊厥的患儿相比,复杂型高热惊厥的患儿年龄更小,惊厥持续时间也更长。

四、临床诊断及评估

本病是排除性诊断,应与发热寒战、婴幼儿屏气发作及晕厥等鉴别。当考虑中枢神经系统感染、癫痫、中毒性脑病、代谢紊乱、急性中毒或遗传代谢病等其他病因所致的惊厥发作不应诊断为热性惊厥。

五、辅助检查

常规实验室检查、脑脊液检查、脑电图与神经影像学检查。常规实验室检查如血常规、血生化、尿及粪常规,如夏秋季突发频繁惊厥者应检查粪常规,以鉴别中毒性细菌性痢疾。以下情况推荐脑脊液检查:①有原因未明的嗜睡、呕吐或脑膜刺激征和/或病理征阳性;②6~12月龄未接种流感疫苗、肺炎链球菌疫苗或预防接种史不详者;③已使用抗生素治疗,特别是<18月龄者;④对于复杂性FS患儿应密切观察,必要时进行脑脊液检查,以除外中枢神经系统感染。

鉴于发热及惊厥发作后均可影响脑电图背景活动,并可能出现非特异性慢波或异常放电,脑电图检查推荐在热退至少1周后进行。神经影像学检查不推荐作为常规检查,以下情况推荐行颅脑影像学检查寻找病因:头围异常、皮肤异常色素斑、局灶性神经体征、神经系统发育缺陷或惊厥发作后神经系统异常持续数小时。

六、热性惊厥的治疗

(一)一般治疗

大多数FS呈短暂发作,持续时间1~5min,不必急于止惊药物治疗。应保持呼吸道通畅,防止跌落或受伤;勿刺激患儿,切忌掐人中、撬开牙关、按压或摇晃患儿导致其进一步伤害;抽搐期间分泌物较多,可让患儿平卧头偏向一侧或侧卧位,及时清理口鼻腔分泌物,避免窒息;应立即监测患儿的体温、心率、呼吸频率和血压等生命体征。住院的儿童应持续监测血氧饱和度。缺氧儿童应通过鼻插管、头罩、面罩或高流量输送装置给予吸氧,以保持SaO_2>92%以上,建立静脉通路。

(二)止惊药物

若惊厥发作持续>5min,则需要使用药物止惊。临床常用以下药物:

1. 地西泮 首选静脉缓慢注射,剂量0.3~0.5mg/kg(=10mg/次),速度1~2mg/min,如推注过程中发作终止即停止推注,若5min后发作仍未控制或控制后复发,可重复一剂;该药起效快,一般注射后1~3min发挥作用,但推注速度过快可能出现抑制呼吸、心跳和降血压的不良反应。当尚未建立静脉通路,地西泮直肠给药(0.5mg/kg)、口服(0.5mg/kg)或鼻内给药(0.2mg/kg)。

2. 咪达唑仑 0.1~0.3mg/kg次,肌内注射或静脉注射,也可以作为首选用药,维持剂量0.1~0.3mg/kg.h。

3. 水合氯醛溶液 灌肠,剂量为每次40~60mg/kg。

4. 其他 如苯巴比妥钠肌内注射,每次5~20mg/kg。

第三节 急性呼吸衰竭

急性呼吸衰竭是儿科危重症抢救的主要问题。是指各种原因导致的中枢和外周性的呼吸功能障碍,出现低氧血症和高碳酸血症,并由此引起一系列生理功能和代谢紊乱的临床综合征。一般认为在海平面大气压、静息下吸入空气时,动脉血氧分压(PaO_2)<60mmHg(7.98kPa),可诊断为I型呼吸衰竭;若同时动脉血二氧化碳分压($PaCO_2$)>50mmHg(6.65kPa),可诊断II型呼吸衰竭。

一、病因

(一)呼吸驱动导致的呼吸衰竭

1. 胸廓畸形 脊柱后侧凸、膈疝、连枷胸、膈膨升、窒息性胸廓萎缩。

2. 脑干病变 睡眠窒息、中枢性低通气、中毒、创伤、中枢神经系统感染。

3. 脊髓病变 创伤、脊髓灰质炎、脊髓性肌萎缩。

4. 神经肌肉病 手术后膈神经损伤、产伤、肉毒杆菌中毒、吉兰-巴雷综合征、肌营养不良、重症肌无力。

(二)上气道疾病导致的呼吸衰竭

气管软化、声门下狭窄、会厌炎、急性喉炎、声带麻痹、异物吸入、血管环、扁桃体腺样体肥大、呼吸道绞窄。

（三）下气道疾病导致的呼吸衰竭

毛细支气管炎、支气管哮喘、异物吸入、囊性纤维性变。

（四）肺实质病变导致的呼吸衰竭

急性呼吸窘迫综合征（ARDS）、脓毒症、肺炎、肺水肿、淹溺、肺栓塞、肺挫伤、休克。

二、病理生理

呼吸衰竭的基本病理生理变化为呼吸系统不能有效地在空气-血液间进行氧和二氧化碳的交换，导致机体低氧血症和高碳酸血症，并由此引起机体代谢紊乱和重要脏器功能障碍。

（一）低氧血症和高碳酸血症

通气障碍使肺泡有效通气量减少，CO_2 排出受阻，肺泡内氧分压降低，故出现低氧血症和高碳酸血症。此时低氧血症较易于通过氧得到纠正。任何原因引起的通气/血流（V/Q）比率失调、氧及 CO_2 的弥散障碍或肺内动静脉分流，均可引起肺换气功能障碍。由于 CO_2 的弥散能力明显高于氧，故 CO_2 的排出受阻不明显，主要表现为低氧血症，且低氧血症多不易通过吸氧纠正。

（二）低氧血症和高碳酸血症对机体的影响

严重缺氧时，糖无氧酵解增加造成酸性代谢产物堆积，引起代谢性酸中毒，同时能量供给锐减而钠泵失活，使 NA^+ 和 H^+ 进入细胞内而 K^+ 移向细胞外，导致电解平衡紊乱。急性 CO_2 潴留，可导致呼吸性酸中毒。在急性呼吸衰竭失代偿期，往往呼吸性和代谢性酸中毒同时存在。

三、临床表现

主要是呼吸系统症状及低氧血症和高碳酸血症引起的脏器功能紊乱。中枢性呼吸衰竭主要表现为呼吸节律和频率的改变。呼吸快慢深浅不匀，可出现各种异常呼吸，如潮式呼吸、比奥呼吸、双吸气、呼吸暂停和下颌式呼吸等。周围性呼吸衰竭主要表现为呼吸困难。呼吸增快是婴儿呼吸衰竭的最早表现。过度使用辅助呼吸肌参与呼吸、鼻翼翕动，因儿童胸廓顺应性好，三凹症非常明显。低氧血症临床症状如下：

（一）发绀

是缺氧的典型表现。SaO_2 低于 80% 时出现发绀。以唇、口周、甲床等处最为明显。但当严重贫血、血红蛋白低于 50g/L 时，可不出现发绀。休克时，由于末梢循环不良，SaO_2 即使高于 80% 也可有发绀。

（二）神经系统改变

早期可有睡眠不安、烦躁、易激惹，继而出现神志模糊、嗜睡、意识障碍，严重时出现颅内压增高、惊厥及脑疝的表现。

（三）循环系统

早期可有血压升高、心率增快、心排血量增加；严重时可有心音低、心率减慢、心律不齐、心排血量低。

（四）肾功能障碍

出现少尿或无尿，尿中可有蛋白、红细胞、白细胞、管型，严重时血尿素氮和肌酐增高，甚至发生肾衰竭。

（五）消化系统

可有食欲减退、恶心等胃肠道表现，严重时可出现消化道出血。肝功能损害时出现转氨酶增高等。

高碳酸血症表现 $PaCO_2$ 轻度增高时，患儿出现多汗、摇头、不安，并可出现四肢湿、皮肤潮红、瞳孔缩小、脉速、血压升高、口唇暗红；当 $PaCO_2$ 进一步增高时，则表现为昏睡、肢体颤动，心率减慢、球结膜充血；如继续增高则出现惊厥、昏迷、视盘水肿等。

四、治疗要点

（一）一般治疗

保持呼吸道通畅，胸部物理治疗如给予翻身、拍背、湿化、雾化、吸痰，必要时使用支气管扩张剂，使呼吸道保持通畅，可减少呼吸道的阻力和呼吸做功。给予营养支持，维持液体平衡。

(二) 氧疗

常用鼻导管及面罩吸氧。在新生儿和小婴儿,可采取头罩吸氧。主张低流量持续给氧。急性缺氧吸氧浓度为40%~50%;慢性缺氧吸氧浓度为30%~40%。吸纯氧不超过4~6h,以免氧中毒。注意在吸氧过程中,吸入氧应加温和湿化,以利于呼吸道分泌物的稀释和排出。严重的呼吸衰竭者需以机械通气维持呼吸。

(三) 人工辅助呼吸

主要指行气管插管或气管切开,采用呼吸机辅助通气。应用指征:①经上各种疗法治疗无效,并伴有明显呼吸窘迫;②低氧血症,经皮氧饱和度(TcSO_2)<92%;③急性 CO_2 潴留,$Pa(CO_2)$>6.65kPa,且经一般治疗无效者;④呼吸骤停或即将停止是机械通气的绝对指征。

(四) 挽救性呼吸支持

重症呼吸衰竭在常规呼吸支持无效的情况下,可给予较特殊的呼吸或生命体征支持,包括高频通气、一氧化氮吸入(iNO)、体外膜氧合器(ECMO)等。

第四节　心肺复苏

儿童心肺复苏(cardiopulmonary resuscitation,CPR)流程参考2015美国心脏协会心肺复苏指南[3]。新指南分别制定了单人和双人健康从业者儿童基础生命支持(basic life support,BLS)的处理流程,可以更好地指导施救者完成初始阶段复苏。其中,单个施救者可使用手机在开始CPR的同时激活应急反应系统。新流程继续强调,若施救者目击被施救者突然倒下,需优先获得自动体外除颤器(automatic external defibrillator,AED),因为这样的事件很可能由心脏因素所导致。继续强调高质量CPR(5大要素):①确保足够的胸外按压频率;②确保足够的胸外按压深度;③两次按压期间胸廓充分回弹;④尽量减少胸外按压的中断;⑤避免过度通气。

一、CPR 的基本方法

(一) CPR 的顺序

CPR按照C-A-B的顺序是合理的。婴儿和儿童由窒息引起心脏骤停较心脏原因引起更为多见,故对儿童进行复苏时通气可能更为重要。成人和儿童模拟人研究显示,C-A-B较A-B-C顺序能显著缩短首次胸外按压开始的时间;一名施救者以30次胸外心脏按压后2次通气开始CPR,对第一次通气的延迟仅18s;若是两名施救者则延迟时间更短(约9s或更少)。

(二) 胸外按压深度

儿科患者按压深度至少是胸廓前后径的三分之一,即婴儿相当于约4cm,儿童则约为5cm。进入青春期(如青少年)后,推荐使用成人标准,即按压深度至少5cm,但不超过6cm。

(三) 胸外按压频率

虽然儿童缺乏足够的关于胸外按压频率的资料以进行系统审查,但为了简化CPR培训,婴儿和儿童使用成人BLS推荐的100~120次/min的胸外按压频率是合理的。

(四) 减少胸外按压的中断

对于尚未建立高级气道的CPR,应尽量提高胸外按压在整个心肺复苏中的比例,目标比例至少为60%。胸外按压的中断可能因为需要通气支持或AED分析心律而造成,也可能因为施救者个人的原因。胸外按压比例是指实际按压的时间占整个CPR过程所用总时间的比例。设定这样一个比例旨在减少按压的中断,尽可能在CPR期间增加冠状动脉的灌注。但胸外按压比例的理想目标尚未确定。

(五) 胸廓回弹

避免在胸外按压间隙倚靠在患者胸上,应使每次按压后胸廓能充分回弹。胸廓充分回弹是指在CPR的减压阶段,胸骨回到其自然或是中间位置。按压间隙施救者倚靠在患儿胸上会妨碍胸廓充分回弹,增加胸腔内正压,减少静脉回流、冠状动脉灌注压和心肌血流,影响复苏存活率。

(六)尽早启动应急反应系统

一旦发现患者没有反应,医护人员即可现场呼救。然后继续同时检查呼吸和脉搏,再启动应急反应系统(或请求支援)。

二、复苏药物与设备

(一)肾上腺素

0.01mg/kg(0.1ml/kg,1∶10 000 浓度),每 3~5min 重复一次;如未建立静脉或骨内给药通路,可气管内给药:0.1mg/kg(0.1ml/kg,1∶1 000 浓度)。

(二)抗心律失常药物

胺碘酮静脉或骨内给药,在心脏骤停期间推注 5mg/kg(最大 300mg)。对于无反应室颤/无脉性室速,可最多重复给药 2 次。

(三)电除颤

出现室颤时可以电除颤,点击剂量:首剂为 2J/kg,难治性室颤可增至 4J/kg。之后的能量可考虑 4J/kg或更高,但不超过 10J/kg 或成人最大能量。

(四)体外心肺复苏

使用体外膜氧合器(extracorporeal membrane oxygenation,ECMO)复苏,存在心脏基础疾病的患儿发生院内心脏骤停时,在已有 ECMO 系统规范、专业人员以及设备的医疗机构,可考虑采用体外心肺复苏(ECPR)。

(五)脑保护

头部低温或全身性目标控温,维持正常血糖范围等。

第五节 休 克

休克是由多种因素导致的急性循环功能障碍,因有效循环血容量减少,组织器官灌注不足,核心是氧输送不足和/或细胞氧利用障碍,引起细胞代谢紊乱及多器官功能障碍,病死率高。

一、休克的类型

(一)低血容量性休克

由于全血的丢失、血浆量的减少或者自由水的丢失,引起血管内有效循环血容量急剧减少,最终导致血压的下降和微循环障碍。儿童主要见于消化道疾病摄入不足或者丢失过多、创伤等原因失血过多、低蛋白液体再分布、代谢危象等。

(二)分布性休克

血管收缩及舒张功能异常,多见于系统性炎症反应综合征,如脓毒症休克[4]、过敏性休克、神经源性休克。

(三)梗阻性休克

血流的主要通路受阻,包括心内梗阻肺栓塞、心脏瓣膜狭窄;心外梗阻:急性心脏压塞、张力性气胸、大量胸腔积液、纵隔占位、膈疝等。

(四)心源性休克

心脏泵功能衰竭,见于心肌炎、心肌病心肌抑制;房颤、室颤、传导阻滞、心动过速等严重心律失常;心瓣膜疾病及结构异常导致的心功能不全。

二、休克的临床表现

(一)组织低灌注表现

满足以下 3 条:

1. 心率、脉搏变化 外周动脉搏动细弱,心率、脉搏增快。

2. 皮肤改变 面色苍白或苍灰,湿冷;大理石样花纹。如暖休克可表现为四肢温暖、皮肤干燥。

3. 毛细血管再充盈时间(CRT)延长(>3s)(需除外环境温度影响),暖休克时CRT可以正常。

4. 意识改变 早期烦躁不安或萎靡,表情淡漠。晚期意识模糊,甚至昏迷、惊厥。

5. 液体复苏后尿量仍<0.5ml/(kg·h),持续至少2h。

6. 动脉血乳酸>2mmol/L。

(二)低血压

血压<该年龄组第5百分位,或收缩压<该年龄组正常值2个标准差。一般低于年龄×2+70mmHg。不同年龄儿童低血压标准见表13-1。

表13-1 不同年龄儿童低血压标准

年龄	收缩压/mmHg
≤1月龄	<60
1月龄~1岁	<70
1~9岁	<70+(2×岁)
≥10岁	<90

三、休克分期

(一)代偿期

当患儿出现3条或以上组织低灌注表现,此时如果血压正常则诊断休克代偿期。

(二)失代偿期

代偿期灌注不足表现加重伴血压下降,则进展为失代偿期。

四、休克临床分型

(一)冷休克

低排高阻或低排低阻型休克,除意识改变、尿量减少外,表现为皮肤苍白或花斑纹,四肢凉,外周脉搏快、细弱,CRT延长。休克代偿期血压可正常,失代偿期血压降低。

(二)暖休克

高排低阻型休克,可有意识改变、尿量减少或代谢性酸中毒等,但四肢温暖,外周脉搏有力,CRT正常,心率快,血压降低。

五、休克的治疗

依据不同的分类采取不同的治疗:

(一)低血容量性休克

以血容量减少所致的主要给予晶体或者胶体(白蛋白)复苏。失血为主休克予血液制品输注,并积极控制出血和维持凝血功能。临床通常对足够液体复苏后仍存在低血压,或者输液还未开始的严重低血压患者,考虑应用血管活性药物与正性肌力药物。如多巴胺5~20μg/(kg·min);顽固的低血容量性休克选择肾上腺素或者去甲肾上腺素。在失血性休克时不论是液体复苏还是血管活性药物使用,在活动性出血仍存在时,建议将动脉压或者MAP维持在正常低值。

(二)脓毒症休克

1. 液体复苏 首剂等渗晶体液(常用林格式液或0.9%氯化钠)20ml/kg(如超重患儿,按理想体重计算),5~10min静脉输注。随即评估体循环灌注改善情况(意识、心率、脉搏、CRT、尿量、血压等)及心功能情况(两肺细湿啰音、奔马律、颈静脉怒张、肝脏肿大)。若循环灌注改善不明显,再予第2、3次液体,可按10~20ml/kg,并适当减慢输注速度,1h内液体总量可达40~60ml/kg。如存在毛细血管渗漏或低蛋白血症可给予等量5%白蛋白。

2. 血管活性药物 脓毒症休克首选去甲肾上腺素0.05~2μg/(kg·min),依据血流动力学高排低阻首选去甲肾上腺素,低排高阻首选肾上腺素:小剂量0.05~0.3μg/(kg·min),大剂量0.3~2μg/(kg·min)。对于合并脓毒性心肌损害心肌抑制可加用多巴酚丁胺5~20μg/(kg·min),注意监测血压。其他多巴胺用于血容量足够和心脏节律稳定的组织低灌注和低血压患儿,中剂量5~9μg/(kg·min)增加心肌收缩力,用于心排血量降低者。大剂量10~20μg/(kg·min)使血管收缩血压增加,用于休克失代偿期。

3. 积极抗感染治疗 广覆盖经验性用药,监测感染及病原学指标。

4. 肾上腺皮质激素 对液体复苏无效、儿茶酚胺(肾上腺素或去甲肾上腺素)抵抗型休克,可用氢化可的松,应急剂量50mg/(m²·d),维持剂量3~5mg/(kg·d),或者甲泼尼龙1~2mg/(kg·d),分2~3次给予。

5. 维持内环境稳定,血糖控制目标值≤10mmol/L,若血细胞比容(HCT)<30%伴血流动力学不稳定,予少浆血维持HB 100g/L以上,当休克及低氧血症纠正HB>70g/L即可。

6. 对于超难治性脓毒症休克可考虑体外膜氧合器(ECMO)支持治疗。

(三) 过敏性休克

1. 患儿斜卧,双脚抬高,确保气道开放,给氧。出现威胁生命的气道阻塞,立即气管插管。

2. 肾上腺素1:1 000(0.01mg/kg),0.01ml/kg肌内注射,如果需要可重复1次/15min。

3. 低血压或对起始的肾上腺素剂量无反应,静脉给予1:10 000肾上腺素0.01mg/kg;静脉给予生理盐水20ml/kg;如果低血压持续存在,予肾上腺素0.1~2μg/(kg·d)n或多巴胺2~10μg/(kg·d)维持。

4. 甲基泼尼松龙1~2mg/kg静脉注射,1次/4h;或泼尼松1~2mg/kg口服。

5. 沙丁胺醇扩张支气管,吸入肾上腺素治疗喘鸣。

6. 监测生命指征,因有些患儿呈双向性表现形式,因此观察患儿至少8~12h,如为严重反应或有哮喘病史,观察≥24h。

(四) 梗阻性休克

急性心脏压塞急诊心包穿刺引流,张力性气胸及大量胸腔积液立即予胸腔穿刺解除梗阻,必要时应尽快行急诊外科手术。对于纵隔占位紧急情况予急诊外科手术。

(五) 心源性休克

包括病因治疗、稳定血流动力学、保护重要脏器功能、维持内环境稳定、改善心肌代谢和综合支持治疗。快速心律失常包括心房颤动、心房扑动和室性心律失常,推荐紧急直流电复律,首剂0.5~1J/kg,第二剂翻倍,最大剂量2J/kg。若无法复律,则用药物减慢心室率。对于短时间内不能恢复的严重心动过缓伴心源性休克,需临时起搏治疗。结构异常:对严重心脏瓣膜病变相关的,外科置换/成形术是经典的瓣膜修复方法,对于严重梗阻性肥厚心肌病,必须解决左心室流出道梗阻。建议尽快进行室间隔切除或室间隔消融手术。对于暴发性心肌炎可能采取"以生命支持为依托的综合救治方案",尽早给予循环支持治疗,包括心室辅助装置及ECMO支持[5]。

第六节 儿童意外伤害

儿童意外伤害是指突然发生的事件造成的儿童损伤,包括各种物理、化学和生物因素,是导致儿童死亡和残疾的主要原因。在国际疾病分类(ICD-10)中,儿童意外伤害被单独划分为一类,包括交通伤、跌落、烧烫伤、锐器伤、碰击伤、砸伤、挤压伤、爆炸伤、咬伤、触电、中毒、异物伤、环境因素引起的伤害、溺水等14种意外伤害。在中国,意外伤害是威胁0~14岁儿童健康成长的首要因素。儿童意外伤害已不仅仅是一个医疗问题,更是一个社会问题[6]。

儿童意外伤害的种类包括致死性伤害和非致死性伤害。死性伤害是指伤害事件导致的死亡,是儿童总死亡的第一位原因,我国调查显示死因前两位为溺水和道路交通伤害。非致死性伤害,是指伤害造成了就医或误学1d及以上(学龄前儿童,影响日常生活如吃饭、穿衣、洗澡、如厕或移动物体1d及以上)。绝大多数国家非致死性伤害的首要原因是跌落伤,其他重要原因有动物咬伤与道路交通伤害等。伤害残疾是指由于伤害导致人体解剖结构及生能异常和/或丧失,从而导致部分或全部丧失正常人的生活、工作或学习能和社会职能。儿童伤害致残原因构成前两位为跌落伤和道路交通伤害。

一、流行病学

儿童意外伤害已成为一个重要的全球公共卫生及发展问题,是 1 岁以上儿童的主要致死原因,全球每日有 2 000 多名儿童死于各种意外伤害,以及数百万的儿童因为意外伤害住院甚至残疾,其中 95% 的儿童意外伤害发生在发展中国家。在我国,每年大约有 71 000 名儿童死于意外伤害,占死亡原因的 26%。

二、危险因素

儿童意外伤害是多种因素相互作用的结果。其中导致儿童意外的因素主要可归纳为四类:儿童本身因素、家庭因素、环境因素和病原因素。儿童本身的因素主要指的是儿童性格、生理情况、心智成熟情况、性别、年龄等。家庭因素主要是指家庭类型、收入水平、监护人文化程度等。环境因素主要指的是意外发生时周围的情况,如位置、季节、时间等。病原因素主要指的是引起意外伤害的物体,如有毒的物品、刀、枪、水电等。儿童意外伤害与年龄有关,1 岁以下儿童的主要意外伤害是窒息,1~3 岁儿童的意外伤害以跌倒、窒息、烧烫伤以及中毒为主,3~14 岁儿童则以跌倒、交通意外为主。

三、常见意外伤害

(一)气道异物

支气管异物是指患者在呛咳情况下误将外界物质如食物、塑料、金属等物质吸入支气管内。是儿童常见的意外急症,也是 3 岁以下儿童常见的死亡原因。因儿童的气管、支气管管径较小,误吸入的异物相对较大。容易造成异物滞留在气管、主支气管内,导致缺氧、呼吸窘迫,甚至窒息、死亡。临床表现为:有明确或可疑的异物吸入史以及呼吸道梗阻表现;较剧烈的咳嗽、憋气、呼吸不畅甚至严重呼吸困难;呼吸时可见较明显三凹征,肺部听诊可闻及喘鸣音,单侧或双侧呼吸音明显减弱,继发肺部感染时可闻及湿啰音;X 线胸透检查有纵隔摆动、阻塞性肺气肿、心影反常大小。

支气管镜检查是诊断和取出支气管异物的主要手段,经纤支镜取异物成功率达到 98%。支气管异物开胸指征有:①支气管镜不能取出;②支气管镜取 异物时不能取出且出血量多,转开胸手术;③对支气管异物所致的慢性肉芽肿、肺不张、肺部肿块,以及异物病史不明疑为支气管肺肿瘤者,应首先考虑开胸手术探查,既可去除异物,又可以除去支气管、肺及胸膜并发症病灶。

(二)溺水

淹溺是 1~14 岁年龄段儿童伤害的第一位死亡原因,淹溺后可引起窒息缺氧,导致呼吸、心跳停止而死亡。淹溺的主要危险因素包括不安全的环境、不安全的行为、不适当的监管、不足够的重视等。淹溺获救时间不同,预后完全不同,获救时间越早,心肺复苏越快,预后就越好,反之则差。从发生淹溺至临床死亡一般只需 5~6min,心搏骤停 >10min 几乎没有复苏成功的可能,因此现场救治争分夺秒。患儿自水中救起,根据 2015 CPR 指南胸外心脏按压-气道开放-人工呼吸(C-A-B)救治,冷天注意低温处置,争取及早高级生命支持如气管插管,有心室纤颤时使用自动体外除颤器(AED)除颤,并在送往医院的路上 CPR 一直持续不能中断。

(三)外伤

创伤是当今全球儿童死亡和致残的最常见原因。创伤初次评估的顺序,即气道(A)、呼吸(B)、循环(C)、失能(D)和 充分暴露(E)[7,8]。

1. 气道评估(A) 迅速判定气道是否通畅,口腔或咽部是否存在异物,以及是否有可能导致气道不稳定的面部、下颌、喉部等部位骨折。维持气道通畅:①抬起或前推下颌;②吸除分泌物;③借助口咽或鼻咽气道,完成球囊面罩通气,或作为气管内插管前的临时措施(怀疑颅底或筛板骨折时禁用鼻咽气道);④气管插管;⑤使用喉罩气道,适用于气管内插管失败或预计为困难气道时;⑥环甲膜穿刺或气管切开术。对创伤患者进行气道评估和管理的特殊之处是必须注意保护颈椎。

2. 呼吸评估（B）　通过对颈部和胸部的视诊、触诊、叩诊和听诊,判断有无危及生命的胸部创伤,提示存在危及生命的创伤的主要表现包括:气管偏移、胸壁运动异常、辅助呼吸肌的参与、胸部或颈部的挫伤或撕裂伤。常见危及生命的损伤及其相应的体征包括:①张力性气胸,表现为气管偏移、胸部过清音、单侧呼吸音降低或消失。②连枷胸,表现为胸廓不对称性升高或降低,呼吸时胸廓矛盾运动。③胸壁大面积缺损,可能导致开放性气胸。④大量血胸,表现为单侧呼吸音降低,叩诊呈浊音或实音。处理:给予高浓度氧,张力性气胸或大量血气胸胸腔穿刺或放置引流管,急诊外科干预。

3. 循环评估（C）　对于体温低、心动过速的创伤患者应考虑休克的可能性。休克的其他征象包括脉压<20mmHg、毛细血管再充盈时间延长、皮肤花纹、肢体冰冷、意识障碍及对疼痛反应迟钝。血红蛋白和血压不是早期判断失血量和儿童失血性休克的可靠指标。休克的紧急治疗包括控制出血、建立血管通路和液体复苏、输血、血管活性药物恢复血流动力学稳定。

4. 失能评估（D）　快速神经系统评估包括 GCS 确定意识水平,总分≤8 的创伤患者需要快速复苏治疗;瞳孔反应和脑干反射（如咽反射）,不对称或固定且散大的瞳孔提示脑疝形成,需要采取积极的措施降低颅内压。

5. 充分暴露（E）　有助于对多发性损伤的快速判定和治疗,可在保持患者颈椎固定的情况下,将患者进行侧滚,以充分评估背部有无侧腰或脊柱损伤。

（周益平　张育才）

参考文献

[1] 罗双红,舒敏,温杨,等. 中国0至5岁儿童病因不明急性发热诊断和处理若干问题循证指南(标准版). 中国循证儿科杂志,2016,11(2):81-96.
[2] 中华医学会儿科学分会神经学组. 热性惊厥诊断治疗与管理专家共识(2017实用版). 中华实用儿科杂志,2017,32(18):1379-1382.
[3] 程晔,刘小娥,陆国平. 2015美国心脏协会心肺复苏指南更新解读:儿童基础生命支持部分. 中国小儿急救医学,2015,22(11):747-751.
[4] 中华医学会儿科学分会急救学组、中华医学会急诊医学分会儿科学组、中国医师协会儿童重症医师分会. 儿童脓毒症休克(感染性休克)诊治专家共识(2015版). 中华儿科杂志,2015,53(8):576-580.
[5] 张晨美,杨子浩. 儿童心源性休克的诊治. 实用休克杂志(中英文),2018,2(2):78-82.
[6] 向伟,丁宗一. 儿童意外伤害的预防及措施. 中华儿科杂志,2003,41(11):876-879.
[7] 高恒妙,儿童创伤生命支持. 中国小儿急救医学. 2019,26(2):90-95.
[8] 儿童创伤急救早起处理专家共识组. 儿童创伤急救早期处理专家共识. 临床儿科杂志,2017,35(5):377-383.

第十四章

眼耳鼻咽喉疾病

第一节 常见儿童眼科疾病

一、儿童眼部的解剖及生理特点

正常人眼睛的解剖和生理在婴幼儿及儿童阶段经历了显著的生长和发育过程。基层临床医生在工作中应了解儿童眼睛和成年人眼睛存在的差异，并能正确识别儿童眼睛异常的解剖特征或相关临床特征，大部分正常人眼睛在出生后第一年就开始正常的生长发育（表 14-1）。新生儿的眼轴长度为 14.5~15.5mm，出生后 6 个月左右可增加近 4mm，随后生长逐渐放缓，并在 13 岁左右接近成人大小，而某些眼部疾病，例如病理性高度近视的儿童眼轴则远远大于正常值。新生儿角膜的水平直径为 9.5~10.5mm，儿童角膜异常增大往往预示眼睛病理性改变，例如先天性青光眼等。角膜曲率则会随着年龄的增长而逐渐变小，新生儿的角膜曲率约 52.00 屈光度，到 6 个月左右下降至约 46.00 屈光度，1 岁左右婴儿的角膜曲率已经接近正常人。

表 14-1 正常新生儿和成人的眼部解剖参数

	眼轴/mm	角膜直径/mm	角膜曲率/D
新生儿	14.5~15.5	9.5~10.5	52.00
成人	23.0~24.0	12.0	42.00~44.00

儿童视觉取决于眼睛和中枢神经系统正常发育。婴儿在出生后几天就会对亮光眨眼（瞬目反射），而一般出生胎龄在 31 周以上的新生儿就会出现瞳孔对光反射。足月的新生儿在 6~8 周左右可以固视父母亲人的脸并对脸部表情作出反应；到 2~3 个月时候会对明亮的物体明显感兴趣；到 3~4 个月阶段的婴儿将出现双眼正视，平稳的追光追物；而 6 个月左右的婴儿一般可以准确定位玩具的方位。目前我国 3~5 岁儿童视力正常值下限为国际标准视力表的 0.5，6 岁及以上儿童的视力正常值下限为 0.7（表 14-2）。

表 14-2 婴幼儿及儿童正常视力发育标准

年龄	正常视力发育标准
6 周	出生后有光感，可出现固视并追光
3 月龄	可固视并追物，出现会聚
6 月龄	可定位追随运动物体，辨认玩具方位
2 岁	可指出图片视标
3~5 岁	视力正常值下限为国际标准视力表的 0.5
6 岁以上	视力正常值下限为国际标准视力表的 0.7

二、儿童眼科常用检查方法

有鉴于儿童眼病可能将终身影响患儿及家庭,早期诊断和治疗能够获得较好视力结果。眼部检查应在新生儿期就开始,并持续在每一个儿童保健时期。目前我国对儿童眼科检查尚无统一的临床方案或标准,本小节仅对临床常用的儿童眼科检查方法做简要描述。

1. 外眼检查　通常可使用裂隙灯或者手持式裂隙灯显微镜,对于部分不配合的儿童,也可使用医用聚光手电筒。首先观察是否有瞬目等视觉反射,然后依次检查眼眶、眼睑、泪器、结膜、角膜、虹膜及瞳孔是否存在眼部解剖结构异常。

2. 红光反射检查　通常使用直接检眼镜,通常检查者距离受检儿童 30~45cm 处,将屈光度数调整到 +6.00~+12.00 屈光度,并观察瞳孔区红光反射情。红光反射可用以检查眼前节及部分后节异常以及视轴区屈光间质的混浊。双眼红光反射均匀一致为正常,当红光反射中出现暗点,不均匀阴影,双眼反射不对称,红光反射被遮挡或者消失,以及出现白色反光等均属异常状况。

3. 散瞳检查　通常使用复方托品卡胺滴眼液,每隔 5min 滴眼五次后进行检查。一般对瞬目反射,对光刺激反应或者红光反射异常的婴幼儿或者儿童应及时进行散瞳眼底检查以排除先天性白内障,视网膜母细胞瘤,永存玻璃体动脉,视网膜出血等眼底疾病,此外对于早产儿,发育迟缓或神经系统异常,有家族病史的患儿,也建议在散瞳后使用直接或间接检眼镜,或者专业眼底成像设备进行眼底检查。

4. 视力检查　由于不同年龄阶段婴幼儿及儿童的正常视力发育标准不同,因此对不同年龄的儿童也应该使用不同的视力检查方法。年龄小于 2 岁的儿童应该以观察为主,是否追光追物,对遮挡的反应以及能否指出精细物体等。临床检查则包括了选择观看法,眼球震颤法,视觉诱发电位法等。年龄 2~3 岁的儿童可以使用图形视标检查视力,而大于 3 岁的儿童一般能配合我国目前通用的国际标准视力表检查视力。

5. 屈光检查　目前基层医疗单位已经普及自动验光仪,但必须指出的是,自动验光仪不能作为单一的儿童视力检查方法,对于可疑屈光不正的患儿还需要结合散瞳检影验光才能准确测量儿童的屈光状态。

三、屈光不正与弱视

(一) 概述

屈光不正和弱视是儿童常见的眼部疾病。屈光不正是指外界的物象在无调节的状态下,经过眼睛的屈光系统后,不能准确聚焦于视网膜上。根据聚焦情况的不同,屈光不正可以分为近视,远视和散光 3 种类型,其中聚焦在视网膜之前为近视,在视网膜之后为远视,无法聚焦成焦点为散光。在我国,近视呈现高发,低龄化的趋势,习近平总书记也对此作出重要指示:"共同呵护好孩子的眼睛,让他们拥有一个光明的未来。"弱视是指儿童在视觉发育期由于斜视、未矫正的屈光不正及形觉剥夺引起的单眼或双眼最佳矫正视力低于相应年龄的视力为弱视;或双眼视力相差 2 行及以上,视力较低眼为弱视。弱视是目前导致儿童低视力的主要原因,而其中由屈光不正引起弱视的占了很大比例,不同国家的流行病学研究表明,学龄前儿童的弱视患病率为 1%~5%。

(二) 视力检查

儿童视力检查是基层医疗单位眼病筛查的重要步骤。如前文儿童眼科常用检查方法中所述,在各种针对特定年龄段婴幼儿及儿童眼病的大规模基层筛查过程中,视力检查的方法和标准无法统一。对于 2 岁以下的儿童,目前比较可行的方案是采用遮盖法、主导眼观察法、选择观看法等初步判断是否有视力异常。2~3 岁的儿童可以采用点状视力表、图形视力表进行视力检查。3 岁以上的儿童在经过指导后,大多能配合我国目前通用的国际标准视力表检查视力。在裸眼视力检查的基础上,对于可疑屈光不正或者弱视的儿童,还需要睫状肌麻痹后(散瞳)医学验光,一般采用复方托吡卡胺滴眼液每 5min 一次滴眼,5 次后休息 20min 后进行。目前,儿童眼病防治工作中的初筛主要由基层儿童保健专业人员完成,而筛查阳性者的后续确诊和治疗一般由专科医院,或者大型综合医院的小儿眼科和视光学专业人员完成。做好儿童眼保健和眼科专业在儿童屈光不正及弱视检查上的无缝衔接,是实现儿童弱视治疗的关键。

（三）治疗

由于屈光不正是引起儿童弱视的常见病因,治疗上应该做到早期进行散瞳验光,及早进行光学矫正和合理的治疗。屈光不正的矫治主要分为非手术治疗和手术治疗,在基础医疗单位,目前治疗还是以框架眼镜或部分药物治疗为主。框架眼镜还是目前矫正屈光不正的主要方式,最近的研究成果也揭示了渐变多焦点镜片治疗儿童进步取得了一定进展。此外,角膜接触镜作为矫正屈光不正的方式也被越来越多的家长和儿童接受,其中硬性透氧性角膜接触镜具有对角膜保护,护理简便的优点,角膜塑型镜通过镜片中央曲率平坦,周边曲率陡峭的特殊设计从而减少角膜屈光力,在一些国家和地区已经成为屈光不正矫正的选择性方案之一。近几年随着循证医学的发展,越来越多的临床研究揭示了低浓度阿托品在近视眼控制方面的有效性,部分研究甚至表明 0.01% 的阿托品不良反应较小,且能有效控制青少年近视患者屈光度和眼轴长度进展,疗效优于框架眼镜。

四、早产儿视网膜病变

（一）概述

早产儿视网膜病变(retinopathy of prematurity,ROP)是发生在早产儿和低体重儿的眼部视网膜血管增生性疾病。一般认为早产儿出生后周围环境含氧量改变,导致血管内皮生长因子(VEGF)过多分泌,血管扩张,产生新生血管的异常增殖。目前公认早产儿,低出生体重和吸氧是导致 ROP 的三个主要高危因素。ROP 是目前发达国家和地区导致儿童盲的首位原因。随着我国新生儿重症监护病房(NICU)的发展和普遍建立,ROP 在我国的发病有上升趋势,其防治任务仍然十分严峻。

（二）ROP 基层筛查指南

1. 筛查标准　对出生体重<2 000g 或出生孕周<32 周的早产儿和低体重儿,都应该进行 ROP 筛查,随诊至周边视网膜血管化;对有明确长时间吸氧史或患有严重疾病的高危患者可适当扩大筛查范围。

2. 筛查起始时间　一般首次检查建议在出生后 4~6 周或矫正胎龄 31~32 周开始。

3. 筛查方法　适当散大瞳孔,推荐使用间接检眼镜,也可用广角眼底照相机。检查可联合巩膜压迫法进行,至少检查 2 次。

（三）鉴别诊断

1. 家族性渗出性玻璃体视网膜病变　为常染色体显性遗传,家族成员中可见周边视网膜血管异常,患儿无早产、吸氧史。

2. 视网膜母细胞瘤　超声检查可见高反射伴声影,CT 可显示肿瘤内钙化。与 ROP 超声提示视网膜脱离相鉴别。

3. 永存原始玻璃体增生症　为晶状体后玻璃体腔内一束粗细不一、中央致密的纤维血管膜。患眼较对侧眼略小,晶状体浑浊。该病出生后即存在,多为单眼,无家族遗传史。

（四）治疗

2004 年卫生部颁发了中华医学会制定的《早产儿治疗用氧和视网膜病变防治指南》规范了医务人员开展早产儿相关抢救及诊疗工作,降低 ROP 的发生率。根据疾病发展的不同分期和分区,可选择激光治疗,药物治疗以及手术治疗等。随着近年来在循证医学和新型抗 VEGF 药物的应用,明显提高了 ROP 患儿的视觉质量。

五、遗传性眼病

（一）视网膜母细胞瘤

视网膜母细胞瘤是儿童期眼部最常见的恶性肿瘤。临床上呈常染色体显性遗传,为 RB1 基因突变所致。多发生于 3 岁内,早期不易发现,多因继发出现白瞳征或继发性青光眼前来就诊。平均初诊时间为出生后 12~26 个月,部分患儿可有家族史。

根据肿瘤大小以及播散情况,目前国际上通用的视网膜母细胞瘤眼内期分级为"国际视网膜母细胞瘤分级(IRC 分级)"。目前主要治疗方法为眼球摘除和静脉全身化疗。局部治疗包括激光光凝、巩膜冷凝、经瞳孔温热疗法、巩膜表面敷贴放射疗法、外放射疗法等辅助治疗。具体治疗方法要综合考虑患儿单眼或双眼患病、肿瘤大小和位置、玻璃体或视网膜下种植情况、肿瘤与周围组织的关系、患儿的年龄和健康状况、患儿家长的意愿等。

（二）先天性青光眼

先天性青光眼是在胎儿发育过程中，前房角发育异常，导致眼压升高。患儿表现为畏光、流泪、眼睑痉挛、大角膜、角膜浑浊。主要体征通常为双眼，角膜直径增大（1 岁以内角膜横径>12mm 为异常），角膜水肿，眼压升高，达到或超过 20mmHg 应考虑异常。可见角膜后弹力层线状裂纹（Haab 纹），与角膜缘平行。前房深，眼轴常，近视，视盘杯/盘比（C/D）扩大及视神经萎缩。先天性青光眼的治疗目前还是以手术治疗为主，房角切开或小梁切开术，必要时进行小梁切除术。降眼压药物治疗，如 β 受体阻滞剂，碳酸酐酶抑制剂，可以作为辅助治疗。手术后对合并弱视的患儿还需要进行屈光矫正及弱视治疗。

（三）先天性白内障

先天性白内障是儿童常见的致盲性眼病，一般是指出生前后即存在或出生后 1 年内逐渐形成的晶状体部分或全部浑浊。最常见的病因为特发性，其他还包括家族性、风疹病毒感染、半乳糖血症、永存原始玻璃体增生症、宫内感染及代谢障碍等。患儿表现为瞳孔区发白（白瞳征），可出现斜视及眼球震颤。部分患儿可合并其他先天性眼部或全身发育障碍。对于白内障混浊明显影响视力，应尽早行白内障摘除术，预防不可逆性弱视。而对于白内障浑浊较小或通过红光反射证明视力没有受损，可以散瞳治疗并配合遮盖治疗弱视，待时机成熟时候再行相关治疗。

六、传染性眼病

新生儿淋球菌性结膜炎是一种急性化脓性结膜炎，是新生儿眼部常见的感染性疾病。该疾病多因新生儿被患淋菌性阴道炎的母体分泌物直接感染，或接触感染。该病起病迅速，临床特点包括双眼眼睑及球结膜水肿充血，大量脓性、血清样或血性分泌物，部分严重患儿甚至出血角膜溃疡及穿孔，可导致失明。

对新生儿淋球菌性结膜炎治疗，应首先检查产妇是否存在淋病以协助明确诊断。临床上可以静脉给予单剂量头孢曲松钠 25~50mg/kg，8~12h 一次，共 7d。局部使用抗生素滴眼液，例如妥布霉素或氧氟沙星滴眼等频点。对于有有角膜病变或者可以角膜溃疡穿孔的患儿，应及时转诊到专科医院治疗。对于已经明确患有淋病的产妇，要立即彻底治疗。婴儿出生后，立即清洁眼部污物，用 1%硝酸银溶液清洗结膜囊。

（郑 策 乔 彤）

第二节 鼻 炎

鼻腔黏膜的炎症性疾病简称鼻炎（rhinitis），是一组发病率最高的常见临床疾病，表现为鼻塞、流涕、打喷嚏、鼻痒等鼻部症状。鼻腔是呼吸道的起始部位并与下呼吸道有结构的连续性和组织形态学相似性，因此鼻炎通常会对下呼吸道某些炎症性疾病的发生和进程产生影响，有效的控制鼻炎常可预防或改善下呼吸道某些疾病的发生或严重程度。鼻炎主要分为变应性鼻炎（allergic rhinitis，AR）、非变应性鼻炎（non-allergic rhinitis，NAR），除变应性鼻炎外各类型鼻炎均可纳入 NAR 范畴。

变应性鼻炎

变应性鼻炎（allergic rhinitis，AR）又称过敏性鼻炎（hypersensitive rhinitis），是机体接触过敏原后主要由 IgE 介导的鼻黏膜非感染性炎性疾病。近半个世纪以来，AR 在全球大多数地区呈持续流行增加趋势，据保守估计，世界上有超过 5 亿的 AR 患者，已成为全球性健康问题，AR 是儿童时期"过敏进程"（allergic march）的一部分，在学龄期最常见。

上、下呼吸道具有相关性，AR 与哮喘经常同时存在，被称为"一个气道、一种疾病"（one airway，one disease）。研究表明，儿童 AR 是哮喘的发病危险因素。在 AR 合并哮喘的患者中，治疗 AR 对改善哮喘症状、减少哮喘的急性发作有显著意义。2001 年，由世界卫生组织（WHO）参与制定了《过敏性鼻炎及其对哮喘的影响(ARIA)》临床指南,并于2008年发表了修订版(ARIA 2008 update)。我国也于2009年修订了AR的诊断和治疗指南,并在临床实践中不断更新(2015年天津),对今后的临床工作具有重要的指导意义。

一、病因和发病机制

传统上认为AR是由IgE介导的I型超敏反应,表现为不同程度的鼻部炎症。细胞、介质、细胞因子、趋化因子、神经肽以及黏附分子与细胞在一个复杂的网络系统内协同作用,激发了特异性症状和非特异鼻部高反应性。鉴于AR是一种复杂的炎症反应,而非单纯的某个症状,对其发病机制的认识为合理的治疗提供了基础。

(一)IgE依赖性机制

一般情况下,过敏反应是由环境中常见的抗原如室内和室外过敏原、食物及其他一些过敏原引起的IgE持续过度产生而诱发的。IgE在人体血清的抗体总量中只占很小的比例,然而,IgE的生物活性通过结合于细胞表面的低或高亲和力特异性受体的活化而得到增强。

IgE的产生是B细胞、T细胞、肥大细胞以及嗜碱性粒细胞之间复杂的相互作用的结果,涉及细胞因子IL-4、IL-13和IL-18的参与,以及T细胞和B细胞通过一系列表面受体与黏附分子之间的相互作用。Th_2细胞和调节性T细胞1反应下调能够促使IgE的合成,以及一些从属细胞如嗜酸性粒细胞、嗜碱性粒细胞和肥大细胞的募集、成熟、生存以及效应作用。

由环境过敏原诱导产生的特异性IgE与肥大细胞和嗜碱性粒细胞膜表面的FcεRI受体相结合。当吸入物过敏原作用于鼻和/或支气管黏膜表面时,肥大细胞在呼吸道黏膜内的聚集是AR和哮喘病理生理过程很重要的一环。暴露于特异性过敏原引发附着在受体上的IgE分子的聚合导致了介质(组胺、白三烯等)释放,从而产生过敏反应,速发相反应的症状取决于过敏反应所发生靶器官的结构,例如在鼻腔表现为典型的鼻痒、喷嚏、流涕和鼻塞,在肺部因为平滑肌收缩而表现为支气管痉挛和喘鸣。肥大细胞不但是速发相反应的效应细胞,在过敏性炎症的进展阶段也发挥了作用。迟发相反应和慢性炎症改变则涉及多种类型细胞,包括T细胞、肥大细胞和嗜酸性粒细胞,IgE介导的反应与鼻炎或哮喘的关联已经为一种抗IgE单克隆抗体在这些疾病中的疗效所证实。

(二)非IgE依赖性机制

尽管如此,由于过敏原本身具有蛋白水解酶活性,目前认为其他可直接激活上皮细胞,结果导致Th_2免疫应答,包括细胞因子和趋化因子的释放,从而有可能诱导非IgE依赖性气道炎症。另外,屋尘螨主要抗原Der p1能改变上皮组织的紧密连接,从而增加上皮通透性。相对于IgE依赖性机制,非IgE依赖性机制的相关重要性并未确定。另外,神经源性机制包括鼻-鼻反射也发挥了作用但目前仍不完全明了。

(三)鼻黏膜炎症和重塑

AR以炎性细胞浸润和介质释放而引发症状为特性。花粉诱导的AR是最典型的IgE介导的过敏性疾病,由细胞释放的介质相互作用而引起,这些介质既参与了过敏性炎症,也参与了非特异性高反应性。研究显示,在花粉季节中浸润于鼻黏膜的各种炎性细胞数量均有增加,并且与症状的严重程度及非特异鼻部高反应性相关。

AR和哮喘的炎症过程虽然很相似,但鼻部结构重塑(remodeling)的病变程度及其临床重要性可能与支气管不同。AR患者鼻黏膜的上皮损害轻微,在一些常年性AR患者,鼻黏膜可检测到上皮细胞化生。对于同时患有鼻炎和哮喘的患者,虽然鼻腔和支气管黏膜暴露于相同的有害环境(鼻腔尤甚),但支气管较鼻腔的上皮脱落更为显著。

二、诊断

(一)病史和特异性检查

本病的诊断主要依靠病史和特异性检查。病史对于诊断非常重要,通过详尽地病史调查,如发病季节、时间、诱因、程度,生活和工作环境,家族及个人过敏史,是否有哮喘、皮炎等,就可大致判定鼻炎症状是否为变态反应性。

最后确诊病史须与特异性IgE检测结果相符。

结合我国具体情况,2009 年我国颁布的变应性鼻炎诊断制定如下标准:①具有鼻痒、喷嚏、鼻分泌物和鼻塞 4 大症状中至少 2 项,症状持续 0.5h 以上,每周 4d 以上;②变应原皮肤试验呈阳性反应,至少 1 种为(++)或(++)以上/或变应原特异性 IgE 阳性;③鼻黏膜形态炎性改变。

主要根据前两项即可作出诊断,其中病史和特异性检查结果应相符。

值得注意的是,AR 并不是一个孤立的疾病,常伴发过敏性结膜炎、湿疹、哮喘、鼻窦炎、鼻出血、中耳炎及睡眠呼吸障碍等,尤其在儿童期。另外,大多数哮喘患者有季节性或常年性 AR 症状。因此,临床上应特别注意 AR 与哮喘的相关性。

(二)体征

1. 鼻腔体征　前鼻镜检查应注意观察:①黏膜的色泽和肿胀程度;②鼻分泌物的量和外观;③鼻腔的解剖结构,如鼻中隔有无偏曲、下鼻甲大小、中鼻道形态等。

发作时最主要的体征为双侧鼻黏膜苍白、肿胀,但并不一定呈对称性,通常可观察到下鼻中甲水肿,表面附有水样黏液。这些异常有时仅局限于下鼻甲的后部,需要鼻内镜进一步检查。中鼻道黏膜也可呈水肿样改变,但息肉极少见。眼部体征有结膜轻度充血、水肿,可见乳头样反应(常缺如)。

如在发作间歇期,鼻黏膜可表现为正常。但在有多年病史的 AR 患者,可见鼻黏膜慢性水肿和/或鼻道黏性分泌物。

2. 其他体征　AR 患者的咽部黏膜通常也有改变,典型表现为咽后壁呈“鹅卵石”样外观。这是由由于口咽部黏膜下存在许多淋巴小囊,受到炎症刺激后引起的肿胀反应。另外,伴有哮喘、湿疹或特应性皮炎的患者可见相应的肺部、皮肤体征。

儿童 AR 患者在外鼻周围和眼睑下方有时可出现某些特殊体征,被形象地描述为“过敏性黑眼圈”(allergic shiner)“过敏性鼻皱痕”(allergic crease)“过敏性抽搐”(allergic tic)或“过敏性敬礼”(allergic salute)等,可作为临床诊断线索。

三、辅助检查

(一)常规检查

1. 过敏原皮肤试验　主要方法包括皮内试验、点刺试验和划痕试验,属于体内试验(in vivo test)。皮肤试验是确定 IgE 介导的速发型超敏反应的主要检查手段,如正确操作,对 AR 的诊断可提供有价值的证据。

目前在临床上常用皮肤点刺试验(skin prick tests,SPT),尽管较皮内试验变异大,但灵敏度较高,其结果与症状间有明显相关性,一个训练有素的检查者完成的 SPT 有良好的可重复性。

影响皮肤试验的主要因素有:①过敏原提取液的质量,应尽量使用以生物方法标准化的和生物单位标记的过敏原,或重组的过敏原;②年龄,儿童青少年皮肤试验阳性率较高,而老年人的皮肤风团面积呈减小倾向;③季节,一般来说,在花粉季节中皮肤试验的敏感性增加,季节后敏感性逐渐下降;④药物,无论是第一代还是第二代 H_1 抗组胺药对 IgE 介导的变态反应均有明显抑制效应,持续时间一般为 3~10d,故最好在停用抗组胺药 2 周后进行检查。

由于操作不正确和使用的材料不合适,皮肤试验可能出现假阳性和假阴性反应。假阳性结果可因严重皮肤划痕、刺激反应或因邻近的一个强反应引起的非特异反应所致。而导致假阴性反应的因素则有:①过敏原提取液的效价不足或随时间而效价减弱;②药物改变了变态反应;③婴儿和老年人皮肤的反应性减弱;④不适当的检查技术,如未刺进皮肤或刺入深度不够等。临床上使用阳性对照液可克服某些假阴性结果,因在皮肤反应弱的患者,其反应可减小或没有反应。但是,即使排除了假阳性或假阴性反应,对皮肤试验结果的正确解释还需要结合病史和体格检查作出。

吸入物过敏原皮肤试验是 AR 的一线免疫诊断方法,如结果与病史相符,可不再进行体外试验(in vitro)。相对而言,由于食物过敏原提取液很少标准化,且患者可能呈阴性反应,故食物过敏原皮肤试验对 AR 诊断的临床价值有限。

2. 血清 IgE 检测　包括血清总 IgE 和特异性 IgE 测定,属于体外试验(in vitro)。由于过敏性疾病、寄生虫感染,以及其他一些因素(如种族)均可使血清总 IgE 水平增加,因此测定血清总 IgE 值对 AR 的诊断意义不大。

过敏原特异性 IgE 定量检测具有较高的可信度,而且适用于任何年龄,在诊断速发型变态反应方面十分重要。

血清特异性 IgE 检测与皮肤试验一样,也必须与临床病史相结合,才能有助于诊断。但与皮肤试验不同的是,检测结果通常不受药物和皮肤疾病的影响。有些因素可影响特异性 IgE 的定量测定,临床使用时应做到以下几点:①使用高质量的试剂(过敏原,抗 IgE 抗体);②采用既有敏感性、又有特异性的试验方法,以便能进行大范围的定量测定;③使用含有大量过敏原的高容量固相,以便能最大限度地结合 IgE 抗体;④使用的抗 IgE 制剂必须是 Fcε 特异性的,并且最好是针对 Fcε 片段上多个表位的单抗,同时具有剂量反应特性;⑤校准剂应是可测量人 IgE 的 WHO 国际参考制剂。

研究显示,使用标准化过敏原时血清特异性 IgE 检测结果与皮肤试验和鼻激发试验密切相关。但血清特异性 IgE 值(定量分级)通常与 AR 症状无关,因为临床症状的严重性不仅与 IgE 抗体有关,还与释放的炎性介质、靶器官对介质的反应性和存在的非特异性超敏反应有关。另外,有些无症状者可能也有血清特异性 IgE。因此,检测结果阳性并不能肯定该过敏原有临床意义,需结合病史进行全面的诊断评估。

(二)其他检查

1. 鼻激发试验 过敏原鼻激发试验(nasal allergen provocation)主要用于研究,一般只在少数情况下用于临床诊断:①当 AR 的病史与上述检查结果之间存在矛盾,即诊断有疑问时;②为了诊断职业性 AR;③在进行免疫治疗前,需要进一步确诊时。试验方法为使用定量泵喷雾或吸附有过敏原的纸片使激发剂沉积于鼻内,记录激发后产生的症状(喷嚏、流涕和鼻塞),并可将症状积分与客观检查(鼻分泌物的量、鼻阻力或气流的变化)一起进行评估,可获得有价值的资料。

2. 血中活性标记物检测 外周血嗜碱性粒细胞受过敏原刺激时脱颗粒释放介质(组胺、白三烯等),可作介质测定或进行细胞的显微镜检查。后者如嗜碱性粒细胞脱颗粒试(basophil degranulation test)在某诊断困难的患者可能有价值,但试验需要高级的仪器(细胞荧光测量仪),其临床意义也有待于进一步评价。

3. 鼻分泌物检测 如在基础状态或过敏原激发后测定鼻分泌物中的特异性 IgE(nasal-specific IgE)、嗜酸性性粒细胞阳离子蛋白(eosinophil cationic protein,ECP)等,提供了重要的研究手段,但一般不作为变态反应的常规诊断。

4. 鼻细胞学和组织学检查 采用鼻分泌物、灌洗液、刮拭子或活检,进行鼻细胞学和组织学(nasalcvtology and histology)检查,主要用于鉴别黏膜细胞类型,对区分过敏性或非过敏性鼻炎有一定价值。

5. 影像学检查 鼻窦 CT 扫描对 AR 的诊断价值有限,主要用于排除慢性鼻窦炎等其他疾病。

6. 肺功能检查 用于评估是否合并支气管哮喘或气道高反应性。

四、鉴别诊断

许多非过敏因素可诱发类似 AR 的鼻部症状,包括物理性和化学性因系、感染性因素、食物和药物(阿司匹林和其他非甾体抗炎药物)以及职业性因素等。临床上主要应注意 AR 与下列非过敏性鼻炎(nonallergic rhinitis)相鉴别。

(一)血管运动性鼻炎

血管运动性鼻炎(vasomotor rhinitis)又称为特发性鼻炎(idiopathic rhinitis),表现为对非特异性环境触发因素,例如温度和湿度的变化、暴露于烟雾和强烈的气味时,出现上呼吸道高反应性。原因不明,临床表现与 AR 相似,但往往以一种症状比较突出。

(二)非过敏性鼻炎伴嗜酸性粒细胞增多综合征

非过敏性鼻炎伴嗜酸性粒细胞增多综合征(nonallergic rhinitis with eosinophilia syndrome,NARES)表现为持续性喷嚏、鼻痒、流涕症状,偶尔嗅觉丧失,伴有鼻内嗜酸性粒细胞增多,但无变态反应证据。一般认为属于特发性鼻炎的一个亚型。在某些患者中,NARES 可能是阿司匹林敏感的早期阶段。通常对糖皮质激素治疗有反应。

(三) 感染性鼻炎

感染性鼻炎(infectious rhinitis)由病毒或细菌性上呼吸道感染引起,临床表现与普通感冒或鼻窦炎相同。

(四) 内分泌性鼻炎

内分泌性鼻炎(hormonal rhinitis)是在月经周期、青春期、妊娠期以及一些特殊内分泌疾病(如甲状腺功能减退)的状况下,鼻黏膜发生相应的生理变化,常见症状为鼻塞和流涕。

(五) 药物诱发的鼻炎

药物诱发的鼻炎(drug-induced rhinitis),常见的有阿司匹林、非甾体抗炎药(non-steroidal anti-inflammatory drugs,NSAIDs)、血管紧张素转换酶抑制剂、α受体阻滞剂、口服避孕药等。药物性鼻炎(rhinitis medicamentosa)是由于长期使用鼻内减充血剂所致,主要表现为鼻塞,可有流涕症状。

(六) 食物诱发的鼻炎(food-induced rhinitis)

食物变态反应是单纯鼻炎极为罕见的原因,但在食物诱发的严重过敏反应中,鼻症状常见。另外,含乙醇的饮料可通过未知的非变态反应机制诱发鼻症状。辛辣食物可诱发流清涕,也称为味觉性鼻炎(gustatory rhinitis),可能是由于辣椒辣素刺激感觉神经纤维,导致释放速激肽和其他神经肽类。

五、并发症

由于鼻黏膜与呼吸道其他部位黏膜不仅在解剖组织上连属,且同属免疫系统的黏膜相关淋巴组织,鼻黏膜变态反应炎症时产生的炎性介质和细胞因子通过不同途径作用于呼吸道其他部位,故近十年来,认为变应性鼻炎应属包括哮喘在内的"系统性呼吸道黏膜病"或"完整气道疾病"。

(一) 支气管哮喘

变应性鼻炎与支气管哮喘在流行病、发病机制、病理改变等方面均有诸多相同性。可与变应性鼻炎同时发病,但多在鼻炎之后,此时鼻炎症状多明显减轻。有时仅表现为胸闷、咳嗽,是哮喘的另一种临床类型。

(二) 过敏性咽喉炎

咽喉痒、咳嗽或有轻度声嘶。

(三) 分泌性中耳炎

耳闷、耳鸣、所力下降,可随鼻部症状的变化有波动性,时轻时重,可能与接触变应原与否有关。

(四) 睡眠呼吸紊乱综合征

睡眠呼吸紊乱综合征(sleeping respiratory disorder syndrome)是发病期间由于鼻塞严重,导致睡眠期间呼吸道每分通气量明显减少,睡眠质量下降。

六、治疗

AR 的治疗原则包括过敏原回避、药物治疗、免疫治疗以及患者教育。临床上应该按照疾病的严重度、合并症、治疗的可行性和可承受性,以及患者的选择来进行个体化治疗。

(一) 过敏原回避

避免接触过敏原是 AR 防治策略中的一个重要组成部分。控制 AR 症状的第一步即是识别和回避过敏原,但通常并不容易做到。而且在 AR 的三级预防中,避免接触过敏原对于大多数室内过敏原而言并没有确切效果,不能作为一种普通的措施。但是,个体避免与宠物直接接触是值得提倡的;对于某些家中过敏原浓度极高的患者,在环境评估之后,建议采用多方面避免尘螨和宠物的措施。

对于花粉症患者而言,在空气中花粉浓度较高的季节,最好避开白天花粉高峰期进行户外活动,在室内或车内时注意关闭门窗,以减少症状发作。在自然暴露于花粉的环境中,使用特质的口罩、眼镜、鼻腔过滤器或阻隔剂可在一定程度上防止花粉吸入,减轻鼻、眼症状。

(二) 药物治疗

儿童 AR 药物治疗的原则与成人相同,第二代 H_1 抗组胺药和鼻内糖皮质激表治疗药物,但应特别注意各类药物的适用年龄、剂量及不良反应。

1. H₁抗组胺药(H₁-antihistamines) 组胺是导致 AR 发病的主要介质,因此 H₁ 抗组胺药(也称 H₁ 受体拮抗剂)在 AR 治疗中占有重要地位。研究表明,H₁ 抗组胺药作为反向激动剂(inverse agonist)发挥作用,与 H₁ 受体结合并稳定其非活性构象,使平衡向非活性状态转换。

(1)口服 H₁ 抗组胺药(oral H₁-antihistamines):由于第一代 H₁ 抗组胺药(如苯那敏、苯海拉明、异丙嗪等)对 H₁ 受体的选择性不高,且有明显的中枢镇静作用并可降低学习和认知能力,不宜用于儿童。

第二代口服 H₁ 抗组胺药对于所有 AR 患者而言都是重要的治疗药物,具有良好的效益/风险比,能在用药后 1h 内快速缓解鼻和眼症状。对于持续性 AR,为了获得最佳疗效,推荐以连续治疗或预防性治疗取代"按需"治疗(即针对症状发作用药)。另外,虽然第二代 H₁ 抗组胺药极少有嗜睡的不良反应,但对于每日 1次口服的药物仍建议在晚上临睡前使用,这样不但对控制夜间症状(主要是鼻塞)有益,而且可有效地缓解次日晨起时发生的症状(主要是喷嚏和流涕)。

目前临床常用的第二代口服 H₁ 抗组胺药有氯雷他定(loratadine)、地氯雷他定(desloratadine)、西替利嗪(cetirizine)、左西替利嗪(levocetirizine)、非索非那定(fexofenadine)、咪唑斯汀(mizolastine)、依巴斯汀(ebastine)、奥洛他定(olopatadine)、卢帕他定(rupatadine)等。特别是新型第二代 H₁ 抗组胺药地氯雷他定、左西替利嗪等除高选择性拮抗 H₁ 受体外,还具有较强的抗过敏活性(即抗炎作用),每日 1 次口服,疗程 2~4 周,对缓解鼻塞有中等程度的疗效。

(2)鼻内 H₁ 抗组胺药(intranasal H₁-antihistamines):直接将 H₁ 抗组胺药用于鼻腔可使高浓度的药物有效地到达靶组织,起效快,不良反应少。目前用于临床的鼻内 H₁ 抗组胺药主要有氮卓斯汀(azelastine)、卡巴斯汀(levocabastine)鼻喷剂等,一般在 30min 内起效,用于间歇性或轻度持续性 AR 的一线治疗,通常需要每日 2 次给药才能维持满意的疗效。

2. 糖皮质激素(glucocorticoids) 通过抑制炎性介质包括生长因子、细胞因子和趋化因子等的表达,作用于过敏级联反应而发挥强烈的抗炎作用,是目前治疗 AR 最有效的药物。局部糖皮质激素(topical glucocorticoids)在给药部位产生作用,由于药物滞留于局部,以及受体的高亲和力、吸收后快速代谢和清除等特性,很少发生全身不良反应。而口服或肌内注射糖皮质激素可能发生严重不良反应,不推荐用于儿童 AR 的治疗。

鼻内糖皮质激素(intranasal corticosteroids,INCS)可以使高浓度的药物到达鼻黏膜的糖皮质激素受体部位,对 AR 患者的鼻部所有症状均有显著的改善作用,而且对眼部症状也有一定疗效。如果鼻充血持续存在或症状反复,INCS 是最适合的一线用药,而且比其他任何药物治疗更有效。INCS 一般在首次给药后 7~8h 开始起效,数天后临床症状出现改善,2 周左右达到最佳疗效,故治疗 AR 时建议至少用药 2~4 周。

目前临床常用的 INCS 有二丙酸倍氯米松(beclomethasone dipropionate,BDP)、布地奈德(budesonide)、糠酸莫米松(mometasone furoate)、丙酸氟替卡松(fluticasone propionate)和糠酸氟替卡松(fluticasone furoate)等。这些鼻喷剂具有良好的耐受性,偶尔会有一些局部不良反应(发生率 10% 左右),如鼻黏膜刺激感、咽痛、鼻出血等,一般较轻微,而且多为暂时性,改变喷药方式或更换药物有时能减少不良反应的发生。长期使用 INCS 导致鼻中隔穿孔的情况也很罕见,可能与喷药方式(朝向鼻中隔)有一定关系。虽然局部不良反应不多见,但仍需要指导患者掌握正确的喷鼻方法。针对 INCS 的药理学、药效学、疗效及安全性问题,ARIA 指南提出了参考标准,一般来说 INCS 的全身生物利用度低,抑制下丘脑-垂体-肾上腺(HPA)轴的危险性很小。长期的生长发育研究显示,鼻内使用布地奈德、丙酸氟替卡松和糠酸莫米松对儿童是安全的。但有报道,鼻内使用 BDP 常规治疗 1 年的儿童,其生长速度轻度减缓。因此,长期使用 INCS 时仍应重视用药期间对儿童生长、骨代谢状况及 HPA 轴功能的监测。

3. 色酮类药物(chromones) 可减少致敏肥大细胞脱颗粒释放炎性介质,用于治疗 AR 和过敏性结膜炎。鼻内局部使用色酮类药物起效较慢,例如色甘酸钠(DSCG)和奈多罗米(nedocromil)通常在用药 1~2 周后出现疗效,且持续时间短,需每日多次给药(色甘酸钠 3~4 次/d,奈多罗米 2 次/d),一般作为 AR 治疗的二线药物。也可作为预防性治疗用于 AR 症状出现之前,效果较好。色酮类药物具有极好的安全性,适用于儿童。

4. 抗白三烯药(anti-leukotrienes) 包括两类药物:①白三烯受体拮抗剂(leukotriene receptor antagonists,

LTRA)，如孟鲁司特(montelukast)、扎鲁司特(zafirlukast)、普鲁司特(pranlukast)等；②白三烯合成抑制剂(leukotriene synthesis inhibitors)，如齐留通(zileuton)，属于5-脂氧化酶抑制剂。LTRA 的疗效与口服 H_1 抗组胺药相当，但治疗反应的个体差异性较大，可单用或与 H_1 抗组胺药联合使用。在季节性 AR 和哮喘患者中进行的研究发现，孟鲁司特可改善鼻和支气管症状，且吸入 β_2 激动剂的使用量也有减少。因此，ARIA 和我国的临床指南将 LTRA 定位于治疗 AR 伴哮喘的重要药物。

5. 减充血剂(decongestants)　通过作用于 α 肾上腺素能受体而引起血管收缩，缓解鼻黏膜充血、肿胀。鼻内减充血剂如羟甲唑啉(oxymetazoline)、赛洛唑啉(xylometazoline)能有效缓解 AR 的鼻塞症状，但并不改善鼻痒、喷嚏和流涕症状。由于存在反跳性血管扩张而导致药物性鼻炎的风险，应严格掌握适应证，且连续使用时间不超过 7d。

6. 抗胆碱能药(anti-cholinergics)　阻断鼻黏膜分泌腺上的毒蕈碱样受体，主要用于控制流涕症状，而对喷嚏和鼻塞无效。异丙托溴铵(ipratropium bromide)鼻喷剂起效迅速，一般为 15~30min，适用于以大量水样涕为主要症状而其他药物疗效不佳的 AR 患者，可以与 H_1 抗组胺药或鼻内糖皮质激素联合使用。抗胆碱能作用引起的局部副反应不常见，其严重程度有明显的剂量依赖性。

(三)免疫治疗　1911 年，Noon 和 Freeman 用过敏原免疫疗法治疗花粉症，开创了特异性免疫治疗(specific immunotherapy, SIT)的先河。所谓 SIT，即给予患者逐渐增加剂量的过敏原提取物(过敏原疫苗，allergen vaccine)，使之达到一定剂量，以有效地改善暴露于该过敏原而引起的相应症状。目前的观点认为，SIT 是一种改变过敏性疾病自然进程的对因疗法，可作为避免过敏原的一种补充措施，最好用于 AR 的早期治疗。SIT 主要有皮下注射、舌下含服和鼻腔局部给药等方法。

1. 皮下免疫治疗(subcutaneous immunotherapy, SCIT)　SIT 的传统给药方式为皮下注射，并一直沿用至今。

(1)适应证与禁忌证：SCIT 的适应证为：①临床症状由单一或少数几种过敏原(尘螨、花粉等)引起；②H_1 抗组胺药和中等剂量局部糖皮质激素不能充分控制症状；③药物治疗出现不良反应；④不希望连续或长期药物治疗。

SCIT 的禁忌证包括绝对禁忌证：①严重免疫性疾病，主要的心血管疾病、恶性肿瘤、慢性感染；②严重的哮喘，即使采用最佳的药物治疗，肺功能仍持续降低(FEV_1 低于预测值的 70%)；③β 受体阻滞剂(包括局部)治疗；④依从性差及严重心理障碍的患者。相对禁忌证为小于 5 岁的儿童、严重的特应性湿疹患者。

(2)疗效与安全性：经典的 SCIT 分为 2 个阶段，即剂量递增期(3~6 个月)和维持期(2~3 年)。最佳疗程还不清楚，目前认为对于那些有较好疗效的患者应该持续 3~5 年，但临床上最好做到疗程的个体化。SCIT 对儿童 AR 的疗效是肯定的，同时还能改善患者的 QOL。Calderon 等(2007)的一项荟萃分析表明，SCIT 对由树木和草类花粉致敏引起的季节性 AR 有显著疗效。Niggemann 等(2006)的长期随访观察显示，SCIT 对儿童季节性 AR 的远期疗效显著，且对哮喘的发生有预防作用。另外，病例对照研究显示：很多单一过敏原致敏的患者在进行 SCIT 后不再产生新的致敏，而那些没有接受免疫治疗的患者则发展为多种过敏原致敏。

SCIT 不良反应包括局部反应和全身反应。局部反应是指发生在注射部位的不良反应，引起局部不适，分为两种情况：一种情况发生在注射后 20~30min，另一种情况发生在注射 30min 后。当发生局部不良反应时，应该调整过敏原疫苗的剂量。全身反应是指远离注射部位发生的不良反应，通常于注射后数分钟内发生，很少超过 30min。当发生全身反应时，应该重新评估免疫治疗方案。

2. 舌下免疫治疗(sublingual immunotherapy, SLIT)　是一种无创、方便的过敏原免疫治疗新方法，自 20 世纪 80 年代以来在临床实践中得到应用和推广，目前在许多国家(包括我国)用于 AR 和哮喘的治疗。

(1)适应证与禁忌证：SLIT 的适应证和禁忌证与 SCIT 基本相同。另外，针对 SCIT 出现全身反应或不愿意进行注射治疗的患者，SLIT 是一个替代选择。

(2)疗效与安全性：SLIT 也分为剂量递增期(3~6 周)和维持期(2~3 年)两个阶段。从已有的研究证据来看，SLIT 是一种安全和有效的疗法。Marcucci 等(2005)的随机、双盲、安慰剂对照研究表明，由尘螨单一致敏的 4~16 岁儿童接受 36 个月 SLIT 后，鼻炎和哮喘症状显著改善，抗过敏药物使用量明显减少。

Tahamiler 等(2007)报道,对尘螨致敏引起的常年性 AR 患者采用 SLIT 治疗 2 年或 3 年,随访至 6 年,结果为治疗 3 年组的鼻激发试验、临床症状及皮肤点刺试验评分均明显优于治疗 2 年组。研究结果提示,为了获得较理想的治疗效果,SLIT 的疗程最好持续 3 年以上。

SLIT 尚无发生严重不良反反或危及生命事件的报道,其安全性已在 5 岁以下儿童中得到证实。SLIT 的不良反应主要发生在口腔(13%),最常见的是口内瘙痒和肿胀,一般出现于首次给药后;其次为胃肠道反应(7.5%),包括胃痛、恶心和腹泻等,一部分可能与剂量有关,减量后症状可消失。欧洲的一项上市后多中心调查表明,在成人 AR 和哮喘患者中,SLIT(平均疗程 1~3 年)的总体不良事件发生率<10%,按给药次数统计不良事件发生率<1/1 000,且大多数属于轻度和非特异性反应。

3. 鼻腔局部免疫治疗(local nasal immunotherapy,LNIT) 由 Herxheimer(1951)首次应用于临床。其作用机制是在发生过敏反应的靶器官(鼻腔)直接诱导免疫耐受,从而减轻 AR 的症状和降低鼻黏膜的特异性高反应性。国内外临床研究表明,LNIT 对季节性和常年性 AR 有效,尤其在季节前进行治疗可以减少花粉症的发作。但由于过敏原疫苗的制备和标准化等问题,目前临床上已逐渐被 SLIT 所取代。

4. 免疫治疗的几个临床常见问题

(1)最适剂量:SIT 成功与否取决于过敏原疫苗的质量和标准化。除此之外,剂量和疗程也是极为重要的。免疫治疗的剂量关系到疗效与安全性,因此有必要找出一个最适剂量,即在大多数患者中能诱导产生临床疗效,而没有发生不能接受的不良反应的过敏原疫苗剂量。对大多数过敏原疫苗来说,其主要过敏原的最适剂量为 5~20μg,一般是指 SCIT 维持阶段的剂量。大多数 AR 患者可以很好地耐受这个目标量,但有部分患者可能有必要调整为较低的维持量,以减少发生不良反应的风险。对于 SLIT 而言,过敏原疫苗的最适剂量至少应高于 SCIT 维持剂量的 50~100 倍,才能获得良好的治疗效果。

(2)多种过敏原:对于有多种过敏原的 AR 患者,可针对其最主要的过敏原(如屋尘螨)进行免疫治疗。如有条件,也可根据个体的致敏状况选用数种独立的过敏原疫苗进行治疗。一般这种方法应限制在 2 种或最多 3 种过敏原,且每种过敏原疫苗的给药时间应间隔 30min。当对于过敏原的常规要求(如稳定性等)得到满足时,相关的、有交叉反应的过敏原混合物(如各种尘螨、草类花粉)可以使用。不相关的过敏原的混合虽然在技术上是可行的,但一个主要问题是由于必须稀释各种成分,因此不能确定各种过敏原是否能够达到最佳剂量,这将会在很大程度上影响临床疗效。

(3)SLIT 的给药方式:正确的方法是将过敏原疫苗(滴剂或片剂)含于舌下 1~2min 后将其吞咽,这对确保取得疗效极为重要,故又称为舌下-吞咽免疫疗法(sublingual-swallow immunotherapy)。如有可能,最好每日在同一时刻服药。给药后 90min 内,应避免刷牙、漱口、进食等影响药物吸收的行为,故以晚上临睡前用药为佳。这样可促使药物最大限度地经口腔黏膜吸收,加之夜间胃蛋白酶和胃酸水平较低,可减少对过敏原的降解,提高疗效。

(4)药物治疗的作用:免疫治疗(包括 SCIT 和 SLIT)应该与药物治疗相结合。临床观察表明,免疫治疗前和治疗期间进行抗感染治疗不但可以快速和稳定地改善过敏症状,而且能降低全身不良反应的发生频率和严重程度,提高治疗的成功率。AR 患者在开始免疫治疗前首先要根据病情选择适当的药物治疗(H_1 抗组胺药、鼻内糖皮质激素等),并在免疫治疗期间维持用药直到机体对过敏原疫苗产生耐受。一个潜在的问题是,药物治疗可能掩盖轻度不良反应,从而影响剂量调整。

(5)不良反应的预防和处理:SIT 的主要风险是发生过敏反应,故必须在经过相关专业知识培训、有资质的专科医师严密监控下进行 SCIT,并识别过敏反应的早期症状和体征,采取适当的紧急处理措施。作为诊疗常规,每次注射后应至少观察患者 30min,若出现全身反应或全身反应经治疗后,均应延长观察时间。儿童患者必须有成人陪同。SLIT 通常在家中进行,可能会存在对不良反应监督不够的问题,因此每年应该对患者至少进行 3~4 次定期随访,这一点非常重要。

(四) 手术治疗

外科手术对过敏性疾病本身并没有意义,尤其是儿童患者应严格把握适应证。功能性鼻内镜外科技术也称功能性内镜鼻窦手术(functional endoscopic sinus surgery,FESS):在彻底清除不可逆病灶的基础上,把纠正鼻腔鼻窦解剖学异常、畅通窦口鼻道复合体和各个窦口、重建鼻腔鼻窦的通气和引流、以及尽可能保留窦内黏膜和中鼻甲等生理功能单位作为手术的基本原则,以此创造改善和恢复鼻腔鼻窦黏膜形态及生理功能的条件。采用功能性鼻内镜外科技术(FESS)处理病变的鼻甲和鼻窦可作为 AR 的一种辅助治疗手段,与传统的手术方式相比具有微创优点。

(五)其他治疗

1. 鼻腔冲洗(nasal douche) 生理盐水冲洗是一种简便而价廉的治疗方法,对于减少过敏原对鼻黏膜的刺激有一定效果。

2. 益生菌(probiotics) 能够促进肠道菌群生态平衡,对人体健康产生有益作用。已有研究显示,某些益生菌(乳酸杆菌、双歧杆菌)具有刺激和调节天然免疫及获得性免疫的功能,对儿童 AR、湿疹等过敏性疾病的防治有一定效果,但仍需要更多随机对照试验进一步证明其临床价值,并深入研究其免疫机制。

3. 补充和替代医学(complementary and alternative medicine,CAM) 各种传统医学疗法广泛用于 AR 和哮喘的治疗,但由于许多临床试验的方法学问题,很难得出科学的结论。从随机对照试验来考虑,尚无证据表明针灸对 AR 和哮喘有明确疗效。某些草药已被证明对鼻炎的治疗有效,但符合循证医学的研究很少。近年来,植物药疗法(phytotherapy)的安全性引起关注,其中一些不良反应可能与其他药物相互影响。

(六)患者教育

对患者和/或患者的监护人进行 AR 治疗方面的宣教是非常必要的,可有利于提高患者依从性和优化治疗效果。了解患者信息、建立医务人员与患者之间的沟通和协作关系十分重要。在症状严重的患者,书面的自我管理和急诊方案也很重要。

非变应性非感染性鼻炎

一、病因和发病机制

非变应性鼻炎准确的病因尚不明确,并非由感染或过敏引起,其症状是由某些可刺激鼻黏膜的物质或条件引发。例如干燥的天气、空气污染、麻辣的食物、乙醇、剧烈的情绪波动或者特定的药物。常见的有非变应性鼻炎伴嗜酸性粒细胞增多综合征(nonallergic rhinitis with eosinophilia syndrome,NARES)、血管运动性鼻炎(vasomotor rhinitis)。

二、临床表现

与变应性鼻炎相似,但病情程度较变应性鼻炎和血管运动性鼻炎更为严重,常年喷嚏、鼻塞、鼻涕并可伴嗅觉减退。

三、检查

鼻黏膜检查可无特征性改变或黏膜水肿,鼻分泌物涂片嗜酸性粒细胞镜下计数大于20%,其他细胞包括上皮细胞、中性粒细胞和少量淋巴细胞。过敏原皮肤试验及血清特异性 IgE 测定阴性。

四、诊断

1. 针对以高反应性为特征的非变应性鼻炎诊断依据如下 ①病史:根据病史询问初步排除变应性疾病;②症状:以鼻阻塞或鼻分泌物增多、喷嚏为主要症状;③体征:多数在发病阶段可见鼻黏膜充血,有时也会表现为鼻甲肿大或黏膜干燥;④排除变态反应:必要时可作变应原皮肤点刺试验(skin prick test,SPT)或血清特异性 IgE 检查。

2. 病情严重程度判定 按照视觉模拟量表(visual analogue scale,VAS)将病情分为:轻度 0~3 分,中度 >3~7 分,重度 >7~10 分。若 VAS>5 分,则表明患者的生活质量受到影响。

视觉模拟量表(VAS,0~10 分)为患者对病情严重程度的主观评价。在评价整体严重程度时,要求患者根据问题在 VAS 标尺上标出。

视觉模拟量表(visual analogue scale,VAS):在纸上面画一条 10cm 的横线,横线的一端为 0,表示最轻症状;另一端为 10,表示最重症状;中间部分表示不同严重程度的症状。让患者根据自我感觉在横线上画一记号,表示症状的严重程度。

五、治疗

1. 该病的基本治疗方法就是避免可引发该病出现的物质或条件。
2. 减充血剂或含有抗组胺药物的鼻喷剂对缓解症状有帮助。
3. 皮质类固醇鼻喷剂可能会有用。

血管运动性鼻炎

一、临床表现

根据发病因素,Goldman(1987)将血管运动性鼻炎分成 3 种临床类型,这种分型对于诊断和治疗有一定意义。

(一)物理性反应型

一些患者常针对某些物理性刺激产生特异性鼻部反应。如每于接触冷空气、突然的气温变化、潮湿等,即产生发作性喷嚏,并伴有较多水样鼻涕。患者常可明确陈述发病诱因。该型也可能属反应过强性鼻炎。

(二)精神性反应型

精神紧张、恐惧或怨恨、沮丧等反复刺激,引起患者鼻部反应。

(三)特发性反应型

此型患者往往找不到任何可疑的诱发因素,占血管运动性鼻炎病例的大多数。患者常有水样鼻涕,鼻黏膜水肿,时有黏膜息肉或鼻息肉。内分泌功能失调可能是其诱因之一。

其他症状尚有因黏膜持续肿胀充血、水肿引起的嗅觉减退、头昏等症状。鼻镜检查鼻黏膜色泽无恒定改变。有由充血产生的暗红色,或由容量血管扩张产生的浅蓝色,或由黏膜水肿产生的苍白色。有的一侧鼻黏膜充血暗红,另一侧却苍白水肿。鼻甲肿大者一般对麻黄碱收缩反应尚好,但病程长者或反复使用"萘甲唑啉"者,则收缩反应差。病程长者可表现出黏膜水肿和息肉样变。后鼻镜可见到增大、水肿的下鼻甲后端。

二、辅助检查

(一)前鼻镜检查。
(二)X 线片明确有无并发鼻窦感染。

三、诊断与鉴别诊断

几乎每个人都会有偶然的鼻部症状,因此区别正常鼻和病鼻有时比较困难。但只要详细询问病史,仔细检查,认真分析诱发因素,鼻部症状每日累计超过 1h,病程长达 1 个月以上者,在排除下列疾病后,可诊断为血管运动性鼻炎。

(一)变应性鼻炎

变应原皮肤试验阳性,鼻分泌物中有嗜酸细胞和嗜碱性粒细胞。季节性鼻炎发作呈季节性。

(二)感染性鼻炎

有急性鼻炎和慢性鼻炎之分,鼻分泌物常为黏液性或黏液脓性,分泌物中多为中性粒细胞。

(三)非变态反应性嗜酸细胞增多性鼻炎

鼻分泌物中有大量嗜酸细胞,但无其他变态反应依据。

(四)阿司匹林不耐受三联征

虽然鼻分泌物中可有多量嗜酸细胞,但患者有水杨酸制剂或其他解热镇痛药过敏史和哮喘史,鼻内有鼻息肉。

（五）过强反应性鼻炎

由鼻内感觉神经轴突反向过强引起,以突发性喷嚏为主要症状,发作突然,消失也快。

四、治疗

由于本病诱发因素多,发病机制错综复杂,治疗中应采取综合措施。

（一）避免或祛除诱发因素

改善工作条件和环境,掌握生活节奏,稳定情绪,不要过度疲劳与紧张。对患者实施必要的心理治疗或暗示性语言,有时也会收到明显效果。由内分泌因素引起者,应视情况请内分泌科医师协助治疗。

（二）药物治疗

应视病情变化,适时选择药物。

1. 鼻减充血剂　对以鼻塞为主要症状者可选用。但在应用时要注意药物性鼻炎的发生。可采取间断性或交替性给药。

2. 抗组胺药　不少非免疫性因素可引起肥大细胞释放组胺,故抗组胺药对不少病例仍有较好疗效,对鼻痒和喷嚏症状明显者,可首先选用。

3. 抗胆碱能药　适用于以鼻溢为主要症状的患者。溴化异丙托品(iparatropium bromide)气雾剂,每鼻孔80μg,4次/d,可有效地控制鼻溢。

4. 肾上腺皮质激素　皮质激素在细胞内外各水平上发挥非特异性抗炎作用,故对血管运动性鼻炎的一些喷嚏症状明显、水样鼻涕较多且鼻黏膜水肿明显的病例,有显著疗效。

（三）外科治疗

1. 解剖畸形的矫正　能加重血管运动性鼻炎症状的鼻内结构畸形主要是鼻中隔偏曲。

2. 不可逆变组织的切除　明显引起鼻塞的增生肥厚鼻甲,鼻黏膜长期水肿形成的鼻息肉,均应及时切除。

3. 降低鼻内神经兴奋性　切断副交感神经纤维对鼻腔的支配,以降低其兴奋性。

感染性鼻炎

一、急性鼻炎

急性鼻炎(acute rhinitis)俗称"伤风""感冒"。但感冒有别于流感,故又称为普通感冒。系由病毒感染引起急性鼻黏膜炎症,常波及鼻窦或咽喉部,传染性强。多发于冬秋季及季节交替时。各年龄组均可发生,尤以幼儿最为好发。

（一）病因和发病机制

各种上呼吸道病毒均可引起本病,最常见的有鼻病毒、腺病毒、冠状病毒、流感病毒和副流感病毒等。主要传播途径是飞沫直接吸入,被污染食品或物体也可从鼻腔或咽部进入体内致病。可继发细菌感染。由于各种病毒的特点不一样,因此发病常无一定规律,且临床表现程度也有所不同。

常见诱因有:

1. 全身因素　受凉,疲劳,营养不良,维生素缺乏,各种全身慢性疾病均可使机体免疫功能和抵抗力下降,诱发本病。

2. 局部因素　鼻腔及邻近部位慢性病变,如慢性鼻-鼻窦炎、腺样体肥大和慢性扁桃体炎等,均可影响鼻腔功能和通气引流,鼻腔黏膜纤毛运动发生障碍,病原体易于局部存留。

（二）病理

病变初期,血管收缩,局部缺血,分泌减少。继之血管扩张,分泌增加,造成黏膜水肿使鼻腔黏膜纤毛运动功能发生障碍,病原体易于存留,出现炎性反应,初为单核白细胞及少量巨噬细胞,继而多形白细胞渐增多。分泌物由初期水样,变成黏液性,如合并细菌感染,渐变成脓性。

（三）临床表现

潜伏期1~4d，不同病毒有所不同。鼻病毒的潜伏期较短，腺病毒、副流感病毒较长。早期症状多为鼻腔和鼻咽部出现鼻痒、刺激感、异物感或烧灼感（急性鼻交感刺激综合征），自觉鼻腔干燥。有时出现结膜瘙痒刺激感（如腺病毒感染）。然后出现疲劳、头痛、畏寒、食欲缺乏等全身症状。继之出现逐渐加重的鼻塞，夜间较为明显，打喷嚏，头痛。鼻涕增多，初为水样，后变为黏脓性。说话有闭塞性鼻音。儿童还可发生鼻出血。此时全身症状最重。多在1~2周内，各种症状渐减轻，消失。如合并细菌感染，则出现脓涕，病情延期不愈。

检查可见：初期鼻黏膜广泛充血、干燥，以后鼻黏膜肿胀，总鼻道或鼻底有水样、黏液样或黏脓性分泌物，咽部黏膜亦常有充血。

（四）诊断和鉴别诊断

根据病史及鼻部检查，确诊不难，应与急性传染病的前驱症状相鉴别。

急性传染病如流感、麻疹等，常有症状性急性鼻炎的表现，鉴别诊断主要根据病史及全身情况。

1. 流感 全身症状重，常有高热、全身不适，易发生衰竭。

2. 麻疹 同时有眼红、流泪，全身发疹等伴随症状。

（五）并发症

1. 急性鼻炎是一种鼻黏膜急性炎症，由于鼻腔与口腔、中耳、咽喉和支气管想通，继发感染可引起：鼻窦炎、中耳炎、急性咽炎、急性喉炎、急性气管炎和支气管炎（婴幼儿还常引起肺炎）；此外，还可引起结膜炎、泪囊炎等。

2. 引起风湿热、病毒性心肌炎、急性肾小球肾炎等严重并发病。所以在治疗急性鼻炎的同时，应十分注意是否有并发病的出现。凡表现高热不退、咽痛、咳嗽、胸闷心慌、心律不齐、关节疼痛、腰痛、尿频或眼睑水肿等均应做进一步的全面检查。

（六）治疗

1. 在疾病急性期，可卧床休息，注意保暖，大量饮水。

2. 如有发热、头痛和鼻塞，可以对症治疗。

3. 鼻腔局部用药可选减充血剂。

4. 预防措施：增强体质，劳逸结合，加强锻炼，避免传染，主动预防。

二、慢性鼻炎

慢性鼻炎（chronic rhinitis）是鼻腔黏膜和黏膜下层的慢性炎症，表现为鼻黏膜的慢性充血肿胀，称慢性单纯性鼻炎（chronic simple rhinitis）。若发展为鼻黏膜和鼻甲骨的增生肥厚，称慢性肥厚性鼻炎（chronisnypertrophic rhinitis）。儿童的慢性鼻炎主要是慢性单纯性鼻炎，而慢性肥厚性鼻炎较少见，萎缩性鼻炎更罕见。常与鼻窦炎合并存在。

（一）病因和发病机制

1. 急性鼻炎反复发作或治疗不彻底而演变成慢性鼻炎。

2. 由于邻近的慢性炎症长期刺激或畸形，致鼻发生通气不畅或引流阻塞，如慢性鼻窦炎、鼻中隔偏曲、慢性扁桃体炎或腺样体肥大等。

3. 鼻腔用药不当或过量过久形成药物性鼻炎（rhinitis medicamentosa），常见于久用萘甲唑啉之后。

4. 环境因素 如在有水泥、烟草、煤尘、面粉或化学物质、温湿度急剧变化等环境中鼻黏膜受到物理和化学因子的刺激与损害，可造成慢性鼻炎。

（二）病理

1. 慢性单纯性鼻炎 黏膜深层血管慢性扩张，尤以下鼻甲海绵状血窦变化最明显，黏液腺功能活跃，分泌增多，鼻甲黏膜肿胀，但黏膜下组织无明显增生性改变。

2. 慢性肥厚性鼻炎 黏膜上皮纤毛脱落，变为复层立方上皮，黏膜下层由水肿继而发生纤维组织增生而使黏膜肥厚，久之，可呈桑葚状或息肉样变，骨膜及骨组织增生，鼻甲骨骨质也可呈肥大改变。

3. 慢性鼻炎的黏液中不但含有大量引起炎症的物质,也吸附有大量通过呼吸而进入鼻腔的外界细菌。过于黏稠的黏液致使鼻纤毛运输能力下降,从而导致大量黏液堆积于鼻道内。黏液中的致炎物质持续刺激黏膜致使其持续发炎,而黏液中的细菌则不断繁殖并侵入人体,加重鼻黏膜炎症。炎症加重的直接后果便是增大黏稠的分泌物的量,从而形成恶性循环,不断加重鼻炎症状。小儿的慢性鼻炎可能主要与腺样体的慢性炎症有关。

(三) 临床表现

1. 鼻塞　间歇性或交替性:①间歇性鼻塞:一般表现为白天、劳动或运动时减轻,夜间、静坐或寒冷时加重;②交替性鼻塞:侧卧时位于下侧的鼻腔常阻塞加重;转卧另一侧后,刚才位于上侧没有鼻塞或鼻塞较轻的鼻腔,转到下侧后出现鼻塞或鼻塞加重;而刚才位于下侧的鼻腔鼻塞减轻。此外,嗅觉可有不同程度的减退,说话呈闭塞性鼻音。由于鼻涕长期流经鼻前庭和上唇部,可致皮炎或湿疹,多见于小孩。鼻涕向后可流入咽腔,出现咳嗽、多痰等症状。

2. 多涕　常为黏液性或黏脓性,偶呈脓性。脓性者多于继发性感染后出现。

3. 鼻镜检查

(1) 慢性单纯性鼻炎:鼻黏膜肿胀,表面光滑、湿润,一般呈暗红色。鼻甲黏膜柔软而富有弹性,探针轻压可现凹陷,但移开探针则凹陷很快复原,特别在下鼻甲为明显。若用1%~2%麻黄碱液使鼻黏膜收缩,则鼻甲迅速缩小。总鼻道或下鼻道有黏液性或脓性分泌物。

(2) 慢性肥厚性鼻炎:①下鼻甲明显肥大或下鼻甲与中鼻甲均肥大,常致鼻腔堵塞。鼻腔底部或下鼻道有黏液性或粘脓性分泌物;②黏膜肿胀,呈粉红色或紫红色,表面不平,或呈结节状或桑葚状,尤以下鼻甲前端及其游离缘为明显。探针轻压凹陷不明显,触之有硬实感;③局部用血管收缩剂后黏膜收缩不明显。

(四) 并发症

慢性鼻炎未得到及时的治疗,炎症感染将继续蔓延而引起鼻窦炎、中耳炎、咽炎、喉炎、气管炎、肺炎并可引起风湿热、病毒性心肌炎、急性肾小球肾炎等并发症。

(五) 诊断

根据病史、临床表现、鼻镜检查可以明确诊断。

(六) 治疗

儿童慢性鼻炎的治疗主要是保守治疗,即改善通气、保护黏膜和促进纤毛运动。

1. 减充血剂　如达芬霖(盐酸羟甲唑啉)、诺通(赛诺唑啉),但需要间断和短程使用(5~7d)。

2. 糖皮质激素类制剂　其抗炎作用已被公认,由于其剂量低、浓度高,直接作用于鼻腔,治疗作用明显好于全身给药,而少见不良反应。常用的有雷诺考特、辅舒良、内舒拿、伯克纳等。

3. 抗组胺药　如左卡巴斯汀、氮卓斯丁等。

4. 促进纤毛运动和稀化黏液　如标准桃金娘油。

5. 手术治疗。

三、鼻真菌病

鼻真菌病是一种特异性感染性疾病。是指真菌感染于鼻腔和鼻窦所致的疾病。其致病菌主要有曲霉菌、毛霉菌及念珠菌等,长期使用抗生素、肾上腺皮质激素、免疫抑制剂、化疗放疗,糖尿病、尿毒症酸中毒、白血病、严重贫血、严重烧伤等使机体抵抗力下降时,以及鼻中隔偏曲、鼻息肉、感染性或过敏性鼻炎、鼻窦炎等致鼻腔鼻窦机械性阻塞时,容易引起真菌感染而发生本病。

(一) 病理

鼻真菌病可分为非侵袭型、侵袭型(暴发型)、曲霉菌瘤型及变态反应型4种。非侵袭型病变常仅限于上颌窦黏膜;侵袭型是因真菌侵入黏膜引起血栓性动脉炎,导致鼻窦黏膜和骨壁坏死,重者可波及眶、翼腭窝甚至颅前窝内。病变处有血性脓液、肉芽、坏死组织和干酪样物(鼻脑型),毛霉菌病变与此相似,但更为严重,预后不良。变态反应型者窦内肉芽肿有多数嗜酸细胞团、游离的嗜酸颗粒,Charcot-leyden 结晶和真菌菌丝。

（二）临床表现

1. 非侵袭型 常见于无免疫缺陷的患者，好发于上颌窦及鼻腔。患者有鼻塞、流脓涕、涕中带血、头痛等症状，对抗菌治疗和反复鼻窦冲洗效果差。

2. 侵袭型 常见于有免疫缺陷的患者，临床表现为侵袭性感染。早期仅有轻微鼻窦炎症状，鼻腔前部常有坏死、结痂；数日后坏死部位可波及鼻腔外侧壁，逐渐出现恶性疾病的症状和体征。患者可有发热、颈项强直，甚至昏迷而死亡。鼻部真菌病还可引起内脏感染。

3. 曲霉菌瘤型 病程较慢，上颌窦和筛窦内有肉芽组织及脓性分泌物，面部软组织隆起。鼻窦 X 线片可见骨质破坏，但活体组织检查无癌细胞发现。

4. 变态反应型 常见于有哮喘和鼻息肉病史的青年人。鼻真菌病的诊断主要从临床症状、X 线片或 CT 扫描、真菌培养及病理学检查等方面进行。

（三）诊断

1. 根据病史、临床表现和辅助检查可以明确诊断。

2. 病理学检查 取分泌物用 Sabouraud 培养基培养 1~2d，可见曲霉菌的菌丝生长，在光学显微镜下鉴定有隔的分叉型菌丝，可作诊断。病变组织活检可见小动脉有血栓形成，黏膜表面有曲霉菌丝。

（四）治疗

非侵袭型及曲霉菌瘤形成应施行鼻窦手术，祛除鼻腔和鼻窦内病变组织和分泌物，预后较佳。侵袭型者须在手术前后用抗真菌药，如两性霉素 B、克霉唑、制霉菌素及氟胞嘧啶和间断吸氧等。在治疗期间须停用抗生素和免疫抑制剂，注意改善全身状况。

四、鼻白喉

鼻白喉较少见，占白喉的 2%~5%。是白喉杆菌引起的急性呼吸道传染病。主要通过空气飞沫传播，也可通过尘埃以及染菌的毛巾、餐具、玩具、书报等传播。

（一）临床表现

原发性鼻白喉为白喉杆菌直接传染于鼻腔而发病，全身中毒症状轻，易被忽略。继发性者则由白喉蔓延而来，全身中毒症状较重。症状和普通鼻炎相同，鼻塞、流涕，但鼻涕中常带血。检查可见鼻前庭和上唇皮肤潮红、糜烂。鼻腔黏膜表面覆盖有灰白色假膜，以鼻中隔多见，假膜与黏膜紧贴，不易分离，除去假膜留下出血溃疡。

（二）诊断

根据病史、症状及体征，结合细菌学检查，诊断多无困难，但一次细菌学检查阴性并不能排除鼻白喉，应重复多次，以求早期确诊。细菌学检查方法包括分泌物涂片镜检、免疫荧光检查及细菌培养。

（三）治疗

1. 患儿应严格隔离，注意口腔及鼻部护理。

2. 注射白喉抗毒素及青霉素，抗毒素的剂量应根据病情轻重，青霉素有消灭白喉杆菌和防止继发感染的效果，宜及早足量使用。

3. 有呼吸困难和喉阻塞症状者，应及时施行气管切开术。

4. 密切注意心脏情况。如有心肌损害。患儿应卧床休息 3~6 周。并请儿科医师协同处理。

5. 对白喉杆菌带菌者，应先予青霉素或红霉素治疗，如细菌培养持续阳性，可考虑切除扁桃体。

五、鼻硬结病

鼻硬结病是一种少见的慢性进行性肉芽肿病变，多从鼻部起病，逐渐向咽、喉和气管蔓延，故称呼吸道硬结病。少数可原发于下呼吸道。由鼻硬结杆菌传染所致。

鼻硬结病病程分为 3 期：卡他期、肉芽肿期和瘢痕期。

诊断主要结合病理检查、细菌培养和血清补体结合试验，以及临床所见的三期病变常同时存在和地区性等特点。可疑病例需反复取材病检。

治疗:链霉素对鼻硬结杆菌有显著的制菌效果,卡那霉素、四环素等也有一定疗效。其他治疗如放射疗法对早期病变有一定效果。

六、鼻结核

鼻结核是一种鼻部结核菌感染疾病。有原发性与继发性之分,原发者可能是空气传播、直接或间接接触造成,继发者多由肺结核病灶或其他部位结核引起。

(一) 临床表现

1. 早期症状常很轻微,可仅有鼻前部瘙痒、烧灼感,少量渗液。病变发展,分泌物增多,可有涕中带血,出现不同程度鼻塞、鼻出血、嗅觉障碍。侵及鼻窦则有头昏、头痛等鼻窦炎表现。可有眼部不适、流泪、耳鸣耳溢等。严重者可有消瘦、发热等全身症状。

2. 早期见鼻前庭湿疹或毛囊炎病变。可有鼻前部皮肤及黏膜粉红色小结节。常可见鼻腔内有痂皮,其下黏膜浅表溃疡,边缘不整,溃疡处有苍白色肉芽组织增生,触之易出血。严重者见溃疡深,有坏死,中隔穿孔。

(二) 诊断与鉴别诊断

检查肺及其他部位找出病灶,可作结核菌素试验、鼻分泌物培养等,活检可确诊。需与鼻前庭湿疹、鼻腔单纯溃疡、梅毒、肿瘤、硬结病等鉴别。

(三) 治疗

1. 全身应用抗结核药物,可同时使用链霉素、对氨基水杨酸、异烟肼。

2. 局部抗结核药物滴鼻。

3. 溃疡、出血部位可用腐蚀剂或电灼处理。局限性肉芽肿可行简单刮除术,并用抗结核药物等局部涂敷。

七、鼻梅毒

一期鼻梅毒称为硬性下疳,极为少见,外鼻皮肤有糜烂、覆有干痂或渗出物,下颌下淋巴结肿大。二期鼻梅毒是全身发疹的一部分,鼻黏膜充血,持续性鼻塞,称为梅毒性鼻炎。三期鼻梅毒是树胶样梅毒瘤所致的软骨和骨质破坏,形成塌鼻和鼻中隔穿孔,梅毒瘤浸润消退后鼻黏膜萎缩。先天性鼻梅毒多发生于3岁至青春期,除有塌鼻外,还可有 Hutchinson 三联征(迷路炎、间质性角膜炎和锯齿形牙)及感音性听力损伤。三期梅毒应同鼻结核、鼻麻风、鼻硬结病或恶性肿瘤等相鉴别。

八、不动纤毛综合征

(一) 病因和发病机制

不动纤毛综合征又称原发性纤毛运动不良征(primary ciliary dyskinesia),属常染色体隐性遗传,半数患者伴内脏转位。

发病率为 1∶16 000,由于全身纤毛先天性异常包括动力臂(含 ATP 酶)缺欠,微管环或轮辐缺欠,致纤毛运动不良和清除功能障碍,从而引起黏液分泌物和细菌的潴留,导致持续反复感染如鼻旁窦炎、支气管炎和支气管扩张。发病年龄可自婴幼儿至成年,但以学龄儿童及青年为多。

呼吸道黏膜的每个纤毛上皮细胞表面有 200 根长 5~10μm、直径约 0.2μm 的纤毛。在电镜下观察,每根纤毛的横断面均以两个微小管为中心,外围 9 对微小管(9+2 型结构),有动力臂、链接环和轮辐使之互相连接,保持正常的位置。不动纤毛综合征时,纤毛的结构异常,如动力臂缺失、轮辐缺陷、微小管排列异常等,可以引起呼吸道纤毛麻痹、纤毛黏液传输功能障碍,而形成慢性复发性化脓性肺部炎症、鼻窦炎、中耳炎和男性不育。

(二) 临床表现

常见于儿童和青年人,主要表现如下。

1. 下呼吸道表现　患者反复发生上呼吸道感染、慢性支气管炎或间质性肺炎及支气管扩张,出现咳嗽、黄脓痰、咯血及呼吸困难等症状。从而导致肺不张及支气管扩张,出现咳嗽、黄脓痰、咯血及呼吸困难等症状。

2. 上呼吸道表现　患者常有慢性鼻炎、鼻窦炎,引起鼻窦内黏液或脓性分泌物潴留,故有鼻塞、脓涕,有时还可发生鼻息肉。由于中耳和咽鼓管纤毛异常,可以导致慢性复发性中耳炎。

3. 内脏逆位　胚胎时期,由于纤毛结构异常,某些上皮组织失去正常摆动,使内脏的定向旋转变为随机旋转。如在妊娠10~15d时,内脏在正常情况下应当向右旋转,结果却发生了向左旋转,从而形成内脏逆位。

4. 不育　精子尾部是一种纤毛的变形,当其结构异常时,精子失去摆动能力,可以引起男性不育。

（三）诊断

根据胸部X线片、支气管造影、鼻窦X线片、CT扫描可以诊断支气管扩张、鼻窦炎和内脏移位。鼻小支气管黏膜活检,在电子显微镜下见到纤毛异常可以得到肯定的诊断。本病应与慢性呼吸道感染、支气管扩张相鉴别。支气管哮喘也可以发生黏液及纤毛功能异常,但纤毛结构无特殊缺陷。

（四）治疗

预防为主,促进黏液分泌物的排除、抗感染及对症治疗,本病预后良好。

（李晓艳　浦诗磊）

第三节　听觉异常

听觉在言语形成中起着接受语声刺激、进行模仿以及监测和校正自身发音的双重作用。听力障碍者在不同程度上失去接受声音信号的能力或只能获得畸变的声音信号,也丧失相应的自我检测和自我校正的能力,以致不同程度的阻碍言语功能的建立和完善。中度先天性聋或婴幼儿期失去听力者,称为语前聋(prelingual deafness),无从接受言语信号,无自身言语反馈,如无特殊训练,终将称为聋哑(deafmutism);在言语形成之后失去听力者,称为语后聋(postlingual deafness),因为失去听觉反馈能力,对自己发出声音不能正确检测和校正,表现为发音失准、言语清晰度下降、语音单调且常常不自觉提高自己的嗓音,与环境需求不协调。

一、听力损失的分级

一般可以根据患儿对声音的察觉能力,鉴定耳聋的程度,也可通过言语交谈能力判断听力损失程度。

（一）世界卫生组织公布的听力损失可以分为4级

1. 轻度听力损失　听力为20~40dBnHL。
2. 中度听力损失　听力为41~70dBnHL。
3. 重度听力损失　听力为71~95dBnHL。
4. 极重度听力损失　听力>9dBnHL。

（二）我国对于言语能力的评估通常根据患儿对语言能力的评估判定

1. 正常　能分辨5m的语言声。
2. 轻度耳聋　谈话距离不能过大,通常在3~4m。
3. 中度耳聋　可在1m内谈话。
4. 重度耳聋　一般仅能听到叫喊声,不能独自完成言语对话交流,需借助放大装置听到言语声并进行交流。

二、听力损失的类型

根据病变部位,听力损失可以做如下分类:外耳和中耳病变,导致传导性听力损失;内耳、听神经以及听觉传导通路的病变可造成感音神经性听力损失;当两者均存在时,则称为混合性听力损失。感音神经性听力损失又可以分为感觉性听力损失(毛细胞受损)、中枢性听力损失(中枢听觉传导通路病变)或称为听神经病谱系障碍(auditory neuropathy spectrum disorder,ANSD)。听神经病谱系障碍表现为耳声发射通过,而耳蜗微音电位(cochlear microphonic,CM)或听觉脑干测试异常。ANSD 通常由于内毛细胞、听神经、听突触,或者听觉传导通路上的神经元群病变引起。

1. 传导性聋 在声音传导径路上任何结构与功能障碍,都会导致进入内耳的声能减弱,所造成的听力下降为传导性听力损失,称为传导性聋。听力损失的程度,可因病变部位和程度不同而有差别,最严重者,气传导功能完全丧失,听阈可上升至 60dBnHL。

常见病因有耳道堵塞性病变、中耳发育不良、中耳炎症、耳硬化症、耳外伤等。

2. 感音神经性聋 由于螺旋器毛细胞、听神经、听觉传导通路或各级神经元受损害,致声音的感受与神经冲动传递障碍以及皮质功能缺如者,称感音性、神经性或中枢性聋。临床上用常规测听发未能将其区分时,可统称为感音神经性聋。

常见病因为先天性因素、感染性因素、药物中毒性因素、职业性因素、外伤性因素、肿瘤、梅尼埃病、突发性聋、老年退行性变、听觉中枢病变以及贫血、变态免疫性反应等全身性疾病。

3. 混合性聋 任何导致传导性聋和感音神经性聋的病因同时存在,均可引起混合性聋的发生。常见原因多为慢性化脓性中耳炎、耳硬化症或老年性因素。

三、小儿听力损失的特点

(一)新生儿及婴幼儿听力损失的高危因素

(1)在新生儿重症监护病房(NICU)住院超过 5d。

(2)儿童期永久性听力障碍家族史。

(3)孕期宫内感染病史:如巨细胞病毒、风疹、疱疹、重感冒、毒浆体原虫(弓形虫)病、梅毒等。

(4)颅面形态畸形,包括耳郭和耳道畸形。

(5)出生体重低于 1 500g。

(6)高胆红素血症达到换血要求。

(7)病毒性或细菌学脑膜炎。

(8)新生儿窒息,Apgar 评分 1min0~4 分或 5min0~6 分。

(9)早产儿呼吸窘迫综合征。

(10)体外膜氧。

(11)机械通气超过 48h。

(12)母亲孕期曾使用过耳毒性药物或袢利尿剂,或滥用药物和酒精。

(13)临床上存在或怀疑与听力障碍有关的综合征或遗传病。

(二)先天性耳聋

1. 解剖学因素 内耳畸形的分类,自 1987 年由 Jackler 提出后,随着研究的不断深入,目前最常用的为土耳其学者 Levent Sennaroglu[1]于 2013 年提出的分类法,该方法将内耳畸形做如下分类:

(1)迷路缺如(michel deformity)。

(2)初期听泡(rudimentary otocyst)。

(3)耳蜗未发育(cochlear aplasia)。

(4)共同腔型(common cavity)。

(5)耳蜗发育不全(cochlear hypoplasia)。

(6)不完全分隔型(incomplete partition)。

1)IP-Ⅰ囊性耳蜗前庭。

2)IP-Ⅱ Mondini 畸形。

3)IP-Ⅲ X 连锁耳聋。

（7）大前庭导水管综合征（large vestibular aquduct syndrome，LVAS）。

（8）耳蜗孔异常（cochlear aperture abnormalities）。

其中，迷路缺如和初期听泡畸形为人工耳蜗植入禁忌证。

2. 遗传性因素

（1）遗传类型：约50%的先天性感音神经性聋是由于基因突变造成的遗传因素所致，可以是单基因的突变，也可以是多个不同基因突变的组。先天性耳聋的遗传方式可以包括显性遗传、隐性遗传、性连锁遗传3种遗传形式。性连锁遗传的耳聋基因通常位于X染色体上，因此很多耳聋疾病多与母系遗传有关，这种耳聋可表现为显性遗传，也可表现为隐性遗传。国内外的研究均表明：大部分遗传性耳聋属于隐性遗传；近亲结婚的亲代，其子代获得遗传性聋的发病率较高。

（2）非综合征型耳聋：非综合征型耳聋（nonsyndromic sensorineural hearing loss，NSSHL）病变仅限于内耳，没有系统性症状，可根据遗传方式进行分类。约20%的NSSHL为常染色体显性遗传（autosomal-dominant non-syndrome deafness，DFNA），通常表现为迟发性；约80%的遗传性耳聋为常染色体隐性遗传（autosomal recessive nonsyndromic deafness，DFNB），通常表现为先天性耳聋，但是也有部分为迟发；约少于1%的耳聋为线粒体突变或X连锁型（X-linked）。目前，已知文献报道中，125种耳聋基因的位点已经明确，其中包括58种DFNA相关基因，63种DFNB相关基因，以及4种X连锁耳聋相关基因[2]。近年来，关于耳聋相关基因的诊断性检测已广泛开展，如 GJB2、GJB6、SLC26A4、OTOF，通过这些基因检测，可以开展遗传咨询，有助于对判断小儿耳聋的预后，后代的耳聋发生概率，以及干预措施如人工耳蜗植入等。

（3）综合征型耳聋：由于胚胎发育过程中，皮肤、毛发、指/趾甲等均发源于外胚层，因此，耳聋可伴随以上器官的异常。

1）Waardenburg综合征（白额发综合征）：是先天性耳聋中比较常见耳典型的一种，占先天性耳聋的2%~3%，属于显性遗传。基本特点是：患者在前额中部有一缕白色额发、内眦间隔较宽、鼻根部扁平、虹膜异色和局限性白化病。耳聋为先天性、非进行性感音神经性聋，可以有3种听力表现类型：单侧较严重而另一侧接近正常、中耳耳聋以低频损失为主、双侧重度或极重度耳聋。

2）Usher综合征：约占遗传性耳聋的10%。其最主要的特点为先天性、进行性感音神经性聋伴视网膜色素变性，属常染色体隐性遗传性疾病。多具有Mondini畸形、听力损失自中度至中度、无前庭病变。视力损害可发生于任何年龄，并可发展到任何程度，但极少于出生时出现视力损伤。

3）Pendred's综合征（先天性聋甲状腺肿综合征）：为比较常见的隐性遗传病，常表现为先天性散发性甲状腺肿大、伴有感音神经性聋。患儿多为出生时即有耳聋，或迟发性进行性聋。也有青春期以后才出现肿大者，为碘代谢异常所致。

4）Alport's综合征（家族性遗传性出血性肾炎、耳聋综合征）：约占遗传性耳聋的1%。本病最早期和最常见的症状是儿童期出现的无痛性血尿和蛋白尿。听力损失表现为双侧对称性进行性感音神经性聋，双侧对称性为主要特征。此综合征以男性居多。患者可办法白内障和眼性震颤。

5）Pierre-Robin综合征（PRS）：由宫内巨细胞病毒感染引起，以小下颌、舌根后坠、软腭裂为主要表现，可伴有眼缺陷、骨骼畸形、耳郭畸形、中耳内耳结构异常

6）鳃-耳-肾综合征（branchio-oto-renal syndrome，BOR）：是一种以鳃裂异常、耳聋、耳前凹或耳前悬垂物及肾发育异常为主要特征的AD遗传性疾病。

7）CHARGE综合征：临床表现包括眼组织病变、先天性心脏病、后鼻孔闭锁、生长发育迟滞、生殖器发育不全、耳部畸形或耳聋等。

（4）三体综合征：由于额外的染色体加入常染色体中，形成三体组合，导致耳聋发生。常见的三体综合征有：13三体综合征、18三体综合征、21三体综合征。这些患者通常具有低位耳、耳郭畸形、中耳或内耳畸形、头面部畸形以及先天性心脏病等，多在出生后不久死亡。

3. 获得性因素

（1）感染：感染为获得性先天性耳聋的主要原因。

1)风疹病毒感染:最常见的孕期感染性致聋因素之一。风疹感染时母亲多无典型症状,但新生儿可出现风疹综合征,包括心脏病、白内障和智力缺陷等。

2)巨细胞病毒感染:可引起感音神经性聋,还可伴有小头畸形、肝脾大、黄疸、间质性肺炎等。一般孕妇很容易携带此种病毒,但大部分胎儿可抵抗此病毒,免于巨细胞病毒感染。

3)单纯疱疹病毒:可引起感音神经性聋,可伴有中枢神经系统的损害,如小头畸形、脑内钙化灶、视网膜发育不全、小眼球等。

4)梅毒螺旋体感染:Hutchinson综合征(先天性梅毒角膜炎综合征,又名先天性梅毒三联征)。Hutchinson牙齿,双侧耳聋、听神经受损,间质性角膜炎。

(2)孕期用药:有些孕妇由于孕期存在其他疾病,必须服用一些药物。如治疗糖尿病的苯乙双胍、使用抗感染的氨基糖苷类药物、抗疟药等。

(3)孕妇疾病:当孕妇罹患某些疾病时可导致新生儿出现耳聋。如母亲患有甲状腺功能减退时,胎儿可能出现先天性非遗传性耳聋。早产、先兆流产也可造成胎儿出现先天性耳聋。

(4)新生儿窒息:无论是产时还是产后引起的中度窒息或缺氧时间过长,均可导致婴儿出现精神运动发育迟缓,病导致双侧感音神经性聋。

(三) 后天性耳聋

1. 遗传性耳聋　出生后出现的遗传性耳聋多有进行性发展的特点,耳聋为双侧性,青少年时期发病,听力损失表现为高频损伤或呈平坦型或盆型听力减退的曲线。还有一些遗传性聋,如Klippel-Feil综合征、Alport综合征等的耳聋症状也可在出生以后出现。

2. 药物中毒性耳聋

(1)化学制剂:乙醇、一氧化碳、铅、汞等。

(2)抗生素:如氨基糖苷类。

(3)其他药物:奎宁类、依他尼酸等。

3. 感染性疾病

(1)传染中毒性因素:如细菌或病毒引起的急、慢性传染病导致的听力下降,部分病例可同时办法感染中毒性迷路炎,致使前庭功能和听功能均受损害。通常腮腺炎、带状疱疹引起的感音神经性聋多为单侧;脑膜炎及麻疹引起的多为双侧耳聋。急性传染中度性耳聋多发生于婴幼儿,耳聋不易察觉,若未及时进行听力学检测,则可能丧失最佳的治疗和语言训练时机。

(2)感染性因素:中耳炎为最常见的引起小儿后天性聋的因素之一,多引起传导性耳聋,但如果长期慢性化脓性中耳炎也会引起混合性聋,甚至感音神经性聋。

4. 外伤性耳聋　外伤可发生于听觉通路的任何部位,如外耳、中耳等处损伤可引起传导性耳聋,内耳震荡以及颞骨的横行骨折由于直接损伤内耳,可引起重度感音神经性聋。

5. 其他

(1)大前庭导水管综合征:由于先天性畸形导致前庭导水管扩大,内淋巴液可经扩大的前庭导水管从内淋巴囊倒流至耳蜗或前庭,损伤毛细胞,出现耳聋或眩晕。患儿出生时听力可正常,多在3~4岁发病,感冒和外伤常为发病诱因。

(2)梅尼埃病:儿童患者少见。也同样表现为耳聋、耳鸣、耳闷和眩晕症状,但由于儿童叙述能力有限,检查困难而导致诊断困难。

四、听力筛查的流程

(一) 筛查阶段[3]

1. 正常出生新生儿施行两阶段筛查,出生后48h至出院前完成初筛,未通过者及漏筛者于42d内进行双耳复筛。

2. 复筛仍未通过者应在出生后3个月内转诊至省级卫生行政部门制定的听力障碍诊治机构进行诊断。

3. 新生儿重症监护病房(NICU)婴儿出院前进行自动听性脑干反应(AABR)筛查,未通过者直接转诊至听力障碍诊治机构。

(二)诊治阶段

1. 听力诊断应根据主客观听力测试结果进行交叉印证,以确定婴幼儿听力障碍程度和性质。

2. 疑有其他缺陷或全身疾病的患儿,指导其到相关科室就诊;疑有遗传因素导致听力障碍者,则建议到具备条件的医疗机构或保健机构进行遗传学咨询。

3. 耳鼻咽喉科检查后的听力测试,应包括电生理和行为听力测试内容:声导抗(含1 000Hz探测音)、耳声发射(OAE)、听性脑干反应(ABR)和行为测听等基本测试。

4. 对确诊为永久性听力障碍的患儿应在出生后6个月内进行相应的临床医学和听力学干预。

(三)听损伤婴幼儿的转诊

1. 听损伤婴幼儿的转诊有一些几个途径 由新生儿科、儿童保健科、儿科、基层耳鼻喉科转诊而来。

2. 听损伤婴幼儿的转诊指标 凡是符合以下明确转诊条件的婴幼儿,均应在月龄3个月以前转诊到指定的听力学诊断中心,接受进一步的听力学和医学评估。

(1)新生儿听力筛查未通过,42d听力复查仍未通过者。

(2)新生儿重症监护病房(NICU)住院,出院后疑有听力损伤者。

(3)新生儿期有高危因素,婴幼儿期疑有听损伤者。

(4)儿童保健科对婴幼儿做健康体检时,怀疑有听损伤者。

(5)儿科门诊就诊时,语言发育迟缓,疑有听损伤者。

(6)在基层耳鼻喉科门诊就诊时疑有听损伤,而基层医院听力检测设备不完善时者。

五、听力筛查的方法

听力筛查通常有如下几种方法:耳声发射重复两次、耳声发射和自动听性脑干诱发反应、自动听性脑干诱发反应重复两次,通常采用最多的是两步筛查法,也即采用两种电生理检查依次验证。未通过筛查的婴儿需在3月龄之内作出恰当的听力和医学评估,以明确听力损失的情况。一个完整的听力评估,应包括听力损失是否存在、严重程度、侧别(单侧或双侧)。即使筛查通过的新生儿,也不能完全排除进行性、迟发性的轻度听力损失(听力损失在30~40dBnHL),此种听损可通过大部分听力筛查。高危儿在通过听力筛查后,需有持续的定期随访。

听力学评估需包括电生理测试和行为测听。电生理测试可采用耳声发射检查评估外毛细胞功能、听觉脑干反应评估内毛细胞功能和听觉通路的完整性。在临床应用中,完整的耳功能的评估,需要根据生理学检测和行为测试来进行交叉验证。

(一)病史和体检

采集对听力有影响的病史,病史询问过程中应特别关注先天性和迟发性听力损失、听力损失高危因素、父母观察患儿日常听性行为的反应情况、父母患病和用药情况、孕期和出生、发育和智力情况等。

体检包括常规体检和专科体检。常规体检又包括一般情况、生长发育和伴随畸形、皮肤、毛发、颅面、眼、颈、心脏和肾脏等;专科体检要注意有无外耳畸形、颅面畸形、外耳道、鼓膜情况、舌系带等。头颈部的体格检查可有助于发现导致传导性听力损失的解剖因素,如外耳道闭锁、中耳炎等。另外,某些畸形结构可影响咽鼓管功能,进而引起分泌性中耳炎可能,如唇腭裂、唐氏综合征。通过体检亦可发现导致综合征型感音神经性聋的畸形,目前已知逾400种症状与先天性耳聋相关,且表型复杂,所以往往需要多学科综合分析。

(二)听力学检查

婴幼儿听力学测试应包括1 000Hz探测音的鼓室导抗图、耳声发射(畸变产物或瞬态诱发耳声发射)、对NICU的高危儿必须加做AABR,以及与婴幼儿发育阶段相适宜的听觉行为测试,以评估听觉系统的完整性,评价整个语言频率范围的听敏度,确定听力损失的类型。

1. 耳声发射(oto-acoustic emission,OAE) 耳声发射是一种源于外毛细胞的主动运动反应耳产生的音频能量。根据是否由外界激诱发,将记录到的耳声发射分为诱发性耳声发射(evoked ot-oacoustic emission,EOAE))和自发性耳声发射(spont aneous otoacoustic emission,SOAE)。前者根据由何种刺激诱发,分为瞬态诱发性耳声发射(transient ly evoked otoacoustic emission,TEOAE)、畸变产物耳声发射(distortion evoked otoacoustic emission,DPOAE)、刺激频率耳声发射(stimulus frequency otoacoustic emission,SFOAE)和电诱发耳声发射(electricaly evoked otoacoustic emission,EEOAE)。环境和患者自身的噪声对OAE的记录有重要影响,为获得准确的结果,筛查时要注意探头的合理安放、控制检查室内噪声、新生儿处于安静睡眠状态等。应当注意,由于探头放置和患儿状态等引入很多噪声时,很容易导致OAE不能正常引出,致听神经病漏诊。

虽然OAE可以发现绝大多数先天性耳聋患儿,但由于OAE不能进行定量分析,而且耳声发射也难于对蜗后聋患儿进行诊断。因此美国国立卫生研究院(Nature Institute of Health,NIH)推荐OAE与ABR联合应用的两步筛查法,通过两种测试的联合应用,可以充分发挥各自特点,达到最佳效果[4]。

2. 听性脑干反应测听 听性脑干反应(auditory brainstem response audiometry,ABR),是检测声刺激诱发的脑干生物电反应,由数个波组成,又称听性脑干诱发电位。自动听性脑干诱发反应(automated auditory brainstem responses,AABR),是目前单独与OAE联合应用于新生儿听力筛查的一项先进和公认的技术。测试时,测试系统按照事先设置好的测试程序,自动变换刺激声的频率、强度和所要记录的耳别,在很短的时间内完成双耳不同频率和强度刺激声时的ABR反应,然后将记录到的信号经软件处理后自动给出测试的结果。

3. 听觉稳态反应 听觉稳态反应(auditory steady-state response,ASSR),是由调频(FM)和调幅(AM)处理后的不同频率声波(载频CF),刺激耳蜗基底膜上相应部位听觉末梢感受器,其听神经发出神经冲动,沿听觉通路传至听觉中枢,引起的反应。ASSR所用的刺激声为连续声,较之短音其平均声压值更高,在重度和极重度耳聋患儿,确定其各频率听力损失的程度非常重要。如果ASSR反应缺失,则助听效果较差。

4. 婴幼儿听觉行为测试 主观听力测试时,声音经过听觉感受器、周围听神经、中枢神经系统的听觉脑干、听觉皮质和皮质的整合以及传出神经、效应器等过程,是一种心理物理测试方法,因此小儿行为听力测试在临床听力诊断中占有重要位置。

对小儿的听力评价应以其听觉系统、神经系统和智力发育状态作为基础,了解和熟悉自出生至各年龄组正常小儿听功能发育和对声刺激的反应能力(表14-3)。

表14-3 正常婴儿听觉行为反应

月龄	对声音的反应
0	反射性反应-听睑反射、惊吓反射(Moro reflex)、全身运动
1	反射性反应(有可能被抑制)
2	停止运动状态
3	开始出现水平声定位,眼或头转向声源
6	定位反应建立发育较好,并可间接转向下方声源
9	定位反应灵敏
12	对简单言语有反应(如对自己名字、再见、找妈妈等)
18	认识身体的部位或一些物品(如鼻、耳、鞋、帽)等

月龄	对声音的反应
21	根据名称可找出熟悉的物体(如玩具马、狗、飞机等)
24	根据名称可指出熟悉的图画,有可能行游戏测听
36	应用条件反射测听可获取可靠听觉阈值

六、听力损失的干预

1. 助听器 语言的感知、形成以及口语的表达,在不同的年龄阶段形成。助听器的效果受到母亲的受教育程度、年龄和听力损失的程度等影响。较之于重度耳聋,轻度耳聋的患儿在公共场合更倾向于不使用助听器,然而即使是轻度耳聋患儿,他们的学习成绩也明显比正常同龄儿差。对于听力损失患儿,建议使用耳背式助听器,因其可以较少拒绝对助听效果的干扰。对于双侧听力损失的患儿,推荐双耳助听,其优点在于可以改善对声源的定位、以及提高嘈杂环境下的言语识别率。在患儿的早期发育阶段,外耳道增长迅速,因此,在佩戴助听器的最初两年里,需每3个月进行一次调试和舒适度的匹配检测。如果存在有影响听力的高危因素存在,则这个间期可以适当调整缩短。

2. 人工耳蜗植入 双侧重度和极重度耳聋患儿,需进行人工耳蜗植入,可直接刺激螺旋神经节细胞,这是听觉传导通路上的第一级神经元。人工耳蜗植入的并发症发生率较低,主要并发症包括面神经损伤(0.39%)、外淋巴瘘/脑脊液瘘(0.25%)、脑膜炎(0.11%)。在美国,FDA批准的人工耳蜗植入最小年龄为12月龄,但是语言发育研究表明,小于12月龄患儿接受人工耳蜗植入后,其言语发育明显优于12月龄或大于12月龄植入患儿[5]。

人工耳蜗术前评估的最佳影像学检查目前尚有争议。大部分的耳蜗畸形都可以在高分辨率CT或者MRI上显示。但是,对于蜗神经的发育不良和其他内听道的病变,MRI优于CT。

单侧感音神经性聋患儿植入人工耳蜗的效果目前尚不明确,有待进一步研究。

3. 听觉脑干植入 听觉脑干植入可以旁路蜗神经,直接刺激第二级神经元脑干蜗神经核。世界上第一例成功的听觉脑干植入是在1979年,2000年FDA批准的第一例听觉脑干植入是应用于一位Ⅱ型神经纤维瘤(neurofibromatosis type 2,NF2)患者[6]。在欧洲,有很多非NF2患者接受了听觉脑干植入,包括重度耳蜗畸形、蜗神经畸形或发育不良、耳蜗骨化、外伤致颞骨骨折引起蜗神经损伤。但是听觉脑干植入的远期效果目前尚不明确。

(李晓艳 范文焱)

第四节 语言发育迟缓

语言发育迟缓是指由各种原因引起的儿童口头表达能力或语言理解能力明显落后于同年龄同性别正常儿童的发育水平,是儿童2岁时最常见的发育性问题之一,国外报道其发生率高达15%~17%[7]。智力低下、听力障碍、构音器官疾病、中枢神经系统疾病、语言环境不良等因素均是导致儿童语言发育迟缓的常见病因。发现儿童有语言发育迟缓现象时应仔细查找病因。无以上明确原因而出现的儿童语言发育明显延迟现象,则称为特发性语言发育障碍或发育性语言迟缓。语言发育迟缓不仅影响儿童的语言理解和语言表达能力,而且影响儿童认知的发展,影响儿童的情绪、个性及人际关系的发展,甚至会导致儿童心理异常。4岁以下是语言障碍治疗的最佳年龄,如错过临床矫治的最佳时期,会对其学习、心理和认知的发展产生严重不良影响。因此,应熟悉各种语言问题的临床特点,把握语言训练时机。

一、语言发育迟缓的评估方法

语言发育迟缓的评定采用中国康复研究中心研制的汉语儿童语言发育迟缓评定法（sign-significant relations，S-S 法）。用 S-S 法测得的语言的理解和/或表达水平低于实际年龄段则为语言发育迟缓。发育评估采用 Gesell 婴幼儿发育量表（简称 Gesell），该发育量表是评估婴幼儿心理发育水平的诊断性量表，该量表包括 5 个能区，即大动作能、细动作能、应物能、言语能和应人能。发育水平以发育商（develpomental quotient，DQ）表示，低于 75 分为发育落后[8]。

二、语言发育迟缓的分类

语言发育迟缓分为听力障碍相关语言迟缓、发育性语言迟缓、功能性构音障碍、智力低下相关语言迟缓、中枢神经系统疾病相关语言障碍及特殊性语言损害等。

（一）听力障碍相关语言迟缓

听力障碍是导致儿童语言发育迟缓的重要原因之一，因此对语言发育迟缓儿童应常规进行听力检查。语言信息的输入取决于听觉传导路径的正常，听力异常儿童由于传导路径的异常而缺乏早期语言信息输入，是导致儿童语言发育迟缓的重要因素之一。国内新生儿听力筛查结果显示：正常新生儿听力障碍发生率为 2.35‰~5.73‰[9]，婴幼儿迟发性听力障碍发病率约为 1‰[10]，早期发现听力障碍并及时进行干预，可以提高言语能力、降低教育成本、提高劳动力。神经性听力障碍在语言发育延迟患儿的份量明显较大，尤其是出生时听力筛查正常而伴有高危险听力障碍的患儿尤其需要注意。同时中耳炎也是不容忽视的因素，对于化脓性中耳炎初次治疗尤其重要，抗生素要用足量，用够疗程，务必避免其反复发作；对于分泌性中耳炎更要引起足够的重视，因为其发病率高，一旦发病大部分情况下是双耳同时发病且其临床症状在小儿不典型，不宜早期发现。

（二）发育性语言迟缓

发育性语言迟缓患儿的听力、智力、语言理解能力正常，根据 Gesell 婴幼儿发育量表，运动、应物能、应人能能区均在正常范围内，仅语言能发育商低下，其多具有开始说话迟的家族史，语言理解能力正常，经过一定的训练或引导后，大都 3 岁以后开始说话，此后语言发展迅速，2~3 年后基本达到正常水平，预后良好[10]。

（三）功能性构音障碍

功能性构音障碍（functional articulation disorder，FAD）病初也常表现为语言发育迟缓，患儿大多在 2 岁以后开始发单字音，构音发育完善在 5~6 岁，该病诊断需在 4 岁以后。早期的智能分析发现其语言区 DQ 明显低于其他能区，其他能区 DQ 大多正常，在随访过程中发现患儿的构音错误成固定状态，经过语言训练后，大部分患儿的构音能得到矫正。国外对本病的随访研究发现，FAD 可能伴发遗尿症、学习障碍等发育延迟现象，以及一系列社会心理问题，如注意障碍、多动、抽动、焦虑、自我评价低等，此类儿童应加强早期的注意力训练，减缓共患疾病的发生。

（四）智力低下相关语言迟缓

智力发育迟缓在语言发育迟缓中所占的比例最大，其定义为：在发育期间整体智能较正常平均水平有显著降低，并伴有适应性行为障碍。国际上公认的诊断标准为：①智能低下，比正常平均水平低两个标准差以上，IQ 的值不足 70；②存在与实际年龄应有的社会适应行为的障碍；③在发育出现（18 岁以前）。语言迟缓亦是智力障碍的最初表现或常见主诉，语言发育迟缓儿童常伴有精神发育迟缓，许多研究发现，语言发育迟缓常伴有适应行为、精细动作和个人社交行为的低下，对语言发育迟缓儿童需同时评估智能发育水平，以发现其他发育的落后。这部分患儿的语言能力遵循正常的发育规律，但发育速度较慢，语言的理解和表达能力均有受累。其早期的发育结构表现为各能区均衡性相对低下，根据 Gesell 婴幼儿发育量表，其中语言语区和应人能区落后更明显，这些患儿虽然语言能力受限，但是他们愿意与人或者在指令下可以与人进行简单的语言及情感等交流，他们的肢体运动协调性多欠佳。

（五）中枢神经系统疾病相关语言障碍

语言发育迟缓的儿童，其母亲在孕期和分娩过程中常存在一些危险因素。宫内及围产期高危因素可对患儿脑组织造成损伤，而脑损伤不仅影响语言发展，同时也会影响动作发育。比如，语言发育迟缓在脑性瘫痪儿童中发病率很高。脑性瘫痪是不成熟脑组织损伤所导致的运动障碍，经常伴有认知、语言、社交等问题。脑性瘫痪儿童由于本身肢体障碍造成活动领域狭小，语言环境受到限制，加之部分儿童由于合并语言发育障碍，最为常见的语言发育迟缓和痉挛性构音障碍，严重影响患儿的语言、认知、社会交往及交流能力的发育，甚至导致部分患儿出现心理障碍，给社会及家庭带来沉重的经济和心理负担。

磁共振成像检查是精神发育迟缓的重要影像学辅助诊断手段。常规磁共振检查能提供细致的解剖形态学信息，可以协助临床明确病因。临床表现为发育迟缓的婴幼儿，其主要磁共振表现有可无明显异常（部分神经病理体征不明显的患儿），或表现为脑白质发育迟缓（如髓鞘化延迟）、脑发育不良改变（如硬膜下间隙增宽、脑积水、脑室扩大、软化灶和脑囊肿等），或表现为先天性畸形等。对于有较明显神经系统疾病的患儿，MRI 具有重要的诊断价值。部分轻、中度发育落后的患儿，常规磁共振常无明显异常发现。常规 MRI 仅靠肉眼通过灰度识别脑白质发育的情况，受分辨率、检查技术和主观因素等较多因素的影响，不能进行精确的定量检测及将临床表现与相应大脑解剖部位进行精确定位，易导致误诊和漏诊。磁共振扩散张量成像（diffusion tensor imaging，DTI）是一种新兴的功能磁共振成像技术，能够反映白质纤维束的髓鞘化程度。DTI 不仅可用于评价儿童脑白质的发育情况和相关神经系统疾病，对于发育迟缓的诊断比常规磁共振更敏感、直观和明确，而且可进行定量测量和分析，是常规磁共振检查的有力补充，为临床诊断提供了新的方法[11]。

（六）特殊性语言损害

特殊性语言损害又称发育性语言障碍，在 Gesell 量表中言语和应人两能区 DQ 均有下降，且前者较后者下降明显，他们很少在 2 岁前出现有意义的发音，且言语的声调多有异常，可能因为一些固定性的错误构音而产生焦虑、自卑心理，不大愿意与人交流，因而应人能区分数偏低。国外的随访研究发现特殊性语言障碍可持续到青春期甚至成年期，它的临床表现异质性明显，可影响语法、音韵、发音清晰度、语言重复及社交使用等方面，其病因是多基因遗传和环境危险因素相互作用的结果。颅脑影像学方面的研究发现特殊性语言损害存在语言功能区的形态和功能的异常[12]。

三、语言发育迟缓的干预和预后

（一）干预时机的选择

语言发育迟缓是 2 岁时最常见的发育性问题之一，2 岁左右是发现语言发育迟缓的重点年龄，重视 2 岁左右的语言发育筛查，以便早期发现语言发育迟缓儿童，并在全面评估基础上实施早期、科学、综合干预，以促进儿童语言、认知、社会情绪等方面最适宜的发展。在儿童发育早期（3 岁前）进行干预将明显降低语言障碍的短期和长期的不良影响[13]。

语言发育迟缓的儿童有一定比例的自然恢复率，有研究报道，2 岁时语言发育迟缓的儿童，在 3~4 岁时约有 50%语言发育达正常范畴[14]。也就是说，仍有近 50%儿童的语言发育未达到年龄相当的水平，这部分儿童往往是语言迟缓程度严重，并阻碍与其年龄相当的学习、沟通和社交关系，很可能进一步发展为语言障碍。36 个月后语言发育仍未赶上同年龄儿童语言水平的话，绝大部分儿童并不是单纯的语言问题，更可能是全面的发育迟缓，且发育年龄与生理年龄相差至少 11 个月，他们将面临语言交流、社会交往、生活适应和学习等诸多困难，是特别需要儿科医师、教师或康复专业人士高度关注和干预的对象。在小学入学时仍持续存在语言问题者，将面临学龄期的诸多困难，导致认知、读写、行为和精神问题的危险性更大[15]。

发育性语言迟缓及构音障碍的儿童语言表达能力可达正常范畴，其他儿童经过相应的语言训练后难以摆脱语言障碍的困扰，其中特殊性语言损害及孤独症谱系障碍的语言障碍持续存在。智力低下患儿语言治疗后，语言能区的发育商升高不明显，甚至呈下降趋势，可导致学龄期出现阅读、书写障碍和一系列社会心理情绪问题,如注意缺陷、焦虑、自我评价低等[16]。

(二) 干预方式

语言发育迟缓的治疗原则是,治疗时要以儿童语言发育达到的阶段为基础,进行同一阶段的横向扩展,如患儿可以理解部分名词的意思要进一步扩大名词的理解;与此同时向下一个阶段(即提高一阶段)进行纵向提高,如果横向扩展达到一定水平,便以下一阶段的能力为目标,即可训练动词理解;而且还要使之把已经训练的内容尽量在生活中应用并加以巩固。同时要求家长给儿童创造良好的语言训练环境,去除可能会影响其训练效果的因素。

3 岁以前是语言发育迟缓干预的关键时期。训练的条件在安静、宽敞、安全的充满儿童所喜爱的训练室进行训练;训练方式以一对一训练或集体训练相结合,专业训练与家庭训练相结合的方式;训练频率越高、时间越长,效果越大,但要按照患儿的可接受能力而定。训练时间一般在儿童注意力较集中的上午,时间以 30～45min 为宜,训练时应详细记录下训练的经过(即患儿在训练时出现的各种正、误反应)。治疗方式包括游戏疗法、手势符号的训练、文字训练和符号形式与指示内容关系的训练以及交流训练。

由于儿童在 3 岁以前绝大多数是在家庭中度过的,孩子的父母及其他抚育人的教育态度和方式在很大程度上决定孩子的成长过程。因此,在语言治疗师指导下家庭语言干预对语言发育迟缓儿童的恢复是有效的。在语言治疗师的定期指导下,由儿童家长对其进行语言干预,使父母了解儿童语言发育水平,并使语言发育迟缓儿童接受教育的环境从医院环境转移到了儿童日常生活环境,使孩子语言的学习在交流的环境中进行,家长能根据孩子语言发育的水平进行应答,家长的应答方式直接影响孩子的词汇量。同时,孩子还能与同龄小朋友交往,加大了语言沟通的场所,有利于儿童语言水平的提高。在提高的同时,孩子的适应能力和社会行为发育商也明显改善,显示出了追赶效应。具体干预方法如下:①交流干预采用从抚爱行为到要求行为的形成,促进视线的接触;从事物的操作到交换游戏;交换使用语言符号。②未学会言语符号的儿童采用注视及追视;对事物的持续记忆;伴有运动的游戏;事物的操作;事物功能性操作的扩大;多种事物的辨别学习干预。③手势符号干预采用状态依存、表示事物、表示动作和表示相对关系的手势符号。④表达干预采用手势符号表达和口语表达等。

儿童语言发育迟缓的治疗是艰巨而长期的工作,由于患儿的大脑功能不全,理解分析、接受、记忆能力极度低下,有些儿童还合并复杂的生理残疾和运动障碍,对这些患儿的治疗和训练应合理安排,因人而异。其目的是尽可能把他们培养成具有一定语言交流能力和生活自理能力者。

(李晓艳　金　蕾)

参 考 文 献

[1] SENNAROGLU L,OZKAN HB,ASLAN F. Impact of Cochleovestibular Malformations in Treating Children with Hearing Loss. Cochlear, 2013.［2020-12-14］. https://xueshu. baidu. com/usercenter/paper/show? paperid = d4e1060b3011504595d892a93db7382e&site = xueshu_se.

[2] EGILMEZ OK,KALCIOGLU MT. Genetics of Nonsyndromic Congenital Hearing Loss. Scientifica,2016(1):1-9.

[3] 黄治物. 婴幼儿听力损失的早期诊断评估及干预(2). 听力学及言语疾病杂志. 2013(03):325-326.

[4] PRECIADO DA,LIM LH,COHEN AP,et al. A diagnostic paradigm for childhood idiopathic sensorineural hearing loss. Otolaryngology--head and neck surgery:official journal of American Academy of Otolaryngology-Head and Neck Surgery. 2004,131(6): 804-809.

[5] BOBSIN LL,HOUSTON KT. Communication Assessment and Intervention:Implications for Pediatric Hearing Loss. Otolaryngologic Clinics of North America. 2015,48(6):1081-1095.

[6] COLLETTI V,SHANNON R,CARNER M,et al. Outcomes in nontumor adults fitted with the auditory brainstem implant:10 years experience. Otology & neurotology,2009,30(5):614-618.

[7] REILLY S,WAKE M,BAVIN EL,et al. Predicting language at 2 years of age:a prospective community study. Pediatrics,2007, 120(6):1441-1449.

[8] 孙殿荣,候梅,郭洪磊. 婴幼儿脑瘫治疗前 Gesell 发育量表的评估结果及分析. 中国儿童保健杂志,2015,23(1):67-69.

［9］吴皓,马衍.新生儿听力筛查的现状和展望.中国眼耳鼻喉科杂志,2007,7(5):273-275.

［10］吴皓,黄治物.进一步推动我国新生儿听力筛查工作的思考.中华耳鼻咽喉头颈外科杂志,2011,46(3):180-182.

［11］屈佳稚,杨速飞,吴康敏.孤独症谱系障碍与发育性语言延迟发病相关因素分析比较.中国儿童保健杂志,2011,19(10):903-905.

［12］何丽,任庆云,刘斋等.婴幼儿发育迟缓的脑磁共振扩散张量成像研究.临床放射学杂志2012,31(22):111-115.

［13］TOMAS E,DEMUTH K,SMITH-LOCK KM,et al. Phonological and morphological effects on grammatical development in children with specific language impairment. Int J Lang Commun Disord,2015,50(4):516-528.

［14］章依文,金星明,马骏,等.儿童语言发育迟缓的早期干预研究.中华儿科杂志,2007,45(1):51-54.

［15］DALE PS,PRICE TS,BISHOP DV,et al. Outcomes of early language delay:I. Predicting persistent and transient language difficulties at 3 and 4 years. J Speech Lang Hear Res,2003,46(3):544-560.

［16］BUSCHMANN A,JOOSS B,RUPP A,et al. Children with developmental language delay at 24 months of age:results of a diagnostic work-up. Dev Med Child Neurol,2008,50(3):223-229.

第十五章

儿童常见皮肤病

第一节　儿童皮肤解剖生理特点

一、皮肤的结构

皮肤是人体最大的器官,总重量约占个体体重的16%。从外向内,分为表皮层、真皮层,借皮下组织与深部肌膜等相连。

(一)表皮

表皮层主要由角质形成细胞、黑素细胞、朗格汉斯细胞等构成,由深至浅分别为基底层、棘层、颗粒层、透明层和角质层。新生的角质形成细胞有序地从基底层向上移动,分化为成熟的角质层细胞,移行至角质层表面脱落共需28d,从而实现表皮的更新换代。黑素细胞位于基底层,提供黑素,能遮挡和反射紫外线,保护真皮及深部组织。角质细胞间连接的主要结构为桥粒,具有很强的抗牵张力,使表皮细胞保持完整性;基底层与基底膜带之间连接的主要结构为半桥粒,基底膜带使真皮与表皮紧密连接,具有渗透和屏障作用,使血液中营养物质进入表皮,而表皮代谢产物通过基底膜带进入真皮。

(二)真皮

真皮由中胚层分化而来,由浅至深可分为乳头层和网状层,由纤维、基质和细胞成分组成,内含丰富的血管、淋巴管和神经,其中纤维成分分为胶原纤维、网状纤维和弹力纤维。

(三)皮肤附属器

附属器由外胚层分化而来,包括毛发、皮脂腺、汗腺、甲以及提供营养和感觉的血管神经网。毛发的生长周期分为生长期(约3年)、退行期(约3周)和休止期(约3个月)。皮脂腺分布于除掌跖和指趾屈侧的全身皮肤,头面部及胸背上部等处的皮脂腺较多,主要受雄激素水平控制。汗腺可分为小汗腺和顶泌汗腺,除唇红、鼓膜、甲床、乳头、包皮内侧、龟头、小阴唇及阴蒂外,小汗腺遍布全身;顶泌汗腺大多分布在腋窝、乳晕、脐周、肛周、包皮、阴阜和小阴唇,主要受性激素影响,青春期分泌旺盛。指甲生长速度约为每3个月1cm,趾甲生长速度约为每9个月1cm[1]。

二、儿童皮肤特点

出生前的胎儿皮肤处在一个几乎无菌的体液中,温度、压力较恒定,不受紫外线的辐射,震动后由于体液的缓冲,不易受到摩擦;一旦出生,皮肤即暴露于空气、阳光及周围环境,不断受到温差变化、摩擦、微生物侵袭和外界物质刺激,皮肤发育从胎儿向婴儿过渡,随年龄增长,皮肤结构逐渐发育成熟,因而儿童皮肤与成人不同,年龄越小,差异越大,表现为以下特点:

1. 新生儿为皮脂样,真表皮厚度薄,触感柔嫩,在阴囊、腋窝等部位细胞间连接薄弱,易受各种侵害,但细胞更新速率快,伤口愈合更快。

2. 皮肤中汗腺、皮脂腺受激素影响,未发育完善,分泌不如成人旺盛,使得皮肤更加干燥,对热刺激敏感,不能通过出汗有效调节体温。

3. 胎毛脱落后转化为过渡期毛发,6个月前全部毛发处于生长期同步生长,亦会经历同步脱落的现象,直到2岁左右被长而粗且色深的终毛所取代,毛囊数量则在出生后不再增加。

4. 皮下脂肪厚度薄,不饱和脂肪酸含量少,体温调节功能尚未完善,因而皮肤温差变化更大。

5. 皮肤屏障功能未成熟,对外源性刺激物、微生物更敏感,若儿童患皮肤病后,病情变化迅速。

三、儿童皮肤黏膜护理

1. 勤洗澡,保持皮肤清洁,水温不宜过高,1岁以上建议淋浴,较盆浴更卫生。婴幼儿期,每次排便后用温水清洗臀部,用含氧化锌的护臀膏加强保护,勤换尿布,避免因排泄物刺激或病原体增殖而引起的尿布疹或红臀。进入青春期后,选用控油洁面的护肤品,保持皮肤的清洁。

2. 新生儿期保持脐带残端清洁和干燥。一般出生后3~7d残端脱落,脱落后如有黏液或渗血,应用碘伏消毒或重新结扎;如有肉芽组织、化脓感染,应就医治疗。

3. 婴儿期衣服宜宽大,质地柔软,不用纽扣。

4. 按需使用润肤剂,润肤剂可以保护表皮角质层的完整性和加强皮肤屏障功能,根据皮肤干燥程度、环境温湿度选择不同质地的润肤剂。

5. 注意防晒,尽量避免每日上午10点至下午2点间外出,外出应戴帽子、撑伞。

（王　臻　钱秋芳）

第二节　特应性皮炎

一、病因和发病机制

特应性皮炎(atopic dermatitis,AD)病因和发病机制复杂,一般认为可能是遗传因素与环境因素相互作用并通过免疫途径介导产生的结果。

1. 遗传学说　父母一方或双方有特应性疾病史,其子女特应性皮炎患病率高,目前已发现本病的易感基因位点,为20p、17q25、3q21等[1]。

2. 环境因素　外界环境中的变应原和食物可诱发特应性皮炎,以蛋、牛奶、鱼、贝类、花粉、尘螨多见,用变应原进行皮试可出现过敏反应或血清中IgE水平升高。

二、临床表现

临床上急性期皮损以丘疱疹为主,可有渗出,慢性期以苔藓样变为主,病情易反复发作。

(一) 婴儿期

约60%患儿于1岁内发病,以出生2个月以后居多。初发皮损为眉间、面颊红斑,继而在红斑基础上出现丘疹,密集成片,皮损呈多形性,边界不清,很快形成糜烂、渗出和结痂等,皮损可迅速发展至其他部位(如头皮、额部、耳部、颈部等)(图15-1)。病情容易反复,患儿常感瘙痒,一般在2岁以内逐渐好转。

(二) 儿童期

皮损常累及四肢屈侧或伸侧,常限于肘窝、腘窝等处,其次为眼睑(图15-2)。皮损渗出较婴儿期轻,常伴抓痕等继发皮损,久之形成苔藓样变。

(三) 青少年期

12岁以后,皮损好发于肘窝、腘窝、四肢、躯干,常表现为局限性苔藓样变,有时可呈急性湿疹样改变,部分患儿皮损表现为泛发性干燥丘疹(图15-3)。患儿瘙痒剧烈,搔抓后出现血痂、色素沉着或减退等继发皮损。

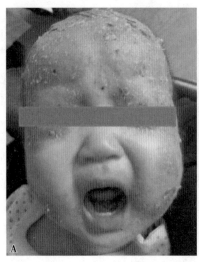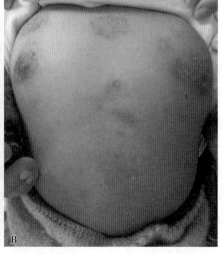

图 15-1 婴儿期特应性皮炎

A. 头面部表现;B. 躯干表现。

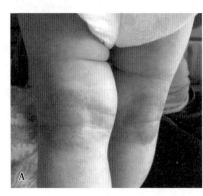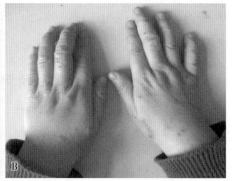

图 15-2 儿童期特应性皮炎

A. 腘窝表现;B 手部表现。

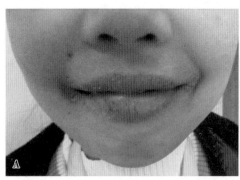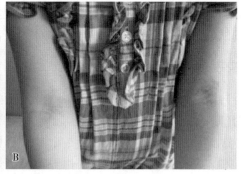

图 15-3 青少年期特应性皮炎

A. 唇部表现;B. 肘窝表现。

三、辅助检查

血常规可发现嗜酸性粒细胞增高,血清 IgE 升高。

四、组织病理学检查

急性期表现为表皮内海绵水肿,真皮浅层毛细血管扩张,血管周围有淋巴细胞浸润,少数为中性和嗜酸性粒细胞;慢性期表现为角化过度与角化不全,棘层肥厚,真皮浅层毛细血管壁增厚,胶原纤维变粗。

五、诊断和鉴别诊断

1. 目前国际上常用的特应性皮炎诊断标准为 Hanifin 和 Rajka1980 年提出的标准(表 15-1),1994 年 Williams 简化了诊断标准(表 15-2)。

表 15-1　Hanifin & Rajka 诊断标准

基本特征	次要特征	
(1)瘙痒	(1)干皮病	(12)圆锥形角膜
(2)典型的皮损形态和分布,成人屈侧苔藓化或条状表现,婴儿和儿童面部及伸侧受累	(2)鱼鳞病/掌纹症/毛周角化症	(13)前囊下白内障
	(3)即刻型(Ⅰ型)皮试反应	(14)眶周黑晕
(3)慢性或慢性复发性皮炎	(4)血清 IgE 增高	(15)苍白脸/面部皮炎
(4)个人或家庭遗传过敏史(哮喘、过敏性鼻炎和 AD)	(5)早年发病	(16)白色糠疹
	(6)皮肤感染倾向(特别是金黄色葡萄球菌和单纯疱疹)/细胞免疫反应受损	(17)颈前褶皱
		(18)出汗时瘙痒
	(7)非特异性手足皮炎倾向	(19)对羊毛敏感
	(8)乳头湿疹	(20)毛周隆起
	(9)唇炎	(21)对食物敏感
	(10)复发性结膜炎	(22)病程受环境或情绪因素影响
	(11)Denni-Morgan 眶下褶痕	(23)白色划痕/延迟发白

注:基本特征中 3 项或 3 项以上,加次要特征中 3 项或 3 项以上,即可诊断。
AD. 特应性皮炎。

表 15-2　Williams 诊断标准

必须具有皮肤瘙痒史,加上以下 3 条或 3 条以上

(1)屈侧皮肤受累史,包括肘窝、腘窝、踝前或围绕颈周(10 岁以下儿童包括颊部)

(2)个人哮喘或过敏性鼻炎史(或一级亲属中有过敏性疾病史)

(3)全身皮肤干燥史

(4)屈侧可见湿疹(或 4 岁以下儿童颊部/前额和远端肢体湿疹)

(5)2 岁前发病

2. 鉴别诊断

AD 急性期与接触性皮炎鉴别诊断参见表 15-3;手足表现与手足癣鉴别诊断参见表 15-4;AD 与疥疮鉴别诊断参见表 15-5[1]。

表 15-3　特应性皮炎急性期与接触性皮炎

	特应性皮炎急性期	接触性皮炎
病因	复杂,多属内因,不易查清	多属外因,有接触史
好发部位	屈侧	主要在接触部位
皮损特点	多形性,对称,无大疱及坏死	单一形态,可有大疱及坏死,炎症较重
皮损境界	不清楚	清楚
自觉表现	瘙痒,一般不痛	瘙痒、灼热或疼痛
病程	较长,易反复发作	较短,祛除病因后迅速自愈,不接触不复发
斑贴试验	常呈阴性	多为阳性

表 15-4　手足表现与手足癣

	手足湿疹	手足癣
好发部位	手、足背	掌跖或指趾间
皮损性质	多形性,易渗出,境界不清,分布多对称	深在性水疱、浸渍,领圈状脱屑,境界清楚,常单发一侧
甲损害	甲病变少见	常伴甲板增厚、混浊、变色
真菌检查	阴性	阳性

表 15-5　特应性皮炎与疥疮

	特应性皮炎	疥疮
好发部位	屈侧	指缝、腋下、外阴
皮损特点	多形性,对称	较单一,可有隧道或结节
病程	常 2 岁前发病	短期内易反复
传染性	无	同住人易传染
显微镜检查	无虫卵或虫体	有虫卵或虫体

六、治疗

特应性皮炎是慢性复发性疾病,治疗目的是缓解或消除临床症状,减少和预防复发,提高患儿生活质量。

(一)基础治疗

一般护理:提倡母乳喂养,对于明确过敏的因素尽量避免。洗澡水温以 32~38℃ 为宜,每次 10~15min,适当使用沐浴露,浴后立即使用润肤剂,每日多次。

(二)外用药物治疗

外用糖皮质激素为 AD 治疗一线药物,可联合钙调神经磷酸酶抑制剂(主要有 0.03% 或 0.1% 他克莫司和 1% 吡美莫司)作为长期治疗方案。根据患儿年龄、皮损性质、部位及严重程度制定不同的治疗方案。其中,外用糖皮质激素制剂根据剂型和药效强度可分为 4 级(表 15-6)[2]。

表 15-6　常用糖皮质激素制剂

作用强度	药名	浓度/%	儿童限制
弱效	醋酸氢化可的松	0.1	儿童可用
	地奈德	0.05	儿童可用
中效	醋酸地塞米松	0.05	儿童可用
	曲安奈德	0.025~0.1	儿童可用
	丁酸氢化可的松	0.1	儿童可用
	氟轻松醋酸酯	0.01	>6 岁
强效	戊酸倍他米松	0.05	安全性未确定
超强效	丙酸氯倍他索	0.02~0.05	>12 岁
	卤米松	0.05	>12 岁

注意事项:面部、颈部、阴囊等皮肤皱褶处,皮肤较薄,吸收能力较强,原则上使用弱效或中效激素制剂;顽固性局限性皮损可用糖皮质激素作皮损内注射。2 岁以上 AD 患儿适用钙调神经磷酸酶抑制剂外用,0.1% 他克莫司适用于 12 岁以上患儿,其不良反应为局部烧灼刺激感,不适用于皮肤有糜烂和溃疡处。

（三）系统治疗

1. 急性期　可选用钙剂、维生素 C 等静脉注射控制渗出，还可以选用利多卡因静脉封闭缓解瘙痒。

2. 抗组胺药和抗炎症介质药物　可选用第一代、第二代抗组胺药（表 15-7）、白三烯受体拮抗剂及肥大细胞膜稳定剂等。

表 15-7　常用 H₁ 受体拮抗剂

药名	类型	儿童限制及常见不良反应
氯苯那敏	第一代 H₁ 受体拮抗剂	嗜睡、痰液浓稠等
苯海拉明	第一代 H₁ 受体拮抗剂	头晕、嗜睡、口干等
多塞平	第一代 H₁ 受体拮抗剂	儿童忌用
异丙嗪	第一代 H₁ 受体拮抗剂	嗜睡、低血压等
酮替芬	第一代 H₁ 受体拮抗剂；肥大细胞膜稳定剂	嗜睡、疲倦、口干等
氯雷他定	第二代 H₁ 受体拮抗剂	适用于>2 岁，心律失常、肝功能损害患儿慎用
西替利嗪	第二代 H₁ 受体拮抗剂	胃肠不适等，肾功能损害患儿慎用
依巴斯汀	第二代 H₁ 受体拮抗剂	适用于>2 岁，不适用于急性过敏单药紧急治疗

3. 抗感染　继发细菌感染或病毒感染时，需加用抗生素或抗病毒药物治疗。

4. 免疫抑制剂　重度 AD 患儿而常规疗法不易控制病情的，可酌情慎用环孢素、硫唑嘌呤等。

5. 物理疗法　窄谱中波紫外线（NB-UVB）和 UVA₁ 安全有效，6 岁以下儿童避免全身使用紫外线疗法。

（王　臻　钱秋芳）

第三节　接触性皮炎

一、病因和发病机制

（一）刺激性接触性皮炎

接触物本身具有强烈刺激性（如强酸、强碱等化学物质），任何人接触该类物质均可发病，潜伏期不一，皮损多局限于直接接触部位，境界清楚，停止接触后皮损可有好转。如尿布更换不勤，细菌分解尿液后产生较多的氨刺激导致的尿布区皮炎。

（二）变应性接触性皮炎

典型的 Ⅳ 型超敏反应，常见的接触性致敏物有皮革制品、金属、染发剂、油漆、化妆品、橡胶制品等，接触物本身并无刺激性，多数人接触后不发病，仅有少数人首次接触不发病，经过一定时间的潜伏期，再次接触后才发生超敏反应性炎症[1]。

二、临床表现

根据病程可分为急性、亚急性和慢性。急性期典型皮损为境界清楚的红斑，其上有丘疹，严重时可有水疱和大疱，破溃后呈糜烂面，患儿常自觉瘙痒或灼痛，一般 1~2 周可痊愈，遗留暂时性色素沉着。亚急性和慢性期可表现为轻度红斑、丘疹，境界不清楚。

三、辅助检查

皮肤斑贴试验呈阳性。

四、诊断和鉴别诊断

根据发病前接触史和典型临床表现进行诊断,祛除病因后经适当处理皮损很快消退也提示本病。本病应与特应性皮炎急性期鉴别,见相应部分。

五、治疗

治疗原则为寻找病因、迅速脱离接触致敏物,避免再次接触复发。

(一)外用药物治疗

急性期红肿可外用炉甘石洗剂,渗出较多时用3%硼酸溶液冷敷,渗出控制后选用糖皮质激素,有细菌感染时加用外用抗生素。

(二)系统治疗

根据病情严重程度,可口服抗组胺药物,甚至糖皮质激素,控制症状后一般不需要逐渐减量。

(王 臻 钱秋芳)

第四节 荨 麻 疹

荨麻疹(urtiricaria)俗称风疹块,是儿童皮肤科最常见的变态反应性疾病之一。它是由于皮肤、黏膜小血管扩张及渗透性增加而出现的一种局限性水肿反应。儿童中患病率为15%~20%[2]。特征性表现为:皮肤突发大小不等的风团样皮疹,多伴瘙痒,也有部分患儿仅有局部皮肤和/或黏膜血管性水肿,或水肿性红斑表现。

一、病因及发病机制

病因复杂,急性荨麻疹多数可找到病因,但病程反复超过6周即为慢性荨麻疹。慢性者病因很难很快明确,需要详细询问病史及家族史,结合必要的实验室检查,帮助寻找可能的病因和诱因。

可将病因分为外源性和内源性。

(一)外源性因素

多为暂时性,常引起急性荨麻疹。常见以下几种:

1. 食物及食物添加剂　如含有动物蛋白的食物如鱼、虾、蟹、羊肉、牛肉、变质的蛋类;植物性食物如香菇、蘑菇、木耳、竹笋、菠菜;热带水果如芒果、菠萝、桂圆、猕猴桃、草莓、李子等。

2. 药物　最常见有青霉素类的阿莫西林-克拉维酸钾、头孢类如头孢哌酮、头孢曲松等、磺胺类、多黏菌素、血清制剂、疫苗等,以及本身就为组胺释放剂的非甾体类消炎镇痛药,如布洛芬、阿司匹林。以上药物均易引起免疫反应,导致荨麻疹发作。

3. 物理刺激　有人工荨麻疹(皮肤划痕症),即手指搔抓或划后,数分钟后皮肤局部形成条状风团;冷热刺激,遇到冷的空气、风、冷水,或局部受热后,在接触部位形成风团;日光刺激,暴露于紫外线或可见光后局部形成风团;另有一种较少见的物理性荨麻疹,即皮肤受震动刺激后局部出现红斑或水肿,即为振动性荨麻疹。

4. 植入物及运动等　如医疗用植入物刺激,引起风团反复发作,运动导致产热,刺激皮肤而发作风团。

(二)内源性因素

多为持续性,易引起慢性荨麻疹。常见以下几种:

1. 感染及全身性疾病　体内慢性感染灶如Hp感染、慢性扁桃体炎、咽炎、鼻窦炎、齿及牙龈疾病、病毒性肝炎、寄生虫感染等;系统性疾病如系统性红斑狼疮、淋巴瘤、类风湿性关节炎、过敏性结肠炎,也会有慢性荨麻疹表现。

2. 吸入物过敏 对吸入尘螨、花粉、灰尘、真菌孢子、动物皮屑等过敏者,易引起风团反复发作,且常伴有呼吸系统过敏性疾病。

3. 精神因素 如精神紧张、情绪波动、焦虑、压力、劳累等。

4. 内分泌改变 成人多见,如月经、绝经、妊娠等可诱发荨麻疹。

其中由感染引起的急性荨麻疹,儿童比成人更常见。

荨麻疹的发病机制较为复杂,部分荨麻疹的发病机制至今尚不明确。目前较一致的观点是其可能与感染、变态反应、假变态反应有关。其中肥大细胞活化脱颗粒,释放组胺、合成细胞因子及多种炎症介质的参与共同导致了皮肤、黏膜的小血管扩张和渗透性增加,引起真皮水肿是荨麻疹发病的中心环节[3]。诱导肥大细胞活化并脱颗粒的机制,包括免疫性、非免疫性和特发性。也有少数荨麻疹发生不是通过肥大细胞脱颗粒,而是直接由各种刺激产生细胞因子,这类荨麻疹不伴有组胺释放,因此 H_1 受体抗组胺药治疗无效,而是抗白三烯药物或有阻止细胞因子合成的免疫抑制剂有效。

1. 免疫性机制 有以下四型:IgE 介导的荨麻疹、IgG 介导的荨麻疹、免疫复合物介导的荨麻疹以及 T 细胞介导的荨麻疹。

2. 非免疫性机制 肥大细胞活化不是通过免疫机制,如某些物理因素刺激和一些分子直接对肥大细胞造成毒性作用,引起脱颗粒。这些物理因素包括冷、热、紫外线、水、运动、震动等;肥大细胞内的活化路径可以是某些分子的直接靶点,不需要免疫过程的参与,直接导致肥大细胞活化,如某些食物或药物蛋白就是这样一类分子,这类荨麻疹被称为"假变应性荨麻疹"。

二、临床表现及分类

常先有皮肤瘙痒,很快出现风团,风团呈红色、皮肤色或苍白色,大小、形状不一,任何部位都可发生,皮疹可互相融合成大片,或呈地图状;少数病例可仅有水肿性红斑、或某些部位血管性水肿。血管性水肿常发生在口唇、眼睑、外生殖器、头皮(图 15-4)。也有部分患者无明显瘙痒。风团持续数分钟至数小时后可自行消退,退后不留痕迹,皮损反复发作,时起时落,这是荨麻疹一个重要特点。部分患者可有其他系统受累。儿童常见消化道受累,可出现腹痛、恶心、呕吐及腹泻等症状;呼吸系统受累,则可出现喉头水肿喘鸣、胸闷、气促、呼吸困难,甚至窒息而危及生命。

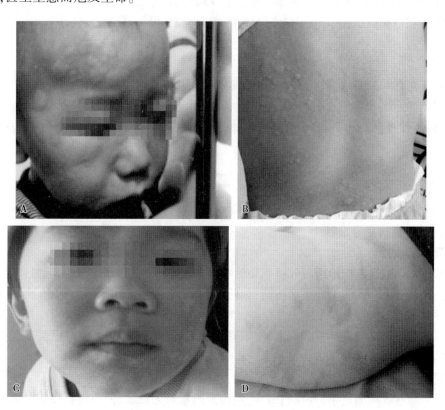

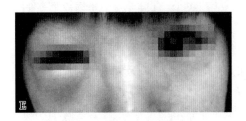

图 15-4 荨麻疹临床表现
A. 面部风团表现；B. 躯干处风团表现；C. 面部水肿性红斑表现；
D. 四肢躯干处水肿性红斑表现；E. 眼睑血管性水肿表现。

对于儿童患者，感染和食物过敏是常见病因，多为急性重症荨麻疹。患儿起病急，皮疹广泛，常融合成大片、可伴有局部血管性水肿，严重者可有腹痛、胸闷等症状。

三、诊断及鉴别诊断

（一）诊断

本病诊断不难，根据风团 24h 内时起时落，反复发作，消退后不留痕迹，即可诊断。

（二）鉴别诊断

儿童荨麻疹主要需与以下几种疾病鉴别：

1. 丘疹性荨麻疹 蚊虫叮咬所致，皮疹为丘疹性风团或风团状丘疱疹，常发生在外露部位，叮咬在皮肤黏膜疏松部位，如眼睑、口唇、耳廓、外生殖器，同样会引起血管性水肿。多见于小儿，瘙痒剧烈，数日后才消退。

2. 荨麻疹性血管炎 皮疹多样，可有风团、紫癜样红斑、血管性水肿，伴疼痛感，24h 内不能消退，退后留有浅褐色色素沉着。部分患者有发热、乏力、淋巴结肿大等全身症状。约 25% 患者 dsDNA 抗体阳性。

3. 多形红斑 常有发热、乏力等前驱症状，皮损多样，红斑中央可有水疱，24h 内皮疹不能退。根据病变范围和症状轻重分为红斑丘疹型、局限性水疱型和重症型（即 Stevens-Johnson 综合征）3 型。

4. 伴有风团样皮损的其他疾病 川崎病、荨麻疹样药疹、色素性荨麻疹、单纯性回状红斑、遗传性血管性水肿、系统性红斑狼疮和皮肌炎，以上均有原发病的相应表现，可作鉴别。

四、实验室检查

在儿童中，对于急性荨麻疹和慢性荨麻疹急性发作者，需详细询问病史，首先鉴别病因为感染性还是过敏性，或其他诱因。对考虑感染因素引起者，需进行血常规和 C 反应蛋白检查，以进行有效地对因治疗。对于慢性者可选择以下检查，如 Hp 感染指标、粪便虫卵、免疫功能、各种自身抗体、过敏原 IgE、IgG 检查，以帮助寻找病因。

五、治疗

荨麻疹治疗原则是：通过详细询问病情及体格检查，寻找病因及诱发因素，清除病因，避免诱发因素，对症治疗；治疗目的是使症状完全缓解[4]。

（一）急性荨麻疹

1. 祛除病因 感染引起者应给予有效抗感染治疗，对于变应原引起者应避免接触过敏原。

2. 抗组胺药 首选第二代非镇静抗组胺药，如西替利嗪、氯雷他定和地氯雷他定等；效果不佳时可联合用药，至少用药 1 周。

3. 糖皮质激素 对于重症或伴有喉头水肿、喘憋的患者，可使用地塞米松或甲泼尼龙静脉滴注 3~5d，症状缓解后可停用。

（二）慢性荨麻疹

1. 患者教育 慢性者病因复杂，寻找病因、避免诱发因素最为重要，使患者积极配合医生，遵从医嘱。

2. 控制症状 药物选择应安全有效和规则足疗程使用,症状控制后逐渐减量,不可突然停药。

(1)一线治疗:首选第二代抗组胺药,慢性荨麻疹疗程≥3个月,必要时可延长至3~6个月或更长时间。

(2)二线治疗:对常规剂量使用1~2周后症状无缓解者,可选择更换药物品种、联合用药或在患者知情同意的情况下,药物增加至2~4倍剂量。

(3)联合应用免疫调节剂或白三烯受体拮抗剂:对病程长、病情反复或常规应用抗组胺药效差者可考虑。常用免疫调节剂有脾氨肽冻干粉、转移因子等;白三烯受体拮抗剂有孟鲁司特等,联合抗组胺药可提高疗效、控制症状。

(张志红 钱秋芳)

第五节 单纯糠疹

单纯糠疹(pityriasis simplex)又称白色糠疹(pityriasis alba),中医认为与肠道寄生虫感染有关,故也曾被称为"虫斑"[5]。是一种目前病因不十分明确,最常见于儿童的红斑鳞屑性皮肤病,男女发病率无明显区别,儿童中发病率可达30%~40%。冬春皮肤干燥时和夏季易发。

一、病因及发病机制

目前主要认为与特应性体质有关。皮肤干燥、风吹日晒、维生素及微量元素缺乏、寄生虫感染为诱发因素。中医也认为与脾胃不和有关。

二、临床表现

主要发生在儿童,青少年也可见,面部一处或多处圆形、椭圆形色素减退性浅白斑,境界较清楚,上面覆盖少许白色细小鳞屑。这种白斑初起时可能为边缘不明显的浅红斑,1~2周后由浅红色斑转变为浅白色斑(图15-5)。皮损也可见于躯干、四肢、臀部等部位。大多无自觉症状,少数患儿感觉轻度瘙痒。本病有自限性,病程数月至1年余。

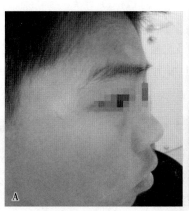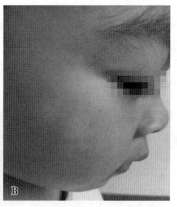

图 15-5 单纯糠疹临床表现

A. 面部类圆形鳞屑性白斑图;B. 面部类圆形鳞屑性白斑。

三、诊断及鉴别诊断

(一)诊断

根据皮损特点、部位、发病季节、发病年龄,诊断不难。

(二)鉴别诊断

主要与以下两种疾病鉴别:

1. 白癜风 皮损为白色、边界清晰、光滑无鳞屑、不规则形状的色素脱失斑,无固定好发部位。Wood 灯下可见亮白色荧光,发生于头皮可伴有白发。

2. 花斑癣　皮损为圆形或椭圆形浅白色或浅褐色斑疹,表面有细小白色或浅褐色鳞屑,鳞屑真菌镜检可查到真菌菌丝。

四、实验室检查

可作静脉血微量元素、粪便虫卵检查等帮助寻找可能病因;Wood灯检查排除白癜风。

五、治疗

1. 避免诱发因素:如每日使用保湿面霜、防晒、避免过度使用肥皂等洗脸,营养状况不佳患儿给予补充B族维生素和锌剂。
2. 外用积雪苷霜或钙调磷酸酶抑制剂。
3. 脾胃不和者中药调理。
4. 肠道寄生虫感染者,驱虫治疗。

(张志红　钱秋芳)

第六节　手癣和足癣

手癣(tinea manus)和足癣(tinea pedis)是指由皮肤癣菌(dermatophytes)引起的手足部浅表皮肤真菌感染,主要累及指/趾间、手掌、足跖及侧缘[6],严重时可波及手、足背及腕、踝部。

一、病因与发病机制

本病主要由红色毛癣菌、须癣毛癣菌、石膏样小孢子菌和絮状表皮癣菌等感染引起,其中红色毛癣菌占50%~90%。本病主要通过接触传染,用手搔抓患癣部位或与患者共用鞋袜、手套、脚盆等是主要传播途径。

二、临床表现

手足癣(特别是足癣)是最常见的浅部真菌病,在全世界广泛流行,我国江淮流域以南地区发病较北方多。夏秋季发病率高,常表现为夏重冬轻或夏发冬愈。足癣(图15-6)多累及双侧,往往由一侧传播至对侧,而手癣常见于单侧。根据皮损形态手癣和足癣临床上可分为水疱型、间擦糜烂型和鳞屑角化型,但临床上往往几种类型可以同时存在。

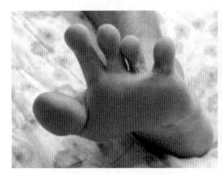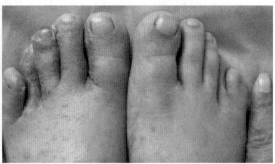

图 15-6　儿童足癣

(一)水疱型
原发损害以小水疱为主,成群或散在分布,疱壁厚,内容物澄清,干燥吸收后出现脱屑,常伴瘙痒。
(二)间擦糜烂型
以4~5和3~4趾趾间最为常见,多见于足部多汗、经常浸水或长期穿不透气鞋的人,夏季多发。皮损表现为趾间糜烂、浸渍发白,除去浸渍发白的上皮可见其下红色糜烂面,可有少许渗液。患者瘙痒明显,局部容易继发细菌感染,可导致下肢丹毒或蜂窝织炎。

(三)鳞屑角化型

皮损多累及掌跖,呈弥漫性皮肤粗糙、增厚、脱屑、干燥。自觉症状轻微,冬季易发生皲裂、出血、疼痛。

手癣与足癣临床表现大致相同,但分型不如足癣明确。损害初起时常有散在小水疱发生,而后常以脱屑为主,病久者呈现角化增厚。损害多限于一侧,常始于右侧拇指、掌心、第二、第三或第四指掌处,渐累及整个手掌,自觉症状不明显,常伴有鳞屑角化型足癣,呈现特征性的"两足一手综合征(two feet-one hand syndrome)",致病菌常以红色毛癣菌为主。

手足癣有时可伴有癣菌疹,这是患者对真菌或其代谢产物产生的变态反应,与原发癣病病灶(以足癣多见)炎症反应剧烈或治疗处置不当有关。

三、实验室检查

手足癣的实验室检查主要包括真菌直接镜检和培养。鳞屑角化型手足癣真菌直接镜检阳性率较低,结合真菌培养可以显著提高真菌检测的阳性率。

(一)直接镜检

取皮损活动性边缘的鳞屑或水疱壁,以10%~15%氢氧化钾(KOH)溶液作载液制片,显微镜下可见分隔、分支的透明菌丝或孢子即为阳性。新型的真菌荧光染色法有助于辨识标本中真菌菌丝及孢子,提高检出率。

(二)真菌培养

对提高真菌检测的阳性率、确定致病菌、了解病原菌流行趋势、筛选敏感抗真菌药物均具有重要价值。常规选用沙堡弱培养基,室温25~28℃培养2~4周。皮肤癣菌的鉴定常规采用形态学方法,必要时可选用分子生物学方法进行鉴定。

四、诊断和鉴别诊断

典型的手足癣病例依据皮损特征和真菌学检查结果,易于确诊。但真菌学检查结果受多种因素影响。因此,检查结果阴性也不能完全除外真菌感染,需结合临床进行综合判断。

手足癣应与手足部位的皮炎湿疹、汗疱疹、剥脱性角质松解症和掌跖脓疱病等相鉴别。主要借助真菌学检查进行鉴别。

五、治疗

手足癣的治疗目标是清除病原菌,快速解除症状,防止复发[6]。本病以外用药物治疗为主,坚持用药非常重要,疗程一般需要1~2个月。角化过度型手足癣或外用药疗效不佳者,可考虑系统药物治疗。

(一)外用药物治疗

应根据不同临床类型选择不同的处理方法,如水疱鳞屑型应选择刺激性小的霜剂或水剂(如联苯苄唑霜或溶液等);浸渍糜烂型给予3%硼酸溶液、0.1%雷夫奴尔等湿敷待渗出减少时再给予粉剂(如枯矾粉、咪康唑粉等),皮损干燥后再外用霜剂、软膏等,不宜选用刺激性大、剥脱性强的药物,角化过度型无皲裂时可用剥脱作用较强的制剂(如复方苯甲酸软膏剂等),必要时可采用封包疗法。

(二)系统药物治疗

儿童口服抗真菌药物治疗手足癣较成人少,必要时可口服伊曲康唑或特比萘芬治疗。足癣继发细菌感染时应联合抗生素,引发癣菌疹时,应给予抗过敏药物。

六、健康教育

手足癣容易复发或再感染。健康教育对防治足癣、降低其复发及减少传播至关重要:

(一)注意个人卫生,手足部洗浴后应及时擦干指/趾间,穿透气性好的鞋袜,手足避免长期浸水,掌跖出汗多时可局部使用抑汗剂或抗真菌散剂,保持鞋袜、足部清洁干燥。

（二）注意浴池、宿舍等场所公共卫生，不与他人共用日常生活物品，如指甲刀、鞋袜、浴盆和毛巾等。

（三）积极治疗自身其他部位的癣病（特别是甲真菌病），同时还需治疗家庭成员、宠物的癣病。

（杨　芸　钱秋芳）

第七节　单纯疱疹

单纯疱疹（herpes simplex）（图 15-7）由单纯疱疹病毒（herpes simplex virus，HSV）引起的，临床以簇集性水疱为特征，有自限性，但易复发[5]。

一、病因与发病机制

HSV 可存在于感染者的疱液、口鼻和生殖器分泌物中。HSV 对外界抵抗力不强，56℃加热 30min、紫外线照射 5min 或乙醚等脂溶剂均可使之灭活。

HSV 可分为 I 型（HSV-1）和 II 型（HSV-2）。HSV-1 型初发感染多发生在 5 岁以下幼儿，通过接吻或其他生活密切接触感染，主要引起生殖器以外的皮肤黏膜及脑部感染；HSV2 型初发感染主要发生在青年人或成人，通过密切性接触传播，引起生殖器部位感染。

病毒侵入皮肤黏膜后可先在局部增殖，形成初发感染，以后沿神经末梢上行至支配皮损区域的神经节内长期潜伏。当受到某种诱因（如发热、受凉、暴晒、劳累、机械刺激等）时，处于潜伏状态的病毒可被激活并沿神经轴索移行至神经末梢分布的上皮，形成疱疹复发。

二、临床表现

下唇部及左侧下颌部单纯疱疹见图 15-7。

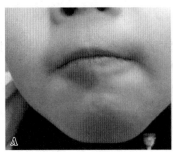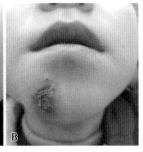

图 15-7　单纯疱疹
A. 下唇部单纯疱疹　B. 左侧下颌部单纯疱疹

原发感染潜伏期为 2~12d，平均 6d，部分复发患者可无原发感染症状。临床对于首发症状无法判断是原发还是复发感染，故宜分为初发型和复发型，前者相对皮损范围广泛，自觉症状明显，病程稍长。

（一）初发型（first episode type）　以下几种类型常见：

1. 疱疹性龈口炎（herpes gingivostomatitis）　较为常见，绝大多数由 HSV-1 引起的，多见于 1~5 岁儿童，好发于口腔、牙龈、舌、硬腭、咽等部位。皮损表现为迅速发生的群集性小水疱，很快破溃形成表浅溃疡，溃疡上覆以淡黄色伪膜，也可开始即表现为红斑、浅溃疡。疼痛较明显，可伴有发热、咽痛及局部淋巴结肿痛。自然病程 1~2 周。

2. 新生儿单纯疱疹（neonatal herpes simplex）　70%患者由 HSV-2 型所致。常见的感染方式有宫内感染（通过胎盘或宫颈逆行感染）、产时感染和产后感染 3 种。其中，产时感染（胎儿娩出时接触母亲生殖道感染的分泌物所致）为主要的感染方式。多见于早产儿以及缺乏获得性母体 IgG 的新生儿。一般出生后 5~7d 发病，表现为皮肤（尤其头皮）、口腔黏膜、结膜出现水疱、糜烂，严重者可伴有发热、呼吸困难、黄疸、肝脾大、意识障碍等。可分为皮肤-眼睛-口腔局限型、中枢神经系统型和播散型，后两型病情凶险，病死率高达 15%~50%。

3. 疱疹性湿疹(eczema herpeticum) 又名 Kaposi 水痘样疹(Kaposi varicelliform eruption),常发生于患有湿疹或特应性皮炎的婴幼儿,HSV-1 和 HSV-2 均可以引起。与湿疹患儿本身皮肤屏障功能障碍有关。多见于躯干上部、颈部和头部。表现为原皮损处突然发生的簇集脐窝状水疱或脓疱为特征。病情严重者可在 1 周内泛发全身,并伴有发热等全身症状。

4. 接种性单纯疱疹(inoculation herpes simplex) 为 HSV 直接接种于擦伤或正常皮肤内所致。如接种部位为指尖,则发生深在性疼痛性水疱,呈蜂窝状外观或融合成大疱称为疱疹样瘰疽(herpetic whitlow),通常与孩子有吸吮手指习惯导致病毒直接接种有关,容易被误诊为化脓性感染。

(二)复发型(recurrent type)

指部分患者原发感染消退后,在机体免疫力下降时,于同一部位反复发作,多见于成人。

三、实验室检查

病毒培养鉴定是诊断 HSV 感染的金标准:皮损处刮片做细胞学检查(Tzanck 涂片),可见到多核巨细胞和核内嗜酸性包涵体;用免疫荧光法和 PCR 分别检测疱液中病毒抗原和 HSV-DNA,有助于明确诊断;血清 HSV-IgM 型抗体检测有辅助诊断价值,而 IgG 型抗体对诊断价值不大,常用于流行病学调查。

四、诊断

根据簇集性水疱、好发于皮肤黏膜交界处及易复发等特点,一般可作出诊断。

五、鉴别诊断

本病应与带状疱疹、脓疱疮、手足口病等进行鉴别。具体见表 15-8:

表 15-8 单纯疱疹的鉴别诊断

	单纯疱疹	带状疱疹	脓疱疮
病原体	HSV	VZV	金黄色葡萄球菌/乙型溶血性链球菌
诱因	初发:密切接触 复发:免疫低下	免疫低下	外伤、表皮屏障破坏
临床表现	大量群集的红色丘疹或水疱,迅速变脓疱,伴有疼痛	沿身体一侧的周围神经呈带状分布,皮损为数目较多的簇集性水疱、丘疹,呈带状排列,基底炎症明显,伴有明显的神经痛	可见于几乎任何部位,破溃处较多见,自身种植,疱较大,有脓性分泌物形成的蜜黄色结痂,散在分布

注:HSV. 单纯疱疹病毒;VZV. 水痘-带状疱疹病毒。

六、治疗

治疗原则为缩短病程、防止继发细菌感染和全身播散、减少复发和传播机会。

(一)外用药物治疗

局部治疗忌用糖皮质激素软膏,应以收敛、干燥和防止继发感染为主。可外用抗病毒软膏(喷昔洛韦乳膏)或炉甘石洗剂等,继发感染时可给予 0.5%新霉素霜、莫匹罗星软膏、复方多黏菌素 B 等。对疱疹性龈口炎应保持口腔清洁,同时给予 1:1 000 苯扎溴铵溶液或 1:1 000 新洁尔灭溶液含漱。

(二)系统药物治疗

轻症 HSV 感染仅外用治疗即可,重症 HSV 感染可联合口服用药。

1. 阿昔洛韦 口服利用率低,半衰期短,<2 岁小儿剂量尚未确定,2 岁以上儿童每次 10mg/(kg·次),每日 5 次口服,共 5d。静脉滴注 5~10mg/(kg·次),每日 3 次,疗程 4~21d,治疗单纯疱疹性脑炎。

2. 阿糖腺苷 10~15mg/kg,每日一次,静脉滴注,滴注持续 12h,连续 5~15d。

3. Kaposi 水痘样疹如病情较重,可在抗病毒基础上,静脉注射丙种球蛋白注射液 200~400mg/kg,每日一次,共 3~5d。

(杨　芸　钱秋芳)

参 考 文 献

[1] 张学军,何春涤,陆洪光. 皮肤性病学. 8 版. 北京:人民卫生出版社,2013.

[2] 马琳. 儿童皮肤病学. 北京:人民卫生出版社,2014.

[3] 钟华,郝飞. 荨麻疹的病理生理与临床. 中华皮肤科杂志,2007,40(10):652.

[4] 中华医学会皮肤性病学分会免疫学组. 中国荨麻疹诊疗指南(2014 版). 中华皮肤科杂志,2014,47(7):514.

[5] 林元珠,高顺强,徐世正,等. 现代儿童皮肤病学. 北京:学苑出版社,2008.

[6] 中国中西医结合学会皮肤性病专业委员会真菌学组,中国医师协会皮肤科分会真菌亚专业委员会,中华医学会皮肤病学会真菌学组. 手癣和足癣诊疗指南(2017 修订版). 中国真菌学杂志,2017. 12(6).

第十六章

儿童常见病的中医治疗

第一节 传 染 病

一、水痘

水痘是由外感时行邪毒引起的急性发疹性时行疾病。以发热,皮肤黏膜分批出现丘疹、疱疹、结痂为主要特征。因其疱疹内含水液,形态椭圆,状如豆粒,故称水痘。本病一年四季都有发生,但多见于冬春两季[1]。任何年龄都可发病,多见于6月龄以上的婴幼儿及学龄前儿童。本病传染性强,容易造成流行。预后一般良好,患病后大多可获终身免疫。

(一)病因病机

水痘病因为外感时行邪毒,上犯于肺,下郁于脾而发病,其病在肺脾两经。时行邪毒由口鼻而入,蕴郁于肺,故见发热、流涕、咳嗽等肺卫症状。病邪郁于肺脾,肺主皮毛,脾主肌肉,时邪与内湿相搏,外透于肌表,则发为水痘。若毒邪尚轻,病在卫表者,则疱疹稀疏,点粒分明,全身症状轻浅;少数患儿素体虚弱,感邪较重,邪毒炽盛,内犯气营,可见疱疹稠密,色呈紫红,多伴有壮热口渴。甚者毒热化火,内陷心肝,出现神昏、抽搐。也有邪毒内犯,闭阻于肺,宜肃失司,可见咳嗽、气喘、鼻煽等重症[2]。

(二)临床诊断

1. 起病2~3周前有水痘接触史。

2. 临床表现初起有发热、流涕、咳嗽、不思饮食等症,发热大多不高,发热1~2d内,头面、发际及全身其他部位出现红色斑丘疹,以躯干部位较多,四肢部位较少。疹点出现后,很快变为疱疹,呈椭圆形,大小不一,内含水液,周围红晕,疱壁薄易破,常伴瘙痒,继则结成痂盖脱落,不留瘢痕。

3. 皮疹分批出现,在同一时期,丘疹、疱疹、干痂并见。

4. 实验室检查外周血白细胞总数正常或偏低。刮取新鲜疱疹基底物,用瑞氏染色检查找到多核巨细胞和核内包涵体。

(三)辨证论治

1. 辨证要点　水痘的辨证要点在于辨别轻证和重证。轻证痘形小而稀疏,色红润,疱内浆液清亮,或伴有轻度发热、咳嗽、流涕等症状,病在卫气。重证水痘邪毒较重,痘形大而稠密,色赤紫,疱浆较混,伴有高热、烦躁等症状,病在气营,易见邪毒闭肺、邪陷心肝变证。

2. 治疗原则　本病治疗,以清热解毒利湿为总的原则。轻证以肺卫受邪为主,治以疏风清热解毒,佐以利湿;重证邪炽气营,治以清热凉营,解毒渗湿。对邪毒闭肺,邪陷心肝之变证,当治以开肺化痰,镇痉开窍,清热解毒等法。

3. 分证论治

(1)邪伤肺卫

1)证候:发热轻微,或无发热,鼻塞流涕,伴有喷嚏及咳嗽,1~2d皮肤出疹,疹色红润,疱浆清亮,根盘红晕不明显,点粒稀疏,此起彼伏,以躯干为多,舌苔薄白,脉浮数。

2)治法:疏风清热,利湿解毒。

3)方药:银翘散加减。常用金银花、连翘、竹叶清热解毒,薄荷辛凉解表,牛蒡子、桔梗、甘草宣肺解毒,利咽祛痰。也可佐以车前子、滑石化湿利水。

(2)毒炽气营

1)证候:壮热不退,烦躁不安,口渴欲饮,面红目赤,水痘分布较密,根盘红晕显著,疹色紫暗,疱浆混浊,大便干结,小便黄赤。舌红或舌绛,苔黄糙而干,脉洪数。

2)治法:清热凉营,解毒渗湿。

3)方药:清胃解毒汤加减。常用药有升麻清热透疹,石膏清气泄热,黄芩、黄连清热解毒,丹皮、生地凉血清热,佐以紫草、山栀、木通清热凉营渗湿。

水痘发病过程中,如出现高热、咳嗽、气喘、鼻煽、发绀等症,此为邪毒闭肺之变证,治当清热解毒、开肺化痰,可予麻杏石甘汤加减;若见壮热不退,神志模糊,口渴烦躁,甚则昏迷、抽搐等症,此为邪毒内陷心肝之变证,治当凉血泻火,熄风开窍,予清瘟败毒饮加减,并吞服紫雪丹或安宫牛黄丸。

(四)其他疗法

1. 中成药剂

(1)板蓝根冲剂每次 1 包,每日 2~3 次。用于邪伤肺卫证。

(2)清开灵颗粒每服 1 包,每日 2~3 次。用于毒炽气营证。

2. 药物外治

(1)苦参、芒硝各 30g,浮萍 15g 煎水外洗,每日 2 次。用于水痘皮疹较密,瘙痒明显者。

(2)青黛 30g,煅石膏 50g,滑石 50g,黄柏 15g,冰片 10g,黄连 10g。共研细末,和匀,伴油适量,调擦患处。每日 1 次,用于疱疹破溃者。

(五)预防护理

1. 预防　对水痘患儿应立即隔离,直至全部疱疹结痂。被患儿呼吸道及皮疹分泌物污染的被服及用具,应采用暴晒、煮沸、紫外线照射等消毒措施。本病流行期间,勿带易感儿童去公共场所。

2. 护理　室内空气要流通,注意避风寒,防止复感外邪。饮食宜清淡宜消化,多饮温开水,可用萝卜、荸荠、绿豆等煎水代茶。保持皮肤清洁,勿搔抓,不宜洗浴,防止皮肤破损,继发感染。正在使用肾上腺皮质激素治疗期间的患儿发生水痘,应立即减量或停用激素。

二、痄腮

痄腮是因感受风温邪毒,壅阻少阳经脉引起的时行疾病。以发热、耳下腮部漫肿疼痛为临床主要特征。西医学称为流行性腮腺炎[2]。本病一年四季都可发生,冬春易于流行。多发生 3 岁以上儿童,2 岁以下婴幼儿少见。本病一般预后良好。少数儿童由于病情严重,可出现昏迷、惊厥变证,年长儿如发生本病,可见少腹疼痛、睾丸肿痛等症。

(一)病因病机

痄腮病因为感受风温邪毒,主要病机为邪毒壅阻少阳经脉,与气血相搏,凝滞耳下腮部。风温邪毒从口鼻肌表而入,侵犯足少阳胆经。胆经起于眼外眦,经耳前耳后下行于身之两侧,终止于两足第四趾端。少阳受邪,毒热循经上攻腮颊,与气血相搏,气滞血郁,运行不畅,凝滞腮颊,故局部漫肿、疼痛。足少阳胆经与足厥阴肝经互为表里,热毒炽盛,正气不支,邪陷厥阴,扰动肝风,蒙蔽心包,可出现高热不退、抽风、昏迷等症。足厥阴肝经循少腹络阴器,邪毒内传,引睾窜腹,则可伴有睾丸肿胀、疼痛或少腹疼痛。肝气乘脾,还可出现上腹疼痛、恶心呕吐等症。

(二)诊断要点

1. 当地有腮腺炎流行,发病前 2~3 周有流行性腮腺炎接触史。

2. 临床表现初病时可有发热,1~2d 后,以耳垂为中心腮部漫肿,边缘不清,皮色不红,压之疼痛或有弹性,通常先发于一侧,继发于另一侧。口腔内颊黏膜腮腺管口可见红肿。

3. 腮腺肿胀经 4~5d 开始消退,整个病程 1~2 周。

4. 常见并发症有睾丸炎、卵巢炎、胰腺炎等,也有并发脑膜炎者。

5. 实验室检查外周血象白细胞总数正常或降低,淋巴细胞相对增多。尿、血淀粉酶增多。

(三)辨证论治

1. 辨证要点 痄腮的辨证要点主要是辨别轻证、重证。轻证不发热或发热不甚,腮肿不坚硬,属温毒在表;重证发热高,腮肿坚硬,胀痛拒按,属热毒在里。若出现高热不退,神志昏迷,反复抽风,或睾丸胀痛,少腹疼痛等并发症者,为变证。

2. 治疗原则 本病治疗,着重于清热解毒,佐以软坚散结。初起温毒在表者,以疏风清热为主,若病情较重,热毒壅盛者,治宜清热解毒为主。腮肿硬结不散,治宜软坚散结,清热化痰。软坚散结只可用宣、通之剂,以去其壅滞,不要过于攻伐,壅滞既去,则风散毒解,可达到消肿止痛的目的。对于病情严重出现变证,如邪陷心肝,或毒窜睾腹,则按熄风开窍或清肝泻火等法治之。

3. 分证论治

(1)常证

1)邪犯少阳

①证候:轻微发热恶寒,一侧或两侧耳下腮部漫肿疼痛,咀嚼不便,或伴头痛,咽痛,纳少,舌红,苔薄白或淡黄,脉浮数;②治法:疏风清热,散结消肿;③方药:银翘散加减。常用牛蒡子、荆芥、桔梗、甘草疏风利咽;连翘、金银花清热解毒。

2)热毒壅盛

①证候:高热不退,腮部肿胀疼痛,坚硬拒按,张口、咀嚼困难,烦躁不安,口渴引饮,或伴头痛、呕吐,咽部红肿,食欲缺乏,尿少黄赤,舌红苔黄,脉滑数;②治法:清热解毒,软坚散结;③方药:普济消毒饮加减。常用黄芩、黄连、连翘、板蓝根、升麻清热解毒;柴胡、牛蒡子、马勃、玄参、桔梗、薄荷、甘草清热利咽,消肿散结;陈皮理气,疏通壅滞;僵蚕解毒通络,化痰散结。

(2)变证

1)邪陷心肝

①证候:高热不退,神昏,嗜睡,项强,反复抽风,腮部肿胀疼痛,坚硬拒按,头痛,呕吐,舌红,苔黄,脉洪数;②治法:清热解毒,熄风开窍;③方药:凉营清气汤加减。常用山栀、黄连、连翘、生甘草清热解毒;水牛角、生地、丹皮、赤芍清热凉营;竹叶、玄参、芦根清热生津;薄荷辛凉透表。

2)毒窜睾腹

①证候:病至后期,腮部肿胀渐消,一侧或两侧睾丸肿胀疼痛,或伴少腹疼痛,痛甚者拒按,舌红,苔黄,脉数;②治法:清肝泻火,活血止痛;③方药:龙胆泻肝汤加减。常用龙胆草、山栀清泻肝胆之火;黄芩、黄连清热解毒;配以柴胡、川楝子疏肝利胆;延胡索、荔枝核理气散结止痛;桃仁活血消肿。

(四)其他疗法

1. 中成药剂

(1)小柴胡冲剂每服 1 包,每日 2~3 次。用于邪犯少阳证。

(2)清开灵冲剂每服 1 包,每日 2~3 次。用于热毒壅盛及邪陷心肝证。

2. 药物外治

(1)青黛散、紫金锭、如意金黄散,任选一种。以醋或水调匀后外敷患处,每日 2 次。适用于腮部肿痛。

(2)鲜蒲公英、鲜马齿苋、鲜仙人掌(去刺),任选一种。捣烂外敷患处,每日 2 次。适用于腮部肿痛。

3. 针灸疗法 针刺法取翳风、颊车、合谷,泻法,强刺激。发热者,加曲池、大椎;睾丸胀痛者,加血海、三阴交。每日 1 次。

4. 激光疗法 用氦-氖激光穴位照射。主穴:少商、合谷、阿是穴(肿大的腮腺局部)。配穴:曲池、风池。每次 4~8 穴,每穴照射 5~10min,每日 1 次,连用 3~5d。

(五)预防护理

1. 预防 发现痄腮患儿应及时隔离治疗,至腮腺肿胀完全消退为止。流行期间幼儿园及小学校要经常检查,有接触史及腮部肿痛的可疑患儿,要进行隔离密切观察,并给板蓝根 15~30g 煎服,或用板蓝根冲剂冲服,连服 3~5d。

2. 护理　患儿发热期间应卧床休息,居室空气流通,避免受凉,复感他邪。饮食以流质、半流质为主,忌肥腻、辛辣、坚硬及酸性的食品。注意口腔卫生,做好口腔护理。如出现神昏、抽搐、头痛及少腹剧痛等症,及时给予必要的处置。

（李　华）

第二节　肺系疾病

一、感冒

感冒又称伤风,是小儿时期常见的外感性疾病之一,临床以发热、鼻塞流涕、喷嚏、咳嗽为特征。本病一年四季均可发病,以冬春多见,在季节变换、气候骤变时发病率高。任何年龄小儿皆可发病,婴幼儿更为常见。小儿患感冒,因其生理病理特点,易于出现夹痰、夹滞、夹惊的兼夹证。西医学将感冒分为普通感冒和流行性感冒,后者即相当于中医学时行感冒[2]。

（一）病因病机

小儿感冒的病因有外感因素和正虚因素。主要病因为感受外邪,以风邪为主,常兼杂寒、热、暑、湿、燥等,亦有感受时行疫毒所致。外邪侵犯人体,是否发病,还与正气之强弱有关,当小儿卫外功能减弱时遭遇外邪侵袭,则易于感邪发病。

感冒的病变脏腑在肺,可累及肝脾;外邪经口鼻或皮毛侵犯肺卫。肺司呼吸,外合皮毛,主腠理开合,开窍于鼻。皮毛开阖失司,卫阳被遏,故恶寒发热,头痛身痛。咽喉为肺之门户,外邪上受,可见鼻塞流涕,咽喉红肿;肺失清肃,则见喷嚏咳嗽。风为百病之长,风邪常兼夹寒、热、暑、湿等病因为患,病理演变上可见兼夹热邪的风热证、兼夹寒邪的风寒证及兼夹暑湿的湿困中焦等证。

（二）临床诊断

1. 发热恶寒、鼻塞流涕、喷嚏等症为主,多兼咳嗽,可伴呕吐、腹泻,或发生高热惊厥。

2. 四时均有,多见于冬春,常因气候骤变而发病。

3. 血白细胞总数正常或减少,中性粒细胞减少,淋巴细胞相对增多,单核细胞增加。

（三）辨证论治

1. 辨证要点　感冒辨证可从发病情况、全身及局部症状着手。冬春多风寒、风热及时行感冒,夏秋季节多暑邪感冒,发病呈流行性者为时行感冒。除常证外,辨证时还应结合辨别夹痰、夹滞、夹惊的兼证。

2. 治疗原则　感冒的基本治疗原则为疏风解表。根据不同证型分别治以辛温解表、辛凉解表、清暑解表、清热解毒。在解表的基础上,分别佐以化痰、消导、镇惊之法。因小儿为稚阴稚阳之体,发汗不宜太过,以免耗损津液。小儿感冒容易寒从热化,或热为寒闭,形成寒热夹杂之证,单用辛凉汗出不透,单用辛温恐助热化火,常取辛凉辛温并用。体质虚弱者可采用扶正解表法。

3. 分证论治

（1）主证

1）风寒感冒

①证候:恶寒发热,无汗,头痛,鼻塞流涕,喷嚏,咳嗽,喉痒,舌偏淡,苔薄白,脉浮紧。②治法:辛温解表。③方药:荆防败毒散、葱豉汤加减。常用葱白、苏叶、豆豉解表发汗,荆芥、防风疏风散寒,杏仁、前胡宣发肺气,桔梗开肺利咽,甘草调和诸药。

2）风热感冒

①证候:发热重,恶风,有汗或无汗,头痛,鼻塞流脓涕,喷嚏,咳嗽,痰黄粘,咽红或肿,口干而渴,舌质红,苔薄白或黄,脉浮数。②治法:辛凉解表。③方药:银翘散加减。常用金银花、连翘清热解表,薄荷、牛蒡子疏风散热、桔梗、宣肺利咽,荆芥、豆豉发表除烦,芦根、竹叶清热生津除烦。

3）暑邪感冒

①证候:发热无汗,头痛鼻塞,身重困倦,咳嗽不剧,胸闷泛恶,食欲缺乏,或有呕吐泄泻,舌质红,苔黄腻,脉数。②治法:清暑解表。③方药:新加香薷饮加减。常用香薷发汗解表化湿,金银花、连翘解暑清热,藿香、佩兰祛暑利湿,厚朴、白豆蔻、扁豆花化湿和中。

4）时行感冒

①证候:全身症状较重,高热、恶寒,无汗或汗出热不解,目赤咽红,肌肉酸痛,或有恶心呕吐,舌红苔黄,脉数。②治法:疏风清热解毒。③方药:银翘散合普济消毒饮加减。常用银花、连翘清热解毒,荆芥、羌活辛温疏邪,山栀、黄芩清肺泄热,板蓝根、贯众、重楼泄热解毒,薄荷辛凉发散。

（2）兼证

1）夹痰

①证候:感冒兼见咳嗽较剧,咳声重浊,喉中痰鸣,苔滑腻,脉浮数而滑。②治法:偏于风寒者辛温解表,宣肺化痰;偏于风热者辛凉解表,清肺化痰。③方药:在疏风解表的基础上,偏风寒配用二陈汤加减,常用半夏、陈皮、白前、枳壳等燥湿化痰;偏于风热者配用青黛、海蛤壳、浙贝母、瓜蒌皮等清化痰热。

2）夹滞

①证候:感冒兼见脘腹胀满,不思饮食,呕吐酸腐,口气秽浊,大便酸臭,或腹痛泄泻,或大便秘结,舌苔垢腻,脉滑。②治法:解表兼以消食导滞。③方药:在疏风解表的基础上,佐用保和丸。常用山楂、鸡内金、麦芽消食导滞,莱菔子、枳壳降气消积。

3）夹惊

①证候:兼见惊惕啼叫,夜卧不安、磨牙,甚则惊厥抽搐,舌尖红,脉弦。②治法:解表清热,镇惊熄风。③方药:在疏风解表的基础上,可加用钩藤、蝉蜕、僵蚕平肝息风。另服小儿回春丹或小儿金丹片。

（四）其他疗法

1. 中成药剂

（1）午时茶每服 1/2~1 包,每日 3 次。用于风寒感冒夹滞。

（2）健儿清解液婴儿一次服用 4ml,5 岁以内 8ml,6 岁以上酌加,每日 3 次。

（3）清开灵冲剂每服 1 包,每日 2~3 次。用于时行感冒。

2. 推拿疗法 基础方包括开天门、推坎宫、揉太阳。实证配合清肺经、清大肠、揉板门、清天河水,虚证配合补肾经、补肺经、揉上马。

3. 针灸疗法 风寒感冒针刺风池、合谷、大椎、风门、肺俞,用补法。用于风寒感冒。风热感冒针刺大椎、曲池、鱼际、外关、少商,用泻法。

（五）预防护理

1. 预防

（1）加强锻炼,多做户外活动,增强体质。

（2）随气候变化,及时增减衣服。

（3）避免与感冒患者接触,感冒流行期间少去公共场所。

2. 护理

患病期间,多饮开水,给予易消化食物。高热患儿及时物理降温。做好口腔护理。

二、咳嗽

咳嗽是小儿常见的一种肺系病症,有声无痰为咳,有痰无声为嗽,有声有痰咳嗽谓之咳嗽。本病相当于西医学所称气管炎、支气管炎,一年四季均可发生,以冬春两季发病率高,任何年龄小儿皆可患病,以婴幼儿为多见。小儿咳嗽有外感和内伤之分,临床上小儿的外感咳嗽多于内伤咳嗽[2]。在小儿时期许多外感、内伤疾病及传染病都可兼见咳嗽症状,若咳嗽不是其突出主证时,则不属本病证。

（一）病因病机

形成咳嗽的病因主要是感受外邪,以风邪为主,肺脾虚弱是其内因。病位主要在肺脾。感受外邪主要为感受风邪。小儿冷暖不知自调,风邪致病,首犯肺卫。肺主气,司呼吸,肺为邪侵,壅阻肺络,气机不宜,肃降失司,肺气上逆,则为咳嗽。风为百病之长,常夹寒夹热,而致临床有风寒、风热之区别。内伤病因小儿脾虚生痰,上贮于肺,致肺之清肃失司而发为咳嗽。或禀赋不足,素体虚弱,若外感咳嗽日久不愈,进一步耗伤气阴,发展为内伤咳嗽。

(二)诊断要点

1. 咳嗽为主要症状,多继发于感冒之后,常因气候变化而发生,好发于冬春季节。

2. 肺部听诊两肺呼吸音粗糙,或可闻干啰音。

3. X线检查胸片显示正常,或肺纹理增粗。

4. 血常规检查可见病毒感染者,血白细胞总数正常或偏低,细菌感染者血白细胞总数及中性粒细胞增高。

(三)辨证论治

1. 辨证要点　咳嗽辨证,主要区别外感咳嗽、内伤咳嗽。外感咳嗽往往病程短,伴有表证,多属实证。内伤咳嗽,发病多缓,病程较长,多兼有不同程度的里证,常呈由实转虚的证候变化。

2. 治疗原则　咳嗽治疗,应分清邪正虚实及外感内伤。外感咳嗽一般邪气盛而正气未虚,治宜疏散外邪,宣通肺气为主,邪去则正安,不宜过早使用苦寒、滋腻、收涩、镇咳之药,以免留邪。内伤咳嗽,则应辨明由何脏累及,随证立法。痰盛者,按痰热、痰湿之不同,分别予以清热化痰或燥湿化痰。后期以补为主,分别以润肺滋阴与健脾补肺为法。

3. 分证论治

(1)外感咳嗽

1)风寒咳嗽

①证候:咳嗽频作,咽痒声重,痰白清稀,鼻塞流涕,恶寒少汗,发热头痛,全身酸痛,舌苔薄白,脉浮紧,指纹浮红。

②治法:疏风散寒,宣肺止咳。

③方药:金沸草散加减。常用金沸草顺气止咳,前胡、荆芥解散风寒,细辛温经发散,生姜、半夏燥湿化痰,茯苓利水除痰。

2)风热犯肺

①证候:咳嗽不爽,痰黄黏稠,不易咯出,口渴咽痛,鼻流浊涕,伴有发热头痛,恶风,微汗出,舌质红,苔薄黄,脉浮数,指纹红紫。②治法:疏风解热,宣肺止咳。③方药:桑菊饮加减。常用桑叶、菊花疏散风热,薄荷、连翘辛凉透邪、清热解表,杏仁、桔梗宣肺止咳,芦根清热生津,甘草调和诸药。

(2)内伤咳嗽

1)痰热咳嗽

①证候:咳嗽痰黄,稠粘难咯,面赤唇红,发热口渴,烦躁不宁,尿少色黄,舌红苔黄腻,脉滑数,指纹色紫。②治法:清肺化痰止咳。③方药:清宁散加减。常用桑白皮、前胡、瓜蒌皮、葶苈子肃肺降逆,茯苓、浙贝母、车前子祛痰镇咳,黄芩、鱼腥草清肺解热,麦冬、甘草润肺止咳。

2)痰湿咳嗽

①证候:咳嗽重浊,痰多壅盛,色白而稀,胸闷纳呆,神疲困倦,舌淡红,苔白腻,脉滑。②治法:燥湿化痰止咳。③方药:三拗汤合二陈汤加减。常用炙麻黄、杏仁、白前宣肺止咳,陈皮、半夏、茯苓燥湿化痰,甘草和中。

3)气虚咳嗽

①证候:咳而无力,痰白清稀,面色苍白,气短懒言,语声低微,喜温畏寒,体虚多汗,舌质淡嫩,脉细无力。②治法:健脾补肺,益气化湿。③方药:六君子汤加味。常用党参补气益胃,白术、茯苓健脾化湿,甘草和中养胃,陈皮、半夏燥湿化痰。

4)阴虚咳嗽

①证候:干咳无痰,或痰少而粘,不易咯出,口渴咽干,喉痒声嘶,手足心热,或咳嗽带血,午后潮热,舌红

少苔,脉细数。②治法:养阴润肺,兼清余热。③方药:沙参麦冬汤加减。常用南沙参清肺火、养肺阴,麦门冬、玉竹清热润燥,天花粉、生扁豆清胃火、养胃阴,桑叶宣肺,生甘草清火和中。

(四) 其他疗法

1. 中成药剂

(1)蛇胆川贝液每服10ml,每日2~3次。用于风热咳嗽、痰热咳嗽。

(2)急支糖浆每服5~10ml,每日2~3次。用于风热咳嗽。

(3)橘红痰咳液每服10ml,每日2~3次。用于痰湿咳嗽。

2. 推拿疗法　基础方:开天门、推坎宫、揉太阳。实证拿风池、肩井、合谷、掐揉二扇门、推三关、揉外劳宫、揉天突、分推膻中、揉丰隆。虚证补肺经、补脾土、推三关、揉肺俞、脾俞、足三里。

3. 针灸疗法　主穴包括大椎、天突、合谷。风寒咳嗽者加风池、尺泽、风门、大杼;风热咳嗽者加曲池、外关;痰浊内生者加足三里、丰隆、阴陵泉;气虚者加气海、太渊、太白、足三里、肺俞;阴虚者补复溜、太渊,泻尺泽、内庭。

(五) 预防护理

1. 预防　加强锻炼,增强抗病能力。注意气候变化,防止受凉,特别秋冬季节,注意胸、背、腹部保暖,以防外感。

2. 护理　注意保持室内空气流通,避免煤气、尘烟等刺激。咳嗽期间,适当休息,多饮水,饮食宜清淡,避免海鲜、辛辣、油腻之品。

三、肺炎喘嗽

肺炎喘嗽是小儿时期常见的肺系疾病之一,以发热、咳嗽、痰壅、气急、鼻煽为主要症状,重者张口抬肩,呼吸困难,面色苍白,口唇青紫等症。肺炎喘嗽的病名首见于《麻科活人全书》,该书叙述麻疹出现“喘而无涕,兼之鼻煽”症状时,称为“肺炎喘嗽”[2]。本病全年皆有,冬春两季为多,好发于婴幼儿,一般发病较急,若能早期及时治疗,预后良好。本病包括西医学所称支气管肺炎、间质性肺炎、大叶性肺炎等。

(一) 病因病机

引起肺炎喘嗽的病因主要有外因和内因两大类。外因主要是感受风邪,小儿寒温失调,风邪外袭而为病,风邪多夹热或夹寒为患,其中以风热为多见。肺炎喘嗽的病变主要在肺。肺为娇脏,性喜清肃,外合皮毛,开窍于鼻。感受风邪,首先侵犯肺卫,致肺气郁闭,清肃之令不行,而出现发热、咳嗽、痰壅、气促、鼻煽等症。肺主治节,肺气郁闭,气滞血瘀,心血运行不畅,可致心失所养,心气不足,心阳虚衰的危重变证。亦可因邪热炽盛化火,内陷厥阴,出现高热动风证候。患病之后常迁延不愈,难以恢复,日久伤阴、耗气,逐步转为肺阴耗伤、肺脾气虚等症。

(二) 临床诊断

1. 发病较急,轻证仅有发热咳嗽,喉间痰鸣,重证则呼吸急促,鼻煽。

2. 病情严重时,常见痰壅气逆,喘促不安,烦躁不宁,面色苍白,唇口青紫发绀。

3. 新生儿患本病时,常见不乳、神萎、口吐白沫,可无上述典型证候。

4. 肺部听诊可闻细湿啰音,如病灶融合,可闻及管状呼吸音。

5. X线检查见肺纹理增多、紊乱,肺部透亮度降低或增强,可见小片状、斑片状阴影,也可出现不均匀的大片状阴影。

6. 实验室检查,细菌引起的肺炎,白细胞总数较高,中性粒细胞增多,若由病毒引起,白细胞总数减少,稍增或正常。

(三) 辨证论治

1. 辨证要点　肺炎喘嗽病初与感冒相似,均为表证,但肺炎表证时间短暂,很快入里化热,主要特点为咳嗽、气喘。初起应分清风热还是风寒,风寒者多恶寒无汗,痰多清稀,风热者则为发热重,咳痰黏稠。痰阻肺闭时应辨清热重、痰重,热重者高热稽留不退,面红唇赤,烦渴引饮;痰重者喉中痰鸣,痰声辘辘,胸高气急。若高热炽盛,喘憋严重,呼吸困难,为毒热闭。若正虚邪盛出现心阳虚衰,热陷厥阴,为邪毒炽盛,正气不支的危重变症。

2. 治疗原则　本病治疗,以宣肺平喘,清热化痰为主法。若痰多壅盛者,首先降气涤痰;喘憋严重者,治以平喘利气;气滞血瘀者,治以活血化瘀;病久气阴耗伤者,治以补气养阴,扶正达邪;出现变证者,随证施治。因本病易于化热,病初风寒闭肺治方中宜适当加入清热药。肺与大肠相表里,壮热炽盛时宜早用通腑药,致腑通热泄。病之后期,阴虚肺燥,余邪留恋,用药宜甘寒,避免用滋腻之品。

3. 分证论治

（1）常证

1）风寒闭肺

①证候:恶寒发热,无汗不渴,咳嗽气急,痰稀色白,舌淡红,苔薄白,脉浮紧。②治法:辛温开肺,化痰止咳。③方药:三拗汤合葱豉汤。常用麻黄、杏仁、甘草散寒宣肺,荆芥、豆豉辛温解表,桔梗、防风解表宣肺。本证易于化热,可加金银花、连翘清热解毒。

2）风热闭肺

①证候:发热恶风,微有汗出,口渴欲饮,咳嗽,痰稠色黄,呼吸急促,咽红,舌尖红,苔薄黄,脉浮数。②治法:辛凉宣肺,清热化痰。③方药:银翘散合麻杏石甘汤加减。常用麻黄、杏仁、生石膏、生甘草清热宣肺,金银花、连翘清热解毒,薄荷辛凉解表,桔梗、牛蒡子清热利咽。

3）痰热闭肺

①证候:壮热烦躁,喉间痰鸣,痰稠色黄,气促喘憋,鼻煽,或口唇青紫,舌红,苔黄腻,脉滑数。②治法:清热宣肺,涤痰定喘。③方药:五虎汤合葶苈大枣泻肺汤。常用麻黄、杏仁、生石膏、生甘草清肺平喘,细茶升清降浊,桑白皮、葶苈子泻肺,苏子、前胡宣肺化痰,黄芩、虎杖清肺解毒。

4）痰浊闭肺

①证候:咳嗽气喘,喉间痰鸣,咯吐痰涎,胸闷气促,食欲缺乏,舌淡苔白腻,脉滑。②治法:温肺平喘,涤痰开闭。③方药:二陈汤合三子养亲汤。常用法半夏、陈皮、莱菔子、苏子、白芥子化痰除痹,枳壳、前胡行气宽胸,杏仁止咳化痰。

5）阴虚肺热

①证候:低热不退,面色潮红,干咳无痰,舌质红而干,苔光剥,脉数。②治法:养阴清肺,润肺止咳。③方药:沙参麦冬汤加减。常用药:南沙参、麦门冬、玉竹、天花粉养阴生津,桑叶、款冬花止咳,生扁豆、甘草健脾。

6）肺脾气虚

①证候:病程迁延,低热起伏,气短多汗,咳嗽无力,食欲缺乏,便溏,面色苍白,神疲乏力,四肢欠温,舌质偏淡,苔薄白,脉细无力。②治法:健脾益气,肃肺化痰。③方药:人参五味子汤加减。常用药:人参、五味子、茯苓、白术健脾益气敛肺,百部、橘红止咳化痰,甘草和中。

（2）变证

1）心阳虚衰

①证候:突然面色苍白,发绀,呼吸困难加剧,汗出不温,四肢厥冷,神萎淡漠或烦躁不宁,右胁下肝脏增大、质坚,舌淡紫,苔薄白,脉微弱虚数。②治法:温补心阳,救逆固脱。③方药:参附龙牡救逆汤加减。常用药:人参大补元气,附子回阳救逆,龙骨、牡蛎潜阳敛阴,白芍、甘草和营护阴。

2）内陷厥阴

①证候:壮热神昏,烦躁谵语,四肢抽搐,口噤项强,两目上视,咳嗽气促,痰声辘辘,舌质红绛,指纹青紫,达命关,或透关射甲,脉弦数。②治法:平肝熄风,清心开窍。③方药:羚角钩藤汤合牛黄清心丸加减。常用药有羚羊角、钩藤平肝息风,茯神安神定志,白芍、甘草、生地滋阴缓急。

（四）其他疗法

1. 中成药剂　双黄连口服液每服3~10ml,每日2~3次。用于风热闭肺证。

2. 推拿疗法　基础方包括推肺经、运内八卦、推揉膻中、揉擦肺俞,实证配合开天门、推坎宫、揉太阳;推三关、揉外劳宫、揉掌小横纹、清天河水。虚证配合补脾经、补肾经、揉乳旁乳根、揉中脘、足三里、推三关。

3. 针灸疗法　体针主穴:尺泽、孔最、列缺、合谷、肺俞、足三里。配穴:痰热闭肺,加少商、丰隆、曲池、中脘;阳气虚脱,加气海、关元、百会。

4. 拔罐疗法　取穴肩胛双侧下部,用拔罐法,每次 5~10min。每日 1 次,5d 为 1 疗程。用于肺炎后期啰音不消失者。

(五) 预防护理

1. 预防

(1)保持室内空气新鲜,冬春季节尽量少带易感儿去公共场所。

(2)气候寒暖变化时,随时增减衣服,防止感冒。

(3)加强体育锻炼,增强体质。

2. 护理

(1)饮食宜清淡富有营养,多喂开水。

(2)保持安静,居室空气新鲜。

(3)呼吸急促时,应保持气道通畅位置,并随时吸痰。

(4)对于重症肺炎患儿要加强巡视,注意病情变化。

四、哮喘

哮喘是小儿时期的常见肺系疾病,以发作性喉间哮鸣气促,呼气延长为特征,严重者不能平卧。哮指声响,喘指气息,哮必兼喘,故通称哮喘。临床以发作时喘促气急,喉间痰鸣,呼气延长,严重者不能平卧,呼吸困难,张口抬肩,唇口青紫为特征,常在清晨或夜间发作或加剧。本病包括了西医学所称喘息性支气管炎、支气管哮喘[2]。本病发作有明显的季节性,以冬季及气温多变季节发作为主,年龄以 1~6 岁多见。95%的发病诱因为呼吸道感染,发病有明显的遗传倾向,起病越早遗传倾向越明显。

(一) 病因病机

哮喘的发病原因既有内因,又有外因。内因责之于痰饮内伏,与肺脾肾三脏有关,外因主要为感受外邪,接触异气。小儿肺脏娇嫩,脾常不足,肾常虚。肺虚则卫外失固,腠理不密,易为外邪所侵,邪阻肺络,气机不利,津液凝聚为痰;脾主运化水谷精微,脾虚不运,生湿酿痰,上贮于肺;肾气虚弱,不能蒸化水液而为清津,上泛为痰,聚液成饮。痰饮留伏与肺脾肾三脏功能失常有关,尤其责之于肺脾两脏。外因以外感六淫为主,六淫之邪,冬春多为风寒、风热,或秋季乍冷乍热,外邪乘虚入侵而诱发。邪入肺经,引动伏痰,痰阻气道,肺失肃降,气逆痰动而为哮喘。此外,若接触异气,如异味、花粉、煤烟、羽毛等,或嗜食酸咸甜腻,也能刺激气道,精神失调和过度疲劳也是小儿哮喘的重要诱因。

(二) 诊断要点

1. 常突然发病,发作之前,多有喷嚏、咳嗽等先兆症状。发作时不能平卧,烦躁不安,气急,气喘。

2. 有诱发因素,如气候转变、受凉受热或接触某些过敏物质。

3. 可有婴儿期湿疹史或家族哮喘史。

4. 肺部听诊,两肺满布哮鸣音,呼气延长。

5. 血常规检查示白细胞总数正常,嗜酸性粒细胞可增高;伴肺部细菌感染时,白细胞总数及中性粒细胞可增高。

(三) 辨证论治

1. 辨证要点　哮喘临床分发作期与缓解期。发作时哮吼痰鸣,喘急倚息,以邪实为主。咳喘痰黄,身热面赤,口干舌红为热性哮喘;咳喘畏寒,痰多清稀,舌苔白滑为寒性哮喘。缓解期哮喘已平,出现肺脾肾三脏不足,以正虚为主。辨别哮喘虚实可从病程长短、全身症状轻重来区别,气短多汗,易感冒多为气虚;形寒肢冷面白,动则心悸为阳虚;消瘦乏力、盗汗面红为阴虚。

2. 治疗原则　本病的治疗,发作期当攻邪以治其标,分辨寒热虚实、寒热夹杂分别随证施治。缓解期治以扶正,调其脏腑功能。由于哮喘的病因复杂,采用多种疗法综合治疗,除口服药外,雾化吸入、敷贴、针灸疗法。

3. 分证论治

（1）发作期

1）寒性哮喘

①证候：咳嗽气喘，喉间有痰鸣音，痰多白沫，形寒肢冷，鼻流清涕，面色淡白，恶寒无汗，舌淡红，苔白滑，脉浮滑。②治法：温肺散寒，化痰定喘。③方药：小青龙汤合三子养亲汤加减。常用麻黄、桂枝宣肺散寒，细辛、干姜温肺化饮，白芥子、苏子、莱菔子行气化痰，白芍药、五味子敛肺平喘。

2）热性哮喘

①证候：咳嗽哮喘，声高息涌，咯痰稠黄，喉间哮吼痰鸣，胸膈满闷，身热，面赤，口干，咽红，尿黄便秘，舌质红，苔黄腻，脉滑数。②治法：清肺化痰，止咳平喘。③方药：麻杏石甘汤加味。常用麻黄、生石膏宣肺清热，杏仁、葶苈子、桑白皮泻肺降逆，苏子化痰，生甘草调和诸药。

3）外寒内热

①证候：恶寒发热，鼻塞喷嚏，流清涕，咯痰黏稠色黄，口渴引饮，大便干结，舌红，苔薄白，脉滑数。②治法：解表清里，定喘止咳。③方药：大青龙汤加减。常用麻黄、桂枝、生姜温肺平喘，生石膏清里热，生甘草和中，白芍、五味子敛肺。

4）肺实肾虚

①证候：病程较长，哮喘持续不已，动则喘甚，面色欠华，小便清长，常伴咳嗽、喉中痰吼，舌淡苔薄腻，脉细弱。②治法：泻肺补肾，标本兼顾。③方药：射干麻黄汤合都气丸加减。常用麻黄、射干平喘化痰，半夏、款冬、紫菀清肺化痰，细辛、五味子敛汗平喘，山茱萸、熟地益肾，淮山药、茯苓健脾化痰。

（2）缓解期

1）肺脾气虚

①证候：气短多汗，咳嗽无力，常见感冒，神疲乏力，形瘦，食欲缺乏，面色苍白，便溏，舌淡，苔薄白，脉细软。②治法：健脾益气，补肺固表。③方药：人参五味子汤合玉屏风散加减。常用人参、五味子补气敛肺，茯苓、白术健脾补气，黄芪、防风益气固表，百部、橘红化痰止咳。

2）脾肾阳虚

①证候：动则气短心悸，面色苍白，形寒肢冷，脚软无力，腹胀，食欲缺乏，大便溏薄，舌淡苔薄白，脉细弱。②治法：健脾温肾，固摄纳气。③方药：金匮肾气丸加减，常用附子、肉桂温肾补阳，山茱萸、熟地黄补益肝肾，淮山药、茯苓健脾，胡桃肉、五味子、白果敛气固摄。

3）肺肾阴虚

①证候：面色潮红，咳嗽时作，甚而咯血，夜间盗汗，消瘦气短，手足心热，夜尿多，舌红苔花剥，脉细数。②治法：养阴清热，补益肺肾。③方药：麦味地黄丸加减。常用麦门冬、百合润养肺阴，五味子益肾敛肺，熟地黄、枸杞子、山药补益肾阴，丹皮清热。

（四）其他疗法

1. 中成药剂

（1）小青龙汤口服液每次 1 支，每日 2 次。用于寒性哮喘。

（2）咳喘宁口服液每次 1 支，每日 2 次。用于热性哮喘。

2. 外治疗法　取白芥子、细辛、甘遂等中药按一定比例加工粉碎，用生姜汁调制成干湿适中的稠糊状，做成直径为 2~3cm、厚度为 0.5cm 左右的药饼，敷在患者双侧定喘、肺俞、膏肓、大椎等穴位上，每次敷 2~3h，每周治疗 1~2 次，共治疗 3~6 次。

3. 推拿疗法　基础方包括揉天突、搓摩胁肋、揉定喘、揉肺俞、清肺经、推小横纹。实证配合揉膻中、揉丰隆、揉内外劳宫、运内八卦、推三关、清天河水。虚证配合补脾经、补肺经、补肾经、推三关、揉足三里、揉命门、摩揉丹田及揉二马、清天河水、揉三阴交。

4. 针灸疗法　发作期，取定喘、天突、内关。咳嗽痰多者，加膻中、丰隆。缓解期，取大椎、肺俞、足三里、肾俞、关元、脾俞。每次取 3~4 穴，轻刺加灸，隔日 1 次。在好发季节前作预防性治疗。

（五）预防护理

1. 预防

（1）重视预防,避免各种诱发因素,适当进行体格锻炼,增强体质。

（2）注意气候影响,做好防寒保暖工作,冬季外出应戴口罩。尤其气候转变或换季时,要预防感冒诱发哮喘。有外感病证要及时治疗。

（3）发病季节,防止活动过度和情绪激动,以免诱发哮喘。

2. 护理

（1）居室宜空气流通,阳光充足。冬季要和暖,夏季要凉爽通风。避免接触特殊气味。

（2）饮食宜清淡而富有营养,忌食生冷油腻、辛辣酸甜以及海鲜鱼虾等可能引起过敏的食物,以免诱发哮喘。

（李　华）

第三节　脾系疾病

一、鹅口疮

鹅口疮是以口腔白屑为特征的一种常见疾病。因口腔满布白屑时状如鹅口,故名鹅口疮。又因其色白如雪片,故又称"雪口"[2]。本病无明显季节性,常见于禀赋不足,体质虚弱,营养不良,久病、久泻的小儿,尤以早产儿、新生儿多见。一般预后良好。

（一）病因病机

本病以胎热内蕴,口腔不洁,感染秽毒之邪为主要病因。母亲体内蕴积热毒遗于胎儿,或生后护理不当,口腔不洁,柔嫩黏膜易于破损,秽毒之邪乘虚而入,发为本病。或因疾病用药不当,正气受损,体内阴阳平衡失调,阴液暗耗,虚火内生,上熏口舌而成。鹅口疮的病变部位在心脾,病久可影响到肾。脾开窍于口,脾络布于舌下,口腔黏膜有赖于脾气煦养;心开窍于舌,心脉布于舌上。心脾积热,循经上炎,熏灼口舌,秽毒外侵,致使口腔舌上产生白屑。若因婴儿先天禀赋不足,素体阴亏,或久病伤阴,肾阴不足,水不制火,虚火上浮,内熏口舌,亦可导致口腔舌上出现白屑,且绵延反复。

（二）诊断要点

1. 舌上、颊内、牙龈,或唇内、上腭散布白屑,可融合成片。重者可向咽喉等处蔓延,影响吮乳及呼吸。

2. 多见于新生儿、久病体弱儿,或长期使用抗生素者。

3. 取白屑少许涂片镜检,可见真菌的菌丝及孢子。

（三）辨证论治

1. 辨证要点

（1）辨轻重鹅口疮轻证,除口腔舌上出现白屑外,并无其他症状。重证,白屑可蔓延至鼻腔、咽喉、食管,甚至白屑叠叠,壅塞气道,妨碍吮乳,啼哭不止。若见脸色苍白或发灰,呼吸急促,哭声不出者,为危重证候。

（2）辨虚实凡病程短,口腔白屑堆积,周围红,烦躁多啼,便干尿黄,舌红者,多属心脾积热之实证。病程长,口腔白屑散在,周围不红,形瘦颧红,手足心热,舌光红少苔者,多属虚火上浮之虚证。

2. 治疗原则　根据临床表现,本病可分为实火与虚火两证,前者治以清热泻火解毒,后者治以滋阴潜阳降火。均当配合外治疗法。

3. 分证论治

（1）心脾积热

1）证候:口腔舌上白屑堆积,周围红较甚,面赤唇红,烦躁不宁,吮乳啼哭,或伴发热,口干或渴,大便秘结,小便短黄,舌质红,脉滑数,或指纹紫滞。

2）治法:清泄心脾积热。

3）方药:清热泻脾散加减。常用黄连、连翘、栀子清心火,黄芩、生石膏泻脾热,生地凉血滋阴,茯苓、灯心草导热下行利湿。

（2）虚火上浮

1）证候：口腔舌上白屑稀散，周围红晕不著，形体怯弱，面白颧红，手足心热，口干不渴，或大便溏，舌嫩红，苔少，脉细数无力，或指纹淡紫。

2）治法：滋肾养阴降火。

3）方药：知柏地黄丸加减。常用生地、熟地、山茱萸滋肾养阴，山药、茯苓、泽泻健脾利湿，丹皮、知母、黄柏清热降火，佐牛膝引火下行，焦山楂消食助运。若大便溏薄，舌淡等偏于脾肾阳虚者，用附子理中汤合参苓白术散加减，以温补脾肾之阳，摄纳无根之火。

（四）其他疗法

1. 中成药剂

（1）王氏保赤丸6月龄以内婴儿每服5丸，6月龄~2周岁，每超过一个月加1丸，2~7岁每超过半岁加5丸，7~14岁每次服60丸，轻症每日1次，重症每日2次。用于心脾积热证。

（2）知柏地黄丸每服2~3g，每日3次。用于虚火上浮证。

2. 药物外治

（1）冰硼散、锡类散、西瓜霜喷剂，任选一种搽口腔患处。

（2）金银花10g，黄连2g，生甘草5g。煎汤。每日拭口3~5次。用于心脾积热证。

（3）吴茱萸15g、胡黄连6g、大黄6g，上药共研细末，用醋调成稠糊，做成饼状，敷贴两足心涌泉穴，每日换药1次，可连用3~5d。用于各种证型。

（五）预防护理

1. 预防

（1）注意饮食卫生，食物宜新鲜、清洁。乳母不宜过食辛辣刺激之品。婚后妇女患阴道霉菌病应及早治疗。

（2）注意小儿口腔清洁卫生，哺乳婴儿的奶瓶、奶嘴，乳母的乳头均应保持清洁。防止损伤口腔黏膜。

（3）对禀赋不足、久病、久泻的婴儿应加强护理。避免长期使用抗生素导致体内菌群失调。

2. 护理

（1）勤喂水，避免过热、过硬或刺激性食物，防止口腔黏膜损伤。

（2）加强口腔护理，可用消毒棉签蘸凉开水轻轻拭洗患儿口腔，或用上面所列外治方药洗搽口腔患处。

二、口疮

口疮是指以口腔内黏膜、舌、唇、齿龈、上腭等处发生溃疡为特征的一种小儿常见的口腔疾患。口疮发生于口唇两侧者，又称燕口疮；满口糜烂，色红作痛者，又称口糜。本病相当于西医学口炎[2]。任何年龄均可发生，以2~4岁的小儿多见；一年四季均可发病。可单独发生，也常伴发于其他疾病之中。小儿口疮一般预后良好；若失治、误治，体质虚弱，可导致重症，或反复发作，迁延难愈。

（一）病因病机

小儿口疮，多由风热乘脾，心脾积热，虚火上炎所致。主要病变在脾与心，虚证常涉及于肾。风热乘脾者，因外感风热之邪，外袭于肌表，内乘于脾胃。脾开窍于口，胃络于齿龈，风热毒邪侵袭，引动脾胃内热，上攻于口，使口腔黏膜破溃，发为口疮。若夹湿热，则兼见口腔糜烂。心脾积热者，因调护失宜，喂养不当，恣食肥甘厚腻，蕴积生热；或喜吃煎炒炙，内火偏盛，邪热内积心脾，循经上炎口腔，发为口疮。虚火上炎者，因小儿"肾常虚"，若久患热病，或久泻不止，津液亏耗，肾阴不足，水不制火，虚火上浮，熏灼口舌，发生口疮。

（二）临床诊断

1. 诊断要点

（1）齿龈、舌体、两颊、上颚等处出现黄白色溃疡点，大小不等，甚至满口糜烂，疼痛流涎。

（2）外感引起者，初起有时可见口腔疱疹，继则破溃成溃疡，常伴发热，颌下淋巴结肿大。

（3）发病多与发热疾患或饮食失调有关。

(4)血常规可见白细胞总数及中性粒细胞增高,或正常。

2. 鉴别诊断 鹅口疮多发生于初生儿或体弱多病的婴幼儿,口腔黏膜上出现白屑而不是溃疡,周围有红晕,疼痛不明显。

(三)辨证论治

1. 辨证要点

(1)辨轻重 口疮轻者仅见口腔出现溃疡点,妨碍哺乳进食,饮食时可因疼痛出现哭闹。重者发热、烦躁、啼哭不安,或见呕吐、腹泻等症。

(2)辨虚实 凡起病急,病程短,口腔溃烂及疼痛较重,局部有灼热感,或伴发热、尿黄便干者,多属实证。以心火偏盛为主者,舌体溃疡较多。以脾胃积热为主者,口颊黏膜、上腭、齿龈、口唇等处溃疡较多。起病缓,病程长,口腔溃烂及疼痛较轻,兼有神疲、颧红者,多为虚证,病变脏腑以肾为主。

2. 治疗原则 实证治宜清热解毒,泻心脾之火。虚证治宜滋阴降火,引火归原。均应配合外治疗法。

3. 分证论治

(1)风热乘脾

1)证候:以口颊、上腭、齿龈、口角溃疡为主,甚则满口糜烂,或为疱疹转为溃疡,周围掀红疼痛拒食,烦躁不安,口臭,涎多,小便短黄,大便秘结,或伴发热,咽红,舌红,苔薄黄,脉浮数。

2)治法:疏风清热解毒。

3)方药:凉膈散加减。常用黄芩、金银花、连翘、栀子清热解毒,大黄通腑泻火,竹叶清心除烦,薄荷升散郁火、外解表热,甘草和中解毒。

(2)心火上炎

1)证候:舌上、舌边溃疡较多,色红疼痛,心烦不安,口干欲饮,小便短黄,舌尖红,苔薄。

2)治法:清心泻火。

3)方药:泻心导赤汤加减。常用黄连泻心火,生地凉心血,竹叶清心除烦,木通导热下行,甘草调和诸药。

(3)虚火上炎

1)证候:口舌溃疡或糜烂,稀散色淡,不甚疼痛,反复发作或迁延难愈,神疲颧红,口干不渴,舌红,苔少或花剥,脉细数。

2)治法:滋阴降火。

3)方药:知柏地黄汤加减。常用六味地黄丸滋阴补肾,知母、黄柏清热降火,佐牛膝引火下行。

(四)其他疗法

1. 中成药剂

(1)小儿化毒散 每服0.6g,每日2次。用于心火上炎证。

(2)牛黄解毒片 每服1~2片,每日3次。用于风热乘脾证。

(3)知柏地黄丸 每服3g,每日3次。用于虚火上炎证。

2. 药物外治

(1)冰硼散、锡类散、西瓜霜喷剂,任选一种搽口腔患处。

(2)吴茱萸粉适量,醋调成糊状,临睡前敷两足涌泉穴,翌晨去除。用于虚火上炎证。

(五)预防护理

1. 预防

(1)保持口腔清洁,注意饮食卫生,餐具应经常消毒。

(2)食物宜新鲜、清洁,不宜过食辛辣及肥甘厚腻之品。

(3)初生儿及小婴儿清洁口腔时,动作要轻,以免损伤口腔黏膜。

2. 护理

(1)对急性热病、久病、久泻患儿,应经常检查口腔,做好口腔护理,防止发生口疮。

(2)根据辨证施护原则,选用适当中药煎剂频漱口。

（3）饮食宜清淡,给予半流饮食,避免粗硬食品。

三、泄泻

泄泻是以大便次数增多,粪质稀薄或如水样为特征的一种小儿常见病。西医称泄泻为腹泻,发于婴幼儿者称婴幼儿腹泻。本病以2岁以下的小儿最为多见。虽一年四季均可发生,但以夏秋季节发病率为高。小儿脾常不足,感受外邪,内伤乳食,或脾肾阳虚,均可导致脾胃运化功能失调而发生泄泻。轻者治疗得当,预后良好。重者泄下过度,易见气阴两伤,甚至阴竭阳脱。久泻迁延不愈者,则易转为疳证[2]。

（一）病因病机

小儿泄泻发生的原因,以感受外邪,内伤饮食,脾胃虚弱为多见。其主要病变在脾胃,因胃主受纳腐熟水谷,脾主运化水谷精微,若脾胃受病,则饮食入胃,水谷不化,精微不布,清浊不分,合污而下,致成泄泻。小儿脏腑娇嫩,肌肤薄弱,冷暖不知自调,易为外邪侵袭而发病。外感风、寒、暑、湿、热邪均可致泻,其中又以湿热泻最为多见。小儿脾常不足,运化力弱,饮食不知自节,若调护失宜,乳哺不当,饮食失节或不洁,过食生冷瓜果,皆能损伤脾胃,而发生泄泻。小儿先天禀赋不足,后天调护失宜,或久病迁延不愈,皆可导致脾胃虚弱。胃弱则腐熟失职,脾虚则运化失常,因而水反为湿,谷反为滞,清浊不分,合污而下,而成脾虚泻。脾虚致泻者,日久则脾损及肾,肾阳不足,火不暖土,阴寒内盛,水谷不化,并走肠间,而致脾肾阳虚泻。小儿利下过度,又易于损伤气液,出现气阴两伤,甚至阴伤及阳,导致阴竭阳脱的危重变证。

（二）诊断要点

1. 大便次数增多,重症达10次以上,呈淡黄色,如蛋花汤样,或黄绿稀溏,或色褐而臭,可有少量黏液。或伴有恶心,呕吐,腹痛,发热,口渴等症。

2. 有乳食不节,饮食不洁或感受时邪病史。

3. 重症腹泻及呕吐严重者,可见小便短少,体温升高,烦渴神疲,皮肤干瘪,囟门凹陷,目眶下陷,啼哭无泪等脱水征,以及口唇樱红,呼吸深长,腹胀等酸碱平衡失调和电解质紊乱的表现。

4. 大便镜检可有脂肪球或少量白细胞、红细胞。

5. 大便病原体检查可有致病性大肠杆菌或病毒检查阳性等。

（三）辨证论治

1. 辨证要点　本病常证重在辨寒、热、虚、实;变证重在辨阴、阳。大便稀溏夹乳凝块或食物残渣,气味酸臭,或如败卵,多由伤乳伤食所致。大便清稀多泡沫,色淡黄,臭气不甚,多由风寒引起。水样或蛋花汤样便,量多,色黄褐,气秽臭,或见少许黏液,腹痛时作,多是湿热所致。大便稀薄或烂糊。色淡不臭,多食后作泻,是为脾虚所致。大便清稀,完谷不化,色淡无臭,多属脾肾阳虚。泻下急暴,次频量多,神萎或烦躁,或有呕吐,小便短少,属于重证;若见皮肤干枯,囟门凹陷,啼哭无泪,尿少或无,面色发灰,精神萎靡等,则为泄泻的危重变证。

2. 治疗原则　泄泻治疗,以运脾化湿为基本法则。实证以祛邪为主,根据不同的证型分别治以消食导滞,祛风散寒,清热利湿。虚证以扶正为主,分别治以健脾益气,补脾温肾。泄泻变证,分别治以益气养阴、酸甘敛阴、护阴回阳、救逆固脱。本病除内服药外,还常使用外治、推拿、针灸等法治疗。

3. 分证论治

（1）常证

1）湿热泻

①证候:大便水样,或如蛋花汤样,泻下急迫,量多次频,气味秽臭,或见少许黏液,腹痛时作,食欲缺乏,或伴呕恶,神疲乏力,或发热烦闹,口渴,小便短黄,舌红,苔黄腻,脉滑数。②治法:清热利湿。③方药:葛根黄芩黄连汤加减。常用葛根解表退热、生津升阳,黄芩、黄连清解胃肠之湿热,甘草调和诸药,共具解表清肠、表里双解之功。

2）风寒泻

①证候:大便清稀,中多泡沫,臭气不甚,肠鸣腹痛,或伴恶寒发热,鼻流清涕,咳嗽,舌淡,苔薄白。②治法:疏风散寒,化湿和中。③方药:藿香正气散加减。常用藿香、苏叶、白芷、生姜疏风散寒、理气化湿,大腹

皮、厚朴、陈皮、半夏温燥寒湿、调理气机,苍术、茯苓、甘草、大枣健脾和胃。

3)伤食泻

①证候:大便稀溏,夹有乳凝块或食物残渣,气味酸臭,或如败卵,脘腹胀满,便前腹痛,泻后痛减,腹痛拒按,嗳气酸馊,或有呕吐,不思乳食,夜卧不安,舌苔厚腻,或微黄。②治法:消食导滞。③方药:保和丸加减。常用山楂、神曲、莱菔子消食化积导滞,陈皮、半夏理气降逆,茯苓健脾渗湿,连翘清解郁热。

4)脾虚泻

①证候:大便稀溏,色淡不臭,多于食后作泻,时轻时重,面色萎黄,形体消瘦,神疲倦怠,舌淡苔白,脉缓弱。②治法:健脾益气,助运止泻。③方药:参苓白术散加减。常用党参、白术、茯苓、甘草益气补脾,山药、莲肉、扁豆、薏仁健脾化湿,砂仁、桔梗理气和胃。

5)脾肾阳虚泻

①证候:久泻不止,大便清稀,完谷不化,或见脱肛,形寒肢冷,面色㿠白,精神萎靡,睡时露睛,舌淡苔白,脉细弱。②治法:补脾温肾,固涩止泻。③方药:附子理中汤合四神丸加减。常用党参、白术、甘草健脾益气,干姜、吴茱萸温中散寒,附子、补骨脂、肉豆蔻、五味子温肾暖脾、固涩止泻。

(2)变证

1)气阴两伤

①证候:泻下无度,质稀如水,精神萎靡或心烦不安,目眶及前囟凹陷,皮肤干燥或枯瘪,啼哭无泪,口渴引饮,小便短少,甚至无尿,唇红而干,舌红少津,苔少或无苔,脉细数。②治法:益气养阴,酸甘敛阴。③方药:人参乌梅汤加减。常用人参、炙甘草补气扶脾,乌梅涩肠止泻,木瓜祛湿和胃,四药合用且能酸甘化阴,莲子、山药健脾止泻。

2)阴竭阳脱

①证候:泻下不止,次频量多,精神萎靡,表情淡漠,面色青灰或苍白,哭声微弱,啼哭无泪,尿少或无,四肢厥冷,舌淡无津,脉沉细欲绝。②治法:挽阴回阳,救逆固脱。③方药:生脉散合参附龙牡救逆汤加减。常用人参大补元气,麦冬、五味子、白芍、炙甘草益气养阴、酸甘化阴,附子回阳固脱,龙骨、牡蛎潜阳救逆。

(四) 其他疗法

1. 中成药剂

(1)藿香正气液5~10ml,每日3次。用于风寒泻。

(2)纯阳正气丸每服2~3g,每日3~4次。用于中寒泄泻,腹冷呕吐者。

(3)甘露消毒丹每服2~3g,每日3~4次。用于暑湿泄泻。

(4)葛根芩连丸,每服1~2g,每日3~4次。用于湿热泻。

(5)附子理中丸每服2~3g,每日3~4次。用于脾肾阳虚泻。

2. 药物外治

(1)丁香2g,吴茱萸30g,胡椒30粒,共研细末。每次1~3g,醋调成糊状,敷贴脐部,每日1次。用于风寒泻、脾虚泻。

(2)鬼针草30g,加水适量。煎沸后倒入盆内,先熏后浸泡双足,每日3~5次,连用3~5d。用于小儿各种泄泻。

3. 推拿疗法　基本方包括补脾经、补大肠、摩腹、揉天枢、推上七节骨、揉龟尾。实证配合推三关、揉外劳宫、清大肠、退六腑、清胃经、运内八卦。虚证配合揉外劳宫、捏脊。

4. 针灸疗法

(1)针刺法取足三里、中脘、天枢、脾俞。发热加曲池,呕吐加内关、上脘,腹胀加下脘,伤食加刺四缝,水样便多加水分。实证用泻法,虚证用补法,每日1~2次。

(2)灸法取足三里、中脘、神阙。隔姜灸或艾条温和灸,每日1~2次。用于脾虚泻、脾肾阳虚泻。

(五) 预防护理

1. 预防

(1)注意饮食卫生,食品应新鲜、清洁,不吃变质食品,不要暴饮暴食。饭前、便后要洗手,餐具要卫生。

(2)提倡母乳喂养,不宜在夏季及小儿有病时断奶,遵守添加辅食的原则,注意科学喂养。

(3)加强户外活动,注意气候变化,及时增减衣服,防止腹部受凉。

2. 护理

(1)适当控制饮食,减轻胃肠负担,吐泻严重及伤食泄泻患儿可暂时禁食6~8h,以后随着病情好转,逐渐增加饮食量。忌食油腻、生冷及不易消化的食物。

(2)保持皮肤清洁干燥,勤换尿布。每次大便后,宜用温水清洗臀部,并扑上爽身粉。防止发生红臀。

(3)密切观察病情变化,防止发生泄泻变证。

四、厌食

厌食指小儿较长时期不思进食,厌恶摄食的一种病症。本病在儿科临床上发病率较高,尤在城市儿童中多见。好发于1~6岁的小儿。患儿除食欲缺乏外,一般无其他明显不适,预后良好,但长期不愈者,可使气血生化乏源,抗病能力下降,而易罹患他证,甚或影响生长发育转化为疳证[2]。

(一)病因病机

本病多由喂养不当,他病伤脾,先天不足,情志失调引起,其中以喂养不当引起者最为常见,病变脏腑主要在脾胃,盖胃主受纳,脾主运化,脾胃调和,则口能知五谷饮食之味,若脾胃不和,纳化失职,则造成厌食。小儿时期脾常不足,加之饮食不知自调,挑食、偏食,好吃零食,食不按时,饥饱不一,或杂食乱投,甚至滥进补品,均易于损伤脾胃。也有原本患其他疾病,误用攻伐;或过用苦寒损脾伤阳;或过用温燥耗伤胃阴;或病后未能及时调理;或夏伤暑湿,脾为湿困,均可使受纳运化失常,而致厌食。

(二)诊断要点

1. 长期不思进食,厌恶摄食,食量显著少于同龄正常儿童。

2. 面色少华,形体偏瘦,但精神尚好,活动如常。

3. 排除其他外感、内伤慢性疾病。

(三)辨证论治

1. 辨证要点 本病主要从脾胃辨证,区别以运化功能改变为主,还是以脾胃气阴不足之象已现为主。脾运失健证除厌食主证外,其他症状不多,无明显虚象。脾胃气虚证伴面色少华、形体偏瘦等气虚征象;脾胃阴虚证伴口舌干燥、食少饮多等阴虚征象。

2. 治疗原则 本病治疗,以脾健不在补贵在运为原则。宜以轻清之剂解脾气之困,拨清灵脏气以恢复转运之机,俾使脾胃调和,脾运复健,则胃纳自开。脾运失健证固当以运脾开胃为主治。若是脾胃气虚证,亦当注意健脾益气而不壅补碍胃,同时佐以助运开胃之品;若是脾胃阴虚证,亦当注意益阴养胃而不滋腻碍脾,同时适加助运开胃之品。在药物治疗同时应注重饮食调养,纠正不良的饮食习惯,才能取效。

3. 分证论治

(1)脾运失健

1)证候:厌恶进食,饮食乏味,食量减少,或有胸脘痞闷、嗳气泛恶,偶尔多食后脘腹饱胀,大便不调,精神如常,舌苔薄白或白腻。

2)治法:调和脾胃,运脾开胃。

3)方药:不换金正气散加减。常用苍术、藿香燥湿运脾,陈皮、砂仁理气助运,鸡内金、焦山楂开胃消食。

(2)脾胃气虚

1)证候:不思进食,食不知味,食量减少,形体偏瘦,面色少华,精神欠振,或有大便溏薄夹不消化物,舌质淡,苔薄白。

2)治法:健脾益气,佐以助运。

3)方药:异功散加味。常用党参、茯苓、白术、甘草健脾益气,佐以陈皮理气助运、焦建曲消食助运。

(3)脾胃阴虚

1)证候:不思进食,食少饮多,口舌干燥,大便偏干,小便色黄,面黄少华,皮肤失润,舌红少津,苔少或花剥,脉细数。

2)治法:滋脾养胃,佐以助运。

3)方药:养胃增液汤加减。常用药:沙参、石斛、玉竹滋脾养胃,乌梅、白芍、甘草酸甘化阴;焦山楂、炒麦芽和中开胃助运。

(四)其他疗法

1. 中成药剂

(1)小儿香橘丹每服 1 丸,每日 2~3 次。用于脾运失健证。

(2)健胃消食口服液每服 10ml,每日 2 次。用于脾胃气虚证。

2. 推拿疗法 基础方包括补脾土,运内八卦,清胃经,摩腹,揉足三里。用于脾失健运证。补脾土,运内八卦,揉足三里,摩腹,捏脊。用于脾胃气虚证。揉板门,补胃经,运八卦,分手阴阳,揉二马,揉中脘。用于脾胃阴虚证。

3. 针灸疗法 针刺取双侧四缝穴,常规消毒穴位皮肤,用采血针点刺四缝穴,进针 0.1~0.2 寸,出针后挤出少许黄白色黏液,或少许血液,然后用消毒干棉球揩净。按压针孔,每周 1 次,4 次为 1 疗程。艾灸足三里每日 1 次。用于脾胃气虚证。

(五)预防护理

1. 预防 掌握正确的喂养方法,饮食起居按时、有度。对先天不足,或后天病后脾弱失运的患儿,要加强饮食、药物调理,使之早日康复。

2. 护理 纠正不良的饮食习惯,如贪吃零食、偏食、挑食,饮食不按时等。注意少进甘肥厚味、生冷干硬之类食品,更不能滥服补品、补药等。食物不要过于精细,鼓励患儿多吃蔬菜及粗粮。对患儿喜爱的某些食物着手,以诱导开胃。

(李 华)

第四节 心肝疾病

一、夜啼

小儿白天能安静入睡,入夜则啼哭不安,时哭时止,或每夜定时啼哭,甚则通宵达旦,称为夜啼。多见于新生儿及 6 个月内的小婴儿。新生儿及婴儿常以啼哭表达要求或痛苦,饥饿、惊恐、尿布潮湿、衣被过冷或过热等均可引起啼哭。由于伤乳、发热或因其他疾病而引起的啼哭,则不属本证范围[2]。

(一)病因病机

本病主要因脾寒、心热、惊恐所致。脾寒腹痛是导致夜啼的常见原因。常由母亲素体虚寒、恣食生冷,胎禀不足,脾寒内生。或因护理不当,腹部中寒,或用冷乳哺食,中阳不振,以致寒邪内侵,凝滞气机,不通则痛,因痛而啼。由于夜间属阴,脾为至阴,阴盛则脾寒愈甚,腹中有寒,故入夜腹中作痛而啼。若母亲脾气急躁,或平素恣食香燥炙烤之物,或过服温热药物,蕴蓄之热遗于胎儿。出生后将养过温,受火热之气熏灼,心火上炎,积热上扰,则心神不安而啼哭不止。心主惊而藏神,小儿神气怯弱,智慧未充,若见异常之物,或闻特异声响,而致惊恐。惊则伤神,恐则伤志,致使心神不宁,神志不安,寐中惊惕,因惊而啼。

(二)诊断要点

婴儿难以查明原因的入夜啼哭不安,时哭时止,或每夜定时啼哭,甚则通宵达旦,但白天如常。临证必须详细询问病史,仔细进行体格检查,必要时辅以有关实验室检查,排除外感发热、口疮、肠套叠、寒疝等疾病引起的啼哭,以免贻误患儿病情。

(三)辨证论治

1. 辨证要点 辨证重在辨别轻重缓急,寒热虚实。婴儿夜间啼哭而白天能正常入睡,首先考虑由于喂养不当所致,应给予相应的指导。要仔细观察,寻找原因,确认夜啼无直接病因者,方可按脾寒、心热、惊恐辨治。虚实寒热的鉴别要以哭声的强弱、持续时间、兼症的属性来辨别。

2. 治疗原则 因脾寒气滞者,治以温脾行气;因心经积热者,治以清心导赤;因惊恐伤神者,治以镇惊安神。

3. 分证论治

（1）脾寒气滞

1）证候：啼哭时哭声低弱，时哭时止，睡喜蜷曲，腹喜摩按。四肢欠温，吮乳无力，胃纳欠佳，大便溏薄，小便较清，面色青白，唇色淡红，舌苔薄白，指纹多淡红。

2）治法：温脾散寒，行气止痛。

3）方药：乌药散合匀气散加减。常用乌药、高良姜、炮姜温中散寒，砂仁、陈皮、木香、香附行气止痛；白芍、甘草缓急止痛，桔梗载药上行，调畅气机。

（2）心经积热

1）证候：啼哭时哭声较响，见灯尤甚，哭时面赤唇红，烦躁不宁，身腹俱暖，大便秘结，小便短赤，舌尖红，苔薄黄，指纹多紫。

2）治法：清心导赤，泻火安神。

3）方药：导赤散加减。常用生地清热凉血，竹叶、木通清心降火，甘草梢泻火清热，灯心草引诸药入心经。同时要注意避免衣被及室内过暖。

（3）惊恐伤神

1）证候：夜间突然啼哭，似见异物状，神情不安，时作惊惕，紧偎母怀，面色乍青乍白，哭声时高时低，时急时缓，舌苔正常，指纹色紫，脉数。

2）治法：定惊安神，补气养心。

3）方药：远志丸去朱砂。常用远志、石菖蒲、茯神、龙齿定惊安神，人参、茯苓补气养心。

（四）其他疗法

1. 外治疗法　将艾叶、干姜粉炒热，用纱布包裹，熨小腹部，从上至下，反复多次。或用丁香、肉桂、吴茱萸等量研细末，置于普通膏药上，贴于脐部。用于脾寒气滞证。

2. 推拿疗法

（1）分阴阳，运八卦，平肝木，揉百会、安眠（翳风与风池连线之中点）。惊恐者清肺金，揉印堂、太冲、内关；脾寒者补脾土，揉足三里、三阴交、关元；心热者泻小肠，揉小天心、内关、神门。

（2）按摩百会、四神聪、脑门、风池（双），由轻到重，交替进行。患儿惊哭停止后，继续按摩2～3min。用于惊恐伤神证。

3. 针灸疗法

（1）艾灸神阙，将艾条燃着后在神阙周围温灸，不触到皮肤，以皮肤潮红为度。每日1次，连灸7日，用于脾寒气滞证。

（2）针刺取穴中冲，不留针，浅刺出血。用于心经积热证。

（五）预防护理

1. 预防

（1）要注意防寒保暖，但也勿衣被过暖。

（2）孕妇及乳母不可过食寒凉及辛辣热性食物，勿受惊吓。

（3）不可将婴儿抱在怀中睡眠，不通宵开启灯具，养成良好的睡眠习惯。

2. 护理

（1）注意保持周围环境安静祥和，检查衣服被褥有无异物刺伤皮肤。

（2）婴儿无故啼哭不止，要注意寻找原因，如饥饿、过饱、闷热、寒冷、虫咬、尿布浸渍、衣被刺激等，除去引起啼哭的原因。

二、汗证

汗证是指不正常出汗的一种病证，即小儿在安静状态下，日常环境中，全身或局部出汗过多，甚则大汗淋漓。多发生于5岁以下小儿。若因天气炎热，或衣被过厚，或喂奶过急，或剧烈运动，都较成人容易出汗，若无其他疾苦,不属病态。小儿汗证有自汗、盗汗之分。睡中出汗,醒时汗止者,称盗汗;不分寤寐,无故汗出者,称自汗[2]。盗汗多为阴虚,自汗多为阳虚。因温热病引起的出汗,或属重急病阴竭阳脱、亡阳大汗者均不在此例。

(一)病因病机

小儿汗证的发生,多由体虚所致。若先天禀赋不足,或后天脾胃失调,肺气虚弱,均可自汗或盗汗。肺主皮毛,脾主肌肉,肺脾气虚,表虚不固,故汗出不止。小儿营卫之气生成不足,或受疾病影响,或病后护理不当,营卫不和,致营气不能内守而敛藏,卫气不能卫外而固密,则津液从皮毛外泄,发为汗证。小儿血气嫩弱,若大病久病之后,气血亏损;或先天不足,后天失养的体弱小儿,气阴虚亏。气虚不能敛阴,阴亏虚火内炽,迫津外泄而为汗。小儿脾常不足,若平素饮食甘肥厚腻,可致积滞内生,郁而生热。甘能助湿,肥能生热,蕴阻脾胃,湿热郁蒸,外泄肌表而致汗出。

(二)诊断要点

1. 小儿在安静状态下,正常环境中,全身或局部出汗过多,甚则大汗淋漓。

2. 寐则汗出,醒时汗止者称盗汗;不分寤寐而出汗者称自汗。

3. 排除维生素 D 缺乏性佝偻病、结核感染、风湿热、传染病等引起的出汗。

(三)辨证论治

1. 辨证要点　汗证多属虚证。自汗以气虚、阳虚为主;盗汗以阴虚、血虚为主。肺卫不固证多汗以头颈胸背为主;营卫失调证多汗而不温;气阴亏虚证汗出遍身而伴虚热征象;湿热迫蒸证则汗出肤热。

2. 治疗原则　汗证以虚为主,补虚是其基本治疗原则。肺卫不固者益气固卫,营卫失调者调和营卫,气阴亏虚者益气养阴,湿热迫蒸者清化湿热。除内服药外,尚可配合脐疗等外治疗法。

3. 分证论治

(1)肺卫不固

1)证候:以自汗为主,或伴盗汗,以头部、肩背部汗出明显,动则尤甚,神疲乏力,面色少华,平时易患感冒。舌淡,苔薄,脉细弱。

2)治法:益气固表。

3)方药:玉屏风散合牡蛎散加减。常重用黄芪益气固表,白术健脾益气,防风走表御风调节开合,牡蛎敛阴止汗,浮小麦养心敛汗,麻黄根收涩止汗。

(2)营卫失调

1)证候:以自汗为主,或伴盗汗,汗出遍身而不温,微寒怕风,不发热,或伴有低热,精神疲倦,胃纳不振,舌质淡红,苔薄白,脉缓。

2)治法:调和营卫。

3)方药:黄芪桂枝五物汤加减。常用黄芪益气固表;桂枝温通卫阳,配芍药敛护营阴,共生姜、大枣调和营卫,助黄芪以固表;浮小麦、煅牡蛎收敛止汗。

(3)气阴亏糜

1)证候:以盗汗为主,也常伴自汗,形体消瘦,汗出较多,神萎不振,心烦少寐,寐后汗多,或伴低热,口干,手足心灼热,哭声无力,口唇淡红,舌质淡,苔少或见剥苔,脉细弱或细数。

2)治法:益气养阴。

3)方药:生脉散加减。常用人参或党参益气生津,麦冬养阴清热,五味子收敛止汗,生黄芪益气固表,瘪桃干收敛止汗。

(4)湿热迫蒸

1)证候:自汗或盗汗,以头部或四肢为多,汗出肤热,汗渍色黄,口臭,口渴不欲饮,小便色黄,色质红,苔黄腻,脉滑数。

2)治法:清热泻脾。

3)方药:泻黄散加减。常用石膏、栀子清泄脾胃积热,防风疏散伏热,藿香化湿和中,甘草调和诸药,再加麻黄根、糯稻根敛汗止汗。

（四）其他疗法

1. 中成药剂

（1）玉屏风口服液每服 1 支,每日 2 次。用于肺卫不固证。

（2）生脉饮口服液每服 1 支,每日 2 次。用于气阴亏虚证。

2. 外治疗法

（1）五倍子粉适量,温水或醋调成糊状,每晚临睡前敷脐中,用橡皮膏固定。用于盗汗。

（2）龙骨、牡蛎粉适量,每晚睡前外扑。用于自汗、盗汗,汗出不止者。

（五）预防护理

1. 预防

（1）进行适当的户外活动和体育锻炼,增强小儿体质。

（2）注意病后调理,避免直接吹风。

（3）加强预防接种工作,积极治疗各种急、慢性疾病。

2. 护理

（1）注意个人卫生,勤换衣被,保持皮肤清洁和干燥,拭汗用柔软干毛巾或纱布擦干,勿用湿冷毛巾,以免受凉。

（2）汗出过多致津伤气耗者,应补充水分及容易消化而营养丰富的食物。勿食辛辣、煎炒、炙烤、肥甘厚味。

（3）室内温度湿度要调节适宜。

（李　华）

参 考 文 献

［1］沈晓明,王玉平. 儿科学. 7 版. 北京:人民卫生出版社,2008.

［2］汪受传. 中医儿科学. 2 版. 北京:中国中医药出版社,2007.

第十七章

儿童常见疾病及症状护理

第一节 儿童常见疾病护理

一、支气管哮喘

（一）概述

支气管哮喘（bronchial asthma），简称"哮喘"，是由嗜酸性粒细胞、肥大细胞和 T 淋巴细胞等多种细胞参与，是一种以慢性气道炎症和气道高反应性为特征的异质性疾病。其主要临床表现为：反复发作的喘息、咳嗽、气促、胸闷，常在夜间和/或清晨发作或加剧，多数患儿可经治疗缓解或自行缓解。2009 年和 2010 年我国城区 0~14 岁儿童哮喘总患病率为 3.02%，学龄前儿童（3~5 岁）患病率最高（4.15%），男性儿童患病率明显高于女性[1]。按照《全球哮喘防治创议》[2]的要求，建立儿童支气管哮喘社区管理模式，将儿童支气管哮喘纳入社区管理，是哮喘控制的有效途径。

（二）病因

哮喘的病因复杂，受遗传与环境因素共同作用。哮喘儿童常为过敏体质，多数患儿常有湿疹、过敏性鼻炎、食物或药物过敏史，且家族成员常存在类似病史；环境因素为哮喘的激发因素，包括：呼吸道感染、变应原或刺激物吸入或食入、气候变化、空气污染、运动情绪等。

（三）护理评估

1. 健康史 评估患儿发作时间、诱发原因及遗传因素；评估有无反复发作史、发病后治疗效果及用药情况。

2. 身体状况 观察有无先兆症状；呼吸情况，有无气促、发绀、喘鸣音、端坐呼吸、呼吸困难，咳嗽性质，痰液黏稠度等，听诊肺部有无呼吸音减弱、哮鸣音、啰音等。

3. 辅助检查结果 借助肺功能测定、变态反应状态测试、外周血检查、胸部 X 线检查、血气分析结果等。

4. 心理-社会状况 评估患儿及家属休息、活动与学习或工作及心理状态；评估家长知识背景及对哮喘的病因、预防和管理相关知识的了解程度及需求。

（四）常见护理问题

1. 低效性呼吸型态 与支气管痉挛、气道阻力增加有关。

2. 清理呼吸道无效 与呼吸道分泌物增加有关。

3. 活动无耐力 与缺氧有关。

4. 潜在并发症 呼吸衰竭、心力衰竭。

5. 焦虑 与哮喘反复发作有关。

（五）护理措施

1. 维持最佳呼吸功能，保持呼吸道通畅，缓解呼吸困难。

（1）体位：取利于呼吸的坐位或半坐位，必要时采取体位引流协助排痰。

（2）吸氧：给予鼻导管或面罩吸氧，氧浓度以 40% 为宜，定时观察呼吸情况，关注血气分析结果，及时调整氧流量，保持 PaO_2 在 70～90mmHg。

（3）促进痰液排出：给予雾化吸入、胸部叩击或体位引流等；鼓励多饮水，防止呼吸道分泌物黏稠；痰多且无力咳出时及时吸痰。

（4）遵医嘱药物治疗：根据患儿病情给予药物治疗并观察药物疗效及不良反应。吸入治疗是首选药物治疗方法之一，使用时嘱咐家长及患儿充分摇匀药物，再按压喷药于咽喉部，同时深吸气，及时闭口屏气 10s，然后用鼻呼气，最后用清水漱口可减轻局部不良反应。肾上腺素糖皮质激素长期使用可产生肥胖等，当患儿出现体形改变注意评估心理状态及心理护理。

（5）环境：提供舒适安静环境，温湿度适宜，空气对流，避免皮毛、花草等诱因，医疗护理操作集中进行。

（6）指导并鼓励患儿做深而慢的呼吸运动。

2. 密切观察病情变化，防止并发症发生。

（1）呼吸衰竭的观察：观察是否出现呼吸困难加剧、呼气性呻吟、血压下降、脉搏细速并伴有昏睡等意识障碍。

（2）心力衰竭的观察：观察是否出现烦躁不安、气喘加剧、心率加快、肝脏在短时间内急剧增大等情况。

（3）其他：若严重哮喘经有效支气管扩张药治疗后，仍持续 24h 及以上症状仍不缓解，则需警惕哮喘持续状态发生。

3. 健康指导

（1）指导呼吸运动：①腹部呼吸。平躺，双手平放在身体两侧，膝弯曲，双脚平放，用鼻连续吸气，但胸部不扩张，缩唇，慢吐气直到吐完，重复以上动作 10 次。②向前弯曲运动。坐在椅子上，背伸直，头向前倾，双手置于膝上；由鼻吸气，扩张上腹部，胸部保持直立不动，由口将气慢慢吹出。③侧扩张运动。坐在椅子上，将手掌放在左右两侧的最下肋骨；吸气，扩张下肋骨，然后由嘴吐气，收缩上胸部和下肋骨；用手掌下压肋骨，可将肺底部的空气排出；重复以上动作 10 次。

（2）向家长及患儿介绍有关哮喘的知识，教会使用峰流速仪在家中进行自我监测及预防，做好记录。

（3）用药指导。

（4）介绍有关防护知识。

二、急性上呼吸道感染

（一）概述

急性上呼吸道感染（acute upper respiratory infection，AURI）简称"上感"，俗称感冒，是鼻腔、咽或咽喉部急性炎症的总称，是儿童时期常见疾病。以冬春季及气候骤变时多见。本病亦常侵及口腔、鼻窦、中耳、喉、眼部、颈淋巴结等邻近器官，如炎症向下蔓延则可引起气管炎、支气管炎或肺炎。流行性感冒（简称"流感"）是由流感病毒引起的一种急性呼吸道传染病。世界卫生组织（World Health Organization，WHO）数据显示[3]，全球每年 20%～30% 的儿童罹患季节性流感，约 30% 的流感儿童发生并发症（中耳炎等）。为提高其预防、诊断和治疗水平，国内专家制定了《儿童流感诊断与治疗专家共识（2015 年版）》；国家卫健委每年发布《流行性感冒诊疗方案》，现已更新至 2018 年版；美国疾病控制与预防中心和美国儿科学会已连续数年修订《儿童流感的预防与控制建议》，发布了《儿童流感的预防与控制（2018—2019 年）》等，为全科医生预防与控制儿童流感提供帮助。

（二）病因

引起急性上呼吸道感染的病原体包括病毒、细菌、支原体及衣原体等，其中病毒引起者占 90% 以上。常见的病毒有流感病毒、副流感病毒、呼吸道合胞病毒、腺病毒、鼻病毒、肠道病毒（柯萨奇病毒、埃可病毒）等。病毒感染后，上呼吸道黏膜失去抵抗力，可继发细菌感染，最常见的为 A 组溶血性链球菌，其次为肺炎球菌、流感杆菌等。

婴幼儿时期，由于上呼吸道的解剖生理和免疫特点，易患呼吸道感染。若有营养障碍性疾病，如营养不良、贫血、维生素 D 缺乏性佝偻病等，或环境不良如通风不良、阳光不足、被动吸烟等，可至机体抵抗力下降，容易诱发本病。

(三) 护理评估

1. 评估患儿健康史, 发病史　了解有无营养不良, 先天性心脏病及免疫功能低下等疾病, 有无高热惊厥史。近期有无受凉感冒, 或与类似疾病接触史。

2. 评估患儿身体　是否有发热, 了解热度、热型及持续时间, 有无畏寒、皮肤发花皮疹及热性惊厥表现。评估有无咳嗽、咳痰、咽部充血、疼痛, 咽喉部有无疱疹, 有无眼结膜炎及颈部、耳后、颌下淋巴结肿大伴触痛表现。评估患儿有无心悸、乏力、胸闷及胸痛表现。

3. 关注患儿血常规、胸部 X 线等检查结果。

4. 评估患儿及家长对本疾病的了解程度及心理社会状态和需求。

(四) 护理措施

1. 环境　保持室内安静通风, 避免对流风。维持室温 18~22℃, 湿度 50%~60%。

2. 休息与活动　注意休息, 减少活动。经常更换体位, 有利于分泌物排出。

3. 发热护理　室温适中。衣被不宜过厚, 以免影响散热。依病情采取合适的降温措施, 如冰袋降温、温水擦浴、降温毯等。伴畏寒、寒战患儿为体温上升期表现, 给予盖被保暖, 禁忌冰袋降温。避免捂汗及酒精擦浴降温。根据患儿病情选用降温药物 30min 后, 要及时复测体温观察降温效果。降温过程中注意患儿一般情况, 鼓励多饮水, 避免大量出汗、体温骤降引起虚脱。患儿出汗后及时擦干更换被服。加强口腔护理。如有虚脱表现给予保暖, 饮热水, 严重者补液。有高热惊厥史患儿, 体温 38℃ 时, 及时给予药物降温, 预防惊厥发生。

4. 并发症观察

(1) 支气管炎、肺炎: 观察患儿精神状态、胃纳, 呼吸频率、节律及深浅度, 有无精神倦怠、食欲缺乏, 咳嗽、咳痰、气促、喘息、发绀等进行性加重表现。痰液较多时慎用镇咳药物, 以免抑制自然排痰。

(2) 热性惊厥: 监测生命体征, 观察患儿有无神志及瞳孔改变。惊厥发作时保持患儿呼吸道通畅, 做好安全防护, 保证环境安全, 防止二次伤害。如惊厥发生时间长或频繁发作, 要警惕发生脑水肿。

(3) 病毒性心肌炎: 观察患儿心率、节律改变, 大龄患儿关注有无心悸、胸闷、胸痛、乏力等主诉。

(4) 中耳炎: 观察患儿是否有听力减退、外耳道流脓或头痛、脓涕、鼻窦压痛等表现, 警惕中耳炎和鼻窦炎。患中耳炎后, 嘱家长及患儿不要用力擤鼻涕, 避免加重中耳炎症状, 病程中观察有无听力下降、耳痛、耳鸣及外耳道流脓等表现。

(5) 喉炎: 评估咽喉部充血、水肿情况, 如有声音嘶哑、犬吠样咳嗽、吸气性喉鸣等, 喉部轻微炎症即可引起喉头水肿、狭窄, 进而出现声音嘶哑和呼吸困难。

(6) 年长儿如合并链球菌感染, 应警惕急性肾炎、风湿热等并发症。

三、小儿腹泻

(一) 概述

腹泻病 (diarrheal diseases) 是一组多病原多因素引起的消化道疾病, 在我国患儿中, 属第二位常见多发病 (仅次于呼吸道感染)。发病年龄以 6 月龄~2 岁多见, 夏秋发病率最高。

(二) 病因

引起婴幼儿腹泻的病因分为易感因素、感染因素和非感染因素。易感因素归纳为消化系统发育未成熟, 胃酸和消化酶分泌不足, 消化酶活性低, 生长发育快, 消化道负担较重, 机体防御功能差, 肠道菌群失调, 人工喂养等。感染因素包括肠道内感染, 主要病原为病毒、细菌、真菌和寄生虫, 尤以病毒和细菌多见; 肠道外感染非感染性因素包括饮食因素, 气候因素。

(三) 护理评估

1. 评估喂养史　有无不洁饮食史、食物过敏史。

2. 评估腹泻开始时间, 大便色、质、量及次数, 有无伴随发热、呕吐、腹泻、腹痛及里急后重等症状。

3. 评估既往有无腹泻史, 疾病史和长期服用广谱抗生素史。

4. 评估身体状况 生命体征、脱水程度,有无酸碱电解质紊乱,肛周皮肤有无发红、破损等。

5. 关注大便常规及病原学检查等化验结果,关注血常规中白细胞总数、中性粒细胞计数及嗜酸性粒细胞增多,生化检查及其他辅助检查结果。

6. 心理-社会状况 患儿及家庭卫生习惯、疾病了解程度、心理状态及经济情况等。

(四) 常见护理问题

1. 腹泻 与感染、喂养不当等有关。

2. 体液不足 与腹泻、呕吐所致体液丢失过多和摄入不足有关。

3. 营养失调:低于机体需要量 与腹泻、呕吐丢失过多和摄入不足有关。

4. 体温过高 与肠道感染有关。

5. 有皮肤完整性受损的危险 与大便刺激臀部皮肤有关。

6. 潜在并发症:酸碱平衡失调和水电解质紊乱。

(五) 护理措施

1. 饮食护理 腹泻脱水患儿除严重呕吐者暂禁食4~6h(不需要禁水),均应进食。根据患儿病情,合理安排饮食。母乳喂养者减少喂养次数,缩短每次哺乳时间,暂停换乳期食物添加;人工喂养者可喂米汤、酸奶、脱脂奶等,待腹泻次数减少后给予流质或半流质饮食,如粥、面条,少量多餐,逐步过渡到正常饮食;糖源性腹泻选用免乳糖饮食。腹泻停止后逐渐恢复营养丰富的饮食,每日加餐1次,共2周,对少数严重病例口服营养物质不能耐受者应加强支持疗法,必要时全静脉营养。鼓励家长培养儿童养成勤洗手的习惯。

2. 皮肤护理 选用吸水性强的、柔软布质或纸质尿布,勤更换;每次便后用温水或皮肤清洁液清洗、擦干,再外涂皮肤保护剂,使皮肤形成一层密闭或半透明性的保护层,保护皮肤角质层不受大小便的刺激及大便中细菌的腐蚀;必要时局部皮肤发红处涂以5%鞣酸软膏或40%氧化锌油并按摩片刻,促进局部血液循环;局部皮肤糜烂或溃疡者可采用暴露法,也可采用灯光照射,每次照射20~30min,每日1~2次,使局部皮肤干燥。女婴注意会阴部清洁,预防上行性尿路感染。

3. 维持水电解质及酸碱平衡

(1) 口服补液:用于轻、中度脱水及无呕吐或呕吐不剧烈且可口服的患儿。

(2) 静脉补液:原则为"先盐后糖,先浓后淡,先快后慢,见尿补钾"。补钾注意有尿或在入院前6h见尿方可加钾,浓度应小于0.3%,每日补钾总量静脉滴注时间不应短于6~8h,严禁直接静脉推注。经第一天补液后,脱水和电解质紊乱基本纠正,故第二天及以后主要补充继续损失量及生理需要量,一般可改为口服补液盐[4]。

4. 病情观察 监测生命体征;观察记录大便次数、色、质、量;观察患儿脱水程度,有无全身中毒症状:如发热、精神萎靡、烦躁、嗜睡等。

5. 并发症观察

(1) 判断脱水程度:通过观察患儿神志、精神、皮肤弹性、前囟及眼眶有无凹陷、尿量等,同时观察经过补液后脱水症状是否得到改善。

(2) 观察有无代谢性酸中毒症状:精神萎靡、嗜睡、呼吸加快、口唇樱桃红色,严重者可出现意识不清、呼气烂苹果味等。

(3) 观察有无低钾血症的症状:神经、肌肉兴奋性降低,如精神萎靡、反应低下、全身无力、腱反射减弱或消失;心肌收缩无力、心音低钝、血压降低、心律失常等。

(4) 观察有无低血钙、镁症状:如手足抽搐、惊厥等。

四、缺铁性贫血

(一) 概述

贫血(anemia)是指末梢血中单位容积内红细胞数或血红蛋白量低于正常。世界卫生组织提出,6月龄~6岁者血红蛋白值<110g/L,6~14岁<120g/L(海拔每升高1 000m,血红蛋白值上升4%),诊断为儿童贫

血。6月龄以下婴儿由于生理性贫血等因素,血红蛋白值变化较大,目前尚无统一标准。根据外周血红蛋白含量或红细胞数,可将贫血分为轻、中、重、极重度四度,见表17-1。缺铁性贫血(iron deficiency anemia,IDA)也称营养性缺铁性贫血,是由于体内铁缺乏导致血红蛋白合成减少而引起的一种小细胞低色素贫血。临床上具有血清铁和铁蛋白减少、铁剂治疗有效等特点。中国儿童发展纲要(2011~2020年)提出将5岁以下儿童贫血患病率控制在12%以下,中小学生贫血患病率以2010年为基数下降1/3。缺铁性贫血遍及全球,为小儿贫血中最常见的类型,以6个月~2岁发病率最高,占40%~50%,随年龄增长,患病率呈下降趋势。缺铁性贫血是我国重点防治的小儿疾病之一。

表 17-1　新生儿及儿童贫血分度

		轻度	中度	重度	极重度
血红蛋白/$(g \cdot L^{-1})$	新生儿	144~120	120~90	90~60	<60
	儿童	120~90	90~60	60~30	<30

(二)病因

1. 先天性储存不足　在孕晚期,胎儿从母体获得的铁最多,所以早产、双胎、胎儿失血或母亲患严重缺铁性贫血均可使胎儿储铁减少。

2. 铁摄入量不足　为导致缺铁性贫血的主要原因。出生后一般以乳类食品为主,此类食品含铁量极低。由于母乳中铁的利用率极高,故6个月内母乳喂养儿很少发生缺铁性贫血,但6个月后若不添加富含铁的饮食,则易出现缺铁性贫血。

3. 生长发育快　婴儿期生长发育较快,若不及时添加含铁丰富的食物,婴儿容易缺铁。

4. 铁吸收障碍　食物搭配不合理可影响铁的吸收;慢性腹泻增加铁的排泄,影响铁的吸收。

5. 铁的丢失过多　小婴儿的铁丢失以牛奶蛋白过敏并引起小肠出血最常见。肠息肉、梅克尔憩室、膈疝、溃疡病、胃肠炎、钩虫病、鼻出血、月经量过多等都可造成长期慢性失血。

(三)护理评估

1. 健康史　评估患儿喂养方法和饮食习惯,是否及时添加辅食和铁强化食品,是否长期乳类喂养;了解母亲有无孕期贫血,有无早产、多胎等;了解有无长期腹泻、反复感染等慢性疾病;了解患儿有无生长发育过快;了解青春期少女有无月经量过多等。

2. 身体状况　评估患儿皮肤黏膜,如口唇、口腔黏膜、甲床和手掌等是否苍白;有无毛发枯黄易脱落;有无乏力、烦躁或精神萎靡不振、记忆力减退、学习成绩下降;学龄前和学龄期儿童常自述疲乏无力和运动耐力差;评估有无肝、脾和淋巴结肿大;评估年长患儿有无头晕、耳鸣、眼前发黑;有无心率增快、心脏扩大及心力衰竭相关表现;了解患儿有无口腔炎、舌炎及异食癖;评估患儿生长发育情况,有无生长发育过慢或停滞。

3. 辅助检查　了解患儿血常规及骨髓象检查结果,有无红细胞和血红蛋白减少;骨髓象是否表现为增生活跃,以中晚幼红细胞增生为主;评估铁代谢的检查,有无血清铁、血清铁蛋白、运铁蛋白饱和度降低,总铁结合力,红细胞内游离原卟啉升高。

4. 心理-社会状况　评估患儿及家长心理状态,患儿有无因学习成绩下降造成的自卑、焦虑心理,疾病知识需求等。

(四)常见护理问题

1. 营养失调　低于机体需要与铁供应不足、吸收不良、丢失过多或消耗增加等有关。

2. 活动无耐力　与贫血致组织器官缺氧有关。

3. 有感染的危险　与机体免疫功能下降有关。

(五)护理措施

1. 休息与活动　轻度贫血者不需卧床休息,但应避免剧烈运动;严重贫血者,根据其活动耐力下降情况制定活动强度,时长及休息方式,以不感疲乏为度。

2. 合理安排饮食　解释并纠正不良饮食习惯;根据患儿的年龄、消化功能等,合理安排饮食,多进食富含铁的食物,如瘦肉、蛋类、鱼、肝、肾、豆类、动物血、含铁性植物(如绿叶菜、水果、大豆、海带、木耳、香菇、玉米、芝麻)等,提醒家长必须加热处理鲜牛奶必须加热处理后喂养婴儿。

3. 使用铁剂的护理　指导家长在早产儿和低体重儿 2 月龄左右开始给予铁剂[元素铁不超过 2mg/(kg·d),最大不能超过 15mg/d]预防。为减少对胃肠道的刺激,宜从小剂量开始,不良反应明显者可喂食后或餐后服用;3~4d 改为两餐间服用,可与维生素 C、果汁同服利于吸收,避免与牛乳、钙片、茶或咖啡同服,以免影响铁的吸收。铁剂可使牙齿变黑,应使用吸管吸服。服药后大便变黑,停药后可恢复正常。

肌内注射铁剂可快速纠正缺铁性贫血,但少数患儿表现为注射局部疼痛、硬结形成,全身反应有面红、头晕、荨麻疹,重者可发生过敏性休克。故需深部肌内注射,每次更换注射部位,促进吸收,减少局部刺激,避免硬结形成;告知家长及患儿不要按揉注射部位,避免皮肤着色范围扩大。剂量要准确,注射后 10min~6h 内密切观察患儿,及时发现过敏性休克先兆;注射铁剂时准备肾上腺素注射液。

观察药物的不良反应,如恶心、呕吐、腹泻或便秘、胃部不适或疼痛,可减量或停药几天,症状好转后再从小剂量开始重新补充。

观察药物疗效,服用铁剂后 12~24h 临床症状好转,烦躁等精神症状减轻,食欲增加。36~48h 后骨髓出现红系增生现象。网织红细胞 2~3d 后升高,5~7d 达到高峰。2~3 周后降至正常。血红蛋白 1~2 周后逐渐升高,一般 3~4 周达到正常,督促患儿及家属遵医嘱用药并用足疗程。铁剂治疗有效,血红蛋白正常后,至少持续服用 4~6 个月,以补充体内储存铁,无效者积极查找原因。

4. 预防感染　重度贫血患儿注意保护性隔离,尽量少去人多拥挤的公共场所,减少探视。保持居室内空气新鲜。保护皮肤清洁,勤换内衣内裤。养成良好的卫生习惯,每日用生理盐水漱口,以预防舌炎和口腔炎。

五、儿童意外伤害

(一) 概述

意外伤害是指突然发生的各种事件或事故对人体所造成的损伤,包括各种物理、化学和生物因素。意外伤害是一种突发事件,是小儿急诊最常见的疾病之一,具有严重性、广泛性和复杂性。意外伤害是 0~14 岁儿童死亡的首要原因,世界卫生组织将意外伤害列为世界范围内人群的第五位死因。国际疾病分类标准(ICD-10)已将意外伤害单列为一类,其中包括道路交通伤、跌落、烧烫伤、锐器伤、碰击伤、砸伤、挤压伤、爆炸伤、咬伤、触电、中毒、异物伤、环境因素引起的伤害、溺水 14 种意外伤害[5]。儿童意外伤害的研究在我国起步较晚,长期以来人们把意外事故看成是公安、交通部门管辖之事,儿科医生的职责只是对伤情进行治疗,而没有将意外伤害看作一类疾病加以认识。

(二) 儿童意外伤害的预防对策

1. 以社区为基础的伤害预防模式　在 1980~1990 年,诸多发达国家纷纷提出新的儿童意外预防焦点——社区为基础的预防模式,我国有学者根据世卫组织的安全社区标准结合国内实际情况,以"4E"干预出发,谋求建立"安全社区"的构想。其中,世界卫生组织提出了安全社区的标准:①居民有权享有安全的社区环境。②居民有权参与有关社区安全的决策。③居民有权决定采取何种干预措施。④居民有权被告知社区的安全状况及可能存在的危险。⑤居民在发生意外伤害时有权得到及时的要求。而"4E"干预的内容为:教育干预(educational)、技术干预(engineering)、强制干预(enforcement)、经济干预(economical)。

2. 普及安全宣传和加强安全教育　预防措施在于普及安全宣传和加强安全教育。对某一地区的儿童开展问卷调查,分析他们安全意识薄弱的环节,针对这些薄弱环节,制作宣传资料,社区组织通过小组讲解、宣传海报、电子邮件、大众媒体、在学校内举办讲座,对儿童们进行安全保护方面的教育,回答儿童的疑问等途径进行教育。另外,教育工作者与心理健康工作者在其中也扮演重要角色。

3. 建立健全常规的儿童意外伤害监测和信息报告　目前已卓有成效的社区干预政策中的核心要素之

一便是伤害的监测和统计。建立儿童意外的监测平台有利于调查统计相关有价值的数据信息。达到全面监测和分析儿童意外伤害以及意外诱发的原因等，再有目的性地出台系列干预政策和措施。

4. 多级预防机制 在危险因素尚未形成时，发挥一级预防策略：普及安全宣传和加强安全教育。在导致意外形成的因素已存在，尚未发生意外时，启动二级预防的策略：及时清除导致意外的危险因素。在已经产生意外的严重后果时，启动三级预防措施：积极的医疗救助，尽最大努力减少致残、致死的发生。

（陆群峰 江 艳）

第二节 儿童常见症状护理

一、发热

（一）概述

发热（fever）即体温高于正常，为小儿期许多疾病发生过程中最常见的症状，是机体防御疾病和适应内外环境异常的一种代偿性反应。

（二）病因

引起发热的疾病很多，主要包括感染和非感染两大类。

感染性发热：各种病原体如细菌、病毒、支原体、衣原体、原虫、真菌等引起的感染。发热常见原因有呼吸道感染、尿路感染、败血症、伤寒、结核等均有发热症状。急性发热中以上呼吸道感染最多见；长期低热以结核病、慢性尿路感染等常见。

非感染性疾病：自身免疫性疾病如风湿热、川崎病、系统性红斑狼疮、药物热等；肿瘤如白血病、恶性淋巴瘤、恶性组织细胞增生症等；产热过多，如甲状腺功能亢进、癫痫持续状态、组织损伤后大血肿等；散热障碍，如大面积烫伤造成的汗腺缺失、大量失水及失血等；体温调节功能失常等。

（三）护理措施

1. 生活护理 卧床休息，保持室内空气流通；注意皮肤护理，出汗后及时更换衣物。注意保暖，但衣服和被服要适中，应以患儿感觉舒适为准；捂汗可能会影响机体散热，造成危及生命的捂热综合征。保持体液平衡及各类引流管的通畅。

2. 密切观察 根据英国国家卫生与临床技术优化研究（NICE）发布的"5岁以下儿童发热预警评估临床分级"对发热儿童疾病严重程度进行评估。物理降温后30~60min，复测体温。5岁以下小儿神经系统发育不完善，容易诱发高热惊厥，因此对有高热惊厥病史的患儿，应积极退热治疗。

3. 降温措施 低热患儿使用温水浴、冰袋或冰冰贴、冰帽等物理方法降温，最新指南不推荐使用酒精或冰水擦浴方法来退热。世界卫生组织和世界各国权威机构对全球儿童推荐的退热药目前只有两种：对乙酰氨基酚和布洛芬，间隔4~6h以上方可重复使用退热药，24h不超过4次。如果同时使用两种或以上的药物，注意各种药物是否有相同的成分。另外，血小板减少患儿避免使用含阿司匹林、布洛芬等药物。对心功能正常的高热患儿嘱其多饮水，必要时补液。遵医嘱给予药物降温，口服或静脉给予退热药。1~2h内应停止冰袋等物理降温，降温过程中注意观察患儿临床表现，避免体温骤降引起虚脱。

二、呕吐

（一）概述

呕吐（vomiting）是小儿时期常见的临床症状之一，是各种原因引起的食管、胃、肠管呈逆蠕动，并伴有腹肌强力性收缩，迫使胃内容物从口、鼻腔涌出的一种症状。

（二）病因

1. 消化道疾病 消化道机械性梗阻：如新生儿先天性消化道闭锁或狭窄、婴儿期至儿童期肠套叠、后天性肠扭转以及其他原因引起的肠梗阻等。

消化道感染：如胃炎、肠炎等。

2. 消化道外疾病　包括各种感染引起的消化功能异常；颅内疾患（脑炎、脑膜炎、脑肿瘤等）所致的颅内压增高而引起喷射性呕吐，各种神经、精神因素以及各种中毒引起的呕吐等。

（三）护理措施

1. 护理评估　询问患儿喂养史，呕吐物色质量、方式、次数及伴随症状，有无消化道外症状，反复呕吐者观察有无发热、咳嗽、气促等呼吸道感染症状。评估腹部有无包块、腹壁紧张、压痛、反跳痛，有无出现胃型、肠型，听诊肠鸣音是否正常。评估患儿生长发育情况，了解患儿黏膜、皮肤弹性、精神状态，测量体重、身长以及皮下脂肪厚度，有无脱水症状等。关注实验室检查及腹部 X 线片、超声等其他辅助检查。评估患儿及家属对本症状的了解程度及心理社会状态。

2. 体液不足的护理　见第一节儿童常见疾病小儿腹泻相关内容。

3. 体位　呕吐患儿可取头高位或右侧卧位，呕吐时头偏向一侧或侧卧位。溢乳患儿应采取正确的哺乳体位，哺乳后竖抱患儿伏于家长肩部，轻拍背部；胃食管反流患儿，将床头抬高 30℃，小婴儿的最佳体位为前倾俯卧位，但为防止婴儿猝死综合征的发生，睡眠时予侧卧位或头偏向一侧；儿童在清醒时最佳体位为直立位和坐位，睡眠时保持左侧卧位及上半身抬高。

4. 并发症观察　密切观察患儿面色、呼吸、心率情况，有无发绀、刺激性咳嗽等呕吐物吸入窒息的表现，一旦发生立即予侧卧位，清楚口鼻腔呕吐物，保持呼吸道通畅，吸氧。

三、疼痛

（一）概述

疼痛是机体对外界刺激的主观感受，是一种令人不愉快的感受和情感体验，伴随现存或潜在的组织损伤，并被认为是继体温、脉搏、呼吸、血压后的"人类第五大生命体征"。国际疼痛研究协会（the international association for study of pain, IASP）将 10 月 17 日定为"国际儿童镇痛日"，主题为控制儿童疼痛。按疼痛原因分类分为伤害感受性疼痛和神经病理性疼痛；按病程分为急性疼痛和慢性疼痛。疼痛对儿童产生短期或长期的不利影响。由于专业人员对疼痛概念和管理的误解，儿童或新生儿疼痛评估的复杂性，尤其是非语言表达为主的儿童，家属不正确的儿童疼痛知识和认知等因素，患儿疼痛评估与管理存在困难。

（二）疼痛评估

1. 疼痛评估原则

（1）疼痛应作为"第五大生命体征"被测量，以增加专业人员疼痛评估的意识。

（2）疼痛时感觉和情感的体验，需多种评估策略进行定性和定量的评估。

（3）可应用儿童自我评估报告评估患儿疼痛。

2. 疼痛评估工具

（1）儿童主观疼痛等级量表

1）疼痛等级量表是主观定量测定疼痛程度的工具，该类工具较多，应根据儿童年龄、能力和喜好选择合适的量表。使用量表时注意：在评估前应详细解释如何正确评估该量表，并确保患儿理解；每次评估儿童疼痛使用同一量表，避免儿童产生认知混乱。

2）视觉模拟量表（visual analogue scale, VAS），使用一根具有一定长度的垂直或水平直线，两末端分别表示"无痛"和"想象中最剧烈的疼痛"。根据患儿自己所感受的疼痛，在直线某一点做标记，以表示心理上感受的疼痛程度，此量表适合 6 岁以上的患儿。

3）Wong-Baker 脸谱疼痛等级量表（Wong-Baker FACES pain scale）采用 6 种面部表情，从微笑（代表不痛）到痛苦的哭泣（代表无法忍受的疼痛）。使用时，向儿童阐述每个表情所代表的含义，然后让患儿选出最能代表他疼痛程度的表情，适用于 3~7 岁儿童。

（2）行为和生理改变评估

1）急性疼痛的生理反应包括皮肤红、出汗、血压升高、心率增快、呼吸增快、氧饱和度下降、瞳孔放大，主要是由于疼痛刺激交感神经引起。对不能自我表达的儿童认为生理指标对疼痛的评估有一定的指导意义，但生理指标特异性和敏感性较差,另外如果疼痛持续存在,机体开始适应,以上指标下降或稳定,因此此时仅依靠生理指标可能会低估疼痛。

2)对不能语言表达的儿童可使用行为和生理指标的综合客观测评量表,量表中最常见的条目主要是:脸部表情、哭吵、活动度、躯体运动、心率、呼吸频率、氧饱和度。例如 CRIES 量表、FLACC 量表等,但是仍会受到疼痛以外因素影响,如焦虑、恐惧等,对于一些特殊的患儿,如机械通气、使用肌肉松弛药或药物麻痹儿童的疼痛评估存在挑战。

(3)儿童自我报告评估工具

1)儿童自我评估报告体验被认为是疼痛评估的金标准。报告维度分为特征(疼痛类型、性质、强度和频率、持续时间)、对活动的影响(身体、心理和社会活动)和回避行为(避免或减轻疼痛的行为)几个方面。

2)儿童疼痛影响简表:为患者自我报告结局信息系统(patient-reported outcomes measure information system,PROMIS)中的一部分,主要聚焦于疼痛产生的影响,中文儿童报告版共 8 个条目,适用于 8~17 岁儿童;父母版适用于 5~17 岁儿童。

3)询问儿童(QUESTT)[6]:①询问是否有疼痛。儿童语言表述是最可靠的疼痛指标,但年幼儿童有可能不理解"疼痛"的含义,因此可用符合该年龄段认知的词语,如"呜呜""哇哇"等,有时也可借助玩偶询问小孩这个"宝宝"的感受,年长儿童也需要用简单的语言描述疼痛。②疼痛部位。可以通过询问儿童显示疼痛部位或指导借助图画对疼痛部位进行标记,也可借助玩偶识别疼痛部位。③疼痛经历。询问父母,包括描述孩子曾经经历的疼痛,孩子对疼痛的反应,如何知晓孩子有疼痛,疼痛受伤时如何进行安抚,是否有效。询问儿童,包括告诉我什么是疼痛,曾经经历过的受伤,受伤时希望别人做什么,什么能帮助消除疼痛。④询问时注意点。询问时应注意儿童可能否认,因为害怕打针,儿童可能对陌生人否认但却对父母表达疼痛。

(4)其他:在疼痛评估管理中确保父母的参与,父母常常是获取孩子疼痛表达信息的基本资源,与父母共同合作;同时考虑疼痛的原因,在致痛性操作前作出相应干预。若应用药物或非药物干预措施缓解疼痛应评估其效果或副作用。

(三)疼痛管理

疼痛管理干预方案包括非药物性疼痛干预和药物性疼痛干预。目前认为分级管理是儿童疼痛管理最好的模式,主要分为 5 级,其中 1 级为非药物疗法,2 级为表面麻醉剂,3 级为对乙酰氨基酚,4 级为局部麻醉药,5 级为深度镇静。2~5 级为药物干预。

1. 非药物干预　疼痛通常和害怕、焦虑等有关联,一些非药物干预措施(如分散注意力、引导式想象、放松、皮肤刺激、思维停顿、行为契约、陪伴等)能提供适应性策略,帮助降低疼痛感知,提高耐受,降低焦虑,增强止痛药药效或减少其需要量等,目前虽没有太多实证研究证实有效,但仍然是安全、非创伤性、经济且护理人员可独立干预的,但非药物性干预不能替代止痛药。

2. 药物干预

(1)非阿片类药物:主要包括对乙酰氨基酚和非甾体消炎药,适合轻度~中度疼痛。非阿片类主要作用于外周神经系统。

(2)阿片类药物:阿片类药物适用于中度~重度疼痛。不同的阿片类药物作用不同,吗啡是控制严重疼痛的金标准,当不适合使用吗啡时,可使用氢吗啡和芬太尼代替。阿片类药物主要作用于中枢神经系统。

3. 给药剂量、途径与时间:最佳的止痛药剂量应该是有效地控制疼痛且不造成严重副作用,这通常需要使用滴定法,即通过逐步增加剂量以调整药物剂量达到最佳疼痛缓解却没有过度镇静镇痛的效果。止痛药可通过多种途径给药,但不应为了止痛而使用导致疼痛的给药途径,因而应尽可能选择最大效果且最小创伤的给药途径。但在一些情况下需采取有创的给药途径,如需要快速控制严重疼痛时,推荐静脉给药(推注或单次点滴),能快速起效,通常在 5min 之内,应用于急性疼痛、操作性疼痛、疼痛大发作具有优势;需要持续控制疼痛时,相比较单次给药或肌内注射,优先推荐静脉持续输注给药,因其可提供稳定的血药浓度,且容易计算滴定剂量。给药的正确时间取决于不同类型的止痛药,对于如术后或癌性疼痛的持续镇痛,制定预防性的定时(around the clock,ATC)给药时刻表会很有效。

4. 药物副作用观察 阿片类和非阿片类药物均有副作用,包括常规副作用、耐受和生理依赖。常规副作用包括便秘、呼吸抑制、嗜睡、恶心和呕吐、激动、欣快、精神恍惚、幻觉、直立性低血压、瘙痒、荨麻疹、出汗、瞳孔缩小、过敏反应;耐受包括疼痛缓解程度减少、疼痛缓解间隔时间缩短;生理依赖包括戒断早期症状(流泪、流涕、哈欠、出汗)和晚期症状(烦躁、激惹、震颤、食欲减少、瞳孔扩大、鸡皮疙瘩)。呼吸抑制最容易发生于镇静患儿,呼吸频率会逐步下降或突然停止。

(陆群峰 江 艳)

参 考 文 献

[1] 全国儿科哮喘协作组,中国疾病预防控制中心环境与健康相关产品安全所,THE NATIONAL COOPERATIVE GROUP ON CHILDHOOD ASTHMA,等. 第三次中国城市儿童哮喘流行病学调查. 中华儿科杂志,2013,51(10):729-736.

[2] GLOBAL INITIATIVE FOR ASTHMA(GINA). GINA Report, Global Strategy for Asthma Management and Prevention 2018. [2020-10-20]. https://ginasthma. org/gina-reports/. Access Nov 01 2019.

[3] World Health Organization. Up to 650 000 people die of respiratory diseases linked to seasonal FLU each year 2017. [2020-10-20]. http://www. who. int/mediacentre/news/releases/2017/season-al-flu/en/. Access Nov 01 2019.

[4] 崔焱. 儿科护理学. 5版. 北京:人民卫生出版社,2014.

[5] 郭刚智,韦丹. 2 286例儿童意外伤害的临床分析. 中国小儿急救医学,2017,24(2):128.

[6] 张琳琪,王天有. 实用儿科护理学. 北京:人民卫生出版社,2018.

第十八章

其 他

第一节 儿童康复

一、疾病概述

脑性瘫痪(cerebral palsy,CP),简称"脑瘫",由发育不成熟的大脑先天性发育缺陷或获得性等非进行性脑损伤所致。以运动功能障碍为主的致残性疾病。表现为永久性运动障碍和姿势异常。迄今为止,脑瘫的预防与康复治疗仍是世界性难题。

(一)定义

脑性瘫痪是一组持续存在的中枢性运动和姿势发育障碍、活动受限综合征,这种综合征是由于发育中的胎儿或婴幼儿脑部非进行性损伤所致。脑性瘫痪的运动障碍常伴有感觉、知觉、认知、交流和行为障碍,以及癫痫和继发性肌肉骨骼问题[1]。

(二)流行病学

脑瘫发病率的变化趋势各国报道不一,但并无减少趋势,在世界范围内脑瘫发病率一直稳定在 2‰~3‰,男性略高于女性。我国最近统计脑瘫发病率为 2.48‰。

(三)病因

脑瘫病因复杂多样,既往认为围产期原因是导致脑瘫的主要病因,近年来的研究表明 70%~80% 的脑瘫发生于出生前,出生窒息所致脑瘫不到 10%,还有很大比例的脑瘫病因不明。

1. 出生前因素 主要包括母亲妊娠期各种感染、用药、先兆流产、妊娠中毒症、重度贫血、胎盘脐带病理等母体因素及遗传因素。还包括多胎妊娠和辅助生殖技术的应用。

2. 围产期因素 主要包括早产和产时因素。早产是目前发现导致脑瘫的最常见因素之一,但早产背后可能另有病因;低出生体重儿或巨大儿发生脑瘫的概率是正常体重儿的数十倍;胎盘功能不全、缺氧缺血、胎粪吸入、Rh 或 ABO 血型不合、葡糖-6-磷酸脱氢酶缺乏症、高胆红素血症等也与脑瘫有关;足月妊娠的胎盘早剥、前置胎盘、脐带绕颈或胎粪吸入,可能会引起新生儿窒息,导致缺血缺氧性脑病(HIE)进而发生脑瘫。

3. 出生后因素 主要包括缺血缺氧性脑病、脑部感染、新生儿期惊厥、呼吸窘迫综合征、外伤性或自发性颅内出血、脑外伤、胆红素脑病、脑积水、中毒等。

(四)病理学改变

脑瘫的病理改变非常广泛且不固定,临床表现严重的脑瘫不一定有影像学的改变。

1. 脑损伤主要部位 ①锥体系(大脑皮质、锥体束);②锥体外系(基底核、丘脑、海马等部位);③小脑。

2. 脑损伤的常见神经病理改变 中枢神经系统发育障碍及先天畸形,脑室周围白质软化(PVL),颅外伤、产伤所致脑损伤,胆红素脑病,缺氧缺血性脑病,TORCH 先天性感染。主要改变可概括为皮质、灰质团块、脑干神经核的神经元结构改变,白质中神经纤维变性,以及髓鞘分离等。上述各种脑损伤往往不单独存在,临床表现常以一种损伤为主。

3. 脑瘫的骨关节和肌肉系统的改变　是由于慢性运动障碍所致。这些变化进一步限制了脑瘫儿童的运动功能,从而导致二次损伤并与原发性损伤交织在一起,加重了病情,增加了康复的难度。

(五) 临床分型与分级

目前国际上对脑瘫分型标准的制定趋于简化,在注重临床表现及解剖学特征的同时,更注重功能判定。

1. 脑瘫的分型　痉挛型四肢瘫(spastic quadriplegia)、痉挛型双瘫(spastic diplegia)、痉挛型偏瘫(spastic hemiplegia)、不随意运动型(dyskinetic)、共济失调型(ataxic)和混合型(mixed)[2]。最常见的是痉挛型,不随意运动型约占20%,共济失调型约占5%。

2. 脑瘫的分级　按粗大运动功能分级系统(gross motor function classification system,GMFCS)分级:按照0~2岁、2~4岁、4~6岁、6~12岁、12~18岁五个年龄段GMFCS标准,功能从高至低分为Ⅰ级、Ⅱ级、Ⅲ级、Ⅳ级、Ⅴ级。

(六) 临床表现

表现为中枢性运动障碍、姿势及运动模式异常(主要表现为粗大及精细运动功能,以及姿势运动模式异常)、活动受限、原始反射延迟消失、立直(矫正)反射及平衡反应延迟出现、肌张力异常为主。发育神经学异常是脑瘫的特征和核心要素。

1. 痉挛型　是最常见的脑瘫类型,低出生体重儿和窒息儿易患本型。主要损伤部位是锥体系,病变部位不同,临床表现也不同。临床检查可见锥体束征,腱反射亢进,骨膜反射增强,踝阵挛阳性。

其主要表现为被动屈伸肢体时有"折刀"样表现;由于屈肌肌张力增高,多表现为各大关节的屈曲、内旋内收模式;受累关节活动范围变小、运动障碍、姿势异常;上肢表现为手指关节掌屈、手握拳、拇指内收、腕关节屈曲、前臂旋前、肘关节屈曲、肩关节内收;下肢表现为尖足,足内、外翻,膝关节屈曲或过伸展,髋关节屈曲、内收、内旋,呈剪刀步态,下肢分离运动受限,足底接触地面时下肢支持体重困难;多见躯干及上肢伸肌、下肢部分屈肌及部分伸肌肌力降低;动作幅度小、方向固定、运动速率慢。

痉挛型双瘫最常见,主要为全身受累,下肢重于上肢,多表现为上肢屈曲和下肢伸展模式;痉挛型四肢瘫可表现为全身肌张力过高,上下肢损害程度相似,或上肢重于下肢;痉挛型偏瘫具有明显的非对称性姿势和运动模式。

2. 不随意运动型　损伤部位以锥体外系为主。以手足徐动临床表现多见,此外可见舞蹈样动作等。

其主要表现为难以用意志控制的全身性不自主运动,面肌、发音和构音器官受累,常伴有流涎、咀嚼吞咽困难、语言障碍,亦可见皱眉、眨眼、张口、颈部肌肉收缩、脸歪向一侧、独特的面部表情等;原始反射持续存在并通常反应强烈,尤以非对称性紧张性颈反射(ATNR)姿势为显著特征;头部控制差、与躯干分离动作困难,难以实现以体轴为中心的正中位姿势运动模式;由于上肢的动摇不定,可使躯干和下肢失去平衡,容易摔倒;主动运动或姿势变化时肌张力突然增高,安静时肌张力变化不明显;当进行有意识、有目的运动时,表现为不自主、不协调和无效的运动增多,与意图相反的不随意运动扩延至全身,安静时不随意运动消失。

病变早期部分婴儿表现为松软,主动运动减少,因此早期较难确定病型。智商一般较痉挛型高。

3. 共济失调型　约占脑瘫的5%。多与其他型混合。主要损伤部位为小脑,以协调及平衡障碍为主要表现。指鼻试验、对指试验、跟胫膝试验难以完成。

其主要表现为不能保持稳定姿势,步态不稳、不能调节步伐、醉酒步态,易跌倒,步幅小,重心在足跟部,基底宽,身体僵硬,方向不准确,过度动作或多余动作较多,动作呆板而机械。肌张力多不增高或可能降低。可见手和头部的轻度震颤,眼球震颤极为常见。语言缺少抑扬声调,而且徐缓。

4. 混合型　某两种或几种脑瘫类型同时存在时称为混合型,以痉挛型和不随意运动型同时存在为多见,可能以一种类型的表现为主,也可以大致相同。

5. 脑瘫的其他问题　包括①智力障碍及学习困难;②斜视、弱视、听力损害等感知觉障碍;③听力损害;④语言障碍;⑤癫痫;⑥心理行为异常;⑦吸吮、咀嚼、吞咽等障碍;⑧流涎;⑨继发性肌肉骨骼问题;⑩直肠和膀胱问题;⑪感染问题。

(七) 诊断

脑性瘫痪主要靠临床诊断。脑瘫的诊断标准包含4项必备条件及2项参考条件[3]。

1. 必备条件

(1)持续存在的中枢性运动功能障碍(主要表现为粗大及精细运动功能障碍,呈持续性、非进行性)。

(2)运动和姿势发育异常(静态与动态姿势异常)。

(3)反射发育异常(原始反射延迟消失,立直、矫正反射及保护性伸展反射延迟出现,平衡反应、倾斜反应延迟出现,锥体系损伤可出现病理反射、牵张反射亢进及踝阵挛等)。

(4)肌张力及肌力异常(表现为肌张力增高或降低、不稳定或不对称,同时伴有肌力减弱)。

2. 参考条件(非必备条件)

(1)引起脑瘫的病因学依据。

(2)头部影像学佐证(MRI、CT、超声)。

3. 辅助检查 包括脑瘫直接相关检查和伴随问题的相关检查。

(1)脑瘫直接相关检查:①头部影像学检查。MRI 被认为是发现脑组织形态结构改变及追踪观察其发育变化情况的最佳方法,新生儿采用超声检查更为经济方便,如发现异常可采用 MRI 追踪观察。主要特点有痉挛型脑瘫,常在额叶、顶叶有低密度区,侧脑室扩大等。痉挛型双瘫及四肢瘫儿童以 PVL 为常见,多见于早产儿。亦可见多种类型的损伤,包括皮质和皮质下萎缩、脑畸形、多发囊性脑软化、髓鞘发育延迟、皮质-皮质下梗死、皮质下白质软化、先天脑发育畸形、基底核及丘脑损伤等。痉挛型偏瘫以一侧损伤为主;不随意运动型脑瘫,早产儿以 PVL 为主,足月儿以双侧丘脑、壳核和苍白球改变为主;不随意运动型与痉挛型混合型脑瘫:可见第三脑室扩大和侧脑室扩大;共济失调型脑瘫,可见第四脑室扩大及小脑低密度区,亦可见小脑萎缩、小脑蚓部损伤、小脑梗死。②超声检查:仅适用于囟门未闭的小婴儿。③遗传代谢:是脑瘫诊断较好的支持。有脑畸形和不能确定某一特定的结构异常,或疑有遗传代谢病,应考虑遗传代谢检查。

(2)脑瘫伴随问题的相关检查:①脑电图,作为判断癫痫发作类型及药物治疗效果的依据,EEG 背景波还可帮助判断脑发育状况。②诱发电位:对于判断是否存在中枢性听觉、视觉障碍具有参考价值。脑干听觉诱发电位(BAEP)可早期诊断脑瘫儿童听力障碍的性质和程度;视觉诱发电位(VEP)可用于判断脑瘫儿童视觉障碍的性质及程度。

(八)鉴别诊断

应与运动发育落后/障碍性疾病(发育指标延迟、全面性发育落后、发育协调障碍、孤独症谱系障碍)、颅内感染性疾病、脑肿瘤、智力落后、进行性肌营养不良、先天性肌迟缓及良性先天性肌张力低下、脑白质营养不良、脊椎肿瘤畸形等脊椎病、小脑退行性病变、各类先天性代谢性疾病、自身免疫性疾病、内分泌疾病等进行鉴别。

二、康复评定

康复评定是脑瘫儿童康复的重要环节,通过评定可以明确脑瘫儿童的发育水平、功能状况、障碍情况,为制订合理的康复治疗方案,预测和判定康复治疗效果提供依据。根据儿童实际需求和目的的不同,可采用国内外公认的评定量表或工具进行评定,也可根据临床经验采用自制的量表或工具进行评定。

评定目的:①了解儿童的身体状况、家庭和社会环境相关信息;②对儿童的能力及发育情况进行评定,掌握儿童功能障碍的特点,分析功能障碍程度与正常标准的差别;③为制订康复训练计划提供依据;④为疗效评定及残疾等级判定提供客观指标。

(一)身体状况评定

对儿童的一般状况及精神心理状况进行评定,包括身体素质、性格特点、情绪、行为、反应能力等精神心理状况及感知觉和认知功能等。

(二)发育水平评定

主要对脑瘫儿童的运动、语言、认知、适应能力等各个领域的发育进行全面评定。常用的评定工具包括 Gesell 发育量表、Bayley 发育量表、Peabody 运动发育量表、S-S 语言发育迟缓评定等。

(三)反射发育评定

小儿反射发育可以准确反映中枢神经系统发育情况,根据神经系统的成熟度,可分为原始反射、姿势反射、平衡反应及病理反射。

1. 原始反射 包括觅食反射、吸吮反射、握持反射、拥抱反射、张口反射、跨步反射、踏步反射、侧弯反射等。脑瘫儿童往往表现为原始反射不出现、亢进或延迟消失。

2. 姿势反射 是重力维持姿势平衡、修正姿势的反射总称,可反映神经系统的成熟度,是运动障碍评定的依据,主要包括 ATNR、对称性紧张性颈反射(STNR)、紧张性迷路反射(TLR)、矫正反射、降落伞反射等。不同的姿势反射应在发育的不同时期出现、消失或终身存在。脑瘫儿童常表现为姿势反射延迟消失、亢进、缺如或延迟出现。

3. 平衡反应 是皮质水平的反应,从 6 月龄到 1 岁逐渐完善。其成熟发展,可以维持正常姿势。不同体位的平衡反应出现时间不同,终身存在。临床通常检查卧位、坐位、跪立位、立位平衡反应。脑瘫儿童平衡反应出现延迟或异常,严重痉挛型脑瘫几乎不能建立平衡反应;中、轻度痉挛型脑瘫建立不完全,出现较晚;不随意运动型脑瘫大部分反应都可建立,但反应不协调、不直接。

4. 背屈反应 从背后拉立位的小儿使之向后方倾斜,则踝关节和足趾出现背屈,对于无支持的站立和行走十分重要。正常小儿出生后15~18 个月出现,不出现或出现延迟为异常。

5. 病理反射 痉挛型脑瘫可出现病理反射、牵张反射亢进、踝阵挛;痉挛型和不随意运动型脑瘫都可能出现联合反应,如主动用力、张口、闭口时发生姿势的改变等。在检查评定和治疗中．要避免和减少儿童的联合反应。

(四) 姿势与运动发育评定

是早期发现异常及康复效果评定的依据。评定时应根据儿童年龄及临床特点,在俯卧位、仰卧位、坐位、跪立位、立位及体位转换、翻身、爬、行走等不同体位时进行。

1. 脑瘫儿童发育的主要特征 不同程度的运动发育延迟,运动发育不均衡,姿势和运动模式异常,运动障碍呈现多样性。

2. 评定内容与方法 姿势与运动发育是否有落后,是否有异常模式,是否协调对称,动态观察这种状况是否改善或恶化。可采用一些常用的评定量表进行运动功能评定,如 Alberta 婴儿运动量表、粗大运动功能评定(gross motor function measure,GMFM)、PALCI 评定、功能独立性评定(functional independence measure,FIM)Peabody 运动发育评定等。

(五) 关节活动度评定

是在被动运动下对关节活动范围进行测定。当关节活动受限时,还应同时测定主动运动的关节活动范围,并与前者比较。常用评定方法如下:

1. 头部侧向转动试验 正常时下颌可达肩峰,左右对称,肌张力增高时阻力增大,下颌难以达肩峰。

2. 臂弹回试验 使小儿上肢伸展后,突然松手,正常时在伸展上肢时有抵抗,松手后马上恢复原来的屈曲位置。

3. 围巾征 将小儿的手通过前胸拉向对侧肩部,使上臂围绕颈部,尽可能向后拉,观察肘关节是否过中线。新生儿不过中线,4~6 月龄小儿过中线。肌张力低下时,手臂会像围巾一样紧紧围在脖子上,无间隙;肌张力增高时肘不过中线。

4. 腘窝角 小儿仰卧位,屈曲大腿使其紧贴到胸腹部,然后伸直小腿,观察大腿与小腿之间的角度。肌张力增高时角度减小,降低时角度增大。正常 4 月龄后应大于 90°。

5. 足背屈角 小儿仰卧位,检查者一手固定小腿远端,另一手托住足底向背推,观察足从中立位开始背屈的角度。肌张力增高时足背屈角减小,降低时足背屈角增大。正常 3~12 月龄为 0°~20。

6. 跟耳试验 小儿仰卧位,检查者牵拉足部尽量靠向同侧耳部,骨盆不离开床面,观察足跟与髋关节的连线与桌面的角度。正常 4 月龄后应大于 90°,或足跟可触及耳垂。

7. 股角(又称内收肌角) 小儿仰卧位,检查者握住小儿膝部使下肢伸直并缓缓拉向两侧,尽可能达到最大角度,观察两大腿之间的角度,左右两侧不对称时应分别记录。肌张力增高时角度减小,降低时角度增大。正常 4 月龄后应大于 90°。

8. 牵拉试验 小儿呈仰卧位,检查者握住小儿双手向小儿前上方牵拉,正常小儿 5 月龄时头不再后垂,上肢主动屈肘用力。肌张力低时头后垂,不能主动屈肘。

脑瘫儿童易发生挛缩及关节变形,如斜颈、脊柱侧弯、骨盆前倾或侧倾、髋关节脱臼或半脱臼、膝关节屈曲或过伸展、足内外翻等。通过被动屈伸及在不同体位下进行关节活动度评定,可较好地辨别关节是否存在挛缩。变形后容易造成肢体的形态变化,因此还要注意测量肢体长度及肢体的周径等。

(六)肌张力评定

肌张力的变化可反映神经系统的成熟度和损伤程度,脑瘫儿童均存在肌张力异常。肌张力评定指标量化比较困难,目前多从以下几个方面进行(表18-1)。

表 18-1 肌张力评定分类表

检查方法			评定	
			肌张力亢进	肌张力低下
安静时	肌肉形态	望诊:肌肉的外观	丰满	平坦
	肌肉硬度	触诊:肌肉的硬度	硬	软
	伸张性	过伸展检查,被动检查	活动受限抗阻力	关节过伸展抗阻力
	摆动度	用手固定肢体近位端关节,被动摆动远位端关节	振幅减少	振幅增加
活动时	姿势变化	姿势性肌张力检查	肌紧张	无肌紧张变化
	主动运动	主动运动检查	过度抵抗	关节过度伸展

1. 静息性肌张力评定　评定时儿童多取仰卧位,需保持安静、不活动、精神不紧张。评定内容包括肌肉形态、肌肉硬度、肢体运动幅度改变及关节伸展度。关节伸展度可通过头部侧向转动试验、头背屈角、臂弹回试验、围巾征、腘窝角、足背屈角、跟耳试验、股角等进行判断。

2. 姿势性肌张力评定　姿势性肌张力在姿势变化时出现,安静时消失。可以利用四肢的各种姿势变化观察四肢肌张力的变化。利用各种平衡反应观察躯干肌张力,也可转动小儿头部,发生姿势改变时观察肌张力的变化。

3. 运动性肌张力评定　多在身体运动时观察主动肌与拮抗肌之间的肌张力变化,在四肢主动或被动伸展时检查肌张力的变化。锥体系损伤时,被动运动时出现折刀现象;肌张力增高有选择地分布,上肢以内收肌、屈肌及旋前肌明显.下肢多以伸肌明显。锥体外系损伤时,被动运动时出现铅管样或齿轮样运动;除上述表现外,可出现活动时肌张力突然增高。

4. 肌张力异常的几种主要表现

(1)肌张力低下:蛙位姿势,"W"字姿势,对折姿势,倒"U"字姿势,外翻或内翻扁平足,站立时腰椎前弯,骨盆固定差而走路左右摇摆似鸭步,翼状肩,膝反张等。

(2)肌张力增高:头背屈,角弓反张,下肢交叉,尖足,特殊的坐位姿势,非对称性姿势等。目前多采用Ashworth 痉挛量表或改良 Ashworth 痉挛量表,两者都将肌张力分为0~4级(表18-2)。

表 18-2　改良 Ashworth 痉挛评定量表

级别	评级标准
0	无肌张力增高
1	肌张力轻度增高:被动运动患侧肢体在 ROM 终末呈现最小阻力或突然卡住
1+	肌张力轻度增高:被动运动患侧肢体在 ROM 后 50% 内突然卡住,之后出现较小的阻力
2	肌张力较明显地增高:被动运动患侧肢体在大部分 ROM 内均有阻力,但仍能比较容易地进行被动运动
3	肌张力显著增高:被动运动患侧肢体在整个 ROM 内均有阻力,被动运动困难
4	僵直:患侧肢体呈僵直状态,不能完成被动运动

(七) 肌力评定

通常检查关节周围肌群以及躯干肌群,评定时的运动方向主要为屈-伸、内收-外展、内旋-外旋、旋前-旋后。

手法肌力评定(manual muscle testing,MMT),分级标准通常采用六级分级法(表18-3),也可在六级分级法的基础上以加、减号进行细化。

表 18-3 手法肌力评定(MMT)肌力分级标准

级别	名称	标准	相当正常肌力的百分比
0	零(Zero,O)	无可测知的肌肉收缩	0
1	微缩(Trace,T)	有轻微收缩,但不能引起关节活动	10
2	差(Poor,P)	在减重状态下能做关节全范围运动	25
3	尚可(Fair,F)	能抗重力作关节全范围运动,但不能抗阻力	50
4	良好(Good,G)	能抗重力、抗一定阻力运动	75
5	正常(Normal,N)	能抗重力、抗充分阻力运动	100

(八) 脑瘫 ICF-CY 核心分类组合

是首个基于 ICF 的脑瘫儿童评定工具,使脑瘫儿童功能评定的内容国际化、标准化,同时可描述涉及各种类型脑瘫的全部功能水平。其可引导研究者和脑瘫临床康复工作者去鉴定评定脑瘫儿童残疾和功能的工具和评定结果,即作为一个更全面的方法,而不仅仅是评定身体结构和功能的损伤。

三、康复治疗

(一) 康复的基本原则

1. 早期发现、早期干预 早期发现异常、早期干预是恢复脑瘫儿童神经系统功能的最有效手段,是取得最佳康复效果的关键。

2. 采取个性化特点的综合性康复方法 以儿童为中心,组织医师、治疗师、护士、教师等各学科人员共同制订全面系统、体现个性化特点的康复训练计划,进行相互配合的综合性康复,以实现儿童身心的全面康复。

3. 与日常生活相结合 除正规的康复训练外,还要培训家长和看护者。开展家庭康复。深入了解患儿生活的各种细节,把整个日常生活设计成康复的过程。不仅使儿童学会日常生活能力,而且学习和注意保持正常运动和姿势模式,积极主动地参与到康复训练中。

4. 符合儿童发育特点及需求 为脑瘫儿童提供趣味、游戏、轻松愉快的环境和条件,采用符合儿童发育特点及需求的康复方法,最大限度地引导儿童主动参与,使其身心得到全面发育。

5. 推进社区康复和医教结合 开展社区康复和家庭康复,与社区医疗、妇幼保健、特殊教育、环境改造及宣教等相结合,逐渐形成适合我国国情的小儿脑瘫康复模式,使所有脑瘫儿童得到康复服务。

6. 不同年龄段应选择不同的康复策略 脑瘫儿童正值生长发育时期,不同生长发育阶段具有不同生理、心理及社会功能特点和规律。不同的功能障碍特点及程度,所处环境也会随着年龄的增长而变化。因此,不同年龄段脑瘫儿童应选择不同的康复策略。

(二) 主要康复方法

1. 物理治疗(physical therapy,PT)包括运动疗法及物理因子疗法。

(1)运动疗法(kinesiotherapy):基本原则如下:

1)遵循儿童运动发育规律,以主动运动及诱发运动为主,促进运动发育。

2)抑制异常运动模式,诱导正常运动模式,促进左右对称的姿势和运动,逐渐实现运动的协调性,使儿童获得保持正常姿势的能力,提高整体运动功能。

3)改善肌张力。

4)增强肌力。

5)处理局部功能障碍。

6)肌-骨骼系统的管理。

7)根据需求采用目前国内外公认的技术,主要选择采用多种技术与方法的联合运用,训练中应高度重视针对性、个性化、多系统、多角度训练。强调综合康复治疗。

运动疗法的要点:主要包括头部的控制、支撑抬起训练、翻身训练、坐位训练、膝手立位和高爬位的训练、站立和立位训练、步行训练、步态改善和实用性训练等。

其主要技术:①神经生理治疗技术中的神经发育学疗法及神经易化技术被广泛采用,包括 Bobath 技术(神经发育学疗法的代表技术,是当代小儿脑瘫康复治疗的主要疗法之一)、Vojta 技术、Rood 技术、Brunnstrom 技术、本体感觉神经肌肉促进技术(proprioceptive neuromuscular facilitation,PNF)、Temple Fay 技术、Domain 技术、Phelps 技术等;②引导式教育(Petö 疗法);③运动控制(motor contral,MC)及运动再学习(motor relearning program,MRP);④其他技术如强制性诱导疗法、减重步态训练、平衡功能训练、借助于辅助器具的训练等;⑤核心稳定训练等。

(2)物理因子疗法:包括功能性电刺激疗法的经皮神经电刺激法、神经肌肉电刺激法、单极运动点刺激法、仿生物电刺激法、生物电子激导平衡疗法等;传导热疗法的石蜡疗法、热袋温敷法、温热罨(蜡)包疗法、Kenny 湿敷温热法、蒸汽疗法等;水疗法(应用最为广泛)的涡流浴、伯特槽浴、步行浴、水中运动的头部控制、缓解肌紧张、呼吸的控制、增强平衡能力、最基本的游泳运动、水中功能训练等;冷疗法;生物反馈疗法的肌电生物反馈疗法、脑电生物反馈疗法等;重复经颅磁刺激等。

2. 作业治疗(occupational therapy,OT)　主要是为了恢复和学习各种精细协调动作,解决生活、学习、工作及社交中所遇到的困难。取得一定程度的独立性和适应能力。同时,让患儿认识自己的障碍和能力所在,学会和养成对自身问题的处理能力。

作业治疗内容主要包括:①保持正常姿势;②促进上肢功能发育;③促进感知觉及认知功能发育;④促进日常生活活动能力发育;⑤促进情绪的稳定和社会适应性的发育;⑥环境改造及进食、更衣、如厕、入浴、交流、休闲活动用自助具,上肢矫形器、轮椅等辅助器具的应用。

3. 言语治疗(speech therapy,ST)　对于语言障碍的患儿,必须了解其是否伴有智力障碍、听力障碍、构音障碍、吞咽障碍等。这样才能进行针对性的语言、言语治疗。

言语治疗主要包括:①日常生活交流能力的训练;②进食训练;③构音障碍训练;④语言发育迟缓训练;⑤利用语言交流辅助器具进行交流的能力训练等。

4. 传统医学康复疗法　为中国小儿脑瘫康复的特色,包括针刺疗法的头针、体针、手针、耳针、电针等,推拿按摩疗法的各种手法,穴位注射,中药药浴,熏蒸,集中药、推拿按摩、针灸为一体的中医综合疗法。

5. 辅助器具及矫形器　根据脑瘫不同类型、年龄、瘫痪部位及不同目的的选配。规范选配辅助器具和矫形器。目前软组织贴扎技术也被应用于脑瘫康复治疗中。

6. 护理与管理　小儿脑瘫的护理和管理主要由护理人员与家人承担,专业工作者应重视对家长的教育和辅导,如儿童所处的环境状况,儿童的精神、营养、睡眠、饮食、消化状况,采取正确抱姿和携带、移动方式,制作和选择简易的防护用具及辅助器具,进行日常生活能力、交流能力、理解能力、交往能力和智力水平的开发,防止并发症及合并症的发生,合理使用药物等。特别注意预防关节畸形和肌肉挛缩。

7. 心理康复　脑瘫儿童可能伴有情绪、性格的问题和障碍,与正常儿童相比较,更易产生自卑感和抑郁的情绪,产生一些心理障碍及学习困难。因此,脑瘫儿童的心理康复提倡早期进行,通过各种方法纠正异常心理发育,促进正常心理发育。

8. 医教结合　脑瘫儿童的教育需早期进行。主要教育途径包括学校教育(普通学校特殊班、特殊学校、普通学校)、康复机构的教育、家庭教育、社区教育等。教育方法主要包括诊疗教学法、主题单元教学法、行为矫正法、任务分析法、引导式教育、感觉统合训练、音乐治疗、电脑辅助教学等。提倡医疗康复与教育康复相结合的教育方法。在保证患儿享有受教育权利的同时,保障其得到最好的康复治疗。

9. 家庭及社区康复(community based rehabilitation,CBR)　家庭是患儿最佳的也是最终的康复场所,我们有义务帮助患儿在自己的环境中得到成功。脑瘫儿童定期到康复机构接受康复评定和康复治疗或解决特殊需求,长期以家庭或社区康复站点为基地,进行康复训练和治疗。近年来基于物联网的远程指导家庭康复模式逐渐成熟,并有着广泛的发展前景。

10. 职业康复及社会康复

(1)职业康复:是脑瘫儿童从儿童期转向成年期后回归社会的重要途径,其核心内容是协助大年龄组的脑瘫儿童妥善选择能够充分发挥其潜在能力的最适职业,如手工作业、计算机作业、器械作业、服务作业等不同的作业方式,帮助他们逐渐学会适应和充分胜任这一工作,取得独立的经济能力并贡献社会。

(2)社会康复:应充分发挥社区政府、机构及民间的作用,制定相关政策,保障公平待遇与权利,提供接受教育和培训的机会。开展宣传教育,组织不同形式的社会活动等,使脑瘫儿童及家庭真正融入社会。社会工作者在社会康复、社区康复、集中式康复与社区康复相结合中起到桥梁和骨干作用。

11. 其他方法　主要针对脑瘫儿童的伴随症状和合并症的药物和手术治疗,包括肌、肌腱和骨关节矫形手术,脊神经后根部分切断术和巴氯芬鞘内注射在内的手术治疗,音乐治疗,游戏及娱乐治疗,马术治疗,神经肌肉激活技术(neuromuscular activation,Neurac),镜像视觉反馈疗法,虚拟现实康复训练等。

四、小儿脑瘫的预后和预防

(一)小儿脑瘫的预后　尽管脑瘫儿童的期望寿命比一般人群短,但90%以上可以活到成年乃至老年。脑瘫儿童的预后与脑损伤的程度、是否早期发现、早期干预、康复治疗方法是否得当、康复预防情况以及社会因素有关。

(二)小儿脑瘫的预防

小儿脑瘫的预防可分为三级预防。

1. 一级预防　是脑瘫预防的重点,主要目的是防止脑瘫的发生,即研究预防能够导致脑瘫的各种原因及所采取的干预措施。

2. 二级预防　是对已经造成脑损伤的儿童,采取各种措施防止发生残疾。早期发现异常、早期干预和康复治疗,使其功能达到正常或接近正常,使脑瘫儿童得以身心全面发育。

3. 三级预防　是对已经发生残疾的脑瘫,应通过各种措施,预防残障的发生。特别预防次生损害如畸形挛缩的发生。深入进行脑瘫的临床和基础理论研究,积极采取综合措施,通过全社会的共同努力和网络化建设,可以有效预防脑瘫的发生,减少残疾和残障。

(唐　亮)

第二节　儿童用药特点和药物剂量的计算方法

在明确患者疾病诊断之后,依据医护常规治疗原则,确定治疗方案。药物治疗方案的确定过程中,要根据患者特质、病情阶段、药物特性等进行药品品种、剂量、给药途径等的选择和确定。治疗过程中,还应密切观察,根据患者的临床反应适时调整药物治疗方案,以实现药物治疗的安全、有效目标。

现代医学关于药物治疗过程一个公认的理论是:药物必须到达作用部位即病灶部位才能发挥作用,并且发挥作用时必须保持足够的量。当然,从安全性角度,这个"量"不能产生其他意外效应——不良反应。因此,具体患者治疗药品品种及其剂量的选择是一个平衡各种因素的复杂决策过程。不仅要考虑药物对机体的作用,还必须考虑机体对药物的影响。

药物的药效学、药动学特性是药物治疗方案确定过程中必须考虑的两个重要方面。然而,更加复杂的是,儿童是一个不断发育个体。伴随个体的发育过程,生理功能处于发展变化中,机体对药物的处置也是发展变化的。发育药理学研究儿童生长发育特点以及这些特点与药物作用的关系,以及机体对药物的体内处置、药理作用和治疗学方面产生的影响。相对经典药理学,发育药理学尚处于初期阶段,发现的规律有限,诸多研究尚待深入和验证。

一、儿童发育对药物药动学过程的影响

药物必须进入人体才能发挥其治疗作用。大多数药物进入体内,经过吸收入血液,并随血流到达各个器官组织,透过生物膜进入靶组织与受体结合,从而产生药理作用,作用结束后从体内消除,即药动学(吸收、分布、代谢、排泄)过程。在试验的基础上,建立数学模型,计算相应的药物代谢动力学参数,从而对药物在体内过程进行计算预测。通常获得的是群体药动学参数,个体间差异视药物不同而有所差异。但是需要关注的是,基于成人临床试验获得的药动学参数,用于儿童群体时,多有偏差。

(一)药物吸收

临床上常见的给药途径有:口服给药、注射给药(包括静脉注射、肌内注射、皮下注射、皮内注射等)、舌下给药、直肠给药、经皮给药(透皮给药)、雾化吸入给药等。不同的给药途径,药物的药动学过程有差异。药物吸收进入血液循环的速度与程度,称作生物利用度。

1. 口服给药　这是通常最安全、最方便,但是影响因素较多。口服药物经过口腔、食管、胃、十二指肠、小肠、大肠。虽然有药物吸收从口腔就开始了,但多数药物在小肠吸收进入血液。小儿胃肠道处于发育过程,新生儿初期胃酸水平不足、pH 相对偏高、胃排空时间长及肠蠕动缓慢等,均可致药物生物利用度改变,药物吸收速率、吸收程度与成人有差异。新生儿胃内 pH 比婴儿高,接近中性,2 岁后胃酸分泌接近成人。新生儿、婴儿口服酸不稳定的药物,如青霉素、阿莫西林,生物利用度较高。而弱酸性药物,如苯妥英钠、利福平等则相对解离度增大,生物利用度降低。

新生儿肠道蠕动不规则,较幼婴儿蠕动慢,胃排空时间延长,药物吸收减缓,药物起效时间延迟。婴幼儿十二指肠内的胆盐水平低(尽管血中水平可超过成人),也会影响亲脂性药物如脂溶性维生素的溶解和吸收。总体来说,新生儿和婴幼儿药物的吸收率大多比儿童低,血药浓度达峰时间延迟。

2. 注射给药　包括静脉注射、静脉滴注,也包括肌内注射、皮下注射、皮内注射等。

静脉注射给药是吸收最快、生物利用度最高的给药方法,但应关注药物的渗透压,若在短期内注射进入血液高渗物质过多,超过血液循环调节能力,对新生儿风险很大。例如常用的青霉素钠、头孢唑林钠、氨苄西林钠等,需要关注注射给药速度。

肌内注射以及皮下、皮内注射给药,药物的吸收受骨骼肌血流的影响较大。不同年龄的儿童,其骨骼肌内的血流变化较大,吸收程度变异也大。新生儿骨骼肌血流量偏小,肌肉收缩力弱,影响药物扩散,肌内给药的药物吸收率较低,也容易出现局部感染和硬结,新生儿不宜肌内给药。有些注射液含有助溶剂苯甲醇,反复注射可引起臀肌挛缩症。凡使用苯甲醇作为溶媒的注射剂,禁止儿童肌内注射。

3. 直肠给药　药物经直肠黏膜吸收,可提高生物利用度,且比口服给药起效快。但新生儿、小婴儿不宜使用栓剂,因其直肠的蠕动收缩快且幅度大,直肠内给药很容易被排出,减少药物的吸收。如红霉素栓和对乙酰氨基酚栓应用效果不如年长儿童。

4. 经皮给药　也称作透皮给药,药品贴敷于皮肤表面,药物经过皮肤进入血液。儿童药物经皮吸收程度远较成人大。新生儿、婴幼儿皮肤角化层薄,药物穿透性高,而且婴幼儿体表面积与体重的比率远超过成人,有较强的药物透皮吸收能力。婴幼儿局部外用糖皮质激素、抗组胺药和抗菌药物时,全身吸收相对用量较成人大,有一定潜在风险,甚至可出现全身性毒性反应。例如,治疗婴幼儿尿布湿疹时,局部涂抹含糖皮质激素或硼酸药物,受损的皮肤又加剧药物吸收程度,可致中毒反应。有些婴幼儿皮肤敷贴磺胺类药物,吸收后可导致高铁血红蛋白血症等毒性反应。

5. 雾化吸入给药　即肺内给药,对于呼吸道疾病,其优势在于可直接将药物送到作用部位并发挥局部作用,但药物吸收后,也具有全身作用。儿童发育阶段肺结构及其换气功能的变化极易影响肺内给药后药物的沉积和吸收。近年来,小儿吸入用药治疗逐年增加,但药物吸收规律以及药物对肺功能发育的远期效应研究还很少。

(二)药物分布

药物吸收进入血液循环后,随血液迅速分布于全身,血液平均循环时间为 1min,但是药物从血液分布或

者转运进入机体组织的过程,则较慢。影响药物分布速率和程度的主要生理因素有:药物转运蛋白及其转运效率、药物与血液及组织蛋白结合率、体液比例与 pH、器官组织血液灌注情况等。但机体发育对药物处置的变化,目前研究主要集中在机体组成成分、血浆结合蛋白总量等方面。

与成人相比,儿童有相对较大的细胞外液和体液空间,体液量较大,且年龄越小,体液总量占体重百分比越大。婴幼儿体脂含量低,脂溶性药物分布容积小,使血浆游离药物浓度高;新生儿、较幼婴儿机体及细胞外水分总量较多,水溶性药物首先分布于细胞外液中,会使目标组织器官中药物浓度降低。同时药物代谢与排泄减慢。

新生儿较幼婴儿,其白蛋白、总蛋白、球蛋白如酸性糖蛋白总量偏低,影响高蛋白结合率药物的分布。蛋白结合率高的药物游离比例偏高,活性增强。

研究表明,药物通过被动扩散进入中枢神经系统与年龄有关,幼儿药物转运蛋白发育不完善。新生儿和较幼婴儿血脑屏障不完善,药物容易透过血脑屏障。因此,新生儿和较幼婴儿对吗啡、可待因、哌替啶等药物特别敏感,易致呼吸中枢抑制。

(三) 药物代谢

大多数药物在体内经过代谢——生物转化过程,药物化学结构被机体改变,生物效应也随之改变的过程。代谢产物有的是无活性的(灭活)、有的活性更高(活化),也有的与原药活性相似或者出现其他毒性作用。有些药物原形没有活性或者活性很低,需要经过体内代谢后才会发挥预期的治疗作用,这些药物称作前体药物。

肝脏是主要(但不是唯一)的代谢器官。肝脏中系列代谢酶介导了药物的代谢——氧化、还原、水解、结合反应。大多数药物经过Ⅰ相酶(介导氧化、还原、水解、羟化反应)和Ⅱ相酶(介导结合反应)代谢灭活。其中,细胞色素 P450 酶(CYP)家族的酶催化了大部分药物的代谢。

不同发育阶段儿童的肝血流量、肝细胞对药物的摄取以及肝细胞代谢酶的活性,与成人相比有明显差异。每一个酶个体的代谢能力与新生儿、婴幼儿的发育阶段密切相关。有些酶在胎儿后期开始产生,出生后活性明显增加,例如 CYP1A2、CYP2C9、CYP3A4、葡糖醛酸转移酶(UGT)等。苯妥英(主要经 CYP2C9 代谢)在新生儿的生物半衰期延长,早产儿可达 75h,足月产儿第一周即降至 20h。新生儿应用茶碱(主要经 CPY1A2 代谢)时,尤其早产儿应以矫正胎龄作为考虑因素,矫正胎龄 55 周后,即相当于 4 月龄的婴儿,茶碱的血浆清除率接近成人水平。

新生儿葡糖醛酸转移酶活性低下,体内胆红素不能充分与葡糖醛酸结合,可引起高胆红素血症。对乙酰氨基酚经 UGT1A6 和 UGT1A9 酶催化代谢,该药品在新生儿和婴幼儿中葡糖醛酸化程度相较青春期青少年和成人低。同样,吗啡、氯霉素主要经 UGT2B7 代谢,由于新生儿该酶活性普遍较低,容易发生"灰婴综合征",因此早产儿、新生儿不宜应用。

对于多数药物而言,新生儿、婴幼儿代谢缓慢、代谢程度低,表现为药物半衰期延长,容易出现蓄积中毒。因此,需要严格根据小儿年龄、体重、机体状态确定给剂量。同时应该充分重视药物基因组学测定结果,关注不同患儿个体间因基因变异导致酶活性差异引起药物代谢过程异常的情况。

(四) 排泄

大多数药物的代谢产物或者药物原形经过肾脏排泄,也有小部分经过胆道、肠道及肺排出体外。

新生儿肾组织结构未发育完全,肾脏有效循环血量及肾小球滤过率均较成人低,肾小管分泌功能也不成熟。婴幼儿群体中,主要经肾脏排泄的药物血浆清除率低,药物排泄慢,容易引起血药浓度升高。应该根据肾功能建立适应不同年龄的给药剂量计算方法。妥布霉素主要由肾小球滤过排泄,早产儿给药间隔需要 36~48h,而足月儿间隔一般为 24h。

儿童群体药效学、药动学参数变化较大,需要及时调整给药剂量和给药频次,以获得稳定血药浓度,实现预期的治疗效果。

相对成人而言,很多用于儿童药物的耐受性(安全性)及药效学、药动学参数未能获得,多数药物的药动学/药效学参数是借用成人群体的参数。在根据不同年龄,设计个体化的治疗方案的过程中,应充分考虑儿童发育不同阶段药动学特点,最好进行血药浓度测定,根据血药浓度调整用药剂量,以策治疗安全。

二、儿童先天性特殊疾病对药物治疗的影响

儿童病例状态下,肾脏功能、肝脏功能变化对药物处置的影响与成人治疗过程中需要考虑的规律类似。但某些特殊疾病,例如先天性遗传疾病对药物处置的影响具有显著个体差异,应给予充分重视。

新生儿遗传代谢性疾病筛查通过血液检查对某些严重危害新生儿健康的先天性、遗传性疾病进行专项检查,重点是代谢病及内分泌病进行筛查,使患儿得以早期诊断,早期治疗。对减少婴幼儿死亡和儿童残疾、保障儿童健康、提高人口素质具有重要意义。应该充分重视这部分特殊体质人群的筛查结果,并在药物治疗中加以考虑。

(一)葡糖-6-磷酸脱氢酶缺乏症

葡糖-6-磷酸脱氢酶缺乏症是红细胞中葡糖-6-磷酸脱氢酶活性缺乏所致的一组遗传性溶血性疾病。葡萄糖是红细胞的主要能量来源,葡糖-6-磷酸脱氢酶催化葡萄糖-6-磷酸氧化代谢,产生还原型谷胱甘肽,后者能保护红细胞膜的完整。葡糖-6-磷酸脱氢酶缺乏,使得维持红细胞膜稳定性的还原型谷胱甘肽生成减少而不能抵抗氧化损伤,最终导致红细胞破坏并溶血。这是一种遗传疾病,葡糖-6-磷酸脱氢酶基因位于 X 染色体上(X 连锁遗传疾病),有多种基因变异型。患者常因食用蚕豆后发病就诊,俗称"蚕豆病"。现在通过新生儿筛查可以早期诊断而发现。

许多因素可加速红细胞破坏而引起贫血,如发热、病毒或细菌感染、糖尿病危象等。对于葡糖-6-磷酸脱氢酶缺乏者,某些药物及食物如蚕豆等可以诱发细胞破坏。避免以上因素或药物可防止贫血的发生(但无法纠正机体的葡糖-6-磷酸脱氢酶缺乏状态)。

一些常用药物如对乙酰氨基酚、赖诺普利、维生素 C、维生素 K_1 等,对于多数葡糖-6-磷酸脱氢酶缺乏者危险度相对较低,正常治疗剂量下通常是安全。但对严重的葡糖-6-磷酸脱氢酶缺乏者也可能出现临床症状。一般地,磺胺类药、氯喹类药、喹诺酮类药、非甾体抗炎药,通过肝脏代谢的药物或已知可引起肝功能损害、溶血的药物等尽量避免使用。

(二)苯丙酮尿症

苯丙酮尿症(PKU)是一种遗传性氨基酸代谢障碍性疾病,苯丙氨酸羟化酶基因变异,导致肝脏中苯丙氨酸羟化酶缺乏。苯丙氨酸不能转变成为酪氨酸,转化为苯丙酮酸、苯乳酸、羟苯乙酸和苯乙酸的比例逐步增加,蓄积于组织、血浆和脑脊液中,对大脑产生毒副作用,引起精神发育迟缓。苯丙氨酸及其酮酸蓄积,并从尿中大量排出,故名。对于苯丙酮尿症患儿应控制饮食中苯丙氨酸的含量,采取低苯丙氨酸饮食。应注意某些药品辅料中添加有苯丙氨酸,应尽量避免。

三、儿童用药剂量计算方法

婴幼儿用药剂量的确定是保证治疗安全、有效的关键。对于新生儿和婴幼儿,其药物治疗过程也伴随成长发育过程,机体对药物处置也不断发展变化。但婴幼儿群体临床的药动学、药效学研究相对不足,并不是所有药物都有相应阶段的参数资料。目前多数药物的用药剂量是参考成人临床资料外推而得。

若药品说明书有儿童群体推荐剂量计算方法(按体重或体表面积计算),则应按说明书推荐的方法计算。若药品说明书没有推荐,则建议按诊疗常规或诊疗指南推荐剂量,或按照儿童年龄、体重、体表面积参考成人用量进行估计推算。

需要强调的是,即使计算而得的剂量,也应根据患儿具体病情、年龄、发育状况、病理状况,结合临床经验,适当增减。

(一)按体重计算

根据药品说明书对儿童群体按单位体重推荐的剂量,计算用药剂量。由于体重测定最方便,这个方法应用比较多:

$$儿童每次(日)给药剂量=说明书推荐每次(日)剂量/kg×儿童体重(kg)$$

(二)按体表面积计算

根据药品说明书对儿童群体按单位体表面积推荐的剂量,计算用药剂量。有定量研究表明,机体许多

生理过程如基础代谢水平、肾小球滤过率等与体表面积的相关性,比年龄、体重更为密切。但体表面积的测定比较复杂,估算方法不同,结果略有差异,目前多用于抗肿瘤药、激素类药等安全范围较窄的药物的剂量计算。

儿童每次(日)给药剂量=说明书推荐每次(日)剂量/m²×儿童体表面积(m²)

对于儿童体表面积的计算公式很多,其中校正常数均为经验值,不同年龄儿童体重、体表面积估计对照见下表(表18-4)。

表18-4　儿童年龄-体重-体表面积估计对照表

年龄	体重/kg	体表面积/m²
新生儿	3	0.21
1月龄	4	0.24
2月龄	4.5	0.26
3月龄	5	0.27
4月龄	5.5	0.28
5月龄	6	0.31
6月龄	6.5	0.33
7月龄	7	0.35
8月龄	7.5	0.36
9月龄	8	0.38
10月龄	8.5	0.40
11月龄	9	0.42
12月龄	10	0.44
2岁	12	0.52
3岁	14	0.59
4岁	16	0.66
5岁	18	0.73
6岁	20	0.80
7岁	22	0.89
8岁	24	0.94
9岁	26	1.00
10岁	28	1.08
11岁	30	1.15
12岁	33	1.19
13岁	36	1.26
14岁	40	1.33
15岁	45	1.43
16岁	50	1.50
17岁	55	1.55
18岁	60	1.60

(三)按儿童体重、体表面积估算

有药品说明书未对儿童群体用药剂量进行推荐,仅有推荐成人用药剂量,可根据儿童体重或体表面积按成人用药剂量进行粗略折算。该计算方法默认前提是标准成人体重60kg,体表面积1.73m²。儿童体重或体表面积可参照前表。

儿童每次(日)给药剂量=说明书推荐每次(日)剂量×儿童体重(kg)/60(kg,成人体重)

儿童每次（日）给药剂量=说明书推荐每次（日）剂量×儿童体表面积（m^2）/1.73（m^2，成人体表面积）

(四) 按儿童年龄估算

有药品说明书对儿童群体用药剂量没有明示，仅有推荐成人用药剂量，也可根据儿童年龄按成人用药剂量进行粗略折算（表18-5）。

表18-5 根据儿童年龄按成人剂量估算表

年龄	相当于成人剂量的比例
新生儿（~1月龄）	1/18~1/14
~6月龄	1/14~1/7
~1岁	1/7~1/5
~2岁	1/5~1/4
~4岁	1/4~1/3
~6岁	1/3~2/5
~9岁	2/5~1/2
~14岁	1/2~2/3

该方法比较粗略，《药典临床用药须知》2010年版有推荐，2015年版则删除本表。随着临床研究的开展，药品说明书的完善，这个估算方法使用机会应该越来越少了。

中成药的使用剂量，传统上多是根据年龄按成人用药剂量折算。一般3岁以内，1/4成人量；3~5岁，1/3成人量；5~10岁1/2成人量；10岁以上可与成人量略等。

(五) 根据血药浓度测定结果进行剂量调整

虽然许多药品说明书提供了药品的药动学参数，但多是基于志愿者群体测定的结果。应用到具体患者个体，往往出现较大变异。通过药物浓度的测定可定量地计算药物在体内的过程，计算药代动力学参数，由此制订出合适该患者的给药方案。据此调整给药方案，可以取得良好的效果。

个体化给药方案包括起始治疗剂量与过程中调整剂量，前者是以经验参数计算而得到的给药方案，当然还需要根据患者体重、年龄、病理特征，适当调整初始给药剂量。治疗过程中剂量调整，根据实测的血药浓度数据，获得药代动力学参数，再结合患者的临床情况，计算给药剂量、间隔时间，调整用药方案。

对于符合线性动力学的药物，其血药浓度与日剂量成正比关系，那么就可按照下式计算调整剂量：D（目标）= D（初始）×CSS（目标）/CSS（实测）。

D（目标）为调整的目标剂量，D（初始）为初始给药剂量，CSS（目标）为目标稳态血药浓度，CSS（实测）为当前实测的稳态血药浓度。

改用调整剂量后，连续给药5~6个半衰期，达到新的稳态血药浓度后，再次测定血药浓度，以检验是否达到预期的血药浓度。

近年，临床应用比较广泛的需要进行血药浓度测定的药物，如万古霉素、华法林等，已经有专门的药动学计算机软件，使用方便，甚至可以采用概率法等方法推算，不需要稳态血药浓度即可进行计算、预测，可以快速辅助进行剂量调整、给药间隔调整，达到预期治疗目标。

（孙华君）

第三节 预防接种

一、疫苗的起源

我国采用接种痘苗预防天花是世界上最早的免疫成功范例，公元10世纪后的唐宋时代我国即有接种人痘的记载，以后随着我国种痘技术日趋完善，人痘接种法相继传入俄罗斯、土耳其，1721年传入英国等欧洲国家，后又传入到日本和朝鲜等国家。广泛用于预防天花则始于英国医生爱德华·琴纳（Edward Jenner），他从牧场挤奶女工通过患牛痘的母牛上感染牛痘后不再感染天花的现象得到启发,1796 年琴纳进行了第一个接种牛痘预防天花的人体实验,将青年挤奶女工手上感染的牛痘浆接种于一名 8 岁男童左臂,第 7 周接种部位感染牛痘、结痂,两个月后再将天花脓疱液接种男童右臂,结果男童获得免疫力未发生天花。以后的重复实验结果也证实种痘能预防天花,副作用小且免疫力持久性强,这就是牛痘疫苗预防天花的发明,开创了人工免疫的先河,所有现代疫苗接种法实际上都源于琴纳这第一次的伟大发现。琴纳把通过接种牛痘来获得对天花免疫力的方法称 vaccination(来源于拉丁语牛痘"vaccina"一词),也就是英文疫苗接种"vaccination"的来源。

二、我国的预防接种发展

疫苗接种是保护儿童远离传染性疾病的最好方式,儿童计划免疫是根据危害儿童健康的一些传染病,利用安全有效的疫苗,按照规定免疫程序和不同年龄阶段进行预防接种,提高儿童免疫力,以达到预防相应传染病的目的。

我国从 1978 年开始实施计划免疫,1982 年我国颁布的《全国计划免疫工作条例》中有对儿童基础免疫程序的规定。1986 年成立全国儿童计划免疫协调小组,颁发了新的儿童基础免疫程序,确定每年 4 月 25 日为全国儿童预防接种日。2004 年新修订的《传染病防治法》规定"对儿童实行预防接种证制度";2006 年 9 月开始对入托/入学的儿童实行检查预防接种证;2008 年 2 月 19 日卫生部颁布了《扩大国家免疫规划实施方案》,将甲肝、流脑等 15 种可以通过接种疫苗有效预防的传染病纳入国家免疫规划,即在现行全国范围内使用的乙肝疫苗、卡介苗、脊灰疫苗、百白破疫苗、麻疹疫苗、白破疫苗等 6 种国家免疫规划疫苗基础上,将甲肝疫苗、流脑疫苗、乙脑疫苗、麻腮风疫苗纳入国家免疫规划。

所以目前我国实行的是有计划的预防接种制度。

三、疫苗与免疫

(一)主动免疫和被动免疫

人体可通过两种方式获得对疾病的免疫力,即主动免疫和被动免疫。前者是指机体免疫系统接触抗原暴露因素后,反应性产生淋巴细胞和抗体应对感染;主动免疫需经历数天到数周不等的时间产生,以为机体提供持久的免疫保护。该种免疫方式的获取,可通过机体暴露于病原体后自然获得,也可通过接种灭活或减毒活疫苗而获得。被动免疫为机体提供及时而短暂的免疫保护(数周至数月),可通过母婴抗体转移自然获取,或是通过注射已免疫个体的血清而获得。

(二)减毒活疫苗和灭活疫苗

1. 减毒活疫苗　减毒活疫苗是从采用野生型或致病性病毒或细菌衍生而来,这些毒株在实验室通过传代培养后,其致病性减弱,但保留了免疫原性,小剂量接种于人体即可以产生免疫反应。减毒活疫苗免疫力强、作用时间长,但亦具有潜在的致病危险,如发生突变在人体内恢复毒力,复制失控或机体存在免疫缺陷,应用免疫抑制药物治疗时可引起严重反应。目前应用的减毒活疫苗有卡介苗(BCG)、麻疹减毒活疫苗(MV)、脊灰减毒活疫苗(OPV)、水痘疫苗(VarV)、麻腮风减毒活疫苗(MMR)、乙脑减毒活疫苗(JEVL)等。

2. 灭活疫苗　灭活疫苗是将培养的细菌和病毒加热或采用化学制剂灭活后研成的疫苗,保留有完整的病原微生物抗原决定簇,可由全病毒或细菌或裂解片段组成包括蛋白质疫苗(类毒素和亚单位)、多糖疫苗和结合疫苗。灭活疫苗没有治病性,但是其产生免疫力的能力通常也较弱,一般需要多次接种,而且其抗体滴度随着时间而下降,因此常需定期加强接种以提高或增强抗体滴度。目前使用的灭活疫苗有流感病毒疫苗(InfV),脊灰灭活疫苗(IPV),狂犬病疫苗(RabV),甲肝疫苗(HepV-A),乙肝疫苗(HepV-B),乙脑灭活疫苗(JEV),AC 群流脑多糖疫苗(MPV),肺炎球菌疫苗(PCV13,PPV23),DTP-IPV-Hib 五联疫苗,DTP-Hib 四联疫苗等。

(三)疫苗接种反应及处理

疫苗接种后人体产生免疫反应发挥免疫防护和保护作用,有些会产生免疫损害。

1. 局部炎症反应　接种后数小时至 24h,局部出现红肿、硬结、疼痛,有时伴局部淋巴结肿大疼痛,一般 24~48h 逐步消退。早期局部红肿可予冷敷,以减少组织充血,防止硬结发生;形成硬结早期予热敷,以促进血液循环,有利硬结消退;红肿和硬结>30mm,及时就诊。

2. 发热 少数人接种灭活疫苗后1~2d,接种减毒活疫苗后7~10d会出现体温升高,一般持续1~2d,之后逐步恢复正常。有的还可能出现乏力,不适,恶心,呕吐,腹泻等症状,发热可以予退热处理。

3. 超敏或变态反应 过敏性休克或荨麻疹,过敏性紫癜或血小板减少性紫癜等,可予1:1 000肾上腺素皮下注射,皮疹轻症仅予口服抗组胺药。

(四) 疫苗的剂次效应关系

1. 一般原则是减毒活疫苗单剂次一般产生长期持久免疫。

2. 灭活疫苗需要多次接种(或多剂次)并需要定期加强,以保持机体的免疫保护状态。

3. 接种剂量

(1)过小,不足以刺激机体免疫系统的应答,造成免疫失败。

(2)过大,影响免疫效果且加重免疫反应,不良反应发生率增高。

4. 接种剂次

(1)灭活疫苗需要多次接种并定期加强,使机体具有保护免疫水平。

(2)一般减毒活疫苗接种1剂次就可产生良好的免疫应答。

5. 接种间隔

(1)短间隔或者早于最小接种年龄接种疫苗可能削弱疫苗的免疫应答,导致疫苗效力下降。

(2)长间隔存在免疫记忆不会削弱免疫应答,但增加暴露风险。

6. 接种途径 与免疫效果密切相关,与自然感染相同的途径最佳,最常用皮下、肌内注射。

7. 加强免疫

(1)抗体衰减,尤其是灭活疫苗,基础免疫后需加强免疫。

(2)流行季节疫苗接种建议,全年(包括流行季节)开展常规接种,或根据需要开展补充免疫和应急接种。

(五) 免疫程序

免疫程序(immunization schedule)指对某一特定人群(如儿童)预防针对相关疾病需要接种疫苗的种类、次序和剂量、部位及有关要求所作的规定。

1. 国家免疫规划疫苗儿童免疫程序及说明见表18-6,上海市第一类疫苗接种程序(2017年版)见表18-7,上海市主要第二类疫苗接种年龄建议(2017年版)见表18-8。

表18-6 国家免疫规划疫苗儿童免疫程序表(2016年版)

疫苗种类		接种年(月)龄														
名称	缩写	出生时	1月龄	2月龄	3月龄	4月龄	5月龄	6月龄	8月龄	9月龄	18月龄	2岁	3岁	4岁	5岁	6岁
乙肝疫苗	HepB	1	2					3								
卡介苗	BCG	1														
脊灰灭活疫苗	IPV			1												
脊灰减毒疫苗	OPV				1	2								3		
百白破疫苗	DTap				1	2	3				4					
白破疫苗	DT															1
麻风疫苗	MR								1							

续表

名称	缩写	出生时	1月龄	2月龄	3月龄	4月龄	5月龄	6月龄	8月龄	9月龄	18月龄	2岁	3岁	4岁	5岁	6岁
											接种年(月)龄					
麻腮风疫苗	MMR										1					
乙脑减毒活疫苗或乙	JE-L								1			2				
脑灭活疫苗	JE-I								1、2			3				4
A群流脑多糖疫苗	MPSV-A							1		2						
A群C群流脑多糖疫苗	MPSV-AC												1			2
甲肝减毒活疫苗或甲	HepA-L										1					
肝灭活疫苗	HepA-I										1	2				

表18-7　上海市第一类疫苗接种程序表(2017年版)

起始年龄	乙肝疫苗	卡介苗	脊灰疫苗 灭活	脊灰疫苗 减活	百白破疫苗	流脑多糖疫苗 A群	流脑多糖疫苗 AC群	麻风疫苗	乙脑减活疫苗	麻腮风疫苗	甲肝灭活疫苗	白破疫苗
出生时	1	1										
1月龄	2											
2月龄			1									
3月龄			2		1							
4月龄				1	2							
5月龄					3							
6月龄	3					1						
8月龄								1	1			
9月龄						2						
18月龄					4					1	1	
2岁									2		2	
3岁							1					
4岁				2						2		
6岁							2					1

表 18-8 上海市主要第二类疫苗接种年龄建议（2017 年版）

年(月)龄	乙脑灭活疫苗	Hib疫苗	13价肺炎结合疫苗	23价肺炎多糖疫苗	轮状病毒疫苗	甲乙肝疫苗	水痘疫苗	流感疫苗	霍乱疫苗	戊肝疫苗	EV71疫苗	腮腺炎疫苗	AC群结合流脑疫苗	ACYW135群流脑疫苗	AC群结合流脑Hib联合疫苗	百白破-Hib联合疫苗	IPV-Hib联合疫苗	狂犬病疫苗
1.5月龄		基础免疫接种3剂,间隔4~8周																暴露前接种3剂:暴露后按照4针或5针法接种（接种无年龄限制）
2月龄		1			每年接种1剂												1	
3月龄		2														1	2	
4月龄		3														2	3	
5月龄																3		
6月龄								儿童型同隔4周接种2剂			间隔1个月接种2剂		2或者3剂		1~3剂			
8月龄	1~2										8~17月龄接种种1剂		8~17月龄接种种1剂					
12月龄			4				1											
18月龄		4														4	4	

续表

年龄(月)龄	乙脑灭活疫苗	Hib疫苗	13价肺炎结合疫苗	23价肺炎多糖疫苗	轮状病毒疫苗	甲乙肝疫苗	水痘疫苗	流感疫苗	霍乱疫苗	戊肝疫苗	EV71疫苗	腮腺炎疫苗	AC群结合流脑疫苗	ACYW135群流脑疫苗	AC群结合流脑Hib联合疫苗	百白破-Hib联合疫苗	IPV-Hib联合疫苗	百白破联合疫苗	狂犬病疫苗
2岁	3			1										2剂					
3岁								成人型1剂	0、7、28d各接种1剂										
4岁							2												
5岁																			
6岁	4																		
12岁																			
13岁						0、1、6个月各1剂	间隔1~2个月接种2剂												
16岁										0、1、6个月各1剂									
18岁																			
19岁																			
≥20岁																			

（1）儿童月龄达到相应疫苗的起始接种月龄时，应尽早接种。起始免疫月龄是指可以接种该剂次疫苗的最小接种月龄。

（2）未按照推荐年龄完成规定剂次接种的14岁以下儿童，应尽早进行补种。

（3）对从未接种某种疫苗的儿童，根据儿童当时的年龄，按照该疫苗的免疫程序及具体补种原则中的疫苗种类，接种间隔和剂次进行补种。

（4）未完成规定接种剂次的儿童，只需补种未完成的剂次，无须重新开始全程接种。

（5）补种时，各剂次的接种年（月）龄不得早于该剂次的接种起始年（月）。

（6）为尽早完成全程接种，部分疫苗可按各剂次间最短时间间隔进行补种，见表18-9。

表18-9 各剂次间最短间隔

疫苗种类	第1剂与第2剂	第2剂与第3剂	第3剂与第4剂	备注
乙肝疫苗	1个月	2个月		
脊灰疫苗	1个月	1个月	1个月	
百白破疫苗	1个月	1个月	6个月	
麻腮风疫苗	1个月			麻腮风疫苗第1剂与麻风疫苗之间间隔1个月
乙脑减毒活疫苗	6个月			
乙脑灭活疫苗	7~10d	1~12个月	3年	
流脑A群多糖疫苗	3个月			
A+C群流脑多糖疫苗	3年			A+C群流感多糖疫苗第1剂与A群流脑多糖疫苗之间间隔1年
甲肝灭活疫苗	6个月			
白破疫苗	1~2月	6~12个月		百白破疫苗与百白破疫苗之间间隔1年

2. 相关疫苗的补种

（1）卡介苗的补种

1）未接种卡介苗的<3月龄儿童可直接补种。

2）3月龄~3岁儿童需进行结核菌素纯蛋白衍生物（TB-PPD）或卡介菌蛋白衍生物（BCG-PPD）试验，试验阴性者予以补种。

3）≥4岁儿童不予补种。

4）有卡介苗接种史但无卡疤者，不予复种。

（2）脊髓灰质炎疫苗的补种 既往已有tOPV免疫史（无论剂次数）而无IPV免疫史的迟种、漏种儿童，用现行免疫规划用bOPV补种即可，不再补种IPV。

（3）百白破疫苗的补种 ≥6岁接种DTaP和白破疫苗累计<3剂的儿童，用白破疫苗补齐3剂。

（4）流脑疫苗的补种

1）未接种流脑疫苗或未完成规定剂次的，<2岁儿童补齐A群流脑多糖疫苗剂次。

2）≥2岁儿童不再补种A群流脑多糖疫苗，可直接接种A群C群流脑多糖疫苗。

（5）接种乙脑灭活疫苗未满全程，需要用乙脑减毒活疫苗补足的，可按如下程序：

1）接种过乙脑灭活疫苗2剂或3剂者，再接种乙脑减毒活疫苗1剂。

2）接种过乙脑灭活疫苗1剂者，再接种乙脑减毒活疫苗2剂。

（6）甲肝灭活疫苗需接种2剂，减毒活疫苗只需接种1剂。

1）儿童如果已经明确接种了1剂甲肝减毒活疫苗，不需要再接种甲肝灭活疫苗。

2）如果已接种1剂甲肝疫苗，但不能明确是减毒活疫苗还是灭活疫苗的，则需要再接种1剂甲肝灭活疫苗。

(六)免疫规划疫苗同时接种原则

1. 不同疫苗同时接种

(1)现阶段的疫苗均可按照免疫程序或补种原则同时接种。

(2)两种及以上注射类疫苗应在不同部位接种。

(3)严禁将两种或多种疫苗混合吸入同一支注射器内接种。

2. 不同疫苗接种间隔

(1)两种及以上注射类减毒活疫苗,如果未同时接种,应间隔≥28d进行接种。

(2)灭活疫苗和口服脊灰减毒活疫苗,如果与其他种类疫苗(包括减毒和灭活)未同时接种,对接种间隔不作限制。

(七)疫苗与免疫球蛋白的同时使用

1. 为减少抗体干扰的机会,免疫球蛋白不能和减毒活疫苗同时接种。使用免疫球蛋白后至少需间隔3个月才能接种含麻疹成分的疫苗、乙脑、甲肝、水痘等减毒活疫苗;卡介苗和脊灰减毒活疫苗除外。

2. 接种上述减毒活疫苗14d后才能使用免疫球蛋白。

3. 灭活疫苗通常不受循环抗体的影响,免疫球蛋白可以与灭活疫苗同时接种,如乙肝和狂犬病疫苗等。

(八)特殊健康状况儿童疫苗接种

1. 早产儿及低出生体重儿

(1)出生体重<2 000g,暂缓接种所有疫苗;体重≥2 000g后接种乙肝疫苗,体重≥2 500g后接种卡介苗。

(2)按出生后实际年龄完成正常婴儿免疫程序疫苗接种。

(3)出生体重<2 000g早产儿,若母亲HepB(乙肝表面抗原)阳性,出生后12h内同时注射乙肝免疫球蛋白和乙肝疫苗,但首剂疫苗接种不计算在基础免疫程序内,体重≥2 000g后再接种3剂乙肝疫苗;全程接种完成后1~2月检测乙肝两对半,阴性者复种3剂。

2. 新生儿母亲HepB(乙肝表面抗原)阳性,出生后12h内同时注射乙肝免疫球蛋白和乙肝疫苗;全程接种完成后1~2月检测乙肝两对半,阴性者复种3剂。

3. 新生儿生理性黄疸可以接种疫苗。

4. 湿疹病情稳定者可以接种疫苗。

(车大钿)

参 考 文 献

[1] 刁连东,孙晓东. 实用疫苗学. 上海:上海科学技术出版社,2014.

[2] 国家卫生计生委办公厅关于印发预防接种工作规范(2016年版)的通知. 国卫办疾控发〔2016〕51号.[2020-11-20]. http://www. nhc. gov. cn/jkj/s3581/201701/8033406a995d460f894cb4c0331cb400. shtml.

[3] 上海市预防接种工作规范(2017年印刷版).[2020-11-31]. http://wsjkw. sh. gov. cn/mygh-zcwj/20191012/0012-65397. html.

索 引